बंधनमुक्त प्रेम हे प्रतिकार क्षमता वाढविणारे सर्वांत शक्तिशाली प्रेरक होय. प्रेमाने माणूस दुरुस्त होतो ही एक सत्य बाब आहे. ज्या रुग्णांमध्ये प्रेम करण्याचे धैर्य असते व दुरुस्त होण्याच्या प्रक्रियेत तसेच त्यावर परिणाम व्हावा म्हणून डॉक्टरांसोबत काम करण्याचे धैर्य असते असे अपवादात्मक रुग्ण रोज एक नवीन आश्चर्य अनुभवतात.

उठा, त्वरा करा, नजीकच्या पुस्तकालयात जा व तुम्ही स्वत:ला आजारी अगर निरोगी कसे 'बनवता' याचे स्पष्टीकरण देणारे हे अद्भूत पुस्तक मिळवा... प्रत्येक कुटुंबाजवळ याची एक प्रत असायला हवी. हे जीवनदान देणारे पुस्तक आहे.

–ॲन लॅन्डर्स.

AF659610

आपल्या स्नेहीजनांना पुस्तके भेट द्या

लव्ह, मेडिसिन आणि मिरॅकल्स

अपवादात्मक रुग्णांच्या अनुभवातून एका शल्यचिकित्सकाने स्वयंप्रेरणेने
बरे होण्यासाठी घेतलेले धडे.

लेखक
बर्नी सिगेल, एम.डी.

अनुवाद
डॉ. शुभदा राठी लोहिया

मेहता पब्लिशिंग हाऊस

LOVE, MEDICINE & MIRACLES by BERNIE S. SIEGEL, M.D.
Copyright © 1986 by B.H. Siegel, S.Korman and A.Schiff,
Trustees of the Bernard S. Siegel, M.D.
Children's Trust."Reflections and Thoughts on Love, Medicine and Miracles" copyright © 1998 by Bernard S.Siegel.
All rights reserved.
Translated into Marathi Language by Dr. Shubhada Rathi Lohiya

लव्ह, मेडिसिन आणि मिरॅकल्स / मार्गदर्शनपर

अनुवाद : डॉ. शुभदा राठी लोहिया

Email : author@mehtapublishinghouse.com

मराठी अनुवादाचे व प्रकाशनाचे हक्क मेहता पब्लिशिंग हाऊस, पुणे ३०.

प्रकाशक : सुनील अनिल मेहता, मेहता पब्लिशिंग हाऊस,
१९४१, सदाशिव पेठ, माडीवाले कॉलनी, पुणे - ४११०३०.

मुद्रक : पार्कसन्स ग्राफिक्स

मुखपृष्ठ : चंद्रमोहन कुलकर्णी

प्रकाशनकाल : जानेवारी, २०१२ / पुनर्मुद्रण : फेब्रुवारी, २०१४

किंमत : ₹ २५०

P Book ISBN 9788184983210

* पायरेटेड पुस्तकांची खरेदी-विक्री हा कायद्याने गुन्हा आहे आणि अशा गुन्ह्याविरोधात कायदेशीर कारवाई होऊ शकते.

सृजनात्मक कृतिशीलतेला

प्रेम कसे करावे व आशावादी कसे असावे हे मला शिकवणारे माझे पालक साय व रोझ यांना....

सतत कोणतीही गोष्ट जाणून घेणारी, प्रेम करणारी आणि सतत माझी साथ करणारी माझी पत्नी बॉबी हीस....

आणि तिचे पालक मर्ले आणि ॲडो यांना त्यांच्या सहनशील व विनोदवृत्तीसाठी....

आमच्या आयुष्यात सौंदर्य व प्रेम ओतणारी आमची मुले जोनाथन जॅफरी,
स्टीफन आणि कॅरोलिन व किथ या जुळ्या मुलांना....

मला शिक्षण व आधार देणाऱ्या, तसेच माझा स्वीकार करणाऱ्या माझ्या सर्व अपवादात्मक रुग्णांना, सहकारी व मित्रांना....

एका पुस्तकाला मूर्त रूप देण्यासाठी प्रेम, क्षमाशीलता व सहज स्वीकार या सर्वांची अत्यंत गरज असते. याची जाणीव करून देणाऱ्या व्हिक्टोरिया
प्रायोर, कॅरोल कोहेन व गॅरी सेल्डन यांना....

All rights reserved. No part of this publication may be reproduced, stored in a retrieval system or transmitted, in any form or by any means, without the prior written consent of the Publisher and the licence holder. Please contact us at **Mehta Publishing House,** Pune 411030.
✆ +91 020-24476924 / 24460313 / Mob. No. 9545000513
Email : production@mehtapublishinghouse.com
Website : www.mehtapublishinghouse.com
◆ *या पुस्तकातील लेखकाची मते, घटना, वर्णने ही त्या लेखकाची असून त्याच्याशी प्रकाशक सहमत असतीलच असे नाही.*

लव्ह, मेडिसीन ॲण्ड मिरॅकल्स
विचार व प्रतिक्रिया

लव्ह, मेडिसिन व मिरॅकल्स लिहीत असल्यापासून तुमच्याशी आनंदाने हितगुज करण्यासारख्या अनेक गोष्टी माझ्याजवळ आहेत.

१९८९ साली शल्यचिकित्सक म्हणून मी निवृत्ती घेतली कारण त्या वेळी आरोग्य क्षेत्रात काम करणाऱ्या कित्येक व्यावसायिकांची मी देत असलेला संदेश ऐकण्याची इच्छा होती. मी करीत असलेल्या या कामाला शास्त्रोक्त आधार आहे, हे त्यांच्या लक्षात आल्यावर त्याचा स्वीकार करण्याची त्यांची तयारी होती. मला फार काळ स्वत:च्या विचारांचे स्पष्टीकरण देत बसावे लागले नाही. त्या उलट माझ्या या अनुभवात ते सहभागी झाले व त्या ज्ञानाच्या साहाय्याने खूप लोकांना मदत करू शकले. जर या गोष्टी दहा-वीस वर्षांपूर्वी त्यांनी ऐकल्या असत्या, तर कदाचित माझ्या या मतांमध्ये तथ्य आहे की नाही याबद्दल वाद निर्माण झाला असता. माझ्या विचारांबद्दल विविध कार्यक्रमांतून वाद व मतभेद निर्माण झाले. एखाद्या व्यक्तीच्या जीवनात तिच्या आजाराचे स्थान काय असू शकते यावर मी केलेल्या विधानांबद्दल बरेच गैरसमज होते. स्वत:ला सिद्ध करण्यासाठी, माझ्या विचारांचे स्पष्टीकरण देण्यासाठी मी योग्य तो वेळ दिला. आजारपणामुळे त्या व्यक्तींवर शारीरिक पातळीवरच नव्हे, तर त्यापेक्षाही जास्त परिणाम होतो हे सत्य लोकांपर्यंत पोहोचविण्याचा मी प्रयत्न करीत होतो. आजारपणाचे काही फायदेही आहेत. जसे आजारपणामुळे झालेल्या मृत्यूच्या जाणिवेने काही लोकांना जगण्याचे स्वातंत्र्य व आजाराचे काही फायदेशीर साइड इफेक्ट्स अनुभवायला मिळतात. खरेतर आपण सर्व जण मरणाधीन आहोत.

मग जगण्याचे स्वातंत्र्य व इतर चांगले परिणाम अनुभवण्यासाठी आपल्याला आजाराची काय गरज?

सध्याच्या काळात आरोग्य क्षेत्रात काम करणारे व्यावसायिक व कार्यक्रम आजारांबद्दलची माहिती देण्यावर भर देतात. मी सहसा नेहमी प्रेरणास्रोत म्हणून काम करतो; प्रश्न वाढवत नाही. डॉक्टर व रुग्ण दोघांची गरज आजार बरा करणे हीच असते आणि आता पूर्वीपेक्षा ऐकण्याची व शिकण्याची या दोघांचीही तयारी आहे. एका डॉक्टरांची पत्नी कर्करोगाने वारली. त्यानंतर त्यांनी एक अत्यंत मार्मिक पुस्तक लिहिले, ते माझ्या वाचण्यात आले. त्या पुस्तकात त्यांनी माझी माफी मागितली आहे. आम्ही अजून एकदाही भेटलेलो नाही आणि त्यांच्या मनात रुजलेल्या श्रद्धा सोडल्या, तर माफी मागण्यासारखे काहीच नव्हते. त्यांच्या कुटुंबाने एक आगळा-वेगळा व कठीण प्रसंग अनुभवला, जो फक्त उपचार लिहून द्यावेत असा आजार नव्हता, हे त्यांच्या लिखाणातून त्यांनी लोकांसमोर मांडले. तो अनुभव जगताना मी दिलेले प्रशिक्षण व ध्यान तो व त्याची बायको दोघांसाठी महत्त्वाचे घटक होते. आशा व प्रेम हे अचानकपणे अत्यंत महत्त्वाचे पूरक उपचार होते.

ही नंतरची प्रस्तावना लिहिण्यापूर्वी मी पुनश्च एकदा माझे पूर्वी प्रकाशित झालेले पुस्तक वाचले आणि जे वाचले त्याने माझा अपेक्षाभंग झाला नाही. पुस्तकात महत्त्वाची व उपयुक्त अशी माहिती हाताळली आहे. अशा प्रकारच्या विपरीत परिस्थितीला सामोरे जाणाऱ्या लोकांसाठी ती एक सूचीपुस्तिका आहे. १९७८ साली अपवादात्मक रुग्णांसोबत काम सुरू झाल्यानंतर हे पुस्तक लिहिले तेव्हापेक्षा अशा विपरीत प्रसंगांच्या अनुभवांमध्ये भर पडल्यामुळे मी आता जास्त सुज्ञ झालो आहे. दरम्यानच्या काळात मी जे काही शिकलो, ते मला सर्वांसमोर ठेवायचे आहे.

जीवनातील संघर्षातून ज्यांना स्वतःचा बचाव करायचा असतो त्यांच्यासाठी नव्याने काहीच गोष्टी मला सापडल्या नाहीत, हे मला या काळात जाणवले. हा संदेश मानवजातीइतकाच जुना आहे. पूर्वी देवदूतांनी सांगितलेला संदेश आणि आज दारू, जहाजामुळे होणारा त्रास अगर अपवादात्मक रुग्णांसारख्या कठीण प्रसंगांना सामोरे जाणाऱ्या लोकांनी सांगितलेल्या गोष्टी एकच आहेत. विज्ञान व औषधशास्त्राने व्यक्तिमत्त्वांची जडणघडण व जीवनसंघर्षाशी निगडित मानसिकता यांचा अभ्यास करून त्याचा शरीरातील रासायनिक द्रव्य व आजारातून बरे होण्याच्या क्षमतेवर कसा परिणाम होतो याची निश्चित खात्री करून घेतली आहे.

आजारातून बरे होण्यासाठी व स्वतःचा बचाव करण्याबद्दलची माहिती मोठमोठ्या देवदूतांकडून व आध्यात्मिक गुरूंनी आपल्याला हजारो वर्षांपूर्वीच देऊ केली आहे. माझ्या हे लक्षात आले की, ती माहिती व मी सांगतो आहे त्या

गोष्टी सारख्याच आहेत. जेव्हा आजारांतून बरे होण्यासाठी प्रयत्न करणाऱ्यांच्या लिखाणात एखादी समान भूमिका आढळते तेव्हा त्यात सत्यता आहे हे लक्षात येते. जर मला माझ्या पुस्तकाचे पुन्हा लिखाण करायचे असते, तर बरे होण्यासाठी काम करणाऱ्या या लोकांचा संदेश, त्या बाबतची भूमिका व जीवनपद्धतीमुळे होणारा फायदा यांचे समर्थन करणारे अलीकडच्या काळातील सर्व संशोधन मी त्यात समाविष्ट केले असते.

जर मी *'लव्ह, मेडिसीन अॅण्ड मिरॅकल्स'* परत लिहिले असते, तर त्याचे नाव 'साइड इफेक्ट्स ऑफ कॅन्सर' असे ठेवले असते. एखाद्याच्या आयुष्यात एखादा बदल घडवून आणण्याइतकेच आजारातून बरे होणे कठीण आहे. अर्थात आम्हा सर्वांना हे कळले की, कर्करोगाचे सर्वच साइड इफेक्ट्स आपण समस्या म्हणू शकतो, पण त्याचे चांगले परिणामसुद्धा दिसून येतात. एखाद्याच्या मृत्यूच्या जाणिवेने तुम्ही जागे होता व एक विश्वसनीय व अर्थपूर्ण जीवन जगायला चालू करता. तुमच्याकडे मी एक लेख म्हणून पाहू शकतो, ज्याचे नाव असेल, "देवा, तुझे आभार! मला कर्करोग झालाय." देवाचे आभार यासाठी की, कर्करोगामुळे लेखकाला जीवनातील सौंदर्य, प्रेम व क्षमाशीलता सर्वांसोबत वाटून घेता येते. या साइड इफेक्ट्समुळे त्यांचे आयुष्यदेखील वाढते.

कुरूप बदकाला स्वत:चा शोध घेण्यासाठी, जीवनसौंदर्य मिळवण्यासाठी व त्यातून बरे होण्यासाठी वैयक्तिक परिश्रम करावे लागले. आत्मसन्मान व प्रेम मिळवण्यासाठी त्याला आप्तस्वकीयांची अगर आरोग्य क्षेत्रातील व्यावसायिकांची काहीही मदत झाली नाही. ते त्याला स्वत:च्या प्रतिबिंबात सापडले. मला वाटते की, रुग्णाला असे बदकासारख्या स्थितीतून जावे लागू नये. जेव्हा आयुष्यात आजारासारखी एखादी विपरीत परिस्थिती निर्माण होते तेव्हा त्यातून बाहेर काढण्याचे तंत्र त्याच्या कुटुंबीयांना व वैद्यकीय व्यावसायिकांना त्याला शिकवता आले पाहिजे. इथे ती व्यक्ती अमर व्हावी किंवा देव त्याला बरे करतो की नाही हे महत्त्वाचे नसून त्याच्या शारिरीक व भावनिक क्षमता आजारातून बरे होण्यासाठी सर्वार्थाने वापरात येणे, हे महत्त्वाचे होय. शरीर व मन हे दोन वेगवेगळे भाग नसून एक सामायिक संस्था होय. आपण कसे राहतो, काय विचार करतो, काय खातो आणि आपल्या भावना काय आहेत यावर आपले आरोग्य अवलंबून आहे. चिकित्सकांना जगण्याच्या या सर्व रीती रुग्णांना शिकवता आल्या पाहिजेत. आता मी रुग्णांना प्रशिक्षण देण्यासाठी यापूर्वी कधीच दिला नाही इतका जास्त वेळ देतो आणि माझे सर्वात कृतज्ञ रुग्ण, ज्यांना मी फक्त शारिरीक व्याधी नव्हे तर आयुष्यातील एकंदरीतच कठीण प्रसंग कसे हाताळावेत हे शिकविले, ते माझे आभार मानतात.

वैद्यकीय शिक्षणात चिकित्सकांना स्वत:ला व रुग्णाला झेलाव्या लागणाऱ्या अनेक अवघड परिस्थितींबद्दल काहीच चर्चा झालेली नाही. चिकित्सक हा खूप चांगला तंत्रज्ञ असावा व त्याला योग्य त्या औषधांचे ज्ञानही असावे; पण आजारांतून बरे होण्यासाठी उपचारांसोबत तत्त्वज्ञान व आध्यात्मिकता यांची जोड असावी लागते. आपण भावनांना जाणून घ्यावे व त्यावर विचार करावा. जेव्हा एखाद्याचे अस्तित्व धोक्यात येते तेव्हा कोणती औषधे घ्यावी अगर कोणते ऑपरेशन करावे यापेक्षा इतर अनेक प्रश्नांना व गोष्टींना सामोरे जावे लागते. जसे एका महिलेने लिहिले आहे, "आपल्याला एकमेकांमध्ये गुंतवणूक असणारी एक व्यवस्था लागेल – डॉक्टर व रुग्ण यांची परस्परांतील गुंतवणूक."

मग, तुम्ही स्वत:चा बचाव व्हावा म्हणून काय कराल? आणि एक चांगला डॉक्टर ज्याला त्याचे विशेष तांत्रिक ज्ञान तुमच्यासाठी कसे वापरावे हे माहीत असेल व जो तुमचा शिक्षक बनू शकेल तो कसा शोधाल? डॉक्टरला विचारा की त्याचे रुग्ण, परिचारिका किंवा कुटुंबीय यांच्यापैकी कोणी त्याच्यावर कधी टीका केली आहे का? जर उत्तर 'हो' असेल, तर तो योग्य डॉक्टर समजावा. कारण ही ती व्यक्ती होय ज्याच्याबद्दल आपण काही आशा बाळगू शकतो. एखाद्या व्यक्तीची काही शिकण्याची, ऐकण्याची किंवा आशादायी बदल घडविण्याची तयारी नसेल, तर त्या व्यक्तीवर टीका करण्यात काही अर्थ नसतो. जसे एका कवी रुमीने म्हटले आहे. "तुमच्या टीकेची झोड माझ्या मनाचा आरसा उजळवते." हे चांगल्या डॉक्टरांना माहीत असते. परिचारिकांनादेखील अनुभवाने क्षमता असलेला व काळजी घेणारा चिकित्सक ओळखता येतो व म्हणूनच त्या डॉक्टरांचे मत घेतात आणि वेळप्रसंगी डॉक्टर एखादा उपचाराचा भाग विसरले असतील, तर त्याबद्दल आदर राखून बोलायला त्या कां कू करीत नाहीत. शरणागतीची प्रवृत्ती जिवंत राहण्यासाठी कामाची नाही. माणूस म्हणून पाहा; आजाराचे नाव, खोली क्रमांक किंवा रुग्ण क्रमांक महत्त्वाचे नाहीत.

मी आधीच हे व्यक्त केले आहे की, मी माझे पूर्वीचे लिखाण पुन्हा पाहिले तेव्हा ते मला समाधानकारक वाटले. त्यानंतर मला जाणीव झाली ती त्या प्रेमळ व अद्भुत लोकांच्या आठवणींची, जे कधी माझे गुरू झाले व आजही आहेत. आता प्रत्येक आठवड्याला मी तासन्‌तास त्यांच्यासोबत बसत नसलो, तरी त्यांची उणीव मात्र मला भासते. त्यांच्या आयुष्यातील त्या घटना पुन्हा वाचताना मला परत त्या वातावरणात गेल्यासारखे वाटते.

अनेक धर्म अगर तत्त्वज्ञान आपला मार्ग अगर वाट आपण कशी शोधावी हे आपल्याला सांगतात. त्या सर्वांचे एकच सांगणे असते की, आपल्या भावनांकडे लक्ष द्या व त्यांना तुमचे मार्गदर्शन करू द्या. तुम्ही जर तुमचे शरीर व त्याने

दिलेल्या सूचनांकडे दुर्लक्ष केले, तर एक वेळ अशी येते की, त्याचे परिणाम तुम्हाला सोसावे लागतात. येशू ख्रिस्ताने दिलेल्या दोन संदेशात हे सार व्यक्त होते, "जो स्वत:च्या जीवनाचा शोध घेत राहतो तो ते गमावतो व जो स्वत: आयुष्यात हरवून जाण्याची इच्छा बाळगतो त्याला ते मिळते." याचा अर्थ मी असा लावतो की, आपण जेव्हा दुसऱ्यांच्या गरजा पुरविण्यातच गुंतून पडतो तेव्हा आपले हक्काचे जीवन गमावतो किंवा दुसऱ्यांनी आपल्यावर प्रेम करावे किंवा आपली काळजी घ्यावी म्हणून आपण जसे असायला हवे तसे आपले वेगळेच व्यक्तिमत्त्व बनते. जेव्हा आपल्याला मृत्यूची जाणीव होते तेव्हा स्वत:ला मारक ठरणारे हे आयुष्य आपण नाकारतो व आपल्या मनासारखे आयुष्य जगायला सुरू करतो आणि खऱ्या अर्थाने आपण स्वत:चे बनतो. प्रत्यक्षात याचा अर्थ व्यवसाय बदलणे, राहण्याची जागा बदलणे, नाती संपुष्टात आणणे किंवा सुधरवणे, तसेच जीवनातील दृष्टिकोन बदलून अर्थपूर्ण भूमिकेत योग्य दिशेने काम करणे होय.

तुमचे जीवन हे तुमच्या शरीरात सामावलेले आहे. येशूचा दुसरा संदेश आहे की, "तुमच्या मनात जे दडले आहे ते जर तुम्ही व्यक्त होऊ दिले नाही, तर त्या मनात दडलेल्या गोष्टींमुळे तुमचा नाश होईल. तुम्ही जर तुमच्या मनातले भाव व्यक्त केले, तर जे समोर येईल त्यामुळे तुमचे भले होईल." इथे येशू ख्रिस्त तुमच्या भावना व शारीरिक स्मृतींबद्दल बोलत आहे. ते एकदम बरोबर आहे.

प्राचीन काळातील आध्यात्मिक ग्रंथ आपल्याला सांगतात की, एका ठिकाणी शांत बसावे आणि ऐकावे. कब्बाहल्ला या ज्यू धर्मीय पंथात आपण दैवी वाणी कशी ऐकावी व ज्ञानी कसे व्हावे याबद्दलच्या स्पष्ट सूचना दिल्या आहेत, ज्यामुळे तुम्हाला इतरांना मदत करता येईल. स्वत:चा बचाव करणारे लोक ऐकण्यासाठी व शांत राहण्यासाठी वेळ देतात. याला तुम्ही ध्यान म्हणा, कल्पनाशक्ती म्हणा, मन:स्वास्थ्य किंवा प्रात्यक्षिक म्हणा. पण या सगळ्याचा अर्थ एकच आहे की, शांत राहून अंतर्मनातील आवाज ऐकणे किंवा बाहेरून तुमच्याकडे येणारा आवाज ऐकणे होय. मला असा अनुभव नेहमी सायकलिंग करताना किंवा व्यायाम करताना येतो कारण तेव्हा मी विचलित होण्यासारखे काही नसते. ऐकण्यासाठी वेळ द्या. तुम्ही त्या आवाजाकडे लक्ष दिले, तर तुम्हाला पृथ्वीतलावरील तुमच्या या जीवनाचे उद्दिष्ट सापडेल आणि जगाची तुम्ही स्वत:च्या पद्धतीने सेवा करू शकाल. तसेच तुम्हाला ज्या कार्यासाठी इथे पाठविले आहे ते पूर्ण झाल्याच्या जाणिवेसहित शांत चित्ताने तुम्हाला मृत्यू येईल. स्वत:ला अवघड परिस्थितीतून वाचवू शकणाऱ्या व्यक्ती त्यांच्या जीवनातील

आध्यात्मिक, विद्यमान व भावनिक बाबी हाताळू शकतात. आपण स्वत:ला जेव्हा निगर्वी म्हणतो तेव्हा बंधनमुक्त प्रेम व बरे होण्याची प्रक्रिया खऱ्या अर्थाने चालू होते. प्रेमात बरे करण्याची अद्‌भुत शक्ती आहे. एका अर्थाने प्रेम म्हणजेच आश्चर्य व तुमचे अस्तित्व होय. म्हणून स्वत:ला विचारा की, तुमचा जन्म कशासाठी आहे आणि जगाला प्रेम देत देत तसे बना. लक्षात ठेवा, जगातील दु:ख कमी करण्यात प्रेमाच्या आंधळेपणाचा फार मोठा वाटा आहे.

आपण म्हणतो की, प्रेम आंधळे असते. कारण त्यामुळे लोक त्यांच्या विशिष्ट नजरेतून जगाकडे पाहतात. असे पाहणे तर्कसंगत नसते, असा आपला समज असतो. मात्र त्यामुळेच अशा लोकांचे आयुष्य शक्य पावते. प्रेमाचे आंधळेपण उपचार करते कारण ते आपल्या जीवनातील बिकट प्रसंगाच्या आठवणी साचवून न ठेवता जगायला शिकवते. मी लोकांना सांगत असतो की, "तुम्हाला जर एखाद्या व्यक्तीवर प्रेम करता येत नसेल, तर कमीत कमी त्या व्यक्तीला विसरायला शिका व तुम्हाला दु:ख देणाऱ्या गोष्टींकडे दुर्लक्ष करायला शिका. तर तुम्ही शांततापूर्ण जीवन जगू शकाल. मी तुम्हाला संकटातून वाचविण्यासाठी इथे तयार आहे आणि तसाच तो आपल्या सर्वांचा निर्मातादेखील आहे." देव जर बुद्धिमान, प्रेमळ व शक्तिशाली नसता, तर आपल्यापैकी कोणीच इथे दिसले नसते. आपल्यामध्ये व सर्व सजीवांमध्ये बरे होण्याची प्रक्रिया अंतर्भूत असते. देवाजवळ भेदभाव नाही. जीवाणूंचा प्रतिजैविकांना प्रतिसाद मिळाला नाही, तर आपण नाराज होतो; पण आपल्यामध्ये आजाराला प्रतिसाद देण्याची क्षमता नाही याची आपल्याला खंत वाटत नाही. दोन्हीही बचावासाठीचीच तंत्र आहेत, जी निर्मात्याने जीवन संतुलित राहण्यासाठी निर्माण केलेली आहेत.

फक्त एखादी भूमिका निभवू नका. खात्रीशीर जीवन जगा. अनेक जण आजारपणामुळे काही काम करणे आता शक्य नाही या भावनेने मरतात. ते नात्यांसाठी जगावे या भूमिकेतून जीवनाकडे पाहत नाहीत. याचीच दुसरी बाजू अशी की, एखाद्या मातेला तिची नऊ बाळंतपणे झाली म्हणून मृत्यू येत नाही; पण ही नऊ मुले घर सोडून गेली, तर तिला मृत्यू येतो. जगण्यातला अर्थ शोधा आणि त्यासाठी जगा. भूमिका निभवू नका.

कृपया लक्षात ठेवा, एखाद्या गोष्टीची माहिती झाल्याने कुणामध्ये बदल होत नसतो. प्रेरणा मिळाल्याने बदल होतो. तुमच्या जगण्यासाठी निमित्त शोधा. त्यातूनच प्रेरणा घ्या व परिवर्तन घडू द्या. तुमच्यामध्ये बदल घडवू शकणारी एक फारच छोटीशी गोष्ट मला सापडली आहे. ती छोटीशी गोष्ट म्हणजे आपण नाशवंत आहोत आणि एक ना एक दिवस मरणार आहोत. त्यामुळे मरण

टाळण्यासाठी काही करू नका, तर जीवनाचा स्तर उंचाविण्याचा निश्चित प्रयत्न करा. त्यामुळे तुमच्या आयुष्याचा वाढलेला काळ बघून तुम्हीच चकित व्हाल. तुमचा मृत्यू अटळ आहे याचा स्वीकार करा आणि तुम्हाला उपलब्ध असलेला हा मर्यादित काळ कसा व्यतीत करायचा त्याचा निर्णय घ्या. मग तुम्हाला वर चित्रगुप्ताजवळ तुम्ही केलेल्या कृत्यांच्या पाप-पुण्याचा हिशोब करण्याची गरज राहणार नाही.

इतरांच्या यशातून सुज्ञ व्हा आणि जीवनातील आनंदाची अनुभूती घ्या. लक्षात ठेवा. बायबलाचा शेवट एखादा निष्कर्ष काढून झालेला नाही, तर त्यात तुमच्यासमोर ज्ञानाची दारे उघडी केली आहेत. पदवी ही शेवट नसून एका नव्या जीवनाचा आरंभ होय. कृपया हे पुस्तक तुमच्यामध्ये परिवर्तन घडविणारे ठरो व मला तुमच्या परिवर्तन प्रक्रियेतील तसेच आजारातून बरे होणे, प्रेम व शांतीपूर्ण जीवनासाठीचे मार्गदर्शक बनू द्या. आरंभ करा!

बर्नी एस. सिगेल. *एम.डी.*

मन शरीरावर राज्य करते
या सत्याची वैद्यकशास्त्राने किंवा जीवशास्त्राने
जरी उपेक्षा केली असली, तरी
आयुष्याचे मौलिक सत्य हेच आहे.
फ्रान्झ अलेक्झांडर, एम.डी.

प्रस्तावना

काही वर्षांपूर्वीची गोष्ट आहे ही. डॉ.जोनाथन यांना फुप्फुसाचा कॅन्सर झाला म्हणून ते दवाखान्यात भरती झाले होते. त्या वेळी ते एकदम तंदुरुस्त होते. ते सर्वांशी हसूनखेळून राहत असत; परंतु आपल्याला कॅन्सर आहे हे त्यांना कळलं, तेव्हा ते खूप निराश व उदास झाले. त्यांचे दडपण दूर करण्यासाठी त्यांच्याशी मी बोलावं म्हणून नजीकच्या रुग्णालयातील नर्सेसच्या एका गटाने मला सुचवलं.

मी त्यांच्याशी आजार आणि आजाराकडे बघण्याचा दृष्टिकोन याबद्दल गप्पा मारल्या. त्यासाठी मी त्यांना *Anatomy of an Illness* या पुस्तकातील नॉर्मन कुसिन्स यांचा स्वत:चा अनुभव सांगितला.

वयाच्या दहाव्या वर्षीच मला क्षयरोग झाला होता. खरंतर अशा आजाराशी संघर्ष करण्याचा हा माझा पहिलाच प्रसंग! मला खूप थकवा आलेला होता, माझं वजन कमी झालं होतं. मला एखादा गंभीर आजार झाला आहे की काय? असे मला सतत वाटू लागले. त्या काळी रोगनिदानासाठी एक्स-रे वर अवलंबून राहावं लागत असे; पण एक्स-रे वर दिसणारा तो डाग क्षयरोगाचा नाही हे नंतर सिद्ध झालं. तरीही मला मात्र सहा महिने आरोग्यधामात राहावं लागलं.

त्या सहा महिन्यांत मी काही गमतीजमती अनुभवल्या. आम्हा रुग्णांचे दोन गट तयार झाले होते. त्यापैकी आमचा जो गट होता, त्यातील रुग्णांमध्ये आजार बरा होऊन आमचे जीवन पूर्ववत होईल असा आत्मविश्वास होता, परंतु दुसऱ्या गटातील लोकांना मात्र त्यांचा आजार गंभीर स्वरूपाचा असून खूप दिवस त्रास सोसावा लागणार असं वाटत होतं. त्यामुळे त्यांचं दैनंदिन जीवन देखील

अनियमित झालं होतं. सकारात्मक दृष्टिकोन असणारे आम्ही सर्व जण एकमेकांचे चांगले मित्र बनलो व सतत काहीतरी काम करत राहिलो. एखादा नवीन रुग्ण आला की, निरुत्साही गटाचा त्यावर काही परिणाम होण्यापूर्वीच आम्ही त्याला आमच्या गटात सामील करून घेत असू.

माझ्या गटातून आजार दुरुस्त होऊन घरी जाणाऱ्यांचं प्रमाण जास्त होतं. या अनुभवाने मला प्रोत्साहन मिळालं. वयाच्या दहाव्याच वर्षीदेखील तत्त्वज्ञानाचा माझ्यावर इतका पगडा होता की, मनाच्या शक्तीचा आजारावर मात करण्यासाठी किती व कसा उपयोग होतो हे मला तेव्हासुद्धा जाणवलं. या अनुभवाने आजार दुरुस्त होण्यात आशेचा वाटा किती महत्त्वाचा असतो आणि जीवनमूल्यांमध्ये भावनांचं स्थान किती मोठं असतं हा धडा मी शिकलो.

हा अनुभव ऐकल्यानंतर जोनाथन म्हणाले, ''मला हे माहिती आहे. मला क्षयरोग झाला तेव्हा मलाही दोन वर्षे आरोग्यधामामध्ये राहावं लागेल असं सांगण्यात आलं होतं, परंतु मी सर्वांना सांगितलं की, 'बिलकूल नाही. मी ख्रिसमस माझ्या घरी साजरा करणार आहे.' आणि खरोखरीच २३ डिसेंबरला, सहा महिन्यातच माझी दवाखान्यातून सुटका झाली.'' हीच गोष्ट कॅन्सरच्या बाबतीतही करता येईल, याची मी त्यांना खात्री दिली; पण दोन आठवड्यांनी ते वारले. त्यांच्या पत्नीने मी केलेल्या प्रयत्नांसाठी माझे आभार मानले व सांगितले की, तिच्या नवऱ्याला आजाराशी झगडण्याची इच्छाच राहिली नव्हती कारण त्यांचे दैनंदिन काम आणि आयुष्य यात त्यांच्यासाठी काही अर्थच उरला नव्हता.

कॅनडाचे एक बुद्धिमान फिजिशियन व वैद्यकीय क्षेत्रातील नावाजलेले व्यक्तिमत्त्व सर विल्यम्स ऑस्लर म्हणत असत की, 'क्षयरोगाचा रोग्याच्या मनावर त्याच्या फुप्फुसांपेक्षा जास्त परिणाम होत असतो.' हिप्पोक्रेट्स यांचेच शब्द ते पुन्हा एकदा ऐकवत होते. व्यक्तीला कोणत्या प्रकारचा आजार आहे यापेक्षा कोणत्या प्रकारचा आजार कोणत्या व्यक्तीला होऊ शकतो हे मला माहीत आहे. एकोणिसाव्या शतकातील जीवशास्त्रातील दोन मातब्बर व्यक्ती, लुईस पाश्चर व क्लाईड बर्नार्ड यांच्यात देखील कायम एक वाद होता. व्यक्तीच्या आजारातील सगळ्यात महत्त्वाचा घटक कोणता? प्रकृती, शरीर की जीवाणू? पाश्चर यांनी मृत्युशय्येवर असताना मान्य केले की, बर्नार्डचे म्हणणेच बरोबर होते. प्रकृती हाच महत्त्वाचा घटक होय.

अनेक डॉक्टरांचं असं मनोगत असतानासुद्धा वैद्यकशास्त्र अजूनही आजारांच्या बाबतीत चुकीच्या दिशेने विचार करते आहे. प्रत्येक व्यक्ती नेहमीच जीवाणूंच्या संपर्कात असते, परंतु विशिष्ट परिस्थितीतच ती व्यक्ती आजारी पडते, म्हणजेच

ती व्यक्ती स्वत:हून आजार ओढवून घेते. तरीसुद्धा डॉक्टर्स असं भासवतात की, आजार पेशंटवर आघात करतो. जे हुशार डॉक्टर्स आहेत ते ज्या व्यक्तींना आजार होत नाहीत अशा व्यक्तींचा अभ्यास करत नाहीत, तर ते आजारांवर उपयुक्त अशा नेहमीच्या औषधांपेक्षा अजून चांगली औषधे शोधण्याचे काम करीत असतात. रुग्णांच्या आयुष्याकडे पाहण्याच्या दृष्टिकोनामुळे रुग्णांचे आयुष्य किती वाढले आणि किती चांगले झाले याचा डॉक्टर्स क्वचितच विचार करतात.

रुग्णसुद्धा वेगवेगळ्या प्रकारचे असतात. अनेक जण स्वत:च्या सवयी बदलण्याऐवजी आजार बरा करण्यासाठी दुसरे काहीही करायला तयार असतात. दहा जणांना ऑपरेशन आणि जीवनपद्धतीतील बदल यात निवड करायला सांगितलं, तर त्यापैकी आठ जण म्हणतात, ''ऑपरेशन करा, त्रास कमी होतो. फार तर काय; आठ दिवसांसाठी घरकामासाठी मला एक बाई बघावी लागेल.'' दुसऱ्या टोकाला अपवादात्मक रुग्ण असतात. मधुमेह झालेली व कर्करोगाने पाय काढून टाकलेली एक अंध व वृद्ध महिला तशाही अवस्थेत दुसऱ्या रुग्णांना उत्साह देण्याचे काम करीत असे. मनाचा शरीरावर किती नाट्यपूर्ण प्रभाव पडतो आणि दुसऱ्यांवर प्रेम करू शकणाऱ्या व्यक्तींमध्ये आजार होण्याचे प्रमाण कसे कमी असते हे अशा रुग्णांनी मला शिकविले.

आपण स्वत:ला जपणे ही सहज प्रवृत्ती आहे; परंतु मृत्यूची भीती या प्रवृत्तीला विरोध करते असे फ्राईडचा सिद्धान्त सांगतो. परंतु नंतरच्या काळातील काही मानसशास्त्र तज्ज्ञांनी मात्र हा सिद्धान्त नाकारला आहे. अर्थात, हे तर आपल्या सर्वांना माहीत आहे की, अनेक जण जणूकाही स्वत:चे आयुष्य कमी करण्याच्या प्रयत्नात असल्यासारखे जगतात. काही रुग्ण दबाव, स्वत:च्याच मनाशी झगडा व सवयी यांच्याद्वारे कळत-नकळत मृत्यूची इच्छा बाळगत असतात; पण अपवादात्मक रुग्ण मात्र त्यावर मात करतात. त्यामुळे त्यांचे विचार व कृती हे दोन्ही त्यांच्या जगण्यासाठी कारणीभूत ठरतात. (अशा प्रकारे मानसिक शक्तीच्या आधारे आजारांवर मात करणाऱ्या रुग्णांना लेखक अपवादात्मक रुग्ण म्हणतात.)

मला व्यक्तिश: असं वाटतं की, प्रत्येकामध्ये जन्म व मृत्यू या दोन जैविक प्रक्रिया असतात. अनेक डॉक्टरांचे शोधनिबंध व माझ्या रोजच्या क्लिनिकल अनुभवातून मनाच्या अवस्थेमुळे मेंदू, अंत:स्रावी ग्रंथी व प्रतिकारशक्ती यांच्या माध्यमाने शरीराची कार्यक्षमता बदलते. मनाची शांतता शरीराला 'जगण्याचा संदेश' देते, तर भीती, प्रश्नांचा गुंता, खिन्नता या गोष्टी 'मरणाचा संदेश' देतात. जरी विज्ञानाच्या साहाय्याने अनपेक्षित अशा 'आश्चर्यकारक घटना' नेमक्या कशा घडतात याचे स्पष्टीकरण देता येत नसले, तरी अशा प्रकारे होणारी

आजाराची दुरुस्ती शास्त्रीय असते.

अशा अपवादात्मक रुग्णांची जगण्याची इच्छा तीव्र स्वरूपात व्यक्त होत असते. पूर्वी त्यांना हे शक्य नव्हते, तरी आता ते मन:शांती मिळविण्यासाठी खूप परिश्रम घेतात. अपवादात्मक रुग्ण बनण्याची सुरुवात करण्यासाठी ते डॉक्टरांवर अवलंबून राहत नाहीत. त्या ऐवजी ते डॉक्टरांना स्वत:च्या संघातील एक सदस्य बनवतात व त्यांच्याकडून त्याचं तंत्र, माहिती, मनमोकळेपणा व बांधिलकीची अपेक्षा करतात आणि जर त्यांचं समाधान झालं नाही, तर ते डॉक्टर बदलतात.

पण अपवादात्मक रुग्ण प्रेमळसुद्धा असतात व डॉक्टरांना येणाऱ्या अडचणी समजून घेतात. अनेकदा जे रुग्ण डॉक्टरांच्या बाबतीत असमाधानी असतात, त्यांनी डॉक्टरांवर प्रेमपूर्वक श्रद्धा ठेवावी असा सल्ला मी त्यांना देतो. सहसा असे केल्याने डॉक्टर रुग्णांच्या गरजांकडे लक्ष देण्याची तयारी दाखवतात. कारण तुम्ही त्यांचे निकटचे बनता व उपचार हे आजाराचे न होता जवळच्या व्यक्तीचे होतात. तुम्ही त्यांच्या प्रेमात पडता. एका रुग्णाने सांगितलं की, तिने मी सांगितल्याप्रमाणे प्रेमपूर्वक श्रद्धा ठेवून ती डॉक्टरांकडे गेली; पण ती त्यांच्याजवळ जाऊ शकली नाही. ती म्हणाली, ''त्या ऐवजी, मी डॉक्टरांकडे फक्त संवेदनशील नजरेने पाहिले, आणि काय बदल झाला सांगू! ते खाली बसले. त्यांनीच मला सांगितले की, त्यांना स्वत:ला वजन कमी करण्याची गरज असून जास्त व्यायामाची गरज आहे व डॉक्टरांनीच मला प्रेमाने थोपटले!'' अशी प्रेमपूर्वक श्रद्धा ठेवून पेशंटचे समाधान झाले नाही, तर त्यानं डॉक्टर बदलण्याची गरज असते. कारण मला असे रुग्ण माहीत आहेत की, ज्यांचं डॉक्टरांशी योग्य नातं न जुळल्याने त्यांचा मृत्यू झाला.

प्रत्येक जण अपवादात्मक रुग्ण बनू शकतो, पण त्यासाठी आजारी पडण्याआधीच सुरुवात करावी लागते. बरेच रुग्ण आजार तीव्र झाल्याशिवाय त्यांच्या 'मनाला बदलण्यासाठी' स्वत:च्या प्राणशक्तीचा उपयोग करीत नाहीत; परंतु शेवटच्या क्षणी जागे होऊन उपयोग नाही. आपले मनोबल हे आपल्याजवळ नेहमीच उपलब्ध असते. काही मोठा प्रश्न निर्माण होण्याआधीच त्याचा उपयोग करणं, हे जास्त सोयीचं असतं. त्यासाठी कोणत्याही धार्मिक विधीवर किंवा मानसशास्त्रीय तत्त्वांवर निष्ठा असण्याची गरज असतेच असं नाही. कॅन्सर हा माझ्या प्रॅक्टिसमधील सर्वांत भीतिदायक आजार असल्यामुळे या पुस्तकातील बहुतांश अनुभव हे त्या आजाराशी निगडित आहेत; परंतु इतर आजारांसाठी देखील तेच तत्त्व लागू पडते.

अधिकांश रुग्णांना ते स्वत:वर प्रेम करू शकत नाहीत या समस्येला सामोरं जावं लागतं. कारण त्यांच्या जीवनातल्या कठीण काळात इतरांनी त्यांच्यावर प्रेम केलेलं नसतं. सहसा हा कठीण काळ बालपणाचा असतो, ज्या वेळी त्या व्यक्तीचे त्याच्या पालकांशी नातेसंबंध कसे होते यावरून तणावयुक्त परिस्थितीला ती व्यक्ती कसा प्रतिसाद देईल हे ठरते. मोठे झाल्यानंतर व्यक्ती म्हणून आपण या प्रतिक्रिया वारंवार देत राहतो व स्वत:मध्ये आजार निर्माण होण्याची परिस्थिती निर्माण करतो. आपण इतरांवर व स्वत:वर प्रेम करू शकलो, तर स्वत:चे जीवन सुधारू शकतो. सर्जन म्हणून माझी ही भूमिका आहे की, रुग्णांनी स्वत:ला दुरुस्त करण्यासाठी त्यांचा अमूल्य वेळ मला द्यावा व त्या काळात ते बरे होऊ शकतील व ते आजारी का पडले याचा विचारविनिमय करण्यासाठी मी त्यांना मदत करण्याचा प्रयत्न करावा. त्यामुळे त्यांची फक्त प्रकृती पूर्वस्थितीत येईल असं नाही, तर ते खऱ्या अर्थाने निरोगी बनतील.

हे पुस्तक अशा पद्धतीचा बदल घडविण्यासाठी मार्गदर्शक तर आहेच, पण त्याचबरोबर ते माझे माझ्या रुग्णांकडून झालेल्या प्रशिक्षणांचे संकलन आहे. त्यांच्या दु:खी जीवनातून स्वत:च्या बळावर चांगल्या आरोग्यासाठी कसं झगडावं हे सांगण्यासाठी मी माध्यम बनून मदत करण्याचा प्रयत्न करतो आहे. हे पुस्तक फक्त काय करावं याचा सल्ला देणारं नाही, तर त्यात त्यापेक्षा अधिक काही आहे. हे पुस्तक तुमच्या स्वत:साठी चांगलं काय आहे हे निवडून त्याचं अनुकरण करण्यासाठी इच्छाशक्ती एकवटण्याचं मार्गदर्शन करतं. आश्चर्यकारक गोष्टी निव्वळ तुमच्या बुद्धिमत्तेच्या बळावर घडत नाहीत, त्यामुळे तुमच्या तर्कशुद्ध मनाच्या पलीकडे जाण्याची माझी इच्छा आहे. अशा आश्चर्यकारक गोष्टी तुमच्या आत्मविश्वासातून येतात आणि तुम्हाला काय वाटते याचा विचार केला, तरच तुमच्या खऱ्या जीवनप्रक्रियेचा अनुभव तुम्हाला येतो.

जर एखाद्याला जीवघेणा आजार झाला असेल आणि त्याने मी सांगितल्याप्रमाणे बदल केला, तर त्याचं आयुष्य वाचू शकेल किंवा त्याचं आयुष्य वैद्यकीय अंदाजापेक्षा जास्त वाढेल. निदान तुम्ही तुमच्या उरलेल्या आयुष्यात तुमच्या अपेक्षेपेक्षा जास्त काम करू शकाल. तुमचा आजार साधाच असेल किंवा तुम्ही आजारी नसाल, परंतु आयुष्याचा आनंद तुम्हाला मिळत नसेल, तरीही ही जी तत्त्वे मी अपवादात्मक रुग्णांकडून शिकलो, त्यामुळे जीवनातील आनंद तुम्हाला लुटता येईल व भविष्यातील आजारही टाळता येतील.

तुम्ही जर फिजिशियन असाल, तर हे पुस्तक तुम्हाला तुमच्या शैक्षणिक अभ्यासक्रमात न शिकलेले, पण दैनंदिन जीवनात तुम्हाला आवश्यक असलेले कौशल्य प्रदान करेल. फिजिशियन्सना तर क्वचितच इतर रुग्णांच्या तुलनेत

कॅन्सरच्या रुग्णांशी ते किती वेगळ्या पद्धतीने बोलतात याची जाणीव असते. हृदयविकाराचा झटका आलेल्या रुग्णाला आपण त्याची जीवनपद्धती कशी बदलावी हे त्याचा आजार दूर होण्यासाठी सांगतो. म्हणजेच आहार, शारीरिक व्यायाम इ. पण हृदयविकार असलेला हाच रुग्ण जर वेशभूषा बदलून पुढच्या आठवड्यात तुमच्याकडे आला आणि तुम्हाला म्हणाला की, "मला कॅन्सर आहे." तर अनेक डॉक्टरांची प्रतिक्रिया अशीच असेल की, "मी सांगतो ते उपचार जर लागू पडले तर ठीक, बाकी यापेक्षा जास्त मी तरी काही करू शकत नाही. आपण रुग्णांना *कोणत्याही* प्रकारच्या आजारातून बरे होण्यासाठी मदत करायला शिकलं पाहिजे.

"मी तुमच्यापेक्षा चांगला डॉक्टर आहे." हे सांगण्यासाठी मला ही पाने वापरायची नाहीत, तर औषध म्हणजे गोळ्या, ऑपरेशन यापेक्षा अजूनही बरेच काही असते, हे माझ्या रुग्णांनी मला शिकवेपर्यंत मी अपयशी होतो हे सांगण्याचा मी प्रयत्न करतो आहे. मला माहीत आहे की, तुमच्या दवाखान्यात भरपूर रुग्ण आहेत जे तुमची शक्ती खर्ची घालायला तर लावतात, परंतु तरीही बरा होऊ शकत नाहीत. अशा वेळेस फिजिशियन म्हणून होणारे दुःख मला माहीत आहे. आपल्यालाही इतर लोकांसारखे सर्व प्रश्न असतात. तसंच आपली भूमिका एक जीव वाचविणाऱ्या मेकॅनिकची असून मृत्यू व आजार हे आपलं अपयश आहे असं मेडिकल कॉलेजमध्ये वारंवार बजावून सांगितलेलं असतं; परंतु कोणीही अमर नसल्यामुळे 'मृत्यू' हा चर्चेचा विषय नसून 'जीवन' हा चर्चेचा विषय असणं गरजेचं आहे. मृत्यू हे अपयश नाही; तर जगण्याचं आव्हान न स्वीकारणं हे अपयश आहे. मला हे सांगायचं आहे की, काही थोडे रुग्ण असे असतात की, जे आजारातून बरे होणार नाहीत असे वाटल्यावरही दुरुस्त होतात. ते तुम्हाला तुमची ऊर्जा परत करतात. तसेच तुमच्या यशस्वी रुग्णांकडून तुम्ही कसं शिकावं आणि दुसऱ्यांच्या अंतर्मनात 'जगण्याची इच्छा' कशी जागृत करावी हेही मला दाखवायचं आहे.

आपण आपल्या कोषातून 'अशक्य' हा शब्द काढून टाकावा. डेव्हिड बेन-गुरियन एका वेगळ्या भूमिकेतून म्हणाले की, "कोणीही जो चमत्कारावर विश्वास ठेवत नाही तो वास्तववादी राहू शकत नाही." त्याचप्रमाणे बऱ्याचदा 'स्पॉटॅनिअस रेमिशन' (remission) किंवा 'चमत्कार' हे शब्द आपली कशी दिशाभूल करतात किंवा आपल्या मनात कसा गोंधळ निर्माण करतात हे जेव्हा आपल्याला कळतं तेव्हाच आपण शिकण्याची तयारी दाखवतो. या शब्दांमुळे 'रुग्ण नशीबवान होता म्हणून बरा झाला' असा समज निर्माण होतो; परंतु त्यांचा आजार हा महत्प्रयासाने बरा झालेला असतो. हे दुरुस्त होणे ही देवाची करणी नसते. एका

पिढीला वाटलेला चमत्कार हे पुढच्या पिढीसाठी वैज्ञानिक सत्य असू शकते, हे लक्षात ठेवणे आवश्यक आहे. अशक्य वाटणाऱ्या कृती किंवा घटना यांकडे नेहमीच डोळेझाक करू नका. हे सर्व आपल्या प्रत्येकामधील आंतरिक शक्तीमुळे घडते. म्हणूनच मी 'स्वयंप्रेरित' (self induced) किंवा 'स्वयंनिर्मित' (creative) असा शब्द ज्या व्यक्तींमध्ये आजार दुरुस्त करण्यासाठी स्वत:ची अशी एक कार्यक्षम भूमिका असते, अशांसाठी वापरतो. तर मी आता तुम्हाला अपवादात्मक रुग्ण स्वत:ला कसे दुरुस्त करतात हे दाखविण्याचा प्रयत्न करतो.

बर्नी.एस.सिगेल, *एम.डी.*
न्यू हेवन कॉन.
एप्रिल १९८६

कॉस्तोग्लोताव (म्हणाला), "मला तुम्हाला हे सांगायचे आहे की, आपण सशासारखे राहू नये आणि संपूर्णपणे डॉक्टरांवर विश्वास टाकू नये. उदा : मी हे पुस्तक वाचत आहे." त्याने खिडकीत ठेवलेलं एक मोठं पुस्तक उचललं, वैद्यकीय अभ्यासक्रमातील ॲब्रिकोसान व स्ट्रायको यांच्या शरीर विकृतीतील शरीररचना या पुस्तकात असं सांगितलं आहे की, मध्यवर्ती चेतासंस्था व शरीरात अनैसर्गिकरित्या वाढत जाणारी गाठ यांच्यातल्या संबंधांवर फारच थोडा अभ्यास झालेला आहे आणि हा परस्परांमधला संबंध फार आश्चर्यकारक आहे! इथे तो विस्ताराने व्यक्त झाला आहे." त्याला ते पान सापडले, "असे क्वचितच घडते, पण स्वयंप्रेरणेने दुरुस्त होणारे अनेक जण आहेत. तुम्हाला सांगू हे यात कसं सांगितलं आहे? उपचाराने दुरुस्ती नव्हे, तर प्रत्यक्ष बरे होणे पहायचेय?"

रुग्णांच्या त्या कक्षात जरा हालचाल झाली. जणूकाही 'स्वयंप्रेरणेने रोगमुक्ती' या त्या जाडजूड पुस्तकातील कल्पनेचे पाहतापाहता एका इंद्रधनुषी फुलपाखरात रुपांतर झाले व ते फुलपाखरू जसे जसे कक्षात पुढे पुढे उडत चालले तसे ते सर्व जण आपले डोके व गाल उंचावून त्याचा आश्वासक स्पर्श व्हावा म्हणून पुढे सरसावून बसले.

"स्वयंप्रेरणेने!" कॉस्तोग्लोताव पुस्तक बाजूला ठेवत बोलला, त्याने त्याच्या हाताची बोटे वळवत हात हलवला. "याचा अर्थ असा की, एका अज्ञात गोष्टीमुळे ती गाठ विरुद्ध दिशेला वळली म्हणजे छोटी-छोटी व्हायला लागली! ती लहान होते, विरघळते आणि सरतेशेवटी नाहीशी होते! पाहा."

ते सर्व जण अजूनही त्यांचे चेहरे फुलपाखरांच्या दिशेने वळवून शांतच होते. फक्त पॉडिडएवचा पलंग करकरला आणि निराश व दुराग्रही भाव चेहऱ्यावर ठेवत तो जोरात बोललला, "मला वाटतं त्यासाठी तुमच्याजवळ सुस्पष्ट सदसद्‌विवेकबुद्धी असायला हवी."

– अलेक्झाडंर सोल्झेनित्सिन
कॅन्सर वॉर्ड.

अनुवादिकेचे मनोगत

माझे एम.डी. मेडिसिन झाल्यानंतर मी आंबेजोगाई येथे वैद्यकीय प्रॅक्टिस सुरू केली. एम.डी. मेडिसिन असल्याने स्वाभाविकच मधुमेह व हृदयविकाराचे रुग्ण बरेच पाहण्यात येतात. रुग्णांसोबत या आजारांचं निराकरण करताना आजाराचं बरं होणं अगर नियंत्रित राहणं हे बऱ्याच अंशी मनाशी निगडित आहे असं मला अनुभवाने जाणवू लागलं.

मधुमेह असणाऱ्या रुग्णांमध्ये जे रुग्ण अतिशय सहजपणे आजाराला सामोरे जातात, त्यांची शर्करा लवकर नियंत्रणात येते. त्या उलट ज्यांना 'आता काय हे नवीनच अजून' असं वाटतं त्यांची शर्करा नियंत्रणात येण्यासाठी लागणारा कालावधी व लागणाऱ्या औषधाचं प्रमाण जास्त असतं. त्यामुळे या रुग्णांना समुपदेशनाची गरज पडते. हृदयविकार असणाऱ्या रुग्णांमध्ये हृदयाची क्षमता २० ते २५ टक्केच आहे, असे कित्येक रुग्ण असतात. अशा वेळी रुग्णाच्या इच्छेला व त्याच्या तपासण्यांबद्दल असलेल्या मतांना प्राधान्य देऊन त्याप्रमाणे त्याचे उपचार केले असता अनेकांचे जीवन विनाशस्त्रक्रिया अगर विनाअँजिओप्लास्टी अत्यंत समाधानाने व्यतीत झाले, तर काही जण अजूनही आनंदी जीवनात रममाण आहेत.

आजाराशी निगडित मनाचा हा वाटा लोकांसमोर मांडावा असं मला वाटत असे. त्याच दरम्यान बर्नी सिगेल यांचे *'लव्ह, मेडिसिन अँन्ड मिरॅकल्स'* हे पुस्तक वाचण्यात आले. बर्नी यांनी कॅन्सरचा आजार असणाऱ्या रुग्णांचा मनाशी निगडित शास्त्रीय अभ्यास केला आहे. त्यांच्या या पुस्तकाचा पहिला भाग मन व शरीर यांच्यातील नाते व्यक्त करणारा आहे. त्यामध्ये हे नाते जाणून घेण्यासाठी डॉक्टरांनी रुग्णांच्या तक्रारी कशा रितीने समजून घ्याव्यात, रुग्ण व डॉक्टरांच्या एकत्रित विचारविनिमयाने आरोग्य चांगले कसे राखता येईल हे

सांगितले आहे. मनाचं आजाराशी असलेलं नातं व आजारातून बरं होताना रुग्णाच्या जीवन जगण्याच्या इच्छेमुळे आजारावर होणारा परिणाम अत्यंत मार्मिक अनुभवांद्वारे व शास्त्रीय अभ्यासांचा आढावा घेत त्यांनी व्यक्त केला आहे.

पुस्तकाचा दुसरा भाग शरीराला मनाद्वारे वळण देण्यावर भर देतो. त्यात मनाची एकाग्रता कशी साधावी, आजारातून बरं होण्यासाठी कशा प्रकारच्या वैचारिक बैठकीची गरज असते हे सांगितलं आहे. हे पुस्तक डॉक्टर व रुग्ण यांच्यासाठी तर मार्गदर्शक आहेच; पण मला असं वाटतं की, आजार व मन यांच्यातील नातं सांगताना बर्नी यांनी जीवन जगण्याचं तत्त्वज्ञानच उभं केलं आहे; जे अगदी रोजच्या सर्वसामान्य जीवनात देखील उपयुक्त ठरू शकतं.

सर्वसामान्यत: आपण आपल्या जीवनात कठीण आजार अगर मृत्यू यांना मोठी संकटे मानतो. या दोन गोष्टींना आपण जितकं घाबरतो तितकं इतर कोणत्याही गोष्टींना घाबरत नाही. 'बर्नी' यांनी या संकटांना सामोरं जाताना मनाचा समतोल कसा राखता येईल याबद्दलचं तत्त्वज्ञान सांगितलं आहे, जे जीवन जगण्यासाठीचं अध्यात्म सांगतं.

हे पुस्तक अनुवादित करण्यासाठी माझे पती श्री. अभिजित लोहिया यांच्याकडून प्रोत्साहन मिळालं. इंग्रजी, हिंदी व मराठी या तिन्ही भाषांवर प्रभुत्व असणाऱ्या प्रा. रंगनाथजी तिवारी व प्रा. श्रीनाथ तिवारी यांचं अनमोल मार्गदर्शन नसतं, तर मी हे भाषांतर पूर्ण करू शकले नसते. माझी आई सौ.कमला राठी व वडील प्रा. रामेश्वरजी राठी यांच्या आशीर्वादाशिवाय हे शक्य नव्हते.

मेहता पब्लिशिंग हाऊसचे श्री. सुनील मेहता यांचीही मी आभारी आहे. माझ्यासाठी हे क्षेत्र अत्यंत नवं व वेगळं होतं; परंतु तेथील सर्वांनीच मला वेळोवेळी सहकार्य केल्यानेच आज हे पुस्तक मराठीतून वाचकांसमोर येतं आहे.

– डॉ. शुभदा राठी-लोहिया

अनुक्रमणिका

१

आपण व आपले शरीर
एक आकलन

लव्ह, मेडिसीन ॲण्ड मिरॅकल्स हे प्रत्यक्ष वस्तुस्थिती सादर करणारे आहे. फक्त सुसंगती साधण्यापुरते व व्यक्तिगत गुप्तता पाळली जावी म्हणून नावे, जागा व वैयक्तिक स्वभावविशेष बदलले आहेत.

१

एखादे नवीन तत्त्वज्ञान किंवा जीवनपद्धती
सहजासहजी प्राप्त होत नसते,
तर त्यासाठी फार मोठी किंमत द्यावी लागते
आणि अतिशय संयमाने व महत्प्रयासाने
ती आत्मसात करावी लागते.
– फ्योदोर दोस्तोव्हस्की

मी 'विशेष श्रोता' बनलो

'अपवादात्मक रुग्ण' ही संकल्पना वैद्यक महाविद्यालयांमध्ये शिकविली जात नाही. मलासुद्धा आपल्या जीवनातील आनंद आपण गमावतो आहोत असे जेव्हा अनेकदा वाटू लागले व मी माझ्या व्यवसायातील आत्म्याचा शोध घेऊ लागलो तेव्हा या संकल्पनेचा शोध लागला. आजार बरा होण्यासाठी प्रेमाचा आवश्यक असलेला सहभाग किंवा रुग्णांशी संवाद साधण्याची कला, डॉक्टर बनण्यामागची भूमिका या विषयांबाबत आम्हाला शिकविण्यात आले नव्हते. माझ्या प्रशिक्षणाच्या काळात या बाबतचा माझा दृष्टिकोन पुरेसा स्पष्ट झालेला नव्हता, परंतु तरीही समाजाची मात्र माझ्याकडून मी रुग्णांना दुरुस्त करावे, नीट करावे ही अपेक्षा होती.

१९७०च्या दशकाच्या सुरुवातीस, साधारणत: एका दशकापेक्षा जास्त काळ सर्जन म्हणून व्यवसाय केल्यानंतरही मला माझ्या कामात फारसे समाधान वाटत नव्हते. अनेक न संपणारे प्रश्न, वाढते काम, जन्म व मृत्यू या बाबतचे सतत घ्यावे लागणारे निर्णय या सगळ्याशी जुळवून घेताना माझ्यातील ऊर्जा संपलेली होती अशातला भाग नव्हता; परंतु लोकांना बरे करण्यासाठी, त्यांचे जीवन वाचविण्यासाठी माझ्या कामाचा यांत्रिकपणे विचार करण्याचेच मला शिकविले गेले होते. डॉक्टरांच्या यशाची व्याख्या अशा पद्धतीनेच केली जाते. सर्वसामान्यपणे प्रत्येक व्यक्ती आजारातून नेहमी बरी होईलच आणि मरणारच नाही, असे सहसा घडत नसल्याने दिवसेंदिवस माझे अपयश मला जास्तच जाणवू लागले. ज्यांच्या सुधारण्याची आशा नाही अशा रुग्णांना मदत करण्यासाठी यांत्रिकपणाच्या पलीकडे जाऊन वेगळी काही पद्धत असेल, असे मला मनोमन वाटू लागले; परंतु हे कसे करावे

हे समजण्यासाठी मला माझ्या आयुष्यातील बरीच वर्षं खर्ची घालावी लागली.

मी जेव्हा व्यवसायाला सुरुवात केली तेव्हा रोज एका नवीन प्रश्नाला सामोरे जावे लागत असे. या अनोख्या आव्हानांमुळे माझा व्यवसाय कंटाळवाणा होत नव्हता, परंतु काही वर्षांनंतर ही आव्हानेदेखील एकसुरी बनली. मला असा एक दिवस आवडला असता, ज्या दिवशी नेहमीच्या प्रकारचे पेशंट असतील व सगळ्या गोष्टी अगदी ठरलेल्या वेळापत्रकाप्रमाणे सहज, सरळ घडत जातील व मी खूश होईन; पण तेव्हा असे 'सामान्य दिवस' फारसे नव्हतेच. काहीतरी अचानक निर्माण झालेले प्रसंग, ऑपरेशन्स, मशिन्समधील बिघाड या बाबींकडे लोकांना मदत करण्याची अजून एक संधी या भूमिकेतून पाहायला मी काही काळानंतर शिकलो.

सर्जन्स परिपूर्ण नसतात. आम्ही आमच्या परीने सर्वोत्कृष्ट काम करतो, तरी अनेकदा गुंतागुंतीची परिस्थिती निर्माण होते. ह्या जरी निरुत्साहित करणाऱ्या गोष्टी असल्या, तरी त्या आम्हाला जमिनीवर राहण्यास मदत करतात, तसेच स्वत:ला देव मानायला लागण्यास प्रतिबंधित करतात. सुरुवातीच्या काळात मी ऑपरेशन करत असताना एका तरुण मुलीच्या चेहऱ्याची नस खराब झाली. तेव्हा माझा स्वत:वरचा विश्वास इतका डळमळीत झाला की, तिच्या चेहऱ्याचा दुर्बल झालेला अर्धा भाग पाहून मला लोकांसमोर जाऊच नये असे वाटे. लोकांना मदत करण्यासाठी सर्जन होणे व त्याची परिणती कुणाला तरी कायमचे विद्रूप होण्यात होणे हा एक विदारक अनुभव होता. दुर्दैवाने मी अजून इतरांसारखा ठरावीक पद्धतीचा प्रतिसाद द्यायला, म्हणजेच मी चुकल्यावर माझे दु:ख लपवायला शिकलो नव्हतो.

मी सतत रुग्णांच्या ऑपरेशन्सनंतर काय परिणाम दिसतील, सगळे नीट होईल की नाही या दबावात राहत असे. तो दबाव काही कमी होत नव्हता. जेव्हा ऑपरेशन थिएटरमध्ये रक्तस्त्राव झालेला रुग्ण घेतला जाई तेव्हा सर्जन येईपर्यंत नर्स चिंतातुर व घाबरलेली असे. मग तो भीतीचा गोळा माझ्या पोटात येई व बाकी सगळे काळजीमुक्त होत असत. ही काळजी ज्याच्याकडे मी सोपवू शकेन असे तेथे दुसरे कोणीच नसायचे. स्वत:ला धीर देण्यासाठी माझा मीच असायचो. प्रत्येक ऑपरेशन सुरू झाले की, मी घामाघूम होत असे. जसजसे ऑपरेशन आटोक्यात येई तसतसे दिवे पहिल्याइतकेच गरम असूनसुद्धा मी थंड होत असे. माझ्यातील परिपूर्णता अपेक्षित असल्याने मला खूप एकटे असल्याचे जाणवत असे. हा दबाव घरापर्यंत माझ्यासोबत येत असे. अवघड ऑपरेशनच्या काही दिवस आधीपासूनच माझ्या यशस्वी होण्यासाठी म्हणजेच ऑपरेशननंतर आवश्यक ते परिणाम मिळावेत म्हणून मी प्रार्थना करीत असे व बरेच दिवस ते ऑपरेशन मनातल्या मनात जगत असे. नंतर सगळे जरी व्यवस्थित पार पडले, तरी अचानक मध्यरात्रीच मला जाग येत असे आणि मी माझ्याच निर्णयांवर स्वत:लाच प्रश्न विचारत असे. आता मी

माझा निर्णय घेऊ शकतो, त्याप्रमाणे करतो, ते काम आपण सर्वांत चांगले असेच करतो आहोत ह्या जाणिवेने पार पाडतो. हे मी माझ्या रुग्णांकडून शिकलो. ज्याप्रमाणे एक नेता स्वत:ला एकाकी समजतो कारण देवाशी संवाद साधायला तो शिकलेला नसतो, त्याप्रमाणे एका डॉक्टरलाही जर रुग्णांशी संवाद साधता आला नाही, तर एकाकी वाटते.

आपल्या कुटुंबीयांसोबत राहण्यासाठी वेळ न मिळणे ही खरोखर एक कठीण गोष्ट असते. एखादा खेळाडू आपल्या खेळाचे उत्कृष्ट प्रदर्शन करतो, पण खेळ संपवून घरी गेल्यावर निवांत राहू शकतो; परंतु डॉक्टरांच्या कामाच्या दिवसाला कधीच शेवट नसतो. मला आठवड्याची सुट्टी घरी घालविणे ही संकल्पना बोनस म्हणून स्वीकारावी लागते; ती गृहीत धरून चालत नाही. काही तास दुसरीकडे घालविणे म्हणजे रुग्णांना मी माझ्या सेवेपासून वंचित ठेवतो आहे, असे मला वाटे, तर त्याच वेळेस सोळा तासांच्या दिवसातून मुलांना व बायकोला मी योग्य वेळ देत नाही याची खंत मनात राही व दोन्ही बाजूंनी स्वत:लाच दोष देत मी दु:खी राहत असे. मला माझ्या या दोषाला कसा प्रतिसाद द्यावा किंवा माझे आयुष्य सुरळीत कसे करावे हे समजत नव्हते. घरी गेल्यावर अनेक रात्री मी इतका थकलेला असे की, माझ्या कुटुंबीयांसोबतचा आनंद मला मिळू शकत नव्हता. एकदा तर मी इतका थकलेलो होतो की, आयाला घरी नेत असताना मी घरच्याऐवजी गाडी दवाखान्याकडे नेली. बहुधा तिला वाटले असावे की, मी तिला पळवून नेतो आहे.

मी जेव्हा घरी सर्वांसोबत थोडा वेळ घालविण्याचा प्रयत्न करीत असे तेव्हा नेहमीच काही ना काही अडथळा निर्माण होत असे. मुले नेहमी विचारत असत, "आज रात्री तुम्ही ऑन कॉल आहात का?" मी ऑन कॉल असेन, तर प्रत्येक जण निराश होत असे. कारण प्रत्येकाला ही खात्री असायची की, आजची संध्याकाळ आपल्याला मिळणार नाही. अनेक लोकांसाठी फोनची बेल हा मैत्रीचा आवाज असतो. आमच्यासाठी मात्र तो अस्वस्थतेचा किंवा दुरावा निर्माण करणारा ठरायचा.

आता मात्र मला याचा प्रत्यय आला आहे की, रोग्याचा मृत्यू बऱ्याचदा इतर कोणत्याही वेळी न होता मध्यरात्री होतो, हे सत्य डॉक्टरांना दुबळे करणारी परीक्षेची वेळ का ठरते ते. अनेक दिवस कोमामध्ये असणारा रुग्ण पहाटे २ वाजता दगावला या बातमीने डॉक्टरांना व त्यांच्या कुटुंबीयांना जागे व्हावे लागते या गोष्टीला कोणीच जबाबदार नसते, तरीही थोडा राग येतोच. आम्हाला वाटते, मरणाऱ्या व्यक्तीने जगणाऱ्यांविषयी थोडातरी आदर का बाळगू नये? आमच्यापैकी काही जण हा विरोध दर्शवतात. त्यासाठी आम्हाला अपराधी वाटते. जरी एखाद्याला त्याचे वैयक्तिक प्रश्न असले किंवा रात्रीतून दोन-तीनदा रुग्ण बघायला जावे लागलेले असले, तरी त्यानंतर पुन्हा सकाळी ७ वाजता ऑपरेशन थिएटरमध्ये आनंदी व

जागरूक राहण्याचे जास्तीचे ओझे आम्हाला असते.

१९७४ सालच्या नववर्षदिनी मी दैनंदिनी लिहिणे चालू केले. त्या वेळी पहिल्यांदाच माझ्या मनातील निराशेला व्यक्त होण्याची संधी मिळाली. एका रात्री मी लिहिले, ''अनेकदा असे वाटते, जग कॅन्सरने संपत आहे. प्रत्येक पोट जे तुम्ही उघडून पाहता, त्यानेच भरलेले आहे.'' दुसऱ्या रात्री मी लिहिले, ''तुमचे पोट उघडले जाते आणि तुम्ही जेव्हा भविष्याकडे पाहता, तेव्हा त्यावर भयाचे सावट पसरते. तुम्हाला अनेकांच्या डोळ्यांमध्ये बघून हे सांगावे लागते की, क्षमा करा, या गाठीचे ऑपरेशन करता येणार नाही अशी ही गाठ आहे.''

त्या वेळची माझी रुग्ण फ्लोरा मला चांगली आठवते. तिचा नवरा काही दिवसांपूर्वीच वारला होता आणि आता तिला गर्भाशयाचा कॅन्सर झाला होता. त्यासाठी तिची दोन ऑपरेशन्स झाली, पण कॅन्सरची गाठ पूर्णपणे कमी झाली नव्हती. आता ती मरणाच्या दारात उभी होती. तिच्या आयुष्यातील तिने नातीसाठी ठेवलेली मिळकत, रोज दवाखान्यात खर्ची घालावी लागत होती, यामुळे ती व्यथित होत होती. तिला आयुष्य वाढवायचे होते, पण त्याच वेळेस ते संपवायचे होते, जेणेकरून नातींचे शिक्षण तिच्या नाजूक झालेल्या शरीरामुळे वाया जाऊ नये. 'कसे?' मला प्रश्न पडला. 'मी या सर्व रुग्णांना त्यांच्या या संघर्षासाठी त्यांना शक्ती मिळावी यासाठी काही मदत करू शकेन का?'

माझ्या डायरीतून केलेल्या आत्मनिरीक्षणाचा मी आभारी आहे. मला सारखे वाटत असे की, वैद्यकीय व्यवसाय करण्याचा माझा दृष्टिकोन बदलला पाहिजे. या संपूर्ण काळात मी दुसरा व्यवसाय शोधण्याचा अगदी गंभीररित्या विचार करत होतो. मी शिक्षकी पेशा किंवा पशुवैद्यकचिकित्सक होण्याचा विचार करत होतो. कारण पशुवैद्यकचिकित्सकांना आपल्या रुग्णाशी जवळीक साधता येते; परंतु मी काय करावे, हे मी ठरवू शकलो नाही; पण मी निवडलेल्या या बऱ्याच पर्यायांचा माणसांशी संबंध आहे, हे मला जाणवले. अगदी छंद म्हणून चित्रेसुद्धा मी व्यक्तींचीच काढली आहेत.

शेवटी मला माझ्या कामाची पहाट दिसली. तेव्हा मी पेशंटची रोजची संख्या, त्यांच्या कुटुंबीयांची संख्या, डॉक्टर्स, नर्सेस या पद्धतीनेच लोकांकडे पाहत होतो. लोकांना जाणण्यापेक्षा मी केसेस, आलेख, आजार, त्याचे होणारे परिणाम, दवाखान्यातील कर्मचारी व त्यामुळे होणारे परिणाम हाताळत होतो. मी स्वत:चा विचार माझ्या रुग्णांना दुरुस्त करायचे एक यंत्र असाच फक्त केला होता. आता माझ्या सहकाऱ्यांची भाषा मी एका नवीन पद्धतीने ऐकण्यास सुरुवात केली. त्या वर्षी एका बालरोगतज्ज्ञांच्या परिषदेत बोलत असतानाची गोष्ट मला आठवते आहे. डॉक्टरांचा एक गट उशिरा, अतिशय उत्तेजित होऊन बोलत तिथे आला. ते म्हणत

होते, 'एक अतिशय छान केस!' एक लहान मुलगा जो मधुमेहामुळे कोमात होता, आत्ता दवाखान्यात आला. हे ऐकून मला धक्का बसला. आणि त्या क्षणी जाणवले की, डॉक्टर व त्यांचे 'रुग्ण' म्हणजेच ज्यांच्या सोबतचे मूल आजारी असल्यामुळे गोंधळलेले पालक या दोघांच्या दृष्टिकोनात केवढे अंतर आहे.

जरी या गोष्टींच्या विरुद्ध मी झगडत होतो, तरी माझ्या लक्षात आले की, मीदेखील वेदना व अपयश यांच्याशी संघर्ष करण्यासाठी स्वत:चा बचाव करणारी अशीच प्रमाणित पद्धत अवलंबलेली होती. ज्या वेळेस रुग्णांना माझी सर्वांत जास्त गरज भासते, नेमके त्याच वेळी मी त्यांच्यापासून अलिप्त राहून त्यांना दु:ख देत होतो. १९७४च्या ऑगस्टमध्ये मी दीर्घ सुट्टीनंतर पुन्हा कामावर आलो, त्या वेळी मला याची स्पष्टपणे जाणीव झाली. काही दिवस मी फक्त सर्वसामान्य माणूस म्हणून प्रतिक्रिया द्यायचे ठरवले, तेव्हा मला भावना कशा निसटून चालल्या आहेत व व्यावसायिक भपक्याचा प्रभाव कसा वाढत चालला आहे याची जाणीव झाली. अजूनही मला संवेदना टिकवून ठेवायच्या होत्या, कारण वागण्यातला कोरडेपणा रुग्णाला त्याच्या दुखण्यापासून वाचवू शकत नसतो. उलट त्यामुळे रुग्णाला होणारा त्रास खोल खोल रुतत जातो. काही प्रमाणात अंतर आवश्यक आहे असे मला वाटे, पण बऱ्याच डॉक्टरांच्या बाबतीत ते अंतर फारच जास्त असते. बऱ्याचदा उपचार करण्याचा आमच्या मनावर जो दबाव असतो त्यामुळे आमची मूळ सहानुभूती पिळून निघते. आम्हाला हे जे रुग्णांशी संबंध नसल्यासारखे राहायला शिकविण्यात येते, ते खरोखरच हास्यापद होय. त्याऐवजी निर्णय घेण्याची क्षमता कमी न होता नैसर्गिक भाव व्यक्त करून रुग्णांशी योग्य संबंध कसे निर्माण करता येतील ते शिकविले जावे.

मी अजूनही सर्जन म्हणून काम करावे की हे काम अर्धे सोडून दुसरे कौशल्य शिकून त्यात घुसावे ह्याच वादात अडकून होतो. मी मानसोपचारतज्ज्ञ होण्याचा विचार केला, ज्यामुळे मी लोकांना त्यांच्यात अडथळा न आणता मदत करू शकलो असतो. माझा व्यवसाय न बदलताही मी आनंदी कसा राहू शकतो हे मी माझा एक कॅन्सर झालेला रुग्ण मार्क याच्याकडून शिकलो – जो पियानोवादक होता. त्याची तब्येत सुधारल्यानंतर त्याच्या मित्रांनी त्याने लगेच रंगमंचावर परत यावे असा आग्रह केला; पण ते आता शक्य होणार नव्हते हे त्याने सहजपणे स्वीकारले. आता घरी पियानो वाजविणे हा त्याचा छंद बनला. अजूनही ज्या पियानोवर त्याचे प्रेम होते तेच तो करत होता. फक्त स्वत:च्या गरजांशी जुळवून घेण्यासाठी संदर्भ बदलले होते. मीसुद्धा असेच संदर्भ बदलून माझे काम केले पाहिजे हे मला कळले.

मी माझ्या टेबलाची जागा बदलण्याचा प्रयत्न केला आणि माझ्या हृदयाचे

तसेच केबिनचे दार उघडले. आता मी माझे टेबल अक्षरश: भिंतीला लागून ठेवले होते, जेणेकरून मी व माझा रुग्ण परस्परांना बघू शकू. टेलिफोन कर्मचारी, सुतार व मेडिकलचे विद्यार्थी मला सारखे सांगत होते की, माझे केबिन सर्वस्वी चुकीचे आहे, कारण माझे टेबल मध्यभागी नाही. तेव्हा मला त्यांना समजावून सांगावे लागे की, मला माझ्यामध्ये व रुग्णामध्ये कोणताही असा अडथळा नको आहे की, ज्यामुळे आमच्यामध्ये तज्ज्ञ व अपयशी असे नाते दिसेल.

रुग्णांनी मला 'बर्नी' नावाने हाक मारावी यासाठी मी त्यांना प्रोत्साहित केले. सुरुवातीला डॉ. सिगेल न राहता बर्नी असणे म्हणजेच रुग्णांना डॉक्टर म्हणून नाही, तर माणूस म्हणून भेटणे हे माझ्यासाठी धडकी भरवणारे होते. असे करण्याचा अर्थ असा होता की, मी स्वत:ला आवडलो पाहिजे व कॉलेजमध्ये मी जे शिकलो त्यापेक्षा मी हे जे केले, त्याचा आदर मला वाटला पाहिजे; पण हा बदल खरोखरच मौल्यवान होता. हा डॉक्टर व रुग्ण यांच्यातील आडपडदा दूर करणारा साधा, तरीही परिणामकारक बदल होता.

माझे टेबल हलविणे व पहिल्या नावाने काम करणे ही एका मोठ्या बदलाची फक्त लक्षणे होती. मी फिजिशियन म्हणून एक महत्त्वाचा गुन्हा केला. मी माझ्या रुग्णांमध्ये 'गुंतत गेलो'. रुग्ण कॅन्सरसोबत जगतो म्हणजे नेमके काय हे मी पहिल्यांदाच पूर्णपणे समजून घेण्यास सुरुवात केली. कॅन्सरचा आजार तुम्ही तुमच्या डॉक्टरांशी बोलताना, ताट तयार करताना, मुलांशी खेळताना, काम करताना, झोपताना, प्रेम करतानासुद्धा शरीरात वाढत आहे, ही रुग्णांच्या मनात सतत असलेली भीती जाणून घेतली. एखाद्याच्या अशा ज्ञानासोबत माणूस म्हणून त्याचे अखंडत्व ठेवणे हे किती अवघड आहे!

रोज ज्या दु:खदायी प्रसंगांचा मला साक्षीदार व्हावे लागे, त्यापासून बचाव करण्यासाठी मी आता स्वत:ला कुठलेही भावनिक कवच घालत नव्हतो. एके दिवशी राउंड घेताना मी एक रुग्ण पाहिला. त्याच्या एका बाजूच्या अंगात त्राण नसल्यासारखं झालं होतं, औषधांमुळे चेहऱ्यावरील भाव एकदम विचित्र झाले होते व उरलेसुरले लक्ष लघवी धरून ठेवण्यावर केंद्रित झालेल्या अवस्थेत तो पलंगावर पडला होता. समोरच्या सूर्यप्रकाशाने न्हाऊन निघालेल्या आश्चर्यकारक व सुंदर दृश्याला तो पूर्णपणे विसरून झोपला होता. तो गादीवर पसरलेला द्राक्षाचा ज्यूस व पित्तरस यांत पडलेला होता. मी डाग पडलेल्या त्या चादरीच्या विशिष्ट रंगाकडे एकटक बघतच राहिलो. सौंदर्यातील विरोधाभास व त्याचा आजार यामुळे मी हादरून गेलो होतो.

लवकरच माझ्या लक्षात आलं की, माझ्या रुग्णांकडून मी सामर्थ्य मिळवू शकतो. त्या वेळी मी एका पती-पत्नींचा विचार करत होतो – पतीला तीव्र

हृदयविकार होता व पत्नी स्तनाच्या कर्करोगाने आजारी होती. तिचा कर्करोग शरीरात इतर अवयवांमध्ये पसरला होता. त्या दोघांची एक-दुसऱ्याला मदत करण्याची, जगण्याची इच्छा पाहिली आणि माझी स्वत:ची असहायतेची भावना कमी झाल्यासारखं वाटलं. अशाच अजून एका दुसऱ्या महिलेची माझ्यावर अनुकंपा झाली की, तिने माझा थकवाच पळवला. कारण मी पाहिले की, तिच्या दोन्ही हातांची हाडे मोडल्यामुळे तीव्र वेदना असतानासुद्धा लवकर लवकर काम करता येत नाही म्हणून ती चिंतित होती. असेच अजून एक उदाहरण म्हणजे जेव्हा मी एका मृत्युशय्येवरच्या रुग्णाला म्हणालो, ''पुन्हा भेटू या.'' त्या रुग्णाने स्मितहास्य केले आणि उपरोधाने तो म्हणाला, ''मलापण ते आवडेल.'' माझी पराजयाची येऊ घातलेली जाणीव फिकट झाली. कारण मी पाहिले की, त्या माणसाच्या जगण्याच्या उत्साहावर मृत्यूच्या भयाने विजय मिळवलेला नव्हता. मला सारखे वाटत होते की, रुग्णांना उपचारासाठी माझ्या खात्रीची आवश्यकता आहे म्हणून मी सुरुवातीला त्यांच्याशी जवळीक साधू लागलो. असे करणे विपरीत वाटू शकते, असे लक्षात आल्यामुळे नंतर मी त्यांना सांगू लागलो, ''मला तुमच्याशी जवळीक साधण्याची गरज वाटते. म्हणजे मला उपचार सुरू करणे सोयीचे जाईल.'' मग मी तसे करू शकलो. मग रुग्णाला कृत्रिम श्वासोच्छ्वासाच्या यंत्रावर ठेवण्यात आले असले, तरी ते माझ्यापर्यंत स्पर्शाच्या साहाय्याने पोहोचण्यासाठी प्रयत्न करीत असत आणि माझा थकवा, पश्चात्ताप व निराशा विरून जात असे. आता तेच मला वाचवत होते.

अशा परिस्थितीला व धैर्याला सामोरे जाण्यासाठी, तसेच हा मार्ग सहजतेने पार करण्यासाठी मी काहीतरी करू शकेन अशी आशा मला वाटत होती. माझ्या व्यवसायातील आयुष्य लांबवण्याच्या व आजार दुरुस्त करण्याच्या आपल्या संस्कृतीतील या भव्यदिव्य अशा पद्धती कधीकधी जंगली पद्धतींपेक्षाही क्रूरपणाच्या आहेत असे मला वाटते. खरंतर गंभीर आजारापासून मृत्यूमुळे लगेच सुटका मिळू शकते. असे म्हणतात की, खऱ्या अर्थाने कुणीही स्वत:चा मृत्यू पचवू शकत नाही. पण मला खात्री आहे की, जेव्हा त्यांच्या उरलेल्या आयुष्यातील तास, दिवस व महिने यांच्या ओझ्याचा विचार ते करतील तेव्हा ते मृत्यू सहजतेने पचवू शकतील. वडीलधाऱ्या व्यक्तींना नेहमी हा प्रश्न पडतो की, त्यांना हे लांबलचक आयुष्य कशाला बरं मिळालं असेल? फक्त अनेक दिवसांपर्यंत कष्ट व अपमान सोसण्याकरता? ज्यांच्या उरलेल्या आयुष्यातील एकेका दिवसाला काहीच किंमत राहिलेली नाही, अशा व्यक्तींचे आयुष्य सुखकर होऊन त्यांच्या आयुष्याचा शेवट सुखकारक व्हावा, यासाठी काहीतरी मदत करावी असं मला वाटतं. (मी येथे आयुष्याचा शेवट हे अपयश म्हणून न स्वीकारता सहज जाण्याचा नैसर्गिक भाव या अर्थाने म्हणतो आहे.)

डॉक्टरांना त्यांचे व्यावसायिक श्रेष्ठत्व तोलून धरण्यासाठी ज्या अनुकंपेची गरज वाटते, ती अनुकंपा म्हणजे एक दणदणीत टोलाच! स्टीफनच्या मृत्यूच्या वेळी मला याची प्रथमच तीव्रतेने जाणीव झाली. स्टीफन हा माझ्या सहकाऱ्याचा मित्र होता. हृदयविकाराच्या तीव्र झटक्यानंतर त्याला पलंगावर बांधून झोपवले होते. त्याच्या प्रत्येक बाह्येंद्रियांमध्ये (orfices) नळ्या घातलेल्या होत्या. हृदयाचा बराच मोठा भाग खराब झालेला असल्यामुळे ''नो रिससिटेशन'' (No resucitation) अशी आज्ञा देण्यात आली होती. म्हणजेच हृदय पुनश्च चालू करण्यासाठीची कोणतीही प्रक्रिया करायची नाही अशी ताकीद दिलेली होती. तो वेदनेने व भीतीने तळमळत होता; परंतु कुणीही वेदनाशामक गोळ्या दिल्या नाहीत. कारण त्यामुळे त्यांना नको असलेला परिणाम म्हणजेच मृत्यू लवकर येण्याची शक्यता होती. वेदनारहित मृत्यू यावा म्हणून वेदनाशामक गोळ्या देण्याचे धाडस ते दाखवू शकले नाहीत. शेवटी माझ्या सहकारी मित्राने स्टीफन हा दुसऱ्या डॉक्टरांकडे ॲडमिट असतानासुद्धा मध्यस्थी केली. त्याने नेब्युटॉल (Nembutal) नावाचे औषध दिले. त्या औषधाने स्टीफन मुक्त झाला व त्याने शांतपणे शरीरत्याग केला. त्याने 'आभारी आहे' म्हणत श्वास घेतला व शांतपणे ५ मिनिटात त्याला मृत्यू आला. कदाचित दवाखान्यापेक्षा रस्त्यावर त्याचा जास्त चांगला शेवट झाला असता. एकतर संबंधित लोकांसाठी हा मृत्यू लवकर आला असता व नातेवाइकांसाठी तो सर्वसामान्य मृत्यू बनला असता. जेव्हा रुग्ण म्हणजे सलाइनमधून द्रव शरीरात जाणे व लघवीमार्फत बाहेर येणे यापेक्षा जास्त काही नसतो, तेव्हा आम्ही त्याचे आयुष्य वाढवत आहोत असं कसं बरं म्हणू शकतो? आम्ही जे लांबवत होतो ते सर्व म्हणजे मृत्यू! *जर्नल ऑफ द अमेरिकन मेडिकल असोसिएशन*च्या एका संपादकीयामध्ये 'नॉट ऑन माय शिफ्ट' या मथळ्याखाली डॉक्टर नेमकं रुग्णाचे आयुष्य वाढवतो की मृत्यू लांबवतो या बाबत द्विधा मन:स्थिती व्यक्त झाली आहे.

'हॉस्पिटल' म्हणजे दवाखाना या शब्दासाठी इंग्रजी शब्द. लॅटिन भाषेतील 'गेस्ट' म्हणजे पाहुणा या शब्दापासून तो आला आहे; परंतु क्वचितच एखादे हॉस्पिटल खरोखरीच आदरातिथ्य करणारे असते. औषधे देण्यावर त्याचा जितका भर असतो, त्या तुलनेत आजार दुरुस्त करण्याकडे किंवा काळजी घेण्याकडे फारच थोडे लक्ष दिले जाते. मला नेहमी हा प्रश्न पडतो की, बांधणाऱ्याने कमीतकमी छत तरी सुंदर का बनवू नये? कारण रुग्णाचा जास्तीतजास्त वेळ छताकडे टक लावून पाहण्यात घालवला जातो. प्रत्येक खोलीत टीव्ही असतो, परंतु टीव्हीवर जे संगीत असते, ते रचनात्मक अगर ध्यानस्थ होण्यासारखे असते का? विनोदी कार्यक्रमदेखील दुरुस्त होण्यासाठी मदत करतील असे असतात काय? रुग्णाला त्याची अस्मिता टिकवून ठेवण्यासाठी दवाखान्यात काही स्वातंत्र्य दिले जाते का?

सॅम हार्नियाच्या ऑपरेशननंतर अपेक्षेपेक्षा लवकर दुरुस्त झाला. त्याने अलीकडेच एक पत्र लिहून दवाखान्यातील मोकळ्या वातावरणाचा, त्याचा आजार बरा होण्यासाठी कसा उपयोग झाला हे व्यक्त केले :

> 'मी असा आत्मसंयमित, मदत करायला उत्सुक असा आदर्श, चांगला रुग्ण कसा काय बनलो या विचाराने मला भंडावून सोडलं होतं. म्हणजे मला म्हणायचं आहे की, मी जिथे जातो तिथे माझी भूमिका समजून घेऊन खळबळ निर्माण करण्याचा प्रयत्न करतो. मग असं कसं घडलं? त्यावर मी खूप विचार केला आणि मला मिळालेले एकमेव उत्तर असे होते की, दवाखान्याची ठेवण ठरावीक पद्धतीची नव्हती (विशेषत: गणवेष नव्हता ज्यामुळे माझा नेहमी गोंधळ व्हायचा) व कर्मचारी इतके प्रांजळ की त्यांच्याविरुद्ध बंडखोरी करण्यासारखे काहीच नव्हते. मला असहाय किंवा परावलंबी वाटत नव्हतं, त्यामुळेच माझी प्रकृती इतक्या लवकर दुरुस्त झाली. आपण स्वत:च्या नियंत्रणात असून त्याचे मोठे प्रदर्शन करण्याची गरज नाही अशी भावना माझ्या मनात निर्माण झाली.'

जेव्हा एखादी व्यक्ती दवाखान्यात दाखल असते, तेव्हा दवाखान्यातील कर्मचारी रुग्णांच्या कुटुंबीयांपैकीच एक घटक बनतात. इतर कोणापेक्षाही रुग्णाला वारंवार व जिवलग असल्यासारखे त्यांनाच पाहावे लागते. हे कर्तव्य पार पाडताना आपण कुटुंबात ज्या पद्धतीने त्यांची अपेक्षा करतो तशा प्रेमळ पद्धतीनेच रुग्णांना आधार द्यावा लागतो व दिला पाहिजे. रुग्णांना भेटण्यासाठी ठेवलेल्या थोड्याशा काळात नातेवाईक त्यांची जबाबदारी चांगल्या रीतीने पार पाडू शकत नाहीत. इथे माझ्या एका रुग्णाला आतड्याचा कर्करोग झाला होता व तो मेंदूत व फुप्फुसात पसरला होता त्याची मला आठवण येते आहे. त्याने दवाखान्यात राहण्यास नकार दिला कारण त्याला मोकळ्या जागेत सूर्य समोर असताना, पक्ष्यांची किलबिल ऐकत मृत्यू हवा होता. रुग्णालये अशी उबदार का असू शकत नाहीत?

रुग्णांना जाणवणाऱ्या वेदना आणि भीती जेव्हा तितक्याच तीव्रतेने जाणून घेण्याचा मी प्रयत्न केला तेव्हा माझ्या लक्षात आले की, कोणत्याही तांत्रिक (म्हणजे ऑपरेशन इ.) उपचारांपेक्षा औषधांचा उपचार त्यांना त्यांच्या दृष्टिकोनातून जास्त सहज वाटतो. म्हणजेच ऑपरेशनशिवायही त्यांना देण्यासारखं माझ्याजवळ बरंचकाही आहे हे मला कळलं. इतकंच नाही, तर माझ्या या मदतीमुळे कदाचित त्यांचा मृत्यू लांबू शकेल किंवा त्यांचा जीवदेखील वाचू शकेल. खरंतर लोकांना जेव्हा मैत्रीची खूप गरज असते तेव्हा त्यांना मैत्रीचा हात देता यावा यासाठीच मी या

व्यवसायात राहण्याचे ठरवले. माझा एक सहकारी डिक सेल्झर जो उत्तम लेखक व चांगला सर्जनही आहे त्याने मृत्युच्या आधीच्या लेखात याबद्दल लिहिले आहे :

> मला आठवत नाही की, जिथे आम्ही आयुष्यभर मजुरी करतो ती ही जागा तंतोतत नरकासारखीच आहे हे मला कधी समजलं; परंतु त्या जागेनेच आम्हाला ऊर्जा दिली व एकमेकांची काळजी घेण्याची क्षमता दिली. एक सर्जन आईच्या कुशीतून येतानाच स्वत:सोबत अनुकंपा अंगावर पसरवून टप टप गाळत बाहेर येत नाही. ती फार उशिरा येते. ही अनुकंपा काही दैवी शक्तीचा सहज येणारा किरण नाही, तर त्याने मलमपट्टी केलेल्या असंख्य जखमा, त्याने ऑपरेशनसाठी घेतलेले काप व अशा अनेक जखमा ज्या भरून येण्यासाठी त्याने स्पर्श केला; त्या सर्वांचा तो एक संकलित परिणाम होय. सुरुवातीला ही जवळजवळ ऐकू न येणारी, अनेक मुखांतून येणारी कुजबूज असते. हळूहळू वाहत्या जखमांच्या मुखातून येणारी ही कुजबूज एकत्र येते व शुद्ध 'हाके'च्या रूपाने व्यक्त होण्याइतपत वाढत जाते – एक आगळा-वेगळा आवाज, जणू एखाद्या एकाकी पक्ष्याचे रडणे. आता हा एका आजारी व्यक्तीचा आवाज आहे, तर दुसरा एक वेगळा प्रेमाने लवचीक बनलेला म्हणजेच धार्मिक लोकांच्या मते दयेचा आवाज! हे दोन आवाज रुग्ण व सर्जन या दोन व्यक्तींमधील ध्वनी आणि प्रतिध्वनी होय.

मार्गदर्शक अवतरला :

माझी प्रॅक्टिस जून १९७८ साली एका प्रशिक्षण अभ्यासवर्गात आलेल्या एका अनपेक्षित अनुभवामुळे बदलली. कॅन्सरतज्ज्ञ ओ. कार्ल सिमॉन्टॉन व मानसोपचारतज्ज्ञ स्टिफनी मॅथ्यूज (त्या वेळी ती सिमॉन्टॉनची पत्नी होती.) यांनी मानसिक घटक, चिंता आणि कॅन्सर या विषयावर एलमक्रस्ट इन्स्टिट्यूट, पोर्टलंड येथे एक कार्यशाळा घेतली. सिमॉन्टॉन व त्यांचे सहकारी हे पहिले असे पाश्चिमात्य प्रॅक्टिशनर्स होते, ज्यांनी पहिल्यांदा कल्पनाचित्रांचे (Imaging Techniques) तंत्र कॅन्सरसाठी वापरले व जेम्स. एल. क्रिगटॉन यांच्यासोबत या आजारातून पुनश्च बरे होण्यासाठीच्या पद्धती वर्णन केल्या. सिमॉन्टान्सने या कार्यशाळेच्या आधीच शेवटच्या टप्प्यातील कर्करोग्यांमध्ये दिसणारे परिणाम प्रकाशित केले होते. त्यांच्या पहिल्या १५९ रुग्णांपैकी एकही जण एक वर्षापेक्षा जास्त जगू शकेल असे वाटत नव्हते; पण त्यापैकी १९ टक्के रुग्णांची कॅन्सरपासून पूर्ण सुटका झाली, तर २२

टक्के रुग्णांमध्ये आजार कमी झाला. ज्या रुग्णांचा आजार गंभीर होता अशांचा जीवनकाल डॉक्टरांच्या अपेक्षेपेक्षा दुप्पट झाला.

मी कार्यशाळेच्या पहिल्या सभेच्या वेळेस जेव्हा आजूबाजूला पाहिले तेव्हा मी तेथे एकटाच 'शरीरवैद्यक' आहे असे मला दिसले. मला आश्चर्य वाटले व रागही आला. तेथे मनोविकारतज्ज्ञ व धार्मिक वृत्तीचे प्रॅक्टिशनर्स होते; पण प्राथमिक शुश्रूषा करणारा चिकित्सक पंच्याहत्तरांपैकी दुसरा कोणीही नव्हता. हजर असलेल्यांमध्ये बहुतांश लोक सामाजिक कार्यकर्ते, रुग्ण व मानसोपचारतज्ज्ञ होते. जेव्हा सहभागी असलेल्या अनेकांनी मला सांगितलं की, कार्यशाळेत सांगितलेल्या पद्धती त्यांना आधीच माहिती होत्या तेव्हा तर मला अधिकच राग आला. कारण ज्या गोष्टी मी शिकत होतो त्या माझ्या वैद्यकीय शिक्षणात कधीच उल्लेखलेल्या नव्हत्या. मी एम.डी. होतो, एक Medical Deity (वैद्यक देवता) होतो; आणि आपल्या डोक्यात काय चालू असतं हे मला अजिबात माहीत नव्हतं. मन व शरीर यांतील परस्परक्रिया यासंबंधीचं साहित्य स्वतंत्र होतं, त्यामुळे इतर क्षेत्रातील तज्ज्ञांना त्याची माहिती नव्हती. धर्मशास्त्र, मानसशास्त्र व होलिस्टिक औषधशास्त्र ही शास्त्रं या विषयात किती पुढे गेलेली आहेत हे मला पहिल्यांदाच जाणवलं.

मी डॉक्टरांच्या आरोग्याच्या गोष्टींबद्दल विचार करू लागलो. डॉक्टरांना त्यांच्या रुग्णांपेक्षाही जास्त प्रमाणात औषधे लागतात आणि दारू व वाढते आत्महत्यांचे दर हे प्रश्न जिव्हाळ्याचे वाटतात. त्यांच्यामधील निराशेचे प्रमाण त्यांच्या रुग्णांपेक्षाही जास्त आहे; आणि वयाच्या पासष्टीनंतरचा डॉक्टरांचा मृत्यूदर हा सर्वसामान्य रुग्णांपेक्षा जास्त आहे. म्हणूनच बरेच लोक अशा मुख्य प्रवाहातील तज्ज्ञांकडे जाण्यास नाखूश असतात, यात काहीच आश्चर्य नाही. तुम्ही अशा तंत्रज्ञाकडे तुमची कार दुरुस्तीला घेऊन जाल का जो स्वत:ची कार चालवू शकत नाही?

सिमॉन्टॉन कुटुंबीयाने आम्हाला ध्यान कसं करायचं ते शिकविलं. एके ठिकाणी त्यांनी ध्यानाला दिशा देत आमच्या आतील मार्गदर्शक शोधून त्याला भेटण्यासाठी मार्ग दाखवला. मी एका यांत्रिक आयुष्य जगणाऱ्या डॉक्टरकडून अपेक्षित असलेल्या पूर्णपणे नास्तिकतेनं ह्या पाठाकडं पाहिलं. तरीसुद्धा मी बसलो, माझे डोळे मिटले व सूचना पाळल्या. मला विश्वास नव्हता की, हे तंत्र काम करेल आणि जर केलं, तर मला येशू ख्रिस्त अगर देव दिसेल. सर्जनच्या डोक्यात येण्याची हिंमत दुसरं कोण करणार!

त्याऐवजी मी जॉर्जला भेटलो. एक दाढीवाला, लांब केस असलेला, पवित्र पांढराशुभ्र झगा घातलेला व डोक्यावर टोप असलेला. असं काही घडेल अशी मी अपेक्षा ठेवली नव्हती त्यामुळे हे जागृत होणे, ही माझ्यासाठी अविश्वसनीय गोष्ट होती. आम्हाला सिमॉन्टॉन्स कुटुंबीयांनी ज्या कुणाला आम्ही आमच्या सुप्त मनातून

बोलावलं होतं, त्यांच्याशी संभाषण करायला शिकविलं. मला जॉर्जशी गप्पा मारणं म्हणजे स्वत:शीच बुद्धिबळ खेळल्यासारखं वाटलं; पण माझ्या या नव्या अनुभवाची पुढची खेळी काय असेल हे मात्र मला माहीत नव्हतं.

जॉर्ज हा अचानक आलेला, माझ्या जाणिवा जाणणारा व एक उत्तम सल्लागार होता. त्याने मला प्रामाणिक उत्तरे दिली. त्यातील काही सुरुवातीला मला आवडली नाहीत. मी अजूनही व्यवसाय बदलण्याच्या कल्पनेशी खेळत होतो. मी जेव्हा याबद्दल त्याला सांगितले तेव्हा त्याने स्पष्ट केले की, मी अतिशय प्रयासाने कमावलेले सर्जरीचे तांत्रिक कौशल्य सोडून देण्यात धन्यता मानू नये. त्याऐवजी त्याने मी सर्जन राहूनच रुग्णांची मानसिक शक्ती आजाराशी झगडण्यासाठी वळवून, त्यांना मदत करण्यासाठी स्वत:ला समर्पित करावे, जेणेकरून मी जास्त चांगले काम करू शकेन असे सुचवले. त्यासाठी मी अधिकाऱ्यांचे अगर मानसोपचार तज्ज्ञांचे मार्गदर्शन व आधार, तसेच चिकित्सकाचे कौशल्य, साधन हे सर्व एकत्रित करू शकतो हेही त्याने सांगितले. म्हणजेच 'मी 'धर्मतत्त्ववेत्ता' म्हणून राहू शकतो'. माझ्या बायकोने मला दिलेली ही एक उपमा आहे. दवाखान्यात मी माझ्या विद्यार्थ्यांसाठी, हाउसमनसाठी तसेच दुसऱ्या चिकित्सकांसाठी एक 'आदर्श' नमुना म्हणून बनू शकणार होतो. जॉर्ज म्हणाला, "तू दवाखान्यात कुठेही जाऊ शकतोस. एक धर्मोपदेशक किंवा उपचारक तसे करू शकत नाही. डॉक्टर वैद्यकीय उपचाराला प्रेमाची किंवा मृत्यू व मृत्यूविषयक समुपदेशनाची जोड देण्यास मुक्त असतात. जे दुसऱ्या कुणाला करता येणार नाही."

जर तुम्हाला एक बौद्धिक नाव द्यायचंच असेल, तर मला वाटतं जॉर्जला तुम्ही 'माझ्या सुप्तमनातून ध्यानस्थ अवस्थेत उगम पावलेली अंतर्दृष्टी' किंवा असंच काहीसं नाव देऊ शकता. मला मात्र जे काही समजलं आहे ते असं की, पहिल्यांदा जेव्हा तो मला दिसला तेव्हापासून आजपर्यंत तो माझा सोबती आहे. माझं आयुष्य आता खूप सोपं झालं आहे, कारण तो माझ्यासाठी खूप परिश्रम करतो.

वैद्यकशास्त्रासंबंधीच्या ज्या गोष्टी आधी माझ्या लक्षात आल्या नव्हत्या, त्या पाहण्यास जॉर्जने मला मदत केली. माझ्या लक्षात आलं की, कोणते आजार बरे होऊ शकतात हे ठरविण्यासाठी अपवादात्मक होणाऱ्या दुरुस्तीला कधीच नियम बनवता येत नाही. जर एखादे 'आश्चर्य' घडले म्हणजेच कर्करोग कायमस्वरूपी बरा झाला, तर ते कृमीसारखे घालवून न देता, त्यावर विचारविनिमय होणे आवश्यक आहे. कारण जर एक रुग्ण बरा होऊ शकतो, तर दुसरा का नाही? मला हेही लक्षात यायला लागले की, वैद्यकशास्त्र हे अपयशी झालेल्या केसेसच्या अभ्यासातून निष्कर्ष काढते. त्याऐवजी खरेतर यशस्वी झालेल्या रुग्णांद्वारे शिकले पाहिजे. जे रुग्ण नेहमीच्या पद्धतीने मृत्यू पावले, त्यांच्याकडे टक लावून पाहत बसण्यापेक्षा

जे अचानकपणे आजारातून बरे झाले अशा अपवादात्मक रुग्णांकडे आपण जास्त लक्ष दिले पाहिजे. रेने ड्युबोस यांच्या शब्दांत सांगायचे म्हणजे 'बऱ्याचदा अति काटेकोरपणामुळे महत्त्वाच्या गोष्टी निसटून जातात.'

अहवालातील आकडेवारीवरच्या विश्वासाने माझी विचारसरणी आत्तापर्यंत कशी झाकली गेली होती, ह्याचा आढावा घ्यायला मी सुरुवात केली. जिम नावाच्या आतड्याच्या कॅन्सरच्या एका पेशंटचे मी ऑपरेशन केले होते. तो अजून फार तर सहा महिने जगेल, असे मी त्याच्या कुटुंबीयांना सांगितले होते; पण ही फार जुनी गोष्ट आहे जेव्हा अजूनही पेशंट किती काळ जगू शकेल याचा मी अंदाज बांधत असे; पण त्याने मला चूक ठरवले. अनेकदा तो माझ्याकडे परत आला. प्रत्येक वेळेस तो आत आला की मला वाटे, 'आह! अखेर तो आजार परत आलाच.' पण प्रत्येक वेळेस आजाराशी संबंधित नसलेली छोटीशीच अडचण असे. प्रत्येक वेळी मी कॅन्सरसाठी पुनर्तपासणीची मागणी करत असे; आणि तो नकार देई. तो अतिशय मग्न जीवन जगत असे आणि आकडेवारीशी निगडित उपचारासाठी त्याच्याकडे वेळ नव्हता. जिमला बरे होऊन आता एका दशकापेक्षा जास्त काळ झाला आहे.

दुसऱ्या टोकाला आयर्विंग नावाचा रुग्ण आहे. तो एक आर्थिक सल्लागार असून त्याने आयुष्यभर आकडेवारीच्या आधारावर विम्याची गुंतवणूक केली. त्याला यकृताचा कर्करोग झाला म्हणून तो माझ्याकडे आला. त्याच्या कॅन्सर तज्ज्ञाने त्याच्या जगण्याच्या शक्यतेबाबत जुन्या रुग्णांच्या आकडेवारीनुसार तो किती जगेल याचा अंदाज सांगितला. आयर्विंगने त्यानंतर स्वत:च्या आयुष्यासाठी झगडण्याचे नाकारले. तो म्हणाला, ''मी आकडेवारीवर आधारित अंदाज बांधत माझे आयुष्य घालवले. आता आकडेवारी मला सांगते आहे की, मी मरणार हे पक्कं आहे. मी जर मेलो नाही, तर माझ्या संपूर्ण आयुष्यालाच काही अर्थ राहणार नाही.'' तो घरी गेला आणि मेला.

कर्करोगासंबंधीच्या आकडेवारीत एक अडचण अशी आहे की, अनेक असे रुग्ण असतात की, जे स्वत:च्या प्रेरणेने बरे झालेले असतात, पण त्यांचा वैद्यकीय साहित्यात उल्लेख नाही. आतड्याचा कर्करोग झालेल्या रुग्णांच्या संदर्भातील एका सर्वेक्षण अहवालात १९०० ते १९६६ या कालावधीत असे बरे झालेले फक्त सात रुग्ण निदर्शनास आले आहेत; परंतु मुळात निश्चितच यापेक्षा जास्त रुग्ण दुरुस्त झाले असतील. जी व्यक्ती आजारातून बरी झाली, तिने डॉक्टरांकडे परत जाऊ नये असे नसते. आणि जर ती व्यक्ती परत डॉक्टरांकडे गेली, तर अनेक डॉक्टर्स त्याचे निदान चुकले होते असेच गृहीत धरतात. तसेच अनेक चिकित्सक अशा केसेस जर्नल्समध्ये समाविष्ट करण्यास फारसे तयार नसतात. कारण ते

अशा केसेसना गूढ समजतात किंवा त्या इतर रुग्णांना लागू न पडणाऱ्या 'आशाहीन' केसेस आहेत, असेही मानतात.

जेव्हापासून अशा क्वचितच आढळणाऱ्या रुग्णांकडे बघण्याचा माझा दृष्टिकोन बदलला आहे तेव्हापासून जिथे जिथे मी जातो, तिथे तिथे आश्चर्यकारकरित्या दुरुस्त झालेल्या अशा रुग्णांविषयी मी ऐकतो. अशा गोष्टी घडू शकतात ह्याची मी नोंद घेतो याबद्दल लोकांना खात्री झाली की, त्या बाबत माझ्याशी बोलणे त्यांना सुरक्षित वाटते. उदाहरणार्थ, एका स्थानिक चर्चमधील भाषणानंतर एका माणसाने मला एक पत्र दिले आणि पुटपुटला, "नंतर वाचा." आणि तो घाईघाईने निघून गेला. त्याच्या हस्ताक्षरातील टिप सांगते :

> साधारणत: १० वर्षांपूर्वी तुमच्या सहकाऱ्यांनी माझ्या वडिलांचे ऑपरेशन करून त्यांच्या जठराचा काही भाग काढून टाकला. त्या वेळेस तुम्हाला त्यांच्या संपूर्ण लसिक ग्रंथी (Lymphatic node system) कॅन्सरग्रस्त असल्याचे आढळले होते. तुम्ही मोठा मुलगा म्हणून मला कुटुंबातील इतर व्यक्तींना वडिलांच्या तब्येतीविषयी कळवण्याचा सल्ला दिला, परंतु मी न कळविण्याचे ठरवले. मागच्या रविवारी माझ्या वडिलांना वाढदिवसाची एक सुंदर पार्टी देऊन आम्ही आश्चर्यचकित केले. ते पंच्याऐंशी वर्षांचे झाले आणि माझी ऐंशी वर्षांची आई स्मितहास्य करीत त्यांच्या शेजारी उभी होती.

मी त्यांची फाइल परत एकदा कसून तपासली आणि मला पूर्ण खात्री आहे की, दहा वर्षांपूर्वी या माणसाचा आजार अंतिम टप्प्यातील आहे असेच आम्ही गृहीत धरले होते. त्यांना स्वादुपिंडाचा कर्करोग असून तो लसिका ग्रंथीमध्ये पसरला होता. मी स्लाइडची पुनर्तपासणी केली आणि निदान करण्यात काहीही चूक झालेली नव्हती, याची परत एकदा खात्री केली. एका फिजिशियनची या केसविषयीची प्रतिक्रिया आली, Benign tumor – एक हळूहळू वाढणारी गाठ आहे. आज ते नव्वद वर्षांचे आहेत. गाठ निश्चितच खूपच हळूहळू वाढणारी असेल. खरंतर अशा वेळी चिकित्सकांनी घाईघाईने रुग्णांच्या घरी जायला हवे आणि कर्करोग झाला असूनही त्याला मृत्यू कसा आला नाही ते विचारायला हवे. कारण वैद्यकशास्त्राच्या अहवालानुसार तसे घडायला हवे होते. पण आपण जर असाच दृष्टिकोन ठेवला, तर असे आपोआप बरे झालेले हे आजार वैद्यकीय साहित्यात सापडणारच नाहीत. त्या घटना म्हणजे फक्त नशिबाचा खेळ, चुकलेले निदान, हळूहळू (Benign) वाढणारी गाठ किंवा चांगला कर्करोग नसतो हे आपण कधीच जाणून घेऊ शकणार नाहीत.

अपवादात्मक रुग्णांसाठी गटाची स्थापना

माझी पत्नी बॉबी, मर्सिया, इगर व माझ्या कार्यालयातील एक परिचारिका यांच्या मदतीने माझ्या सिमॉन्टॉन कुटुंबीयांसोबतच्या अनुभवानंतर मी एक उपचार-गट सुरू केला. ('Exceptional Cancer Patients (ECaP)') 'अपवादात्मक कर्करोग रुग्णगट'. त्या रुग्णांना आम्ही त्यांची पूर्ण शक्ती आजाराविरुद्ध वळविण्यासाठी मदत करणार होतो. आम्ही सिमॉन्टॉनची अलीकडेच प्रकाशित झालेली *'गेटिंग वेल अगेन'* ही कार्यपुस्तिका आधारभूत ठरवली आणि शंभर रुग्णांना पत्रे पाठविली. आम्ही या तंत्राद्वारे जास्त काळ व चांगले जीवन कसे जगावे हे त्यांना शिकविणार होतो.

आम्ही शंभराहून जास्त उत्तरांची अपेक्षा केली. आम्हाला वाटले, प्रत्येक जण ज्याला पत्र मिळेल तो दुसऱ्या अनेक कॅन्सरच्या रुग्णांना सांगेल व त्यांना बैठकीला घेऊन येईल. आणि हो, मला असं वाटत होतं की, प्रत्येकालाच जगावंसं वाटतं, नाही का? अनेक रुग्ण निरनिराळ्या उपचारांसाठी पृथ्वीच्या शेवटच्या टोकापर्यंत दिसणाऱ्या आशेच्या मिणमिणत्या प्रकाशाकडे जात नाहीत का? मी आपल्याकडे येणाऱ्या गर्दीला कसे हाताळावे या विचाराने बेचैन होत होतो; पण फक्त बारा जणांनी प्रतिसाद दिला.

त्या वेळी पहिल्यांदा मी रुग्ण कसे असतात हे शिकायला सुरुवात केली. मला असे दिसून आले की, ते तीन प्रकारचे असतात.

साधारणत: १५ ते २० टक्के रुग्ण सुप्त मनाने किंवा जागृतपणेसुद्धा मरणाची इच्छा बाळगत असतात. कुठल्यातरी पातळीवर त्यांच्या समस्या सोडविण्यासाठीचा मार्ग म्हणून मृत्यूचे अगर आजाराचे ते स्वागत करीत असतात. हे रुग्ण त्यांचा आजार त्यांना कळल्यावरही कुठलेही चिंतेचे लक्षण दाखवत नाहीत. डॉक्टर जितका त्यांना बरे करण्याचा प्रयत्न करतात, तितका ते विरोध करतात. तुम्ही जर त्यांना विचारलं, "तुम्ही कसे आहात?" तर ते म्हणतील, "छान!" आणि तुम्हाला काही त्रास आहे का असं विचारलं तर ते म्हणतील, "छे! छे! काही नाही."

जेव्हा पहिल्यांदाच हे सर्व समजून घेण्यास मी सुरुवात केली, तेव्हा माझा एक सहकारी हेरॉल्ड याच्यासोबत त्याच्या उपचारासंबंधी बोलत असताना मी योगायोगाने तेथे होतो. मध्यमवयीन हेरॉल्ड आतड्याचा कर्करोगी होता व त्याच्या सोबत त्याची बायको होती. तो त्याला सांगितलेल्या प्रत्येक पर्यायाला विरोध करत होता. मी ऐकत होतो. शेवटी मला राहवलं नाही म्हणून मी त्यांना मध्येच तोडलं आणि म्हणालो, "मला नाही वाटत की, तुला खरोखरच जगायचं आहे."

त्याची पत्नी संतापली. पण हेरॉल्ड स्वत:च बोलला, "एक मिनिट थांबा. ते अगदी बरोबर आहेत. माझे वडील नव्वद वर्षांचे वृद्ध आहेत आणि एका शुश्रूषागृहात

आहेत. मला कधीच माझ्या वडिलांसारखं व्हायचं नाही. त्यामुळे आत्ताच कर्करोगानं मेलेलं बरं!''

तत्क्षणी समस्या बदलली. आता जीवन व मृत्यू यांना आपण ताब्यात ठेवू शकतो याची जाणीव त्याला करून देण्याची परिस्थिती निर्माण झाली. क्लेशकारक शेवट टाळण्यासाठी त्याने काही चांगली वर्षं सोडून देऊ नयेत हे समजावून द्यायची ही वेळ होती. जे लोक कृत्रिमरित्या तुमचे आयुष्य म्हणजेच मृत्यू लांबवतात, त्यांना जर तुम्ही नाही म्हणू शकलात, तर तुम्हाला नव्वदीचे वृद्ध व्हायची गरज नाही. अनेक दिवस या घटकांवर चर्चा करून, तसेच स्वत:च्या आयुष्याबद्दल त्याला काय वाटते यावर विचारविनिमय करून हेरॉल्ड कॅन्सरच्या आजाराचे उपचार घेऊ शकला आणि आज तो बरा आहे.

त्यानंतर काही दिवसांनी माझ्या एका मानसोपचारतज्ज्ञ असलेल्या मित्राने मला एक गोष्ट सांगितली, ज्यावरून मरणाची इच्छा किती पराकोटीची असू शकते हे मला कळले. त्यांचा एक रुग्ण जो उदासीनतेचा बळी होता, एक दिवस स्मितहास्य करीत त्याच्याकडे आला. माझ्या मित्राने त्याला त्याच्या आनंदाचं कारण विचारलं, तेव्हा तो उत्तरला, ''आता मला तुमची गरज राहिली नाही. मला आता कर्करोग झाला आहे.'' मी जेव्हा अशा प्रतिक्रियांबाबत विचार करतो, तेव्हा माझं मन आश्चर्याने खिन्न होतं. अशा अनेक लोकांना जगावंसं वाटत नाही आणि जीवन इतकं कष्टी व निराश वाटतं, तर आमच्या या आयुष्य वाढविण्याच्या प्रयत्नांना काय बरं अर्थ आहे?

मला वाटतं आपण त्यांना होणाऱ्या वेदना समजून घेऊन, आपली उद्दिष्टे पुन्हा एकदा स्पष्ट स्वरूपात आखावीत. खरोखरीच आजार दुरुस्त करणं म्हणजे नेमकं काय? म्हणजे यकृत पुनर्रोपण की आजार दूर होणे की लोकांना मनाची शांती मिळणे की आयुष्याच्या शेवटापर्यंत जगणे? दोन्ही हात व दोन्ही पायातील शक्ती गेलेले कित्येक लोक मला माहीत आहेत, जे ''तुम्ही कसे आहात?'' असं विचारले असता म्हणू शकतात, ''छान!'' कारण ते दुसऱ्यांवर प्रेम करायला व दुसऱ्यांच्या उपयोगी पडायला शिकले आहेत. तसेच ते स्वत:च्या शारीरिक मर्यादा नाकारत नाहीत, उलट त्याच्या पलीकडे जातात.

मधल्या गटात सगळ्यात जास्त म्हणजे साधारणत: ६० ते ७० टक्के रुग्ण असतात. ते एखाद्या पात्राच्या निवडीसाठी आलेल्या अभिनेत्यासारखे असतात. ते चिकित्सकाच्या समाधानासाठी भूमिका निभावतात. त्यामुळे डॉक्टर आपली सर्व कामे करतील व औषधाची चवही खराब लागणार नाही असे त्यांना वाटत असते. ते विश्वासाने त्यांच्या गोळ्या घेतात व भेटीला बरोबर वेळेवर येतात. त्यांना जसे सांगाल तसे ते करतात. हे सर्व जोपर्यंत डॉक्टर त्यांना त्यांच्या जीवनपद्धतीत

आमूलाग्र बदल सुचवत नाहीत तोपर्यंत; पण असे रुग्ण डॉक्टरांना त्यांच्या निर्णयाबद्दल प्रश्न विचारत नाहीत किंवा स्वत:ला योग्य वाटणाऱ्या गोष्टीसाठी डॉक्टरांचे निर्णय खोडून काढत नाहीत. असे लोक निवड करायला सांगितली, तर बरे होण्यासाठी उत्साहाने काम करण्यापेक्षा ऑपरेशन करून घेतात.

दुसऱ्या टोकाला १५ ते २० टक्के रुग्ण असतात. जे स्वत:ची निवड व्हावी यासाठी येत नाहीत; ते स्वत:चेच असतात. ते दुर्दैवी बळीची भूमिका निभावण्यास नकार देतात. अशा पद्धतीचा म्हणजे दुर्दैवी बळीचा अभिनय करणारे रुग्ण स्वत:ला मदत करू शकत नाहीत, तर प्रत्येक गोष्ट त्यांच्यासाठी दुसऱ्यांकडून केली जावी असं त्यांना वाटत असतं.

मला कर्करोगग्रस्तांना मदत किंवा अशीच काही नावं असलेल्या गटांकडून अनेक पत्रं येतात. सर्वांत आधी मी त्यांना त्यांच्या गटाचे नाव बदलण्यास सांगतो. कारण ग्रस्त किंवा रोगाचे बळी म्हटले की, त्या व्यक्तीला स्वत:च्या जीवनपद्धतीत बदल घडवण्यासाठी स्वत:चे नियंत्रण ठेवता येत नाही. आपल्या समाजात रुग्णांना आपोआपच दुर्दैवी बळी ठरविले जाते. अनेक वर्षांपूर्वी *'एबीसीज गुड मॉर्निंग अमेरिका'* या दूरचित्रवाणीच्या कार्यक्रमात एक जुना कर्करोगी व *'डू नॉट गो जेन्टल'* चा लेखक 'हर्बर्ट होवे' लोकांसमोर आला. त्याने सर्वमान्य प्रमाणित उपचार केले नाहीत, तरी त्याचा आजार कसा नाहीसा झाला हे त्याला अमेरिकेतील जनतेला सांगायचं होतं. त्याच्या मनातील राग त्याने या माध्यमातून व्यक्त केला. तो आजारातून दुरुस्त झाला होता, तरीही दूरचित्रवाणीवर मात्र त्याचं नाव 'कर्करोगाचा बळी' या मथळ्याखालीच येत असे.

अपवादात्मक रुग्ण बळी बनण्यास नकार देतात. ते स्वत:ला प्रशिक्षण देऊन स्वत:ची काळजी घेण्यासाठी विशेषज्ञ बनतात. ते डॉक्टरांना प्रश्न विचारतात, कारण त्यांना स्वत:चा उपचार समजून तर घ्यायचा असतोच, पण त्यात सहभागीदेखील व्हायचे असते. आजाराचे भवितव्य काही का असेना, त्यांना स्वत:ची अस्मिता, व्यक्तिमत्त्व आणि स्वत:चे नियंत्रण हवे असते.

अपवादात्मक रुग्ण सिद्ध होण्यासाठी धैर्य लागतं. मला एक बाई आठवते. तिला एक्स-रे विभागात तपासणी करायला जायला सांगितलं, तेव्हा तिने उत्तर दिलं, ''नाही. ह्या तपासणीबाबत मला काहीही सांगण्यात आलेलं नाही.'' तेव्हा सोबत असणाऱ्याने तिला सांगितले, ''तू जर ही तपासणी केली नाहीस, तर आज रात्री तुला मृत्यू येऊ शकेल.'' ती म्हणाली, ''तर मग आज रात्री मी मरेन; परंतु मी माझी खोली सोडणार नाही.'' तितक्यात चाचणी कशासाठी आहे हे सांगण्यासाठी कोणीतरी तिथे आलं आणि ती तयार झाली. कॅथरिन आणि कॉर्नेलिअस रिऑन यांनी अपवादात्मक रुग्णांच्या दृष्टिकोनाबाबत *'प्रायव्हेट बॅटल'* या त्यांच्या पुस्तकात

एक संदर्भ दिला आहे. प्रोस्टेट ग्रंथीच्या कॅन्सरसोबत त्याने दिलेल्या लढ्याबाबतचा जमाखर्च व १९७४ साली आलेल्या त्याच्या मृत्यूबाबत तिने लिहिले, 'तो थकलेल्या सिंहासारखा बाहेर गेला, भीती वाटलेल्या शेळीसारखा नाही.' मृत्यू हा थकव्यामुळे आला; भीती हा निर्णायक घटक नव्हता.

अपवादात्मक रुग्णांना स्वत:च्या एक्स-रेचे सर्व रिपोर्ट्स माहिती करून घ्यायचे असतात. त्यांना प्रयोगशाळेतील छापलेल्या प्रत्येक आकड्यांचा अर्थ जाणून घ्यायचा असतो. जे डॉक्टर रुग्णाशी संबंधित कामाबाबत नकार न देता स्वत:ला कामाला जुंपून घेतात व 'अतिशय कार्यमग्न' असतात ते रुग्णांची बरे होण्याची संधी नाट्यमयरित्या सुधारतात.

चिकित्सकांना हे माहिती असणं गरजेचं आहे की, ज्या रुग्णांना आपण कठिण किंवा सहकार्य न करणारे रुग्ण समजतो तेच रुग्ण सहसा बरे होतात. मानसशास्त्रतज्ज्ञ लिओनार्ड डेरोगॅटिस यांनी स्तनांचा कर्करोग असणाऱ्या पस्तीस महिलांचा अभ्यास केला. त्या निरीक्षणात त्यांना आढळून आले की, ज्या महिला जास्त काळ जगल्या त्यांचे त्यांच्या चिकित्सकांशी फारसे चांगले संबंध नव्हते, असे त्या त्या चिकित्सकांनी सांगितले. त्या महिला खूप प्रश्न विचारत असत, तसेच त्या स्वत:च्या भावना मोकळेपणाने व्यक्त करणाऱ्या होत्या. राष्ट्रीय कर्करोग संस्थेची मानसशास्त्रतज्ज्ञ सँडा लेवी हीनेदेखील दाखवून दिले की, गंभीर स्वरूपाचा स्तनाचा कर्करोग झालेल्या रुग्णांपैकी काही रुग्णांनी मोठ्या प्रमाणात निराशा, उत्सुकता किंवा विरोध दर्शविला. ज्या रुग्णांनी त्यांचे दु:ख व्यक्त होऊ दिले नाही त्यांच्यापेक्षा हे रुग्ण जास्त काळ जगले. लेवी आणि इतर संशोधक यांनी हेसुद्धा दाखवून दिले की, आक्रमक, वाईट रुग्णांमध्ये आज्ञाधारक, चांगल्या रुग्णांपेक्षा जास्त Killer T Cells - पांढऱ्या पेशी (मारक टी पेशी) असतात. ह्या पांढऱ्या पेशी कॅन्सर पेशींना मारतात. लंडनच्या संशोधकांच्या एका गटाने किथ पेटींगेलच्या मार्गदर्शनाखाली दहा वर्षे जगणाऱ्या कॅन्सरच्या रुग्णाचे प्रमाण प्रकाशित केले. ७५ टक्के रुग्णांनी निदान झाल्यानंतर 'लढवय्याच्या रूपात' प्रतिक्रिया दिली, तर २२ टक्के रुग्णांनी 'सुख दु:ख दोन्ही सारखंच' अशा भावनेने किंवा निराशा व हताशपणे प्रतिसाद दिला.

तुम्हाला अपवादात्मक रुग्णांसारखी व्यक्त होण्याची दृष्टी आहे की नाही, हे जर आत्ताच जाणून घ्यायचे असेल, तर स्वत:ला पुढचे काही वाचण्याआधी हा प्रश्न विचारा. तुम्हाला शंभर वर्षांपर्यंत जगायचे आहे का? जर उत्तर लगेच 'हो' आले व त्याबरोबर कुठलेही जर, तर, किंवा, आणि, पण नसेल, तर तुमच्यामध्ये अपवादात्मक रुग्ण बनण्याची क्षमता आहे असे समजावे. अनेक लोक म्हणतात, "ठीक आहे! जोपर्यंत तुम्ही मला खात्री देत आहात तोपर्यंत मी निरोगी असेन." परंतु अपवादात्मक रुग्णांना हे माहीत असते की, आयुष्य अशी हमी घेऊन येत

नाही. ते सर्व संकटांना व आव्हानांना स्वेच्छेने स्वीकारतात. जोपर्यंत त्यांचे जीवन असते, तोपर्यंत ते स्वत:चे दैव स्वत:च्या नियंत्रणात ठेवतात व आनंदी राहतात व इतरांनाही आनंद देऊ शकतात. मानसशास्त्रतज्ज्ञ त्यांच्या या क्षमतेला नियंत्रण करणारी आंतरिक शक्ती असे म्हणतात. ती अपवादात्मक रुग्णांमध्ये असते. ते भविष्य कसे असेल किंवा बाह्य परिस्थितीमुळे काय होईल म्हणून घाबरत नाहीत. कारण त्यांना माहीत असते की, आनंद हा मनात असतो; बाहेर नव्हे.

मी जेव्हा हाच प्रश्न विचारून होकार असणाऱ्यांनी हात वर करावा असं सांगतो, तेव्हा प्रतिसाद साधारण असाच असतो. सर्वसामान्य श्रोत्यांपैकी साधारणत: १५ ते २० टक्के लोकांचे उत्तर 'होकारार्थी' असते. ज्या ठिकाणी सर्व डॉक्टर्स असतात, तेथे हेच प्रमाण ५ टक्के असते. वैद्यकीय महाविद्यालयात नव्याने शिक्षण घेणारे विद्यार्थी मात्र आम्हा डॉक्टरांइतके आशाहीन नसतात. ही निराशा आम्ही नंतर आमच्या अभ्यासक्रमात शिकतो. भावी जीवनावर विश्वास ठेवून स्वत:ची काळजी घेण्यासाठी किंवा दुसऱ्यांचे मन वळविण्यासाठी आवश्यक असलेला आत्मविश्वास फारच कमी डॉक्टरांकडे असतो, ही फार दुर्दैवाची बाब आहे. आरोग्याची काळजी घेणाऱ्यांना फक्त आजार किंवा अपंगत्व बघण्याची सवय असते. सकारात्मक दृष्टिकोन त्यांच्यामध्ये क्वचितच दिसतो. मी जेव्हा समर्पित आरोग्य गटात किंवा ग्रामीण भागात जातो, जेथे स्वत:वर विश्वास असलेले लोक असतात, तेथे जवळपास सगळ्यांचे हात वर जातात. हे असे लोक आहेत जे भविष्याकडे विश्वासाने पाहतात. तसेच आदर व प्रेम कोणत्याही वयात मिळू शकतं हे त्यांना माहीत असतं.

आजारी व्यक्तींच्या ज्या सेवा केंद्रांमध्ये बरे न होऊ शकणाऱ्या आजाराचे रुग्ण असतात अशा केंद्रांत डॉक्टरांना प्रशिक्षण घेण्यासाठी पाठवावे असे मला वाटते. तिथे जाऊन त्यांनी औषधं लिहून द्यायची नाहीत किंवा ऑपरेशनही करायचं नाही, तर फक्त रुग्णांना त्याव्यतिरिक्त इतर मदत करायची आहे, असं त्यांना सांगावं. तरच स्पर्श करून, प्रार्थना करून किंवा भावनिक पातळीवर सहभाग देऊन रुग्णांना कशी मदत करता येईल हे त्यांना शिकता येईल. अशा गंभीर आजारातून वाचलेल्या रुग्णांसाठी आपण एक पार्टी ठेवू शकतो, ज्यामुळे त्या लोकांना आजारातून बरे होण्यासाठी ज्यांनी मदत केली व जे यशस्वी रुग्ण आहेत अशा लोकांच्या अभ्यासातून चिकित्सकांना काही पाहता व शिकता येईल.

एकमेकांचे प्रशिक्षण :

प्लेटोने त्याच्या लॉ'ज (कायदे) या चौथ्या ग्रंथामध्ये प्राचीन ग्रीसमधील

डॉक्टरांनी गुलामांसाठी व मुक्त माणसांसाठी वापरलेल्या पद्धतींचं वर्णन केलं आहे. अपवादात्मक रुग्ण व सामान्य रुग्ण यांच्या गरजा व त्या पद्धतींमध्ये बरंच साम्य आहे. तो म्हणतो :

> तुम्ही कधी एका गोष्टीचं निरीक्षण केलं आहे का की, तेथे रुग्णांचे दोन वर्ग आहेत... गुलाम आणि मुक्त माणूस. गुलामांचे डॉक्टर इतस्ततः फिरत फिरतच गुलामांना बरे करतात किंवा दवाखान्यात त्यांना स्वत:ची वाट पाहायला लावतात. असा व्यवसाय करणारे डॉक्टर त्यांच्या रुग्णांशी व्यक्तिश: बोलत नाहीत किंवा त्यांना स्वत:च्या वैयक्तिक तक्रारींबद्दल बोलू देत नाहीत. गुलामांचे डॉक्टर त्यांना असलेल्या थोड्याशा अनुभवातून जणूकाही त्यांना संपूर्ण ज्ञान असल्यासारखी औषधे लिहून देतात आणि जुलमी राजाप्रमाणे आज्ञा देतात व दुसऱ्या आजारी गुलामाला असेच आश्वासन देण्यासाठी घाईघाईने जातात.
>
> ...पण जो स्वतंत्र माणसांचा दुसरा डॉक्टर आहे, तो मुक्त असलेल्या रुग्णांना भेटतो; संवाद करतो आणि तो त्याची सुरुवातीपासून चौकशी करतो; आजाराच्या मुळापर्यंत जातो. तो रुग्णांच्या व त्यांच्या मित्रांच्या संभाषणात भाग घेतो आणि अनेकदा आजारी व्यक्तींकडून माहिती घेऊन त्यांना त्यांच्या क्षमतेनुसार सूचना देतो. तसंच रुग्णांच्या आजाराची पूर्ण खात्री झाल्याशिवाय औषधं लिहून देत नाही.
>
> जेव्हा एखादा सभ्य चिकित्सक त्यांच्या सभ्य रुग्णाशी आजाराच्या सुरुवातीपासून शरीरातील संपूर्ण स्थितीबद्दल चिंतनात्मक पद्धतीने बोलत असतो तेव्हा वैज्ञानिक आधार नसलेल्या प्रयोगांवर आधारित उपचार करणारा चिकित्सक तिथे आला तर तो मोठ्यांदी हसेल व इतरांप्रमाणेच म्हणेल, "(मूर्ख माणसा) तू आजारी व्यक्तीला बरे करण्याऐवजी त्याला शिकवत आहेस. त्याला डॉक्टर व्हायचे नाही, आजारांतून बरं व्हायचं आहे.

अपवादात्मक रुग्णांना शिक्षण घ्यायचं असतं आणि स्वत:चे 'डॉक्टर' स्वत: बनायचं असते. ते त्यांच्या चिकित्सकाकडून फक्त एका भूमिकेची मागणी करतात आणि ती म्हणजे शिक्षकाची.

जसेजसे मी स्वत:मध्ये बदल करायला सुरुवात केली तशतशा पूर्वी न ऐकलेल्या गोष्टी लोकांनी मला सांगायला सुरुवात केली. अनेक डॉक्टर्स त्यांच्या दवाखान्यात कसे वागतात ते मी जाणून घेऊ लागलो. ते ओरडतात, ते त्यांच्या

रुग्णांना दोन-दोन तास वाट पाहायला लावतात, पण पाच मिनिटं चर्चा करायला नकार देतात. एका रुग्णाने मला सांगितलं की, तिचे पूर्वीचे चिकित्सक केवळ तिने उपचाराबाबत त्यांना हटकलं म्हणून तिच्यावर अश्लीलपणे ओरडले. अजून एका चिकित्सकांनी माझ्याकडे एक रुग्ण पाठवला. मी त्या रुग्णाला पुस्तक वाचायला दिलं असता कर्करोगतज्ज्ञांसोबतच ग्रंथपाल म्हणून त्यांनी माझी चेष्टा केली. ते मला म्हणाले, "जर मी तुमच्याकडे यापुढेही रुग्ण पाठवावेत असं वाटत असेल, तर आधी तुम्हाला माझ्यासोबत सगळं ठरवून घ्यावं लागेल." मी त्यांना म्हणालो, "मला माहीत नव्हतं की, रुग्णाचं मन व शरीर तुमच्या मालकीचं आहे म्हणून." दुसऱ्या एका रुग्णाने सांगितलं की, तो एका डॉक्टरांच्या दवाखान्यात गेला, तर तिथे त्याला एक सूचना लिहिलेली दिसली की, 'तडजोड म्हणजे माझ्या पद्धतीने काम करणे.' अशा वेळी माझा सल्ला असा असेल की, तुम्हाला असं काही सूचक दिसलं, तर पाठ फिरवा आणि बाहेर या. सुरुवातीला मी अशा डॉक्टरांवर चिडत असे. अपवादात्मक गटातील सदस्यांच्या मनात असलेला राग समजल्यानंतर माझ्या रागाची तीव्रता अजूनच वाढत असे. तो राग या गटात दर्शविणे सुरक्षित होते. हळूहळू मी माझ्या क्रोधाच्या तीव्रतेवर मात करू शकलो. तसेच माझ्या हेही लक्षात आले की, अनेक चिकित्सक जेव्हा शांत असतात तेव्हा त्यांच्या मनात अनेक प्रकारचे दुःख सामावलेले असते. डॉक्टरांसमोर असणाऱ्या समस्या रुग्णांच्या फायद्याच्या कशा ठरतात हेदेखील मी जाणून घेऊ शकलो. जसे जर्मन कवी रेनर मारिया रिल्केने एकदा एका नवकवीला प्रोत्साहन देण्याच्या संदर्भात लिहिले होते:

> असं समजू नका की, जे तुम्हाला सुख देतात, ज्यांचे सहज व शांत शब्द कधी कधी तुम्हाला आनंद देतात, ते दुःखात नाहीत. त्यांचं आयुष्य तुमच्यापेक्षाही वाईट परिस्थितीत म्हणजेच खूप दुःखी व कष्टी असतं आणि तसं आहे म्हणूनच त्यांना हे लिहिता येणं शक्य आहे अन्यथा कदाचित असे शब्द त्यांना सापडले नसते.

जेव्हा अपवादात्मक कर्करोग्यांच्या पहिल्या गटास शिकविण्याचा प्रयत्न मी सुरू केला, तेव्हा मिळालेल्या परिणामांनी मी आश्चर्यचकित झालो. ज्या लोकांची अवस्था बऱ्याच दिवसांपासून सुधारत नव्हती किंवा खूपच खराब होत होती त्यांची अवस्था अचानक माझ्या डोळ्यांदेखत सुधारायला सुरुवात झाली. सुरुवातीला खरंतर यामुळे मी अस्वस्थ झालो. मला वाटलं, ते नियमाला सोडून दुसऱ्याच कोणत्यातरी कारणामुळे दुरुस्त होत आहेत. त्यांच्या प्रगतीचा त्यांच्या औषधाशी, किरणोत्सारी उपचारांशी किंवा दुसऱ्या पारंपरिक उपचाराशी कुठलाही सरळ व सहज वाटणारा संबंध नव्हता. मी भोंदू किंवा ठक असल्यासारखं मला वाटू लागलं

आणि मी तो गट सोडून द्यायचं ठरवलं.

त्या वेळी माझ्या रुग्णांनीच मला त्याचं स्पष्टीकरण दिलं. त्यांनी मला सांगितलं, "आम्ही खरोखरीच बरे होत आहोत. तुम्ही आम्हाला आशा दाखवली आणि आमचं आयुष्य आमच्या नियंत्रणात ठेवलं. तुम्ही डॉक्टर असल्यामुळे तुम्हाला ते कळणार नाही. तुम्ही रुग्ण बना म्हणजे तुम्हाला ते कळेल." मी त्यांचं ऐकलं; आता ते माझे शिक्षक बनले होते.

सिमॉन्टॉनच्या पुस्तकातले एक वाक्य घोषवाक्य म्हणून आम्ही स्वीकारले, 'अनिश्चिततेशी झगडताना 'आशा' बाळगण्यात काहीच चूक नाही.' काही डॉक्टरांनी रुग्णांना 'खोटी आशा' बाळगू नये म्हणून माझ्यापासून दूर राहण्याचा सल्ला दिला. मला मात्र निश्चित असं वाटतं की, आजाराशी झगडताना रुग्णांच्या मनात असे कोणतेच विचार नसतात. त्यांच्यासाठी 'आशा' ही आकडेवारीवर अवलंबून नसते, तर ती एक नैसर्गिक बाब असते. आपण वैद्यकीय भाषेतून 'खोटी आशा दाखवणे' किंवा एखादी गोष्ट आजाराशी संबंधित नसते वगैरे ही तत्त्वे वगळून टाकली पाहिजेत. असं करणं हे डॉक्टर व रुग्ण दोघांसाठीही हिताचं ठरेल.

जेव्हा जेव्हा मी वैद्यकीय विद्यार्थी किंवा इतर चिकित्सक यांच्यासोबत काम करत असतो, तेव्हा तेव्हा मी त्यांना 'खोट्या आशेची' व्याख्या विचारतो. ते नेहमी अडखळतात किंवा चाचरतात व व्याख्या सांगू शकत नाहीत. मग मी त्यांना हे स्पष्ट करून सांगतो की, 'खोटी आशा दाखवणं' म्हणजे फक्त इतकंच की, आकडेवारी जे अंदाज वर्तवते आहे, त्यावर अवलंबून राहण्याची गरज नाही. जर दहापैकी नऊ जण एखाद्या आजाराने मरतात असं गृहीत धरलेलं असेल, तर ते सगळे दहादेखील मरतील असं सांगून तुम्हीदेखील खोटी आशा पसरवता असं समजावं. त्याऐवजी मी म्हणतो, प्रत्येक व्यक्ती ही ती नशीबवान व्यक्ती असू शकते जी आजारातून वाचलेली आहे; कारण ही रुग्णाच्या मनातली खरीखुरी आशा असते.

शाल्मो बेझनिट्स या मानसशास्त्रतज्ज्ञाने जेरूसलेम येथील हिब्रू विद्यापीठात अलीकडेच सकारात्मक व नकारात्मक क्षमतेचा रक्तातील कॉर्टिझॉन (Cortisol) व प्रोलॅक्टीनच्या (Prolactin) पातळीवर होणारा परिणाम एकमेकांच्या विरुद्ध कसा आहे हे दाखवून दिले. ही दोन्ही संप्रेरके (Harmone) शरीरातील प्रतिकारशक्ती कार्यरत राहण्यासाठी महत्त्वाची आहेत. बेझनिट्सकडे इस्रायली सैन्याचे काही गट होते. त्या सर्वांना ४० कि.मी. अंतराची दमवणारी कूच करायला लावायची होती; पण त्यांनी प्रत्येकाला वेगवेगळी माहिती दिली. त्यांनी काही जणांना ६० कि.मी. अंतर पार करायचं आहे असं सांगितलं आणि चाळीसलाच थांबवलं, तर दुसऱ्या काहींना ३० कि.मी. कूच करायला सांगून पुढे अजून १० कि.मी. जायला

सांगितलं. काही सैनिकांना अंतराच्या खुणा पाहू दिल्या, तर काहींना ते किती अंतर चालले किंवा किती चालायचं या बाबत काहीच माहिती होऊ दिली नाही. बेझनिट्झच्या असं लक्षात आलं की, ज्यांना सगळ्यात योग्य माहिती दिली त्यांची कूच सगळ्यात छान पार पडली. चिंतेमुळे तयार होणाऱ्या संप्रेरकांच्या (Stress hormone) पातळीवरून सैनिकांनी पार केलेलं प्रत्यक्ष अंतर व्यक्त न होता सैनिकांनी बांधलेला अंदाज व्यक्त होत होता.

तुम्ही जी पूर्ण बरे होण्याची आशा करता, तसे होईलच असे नसते; परंतु ही आशाच अनेक गोष्टी तडीस नेण्यास मदत करते. आशेला नकार म्हणजे दुसरं-तिसरं काही नसून मृत्यूला आमंत्रण दिल्यासारखंच आहे. मला नक्की माहीत आहे की, आज काही लोक जिवंत आहेत कारण मी त्यांना आशेचा किरण दाखवला. मी त्यांना पटवून दिलं की, त्यांना मरायचं नाहीये.

जेव्हापासून मी अपवादात्मक रुग्णांकडून शिकायला चालू केले, तेव्हापासून मी माझ्या वैद्यकीय व्यवसायात आमूलाग्र बदल केले. रुग्णांशी माझे प्रत्यक्ष व दीर्घकालीन संबंध राहावेत म्हणून मी शेवटी सर्जनच राहावं असं मनापासून ठरवलं; पण माझी भूमिका मी फक्त तंत्रज्ञ म्हणून न ठेवता प्रवचनकार, शिक्षक व आजार बरा करणारा या सगळ्यांच्या समावेशाने रुंद केली. रुग्णांना त्यांच्या आवडी-निवडींसहित एक स्वतंत्र व्यक्तिमत्त्व म्हणून मी स्वीकारले. आमची एकजूट झाली.

एक वर्षापूर्वी जेव्हा आम्ही अपवादात्मक कर्करोग्यांचा गट चालू केला, तेव्हा मी माझे डोक्यावरचे केस काढले. अनेक सहकाऱ्यांना वाटले की, केमोथेरपीमुळे ज्यांचे केस गेले आहेत त्यांचा अनुभव अनुभवण्यासाठी मी असे केले; परंतु त्याच्याशी याचे काहीच देणे-घेणे नव्हते. नंतर मला जाणवलं की, ते उघड करणं हे माझ्या स्वतःच्या भावना, आध्यात्मिकता व प्रेम उघडे करण्याचा माझा प्रयत्न सूचित करत होते. एकदा तर माझ्या एका परिचारिकेने माझे डोक्यावरील केस काढणे हे कुठल्याही मेंदूवरील शस्त्रक्रियेपूर्वीची आदर्श तयारी आहे ह्याची मला आठवण करून दिली.

त्यावरील लोकांच्या प्रतिक्रिया नेहमीच बोलक्या होत्या. खूप लोकांनी माझ्याशी मी अपंग असल्यासारखं वेगळ्या पद्धतीने बोलायला सुरुवात केली. त्यांनी त्यांचं दुःख तत्परतेने व्यक्त केलं. काही चिकित्सकांनी माझ्या वेगळेपणावर टीका केली. त्याचं कारण कदाचित माझं नवीन रूप असावं.

एलिझाबेथ कुब्लर रॉस यांच्या एका कार्यशाळेत एक तंत्र वापरण्यात आलं होतं. त्यामध्ये सहभागी झालेल्या प्रत्येकाने चित्रं काढायची होती. मी एका पर्वताच्या शिखरावर बर्फ असलेलं पांढऱ्या कागदावर पांढऱ्या रंगाने चित्र काढलं. त्याच्या खाली ज्याच्या पाण्यातून मासा बाहेर आला आहे असे तळे होते. जणूकाही

काहीतरी झाकले गेले आहे, (पांढऱ्यावर पांढरे), व आध्यात्मिक चिन्ह (मासा), त्यामध्ये शोभत नव्हते. असा त्यामधून अर्थ निघत होता आणि मग माझं डोकं उघडं ठेवण्याचा उद्देश मला स्पष्ट झाला की, मला जे काही उघडं करायचं आहे ते म्हणजे माझी कवटी नव्हे तर माझं प्रेम व आध्यात्मिकता. त्या रात्री मला एक सुंदर स्वप्न पडलं, तेव्हा माझ्या डोक्यांवर केस असलेल्या माझ्या रूपाला मी पाहिलं. कार्यशाळेनंतर मी घरात सांगितलं की मी केस का काढले आहेत हे आता मला कळलं आहे. त्यामुळे आता केस वाढू द्यावेत. पण आमची मुलगी कॅरोलिन म्हणाली, "नको. सिनेमागृहात तुम्हाला शोधायला सोपं जातं." आणि अशा रीतीने कधीकधी मोठे निर्णय घेतले जातात. जरी अनेकदा कॅरोलिन चुकून दुसऱ्याच टक्कल असलेल्या माणसाशेजारी बसली, तरी माझं डोकं उघडं राहिलं.

हा तो काळ आहे जेव्हा मी खऱ्या अर्थाने रुग्णांना व्याधीमुक्त करण्याचा व्यवसाय सुरू केला, कारण तेव्हा मला माझ्या कामाचा पूर्ण अर्थ कळला होता. माझ्या कामाचा खरा अर्थ होता, रुग्णांना जगायचं कसं हे शिकविणं – फक्त मूळ तत्त्वज्ञान शिकवायचं नाही तर आपल्याला जे जाणून घ्यायची इच्छा असते ते आपण शिकतो या जाणिवेसह प्रशिक्षण द्यायचं. चिकित्सकांनी रुग्णांना शिकवावं त्याच वेळेस स्वत: त्यांच्याकडून शिकणं आवश्यक आहे. माझे हे शिकवण्याचे प्रयत्न माझ्या मुक्तीचा मार्ग ठरले. मला खात्री आहे की, या अपवादात्मक रुग्णांपासून मिळणाऱ्या देणगीचा सर्वांत मोठा लाभार्थी मी होतो.

बॉबीने माझा जसा उल्लेख केला आहे त्याप्रमाणे मी 'विशेष श्रोता' बनलो. ज्या गोष्टी डॉक्टरांना सांगण्यासाठी रुग्णांना खूप नाजूक व अडचणीच्या वाटत होत्या, त्या सर्व गोष्टी मी ऐकू लागलो. रुग्ण त्यांचे स्वप्न, एखादी वाईट घटना घडल्यानंतर त्याबद्दलच्या मनातून जाणवलेल्या आंतरिक जाणिवा, काही स्वत:च्या उपचारात भर घालायला आवडतील अशा अपारंपरिक गोष्टी, काही योगायोगाच्या अशा गोष्टी ज्या वरकरणी फारशा महत्त्वाच्या वाटत नाहीत; पण व्यक्त कराव्याशा वाटतात अशा अनेक गोष्टींबद्दल त्यांनी मला सांगितलं. त्यांनी त्यांच्या मनातील राग, प्रेम व भीतीच्या भावना व्यक्त केल्या. जेव्हा त्यांना मरावं वाटलं किंवा जगू नये असं वाटलं अशा सर्व क्षणांविषयी ते माझ्याशी बोलत असत.

उदाहरणार्थ, काही वर्षांपूर्वी मेरी नावाची एक महिला माझ्याकडे आली. तिने विचारलं, "डोळ्यासमोर चित्र रंगवणारे व मनात भरवणारे ते तुम्हीच आहात का?" जेव्हा तो मीच आहे हे मी तिला सांगितलं, तेव्हा ती म्हणाली, "अरे वा! मग मला तुम्हाला काही सांगायचं आहे. माझ्यासोबत सतत कुणीतरी असतो, तो पांढरा लांब झगा व जांभळा कमरपट्टा घालतो. त्याचे दात वाईट आहेत. तो कायम माझ्या खोलीत असतो."

मी तिला विचारलं, "ठीक आहे. त्याचं नाव काय? त्याला काही बोलायचं असतं का?"

ती म्हणाली, "त्याच्याशी बोलण्याइतकं धाडस माझ्यात नाही."

मेरीला तिच्या या सोबत्याविषयी डॉक्टरांना किंवा कुटुंबीयांना सांगण्याची भीती वाटत होती. ते सर्व जण तिला वेडी ठरवतील ही भीती तिच्या मनात घर करून होती. पण माझ्या बाबत तिला खात्री वाटत होती की, मी ते कुणाला सांगणार नाही व माझ्याकडे ते सांगणं सुरक्षित आहे. हा सहजपणा चिकित्सकाच्या फायद्याचा असतो. जे लोक स्वत:चा त्रास काय आहे हे सांगू शकत नाहीत, त्यांच्याकडून मदतीची काय अपेक्षा ठेवावी? तिचा तो पाहुणा म्हणजे कदाचित माझ्या वाटाड्याचे म्हणजे जॉर्जचे बदललेले रूप असू शकते, हे जेव्हा मी तिच्या लक्षात आणून दिले, तेव्हा तिला एकदम हलकेहलके वाटू लागले!

मी अपवादात्मक रुग्णांच्या गटाची स्थापना केल्यानंतर त्यातील काही सदस्यांनी मला सांगितलं की, दुसऱ्या चिकित्सकांना हे जे काही चाललं होतं ते वेडेपणाचं होतं असं वाटत होतं. मी मात्र माझ्या सदस्यांची काळजी घेण्यात व त्यांच्यात खूप सुधारणा झाली म्हणून अतिशय आनंदात होतो. मी त्यांना सांगत होतो, "जोपर्यंत तुमच्यामध्ये सुधारणा होते आहे, तोपर्यंत मला माझ्या प्रतिष्ठेबद्दल कुठलीही चिंता नाही."

दुसऱ्या चिकित्सकांनी माझ्या या पद्धतींना चुकीच्या पद्धती म्हणून गृहीत धरलं. कारण ते माझ्याप्रमाणे रुग्णांचे म्हणणे ऐकून घेत नव्हते, म्हणजेच ते अजून 'विशेष श्रोता' बनले नव्हते. कधीकधी माझं काम नेमकं कसं चाललं आहे हे जाणून घेण्यासाठी ते रुग्णांजवळ चौकशी करत असत, "मग काय चालले आहे सध्या? कसं काय आहे तुमचं जीवन?" ते उत्तर देत असत, "काही नाही." मग पुन्हा न राहवून ते विचारीत, "पण आता तुम्हाला खरंच कसं वाटतं आहे?" आणि पुन्हा रुग्ण सांगत, "छान!" मी जे हे सांगत होतो व ज्याबद्दल बोलत होतो, त्याचं त्या सर्वांना पूर्वी आश्चर्य वाटत असे.

अनेक रुग्णांनी त्यांच्या अंतर्मनातल्या जाणिवा मला सांगितल्या आहेत. त्यामुळे आता मी हे म्हणू शकतो की, तुमच्या जीवनात नेमक्या काय चुकीच्या गोष्टी घडत आहेत हे मला माहीत आहे.

मी आता रुग्णाला कोणत्या अवयवाला आजार झाला आहे व त्याची लक्षणे काय आहेत यावरून त्याला कोणत्या पद्धतीचा भावनिक त्रास आहे हे अगदी ठामपणे सांगू शकतो. आणि मग ते त्यांच्या खऱ्या जाणिवा व्यक्त करतात. माझ्याच म्हणजेच युंग यांच्या तत्त्वांवर विश्वास ठेवणाऱ्या विचारसरणीच्या एका थेरपिस्टनी एका रुग्णावर आतडे काढून टाकण्याची आपत्कालीन शस्त्रक्रिया

केल्यानंतर अलीकडेच मला सांगितलं, "तुम्ही माझे सर्जन आहात ही खूप महत्त्वाची बाब आहे. मी प्रशिक्षण कसं द्यायचं याचा सूक्ष्म अभ्यास करत होतो. तुम्ही नसता तर मी नव्याने समोर आलेला हा सगळा तिरस्कृत भाग हाताळू शकलो नसतो किंवा माझ्या आयुष्यातला वाईट भाग पचवू शकलो नसतो." कदाचित दुसऱ्या कोणत्याही चिकित्सकांना तिच्या भावनांचा तिच्या आजाराशी असलेला जोड सापडला नसता; मात्र आम्हाला तिच्या आजाराचं केंद्रस्थान आतडं आहे हा निव्वळ योगायोगाचा भाग वाटत नव्हता.

माझ्या अपवादात्मक रुग्णांच्या या पहिल्या अनुभवानंतर मी बराच हुरळून गेलो होतो. मला वाटलं, मी नवी कोरी गोष्ट शिकत होतो ज्यामुळे वैद्यकीय व्यवसायात रात्रीतून क्रांती घडेल. या शोधांबद्दल मी थोडे लेख लिहिले, पण वैद्यकीय जर्नल्सनी ते परत पाठवले. संपादकांनी सांगितलं की, त्यातील घटक व विषय चित्तवेधक होते, पण ते मी मानसशास्त्रांच्या जर्नलमध्ये सादर करावेत; परंतु मानसशास्त्रतज्ज्ञांना या माहितीची गरज नव्हती. त्यांनी आजारातील मनाची भूमिका आधीच स्वीकारलेली होती. साधारणत: याच सुमारास वॅलेस सी एलखब्रोक, जे पूर्वी सर्जन होते व आता मानसरोगतज्ज्ञ आहेत, त्यांचा एक लेख मी वाचला. त्याचा मूळ विषय हा मनाचा कर्करोगाशी असलेला संबंध हा होता; पण सात वर्षं तो प्रकाशित होऊ शकला नव्हता. त्यांनी त्यांचं केंद्रस्थान बदलून 'चेहऱ्यावरील मुरूम' असं केलं आणि तो मोठ्या जर्नलमध्ये छापून आला.

त्यानंतर माझा अनुभव मी वैद्यकीय परिषदांमधून सादर करण्याचा प्रयत्न केला. प्रतिसाद हा सरळसरळ तुच्छतेचा नसला तरी फारसा उत्साहवर्धक नव्हता. प्रत्येक चर्चा ही तर्कशास्त्राच्या युद्धात म्हणजेच 'माझी आकडेवारी' विरुद्ध 'तुझी' अशा खेळात बदलली. "ठीक आहे, कदाचित त्यात काही तथ्य असेल, मी प्रयत्न करीन." असं म्हणून अगदी कुणीच ते स्वीकारायला इच्छुक नव्हतं. एकंदरीत जरी आता बरीच शास्त्रीय माहिती हे सिद्ध करते आहे की, कर्करोग किंवा इतर आजार यासाठी मानसोपचार उपचार म्हणून काम करते, तरी आकडेवारीमुळे खोलवर रुजलेली ही श्रद्धा क्वचितच बदलू शकेल असं मला वाटतं. आकडेवारीत फेरफार करून तर्क बदलता येतात. आकडेवारीवर अवलंबून राहण्यापेक्षा मी आता व्यक्तिगत अनुभवांवर लक्ष केंद्रित करतो. मन बदलण्यासाठी प्रत्येकाने हृदयाशी संवाद केला पाहिजे; हृदयाचे बोल ऐकले पाहिजेत. श्रद्धा ही विश्वासाची बाब आहे; तर्कशास्त्राची नाही.

आधार हा आता माझ्या पद्धतीने येतो आहे आणि विचार बदलण्यास सुरुवात झाली आहे. येल व इतर ठिकाणी अभ्यास केला जात आहे. जसजसं औषधशास्त्राचं राजकारण बदलतं, तसतसा अभ्यासासाठी दिला जाणारा निधी बदलतो व नवीन प्रश्नांचा शोध लावला जातो.

२

औषध वैद्यकशास्त्र म्हणजे फक्त
विज्ञान नव्हे, तर ती एक अशी कला आहे,
ज्याद्वारे रुग्णांचे व डॉक्टरांचे व्यक्तिमत्त्व
परस्परांमध्ये प्रतिध्वनित होत असते.
– अल्बर्ट श्वाईटझर

सहभागातून आरोग्य

१९५७ सालाची गोष्ट. मनोविकारतज्ज्ञ ब्रूनो क्लोफर यांनी माझ्याकडे पाठवलेला एक रुग्ण मि. राइट यांना लिम्फोसार्कोमा झाला होता. लिम्फोसार्कोमा म्हणजे लसिका ग्रंथींना होणारा कर्करोग. मि. राईट यांचा आजार शरीरात सगळीकडे पसरला होता. निरनिराळ्या अवयवांमध्ये, गळ्याभोवती, बगलेत, जांघेमध्ये, छातीत व पोटात गाठी पसरलेल्या होत्या. त्यांची प्लीहा (spleen) व यकृत (Liver) आकाराने खूप वाढले होते. छातीतील लसिका वाहिनी (thoracic duet) सुजली होती व बंद झाली होती. रोज सुमारे पाव गॅलन पांढरे द्रव्य छातीतून काढले जात होते. उपलब्ध असलेले सर्व उपचार अपयशी ठरले होते. आता त्यांना ऑक्सिजनवर ठेवण्यात आले होते व त्यांच्या अखेरच्या मार्गावर जाण्यासाठी आता फक्त एकमेव औषध उरले होते – ते म्हणजे झोपेचे औषध!

अशा अवस्थेतही अजून मि. राईट यांची जगण्याची आशा शाबूत होती. मि. राईट यांना क्रेबियोझेन या नवीन औषधाबद्दल माहिती मिळाली होती. डॉक्टरांना या औषधाची त्यांच्या क्लिनिकच्या ठिकाणी पडताळणी करून पाहायची होती. त्यांनी इंजेक्शन देण्यासाठी कोणतीही पूर्वतयारी केली नव्हती. इंजेक्शन तपासून पाहण्यासाठी किमान तीन ते सहा महिने जगू शकणाऱ्या रुग्णाची गरज होती. राईट यांच्या तीव्र आग्रहामुळे क्लोफर यांनी ते शुक्रवारी द्यायचे ठरवले. क्लोफरना वाटले की, मि. राईट सोमवारी या जगात नसतील. म्हणजे त्या इंजेक्शनचा दुसऱ्या योग्य रुग्णासाठी उपयोग करता येईल. मात्र क्लोफर दवाखान्यात एका आश्चर्याला सामोरे जात होते:

मी त्याला तापाने फणफणलेल्या, श्वास घेण्यासाठी धडपडत असलेल्या व पूर्णपणे पलंगाला खिळलेल्या अवस्थेत सोडून आलो होतो. आता तो वॉर्डात इकडेतिकडे फिरत नर्सेसशी आनंदाने गप्पा मारत होता आणि स्वत:चा आनंदी राहण्याचा संदेश समोर येणाऱ्या प्रत्येकाला देत होता. मी घाईघाईने इतरांना बघायला गेलो. काहीही बदल नाही किंवा तब्येत जास्त खराब झाली अशीच नोंद होती. फक्त मि. राईटमध्ये मात्र दिपवून टाकणारी सुधारणा झाली होती. गाठी एखाद्या गरम स्टोव्हवर ठेवलेल्या बर्फाच्या चेंडूप्रमाणे वितळल्या होत्या. आणि इतक्या कमी काळात त्यांच्या मूळ आकाराच्या निम्म्या झाल्या होत्या! अर्थात हे कमी होणे एखाद्या किरणोत्साराने कमी होणाऱ्या गाठींना रोज जरी किरणांचा जोरदार मारा केला तरी होणार नाही इतक्या वेगाने झाले होते. आणि त्यांच्या गाठी किरणोत्साराला प्रतिसाद देणाऱ्या नाहीत हे आम्हाला आधीच माहीत होते. त्या एका निरुपयोगी प्रयोगाशिवाय दुसरा कोणताही उपचार आम्ही केला नव्हता.

ही घटना फक्त स्पष्टीकरणच मागत नव्हती, तर स्पष्टीकरणाच्या पलीकडे जाऊन शिकण्यासाठी आमची मने उघडी ठेवली पाहिजेत असा आग्रह धरत होती. म्हणून आम्ही आठवड्यांतून तीनदा इंजेक्शन देण्याचे ठरवले, केवळ रुग्णाच्या आनंदासाठी. दहा दिवसांत त्यांच्या मृत्युशय्येवरून उठून त्यांना सुट्टी देण्यासारखी परिस्थिती झाली. वास्तविकपणे फारच कमी काळात त्यांच्या आजाराची सर्व लक्षणे नष्ट झाली होती. हा 'अखेरच्या मार्गावर असलेला' रुग्ण जो ऑक्सिजन लावूनसुद्धा शेवटच्या श्वासासाठी धापा टाकत होता, तो आता विश्वास बसणार नाही इतक्या सामान्यपणे श्वास घेत होता व पूर्णपणे कार्यरत होता; १२००० फूट उंचीवरून स्वत:च्या विमानात बसून प्रवास करूनही त्याला कुठलाही त्रास झाला नाही.

नंतरच्या दोन महिन्यांच्या काळात वृत्तपत्रांमधून त्याच्या सुधारणेशी विरोधाभास दाखविणारे म्हणजेच ते औषध परिणामकारक नसल्याचा अहवाल यायला सुरुवात झाली त्यामुळे मि. राईट बरेच विचलित झाले. त्यांची विचार करण्याची पद्धत तत्त्वांवर आधारलेली व शास्त्रीय होती. आणि त्यांचा शेवटच्या आशेवरचा विश्वास तुटला. दोन महिन्यांनंतर पूर्णपणे चांगले आरोग्य असतानासुद्धा आजार पुन्हा त्याच्या पूर्वस्थितीत उद्‌भवला आणि ते उद्विग्न व कष्टी झाले.

पण क्लोफरने नेमके काय व कसे घडले हे शोधण्यासाठीची एक संधी म्हणून याकडे पाहिले. क्लोफर यांच्याच शब्दात सांगायचं, तर वैदूंना आजार बरं करण्यात यश कसं मिळतं ते शोधण्याची ही एक संधी होय. त्यांनी मि. राईटना सांगितलं की, क्रेबियोझेन हे औषध खरोखरीच जसं वाटलं होतं तितकंच विश्वासार्ह आहे, परंतु आधीचा आलेला माल बाटल्यांमध्ये लवकर खराब झाला. नवीन जास्त चांगले व दुप्पट प्रभावी औषध उद्या येणार आहे.

ही बातमी त्याच्यासाठी मोठी क्रांती घडविणारी होती. पुनश्च मि. राईट खूप आजारी असतानासुद्धा पुन्हा एकदा स्वत:साठी आशावादी बनले व औषध सुरू करण्यासाठी उत्सुक झाले. नवीन माल येण्यासाठी एक-दोन दिवस मुद्दाम उशीर केल्यामुळे त्यांच्या आजारापासून होणाऱ्या त्रासातून सुटका होण्याच्या अपेक्षा खूप उंचावल्या होत्या. नवीन इंजेक्शन सुरू करण्याची मी जेव्हा घोषणा केली तेव्हा ते खूप हर्षभरित झाले व त्यांचा विश्वास बळावला.

खूप आनंदाने, नाटक करीत, दुहेरी प्रभाव असलेले, तयार केलेले पहिले इंजेक्शन दिले. त्यात दुसरे काही नसून फक्त शुद्ध पाणी होते. जरी आम्ही कोणत्याही परिणामांची थोडीसुद्धा अपेक्षा केली नव्हती तरी या प्रयोगाचे परिणाम विश्वास बसणार नाहीत असे मिळाले.

पहिल्या वेळेपेक्षाही दुसऱ्या वेळेच्या या शेवटच्या अवस्थेतील प्रगती जास्त नाट्यमयरित्या झाली. गाठी विरघळल्या, छातीतील पाणी संपले, ते चालू-फिरू लागले आणि परत एकदा ते निश्चित निरोगी बनल्याचे चित्र तयार झाले. पाण्याचं इंजेक्शन सुरूच ठेवलं. कारण त्यानं इतकं आश्चर्यकारक काम केलं होतं. नंतर दोन महिने कुठलेही आजाराचे लक्षण दिसले नाही. या दरम्यान ए.एम.ए. (अमेरिकन मेडिकल असोसिएशन) या संस्थेच्या निष्कर्षांची घोषणा पेपरमध्ये आली. ''राष्ट्रीय पातळीवर चाचण्यांद्वारे क्रेबियोझेन हे औषध कॅन्सरच्या उपचारासाठी निष्क्रिय आहे असा निष्कर्ष आला आहे.''

या अहवालानंतर थोड्याच दिवसात मि. राईट पुन्हा एकदा खूप जास्त आजारी पडले व दवाखान्यात दाखल झाले; त्यांचा विश्वास संपला होता. त्यांची शेवटची आशादेखील संपली आणि दोन दिवसाच्या आत ते वारले.

एखादे कार्य घडवून आणायचेच असेल, तर सगळ्यात उत्तम मार्ग म्हणजे

काय काय घडू शकते हे गृहीत धरणे हा होय. आपण औषध घेतले आहे, आता निश्चित बरे होणार या मानसिकतेमुळे जो विशिष्ट परिणाम (placebo effect) रुग्णांमध्ये दिसतो त्याचा वैद्यकशास्त्राने गेल्या २० वर्षांत उपहास केला. खरंतर हे एक निर्विवाद सत्य आहे की, एक चतुर्थांश ते एक तृतीयांश रुग्णांना ते घेत असलेलं औषध प्रभावी आहे असा विश्वास असेल, तरच ते निश्चित सुधारणा दाखवतात. जरी ते घेत असलेल्या औषधांमध्ये कुठलाही कार्यक्षम घटक नसला, तरीदेखील ही सुधारणा होते. अलीकडे बहुतांश व्यावसायिकांनी हे सत्य मान्य केलं आहे.

मिशिगन या राज्यातील डॉ. हॉवर्ड ब्रॉडी यांनी खात्रीपूर्वक हे सांगितलं की, काही वेळा आपण जे औषध देतो त्यात औषधी (परिणाम करणारा) घटक नसतानादेखील रुग्णात सुधारणेची प्रक्रिया घडते, ज्याला placebo effect म्हणतात. असा परिणाम मिळविण्यासाठी तीन घटकांची गरज असते : आजारपणाचा अनुभव रुग्णांसाठी सकारात्मक बनवणे; काळजी घेणाऱ्या गटाकडून रुग्णाला आधार मिळणे व रुग्णाची आजारावर मात करण्याची व नियंत्रण करण्याची क्षमता वाढविणे. आपण ज्यांना प्राथमिक स्वरूपाचे औषधोपचार म्हणतो, त्या सर्व उपचारपद्धती या प्लासेबो इफेक्टचा वापर रूढीपरंपरेच्या माध्यमाने आजार दुरुस्त करणाऱ्या शक्तीवरचा रुग्णांचा विश्वास वाढविण्यासाठी करतात. मग तुम्ही त्याला बाह्य रूपात देव किंवा आंतरिक ऊर्जा असे काहीही म्हणा. आजार दुरुस्त होण्यासाठी आवश्यक असलेला विश्वास हा रुग्णांची दिव्य शक्तीवरील श्रद्धा आणि आजार दुरुस्त करणाऱ्या व्यक्तीची त्यासाठी माध्यम म्हणून काम करण्याची क्षमता किती आहे यावर अवलंबून असतो. कधीकधी एखादा छोटासा कृत्रिम घटक किंवा संतांची कृपा हे माध्यम म्हणून पुरेसे असतात. विश्वास ठेवणाऱ्यांसाठी जरी बाटलीत नळाचे पाणी असले, तरी बाटलीवरील 'गंगाजल' ह्या नावातही आजार दुरुस्त करण्याचे गुणधर्म असतात. कधीकधी ख्रिश्चन शास्त्रज्ञ स्वत:ला बरे करण्यात अशा पद्धतीनेच यशस्वी झाले आहेत, कारण त्यांना मन शांत कसं ठेवायचं व दिव्य शक्तीला समर्पित कसं व्हायचं हे शिकविलेलं असतं. त्यामुळेच चिकित्सकाला 'शरीररूपी यंत्र दुरुस्त करणारा' म्हणून चांगली प्रतिष्ठा असते, तसेच त्यांच्यामध्ये लोकांचा विश्वास संपादन करण्याची क्षमता असते हे खूप महत्त्वाचे आहे. रुग्णांच्या आशा व विश्वास यांच्या साहाय्याने काही गोष्टी विसरण्याची क्षमता त्यांच्यामध्ये निर्माण होते व तणाव कमी होऊन आजारातून बरे होण्याची ती खात्री असते.

दुर्दैवाने बहुतांश वेळेस मृत्यू नजीक येईपर्यंत मनाची शांतता येत नाही. मी असे रुग्ण पाहिले आहेत की, मृत्यूच्या खूप जवळ असतानासुद्धा ते लाइट

बिलासाठी किंवा उशिरापर्यंत मुलं बाहेर आहेत म्हणून काळजी करतात. मी जर त्यांना म्हणालो, "ते सगळे जाऊ द्या, एक छान दिवस साजरा करू या. कदाचित हा तुमचा पृथ्वीवरचा शेवटचा दिवस असेल." तर दुसऱ्या दिवशी सकाळी ते व्यवस्थित नाश्ता करताना दिसतात. जेव्हा मी विचारतो, "काय झालं?" ते म्हणतात, "मी तुमचा सल्ला ऐकला."

विश्वासातून आशावाद

(आदिकाळातील) 'वैद्यकशास्त्र' हे खरंतर आजच्यापेक्षा मनाच्या वापराबाबत खूप उच्च दर्जाचं होतं, कारण तेव्हा प्लासेबो इफेक्टच्या मदतीशिवाय काम करू शकणारी प्रभावी औषधं फारशी नव्हती. संयुक्त राष्ट्राचे सहसचिव रॉबर्ट मुलर यांनी (Most of All They Taught Me Happiness) हे पुस्तक लिहिलं. त्यात त्यांनी एका आफ्रिकन प्रतिनिधीबद्दल लिहिलं आहे. त्याला न्यूयॉर्कच्या एका डॉक्टरांनी कॅन्सरच्या आजाराने एका वर्षात त्याचा मृत्यू होईल असं सांगितलं होतं. त्या प्रतिनिधीने मुलरला व त्याच्या मित्रांना जे काही व्हायचं ते घरी व्हावं म्हणून मी घरी चाललो आहे असं सांगितलं. जर काही झालं तर त्याचे नातेवाईक त्यांना त्या बाबत कळवतील असं ठरलं. अठरा महिने निघून गेले. काहीच निरोप न आल्याने प्रतिनिधी मृत असेल असं गृहीत धरून अधिक माहिती जाणून घेण्यासाठी मुलरने त्यांच्या घरी संपर्क साधला. त्या प्रतिनिधीचा एकदम धटाकट्टा आवाज फोनवर ऐकायला मिळणं हा त्याच्यासाठी एक आल्हाददायक आश्चर्याचा धक्का होता.

त्याच्या घरी गेल्यानंतर थोड्या वेळाने त्या प्रतिनिधीने काय घडलं ते सांगितलं. गावातील वैदू त्याच्याकडे जेव्हा आला, तेव्हा त्याला बघून म्हणाला, "तू निराश दिसतोस." जेव्हा त्या वैदूला कॅन्सरबाबत कळलं, तेव्हा त्याने त्या प्रतिनिधीला दुसऱ्या दिवशी स्वत:च्या झोपडीत बोलावलं.

त्या वैदू डॉक्टरने साध्या सूचक हावभावासहित उपचार चालू केले. एका मोठ्या कढईतलं द्रव्य एक छोटा कप बुडवून बाहेर काढलं आणि म्हणाला, "हा कप तुझा वापरात असलेला मेंदू दर्शवितो आणि उरलेला ही कढई. मी तुला तुझा उरलेला मेंदू कसा वापरायचा ते आता शिकवितो." आज तो प्रतिनिधी जिवंत आहे व चांगला आहे.

या जुन्या काळातील पद्धतीसाठी पाश्चिमात्य विकसित वैद्यकशास्त्र सोडून द्यावं असा मी आग्रह करत नाही; पण आपल्या आत ही जी बरं होण्याची उपजत क्षमता आहे, त्याकडे आपण खुल्या मनानं पाहावं असं सांगतो आहे. मानसशास्त्रज्ञ याची आपल्याला वारंवार आठवण करून देतात की, आपल्यापैकी बहुतेक जण मनाच्या

क्षमतेचा फक्त दहा टक्के वापर करतात. विज्ञान शिकविते की, विश्वास ठेवण्यासाठी आजूबाजूचे निरीक्षण करा; पण आपण जग अनुभवण्यासाठी विश्वास ठेवावा. ज्या गोष्टींचं विज्ञानालासुद्धा आकलन झालं नाही त्यासाठी शक्यता गृहीत धरायची तयारी ठेवली पाहिजे, नाहीतर त्या गोष्टी आपल्याला सापडणार नाहीत. जो उपचार रुग्णाला दुरुस्त करण्याचं काम करतो तो केवळ अजून आपल्याला समजला नाही म्हणून न स्वीकारणं हे असमंजसपणाचं आहे.

ज्या चिकित्सकांना आपल्या रुग्णाला खरोखर मदत करायची असते ते मोकळया मनाचे असतात हे त्या चिकित्सकांचे वैशिष्ट्य असते. डॉ. विल्यम एस. सॅडलर, जे औषधांवर आधारित वैद्यकशास्त्राचे पुरस्कर्ते आहेत, त्यांनी विसाव्या शतकाच्या सुरुवातीला अनेक वर्षे जो अभ्यास केला, त्याला नंतर 'mind cures' असे नाव दिले गेले. त्यांनी १९११ सालच्या ऑगस्टमध्ये *'लेडिज होम जर्नल'*मधील एका लेखमालेत लिहिले :

> या 'बरे झालेल्या रुग्णांचा' मूर्खपणा दाखवणारी व्याख्यानं मी देत असे, पण माझ्या लक्षात आलं आहे की, मी कधीही आंतरिक शक्तीच्या पातळीवर रूपांतरित करून त्यांना पाहिलं नाही आणि आता मी ज्यांना बरे करू शकलो नव्हतो व करू शकणार नव्हतो अशा रुग्णांना यापैकीच काही पद्धती दुरुस्त करत होत्या.

सॅडलरने मोकळ्या मनाने या विषयाचा सखोल अभ्यास केला आणि तो या निष्कर्षाला आला की, एखाद्या सल्ल्यातून मिळणारी ऊर्जा ही रामबाण औषध जरी नसली, तरी ती औषधे, शस्त्रक्रिया व आरोग्याला उपयोगी पडणाऱ्या गोष्टींच्या एकत्र येऊन होणाऱ्या परिणामाइतकीच उपयुक्त असते.

प्लासेबो इफेक्ट म्हणजेच औषधी गुणधर्म नसलेल्या, पण औषध म्हणून दिलेल्या गोळीचा होणारा परिणाम. हा रुग्णाच्या चिकित्सकावरील विश्वासावर अवलंबून असतो. मी या मताशी सहमत झालो आहे की, माझ्या कुठल्याही औषध किंवा कार्यपद्धतीपेक्षा चिकित्सक व रुग्णातील विश्वासाचे नाते जास्त महत्त्वाचे आहे. जॉन हॉपकिन्स विद्यापीठाचे मानसोपचारतज्ज्ञ जेरोम फ्रँक यांना अशा प्रकारच्या श्रद्धेसाठी त्यांच्या अभ्यासातून पुरावा सापडला. डोळ्यांतील पडदा सुटलेल्या ज्या ९८ रुग्णांवर शस्त्रक्रिया करण्यात आली त्या प्रत्येकाच्या वैयक्तिक स्वातंत्र्य, आशावाद व त्यांचा डॉक्टरांवरील विश्वास याचा फ्रँकने शस्त्रक्रियेपूर्वी अंदाज घेतला. त्यांना दिसून आलं की, ज्यांच्यामधील हा विश्वास उच्चतम होता ते

इतरांपेक्षा लवकर दुरुस्त झाले.

विश्वासाचं नातं तयार करण्यासाठी डॉक्टर व रुग्ण यांनी एकमेकांच्या श्रद्धा जाणून घेतल्या पाहिजेत. डॉक्टरांचा एखाद्या उपचारावर विश्वास असेल व रुग्णाची त्याला मूक नापसंती असेल, तरी त्या उपचाराचे अस्तित्व नाकारले जाऊ शकते. त्यामुळे मी रुग्णांनी काढलेल्या चित्रांचा व स्वप्नांचा अभ्यास करतो. अशा रीतीने त्यांच्या उपचारांविषयीच्या न जाणवलेल्या भावना समजून घेण्यासाठी मदत होते. नाहीतर मी निवडलेल्या उपचारातील नेमक्या नको असलेल्या परिणामांशी गाठ पडते व उपचार सांगण्याचे धाडस त्यांच्यामध्ये नसते. एकंदरीत असे की, जर माझ्याकडे रुग्णांचे चित्र-उपचार म्हणजे विष किंवा अपायकारक असे काही दाखवणारे असेल, तर मी त्या भूमिकेतून पुढे जातो. आम्ही रुग्णांचा उपचाराकडे पाहण्याचा दृष्टिकोन बदलण्याचा प्रयत्न करतो किंवा दुसऱ्या प्रकारच्या उपचाराची निवड करतो. एखाद्या सकारात्मक चित्राने भित्र्या रुग्णाची भीती कमी करण्यासाठी मदत करता येते व उपचार सुरू करता येऊ शकतात.

चिकित्सक व रुग्ण यांच्यामधील विश्वास एकमेकांमध्ये प्रतिक्रिया घडवतात; पण रुग्णाचे शरीर त्याच्या स्वत:च्या श्रद्धेनुसार प्रतिसाद देते; डॉक्टरांच्या नव्हे. चिकित्सक हे त्यांच्या रुग्णांपेक्षा जास्त तात्त्विक, आकडेवारीनुसार चालणारे, कडक शिस्तीचे व आशेकडे कमी झुकणारे असतात. एखाद्या उपचारपद्धतीचा काही परिणाम नाही हे जेव्हा चिकित्सकांच्या लक्षात येते तेव्हा ते उपचार सोडून देण्याची शक्यता वाढते. रुग्णांचा दुरुस्त होण्यावरचा विश्वास ढळला, तर त्यांची शारीरिक क्षमता मर्यादित होते हे समजून घेणं चिकित्सकांसाठी आवश्यक आहे. 'तुमच्यासाठी मी यापेक्षा जास्त काही करू शकेन असं मला वाटत नाही.' असं तर आपण कधीच म्हणू नये. आपण काहीतरी करू शकतो असं निश्चितच काही ना काही असतं; मग ते फक्त त्यांच्याशी संवाद किंवा त्यांच्या आशा वाढवणं, प्रार्थना करणं का असेना.

स्टेफनीच्या अनुभवात डॉक्टरांच्या सर्वसामान्य दृष्टिकोनाचा संपूर्ण आढावा घेतला गेला आहे. स्टेफनी ही अपवादात्मक (ECaP) रुग्णांच्या गटातील होती. तिला कर्करोग आहे असं निदान झाल्यानंतर तिच्या उर्वरित आयुष्याची लवकरच गंभीर स्थिती होईल असं आकडेवारीनुसार वाटत होतं. तिच्या डॉक्टरांनी तशा पद्धतीनेच पुढील आखणी केली. तिने जेव्हा विचारलं की, ती काय करू शकेल तेव्हा त्यांनी तिला उत्तर दिलं, "आता तू फक्त आशा व प्रार्थना करू शकतेस ज्यामुळे कदाचित झाला तर तुझा आजार बरा होईल." त्यावर तिने विचारलं, "मी आशा व प्रार्थना कशी करू?" त्यांनी उत्तर दिलं, "मला माहीत नाही. ते माझे क्षेत्र नाही." आशा व प्रार्थना कशी करायची ते तिच्या अपवादात्मक रुग्णांच्या गटातील

अनुभवाने तिला शिकविले आणि स्टेफनीने तिच्या आजाराची दिशा बदलून तिच्या अपेक्षांच्या कक्षा रुंद केल्या. आता तिचे डॉक्टर तिच्या यशाची नोंद करीत आहेत. नंतरच्या काळात आशा व प्रार्थना या विषयांवरचे मत व्यक्त करताना तिने लिहिले की, ज्या डॉक्टरांनी मला प्रार्थना कर असं सांगितलं, ते प्रत्यक्षात मला आजारातून मुक्त करणारे औषधच लिहून देत आहेत, हे त्यांनाच माहीत नव्हतं.

विपरीत परिणाम एखाद्याला मारकसुद्धा ठरू शकतो. फ्रान्सिस ऐंशीच्या घरातील रुग्ण होती. तिच्या पहिल्या चिकित्सकांनी नकारात्मक भूमिका घेतल्यामुळे तिचा त्यांच्यावरील विश्वास नष्ट झाला. मग ती माझ्याकडे आली. पुन्हा पुन्हा येणाऱ्या व ठुसठुसणाऱ्या या आजाराने ती उद्विग्न झालेल्या अवस्थेत डॉक्टरांकडून पुनर्विश्वास मिळविण्यासाठी ओ.पी.डी.त पोहोचली आणि डॉक्टरांनी तिला विचारले, "हं, तुम्हाला अजून किती दिवस जगायची इच्छा आहे?" ती त्यांच्या बोलण्याचा रोख ओळखण्याइतपत चतुर होती. तिथून ती बाहेर पडली.

मला एक व्यक्ती आठवते जिचं नशीब फारसं काही चांगलं नव्हतं. एलेन. ही अपवादात्मक रुग्णांच्या गटातील एक सदस्य होती. एकदा तिने दवाखान्यात असलेल्या तिच्या नवऱ्याला, रेला अपवादात्मक रुग्णांच्या गटात बोलावलं. त्याने तिला सांगितलं की, तिथे त्याला छान वाटलं. तेथून तो दवाखान्यात गेला. काही वेळाने ती दवाखान्यात त्याला भेटायला गेली, तर तितक्या वेळातच तो मरण पावला होता. मधल्या काळात रे दवाखान्याच्या आत-बाहेर करत होता. त्याने त्याच्या डॉक्टरांना विचारलं की, तो घरी कधी जाऊ शकेल? तेव्हा डॉक्टर म्हणाले, "ओह! मला नाही वाटत या वेळेस तुम्हाला घरी जाता येईल." या डॉक्टरांच्या उत्तरानंतर काही मिनिटातच तो वारला.

रुग्णाकडे किती आयुष्य शिल्लक आहे याचा अंदाज चिकित्सकांनी आपल्या सवयीप्रमाणे लावणे ही एक भयंकर चूक आहे. खरंतर हे भविष्य वर्तवणं स्वतःला परिपूर्ण करण्यासाठी असतं. जरी अनेक रुग्ण 'किती काळ? किती काळ?' असं विचारत असतात तरी असे अंदाज सांगणं निश्चितच रोखलं पाहिजे. स्वतः मृत्यू निश्चित करण्यात सहभागी होण्यापेक्षा रुग्णांना दुसऱ्या कुणाकडून तरी जीवन-मर्यादेची व्याख्या हवी असते. जे लोक निष्क्रिय असतात आणि ज्यांना त्यांचे डॉक्टर प्रिय असतात, ते नेहमी डॉक्टरांना बरोबर ठरविण्यासाठी डॉक्टरांच्या वक्तव्यानुसार मरतात.

चिकित्सकांनी आकडेवारीच्या आधारावर त्यांच्या श्रद्धा ठरविण्याचं निश्चितच थांबवलं पाहिजे. एखाद्याच्या विशिष्ट आजारासाठी सर्वोत्तम उपचार निवडण्यासाठी आकडेवारी महत्त्वाची असते, पण एकदा निवड झाल्यानंतर ती आकडेवारी त्या व्यक्तीला लागू पडेलच असं नाही. असं जरी असलं की, अपवादात्मक रुग्ण कमी असतात, तरी रुग्णांना आपण बरे होऊ शकतो याची खात्री असणं आवश्यक आहे.

अपवादात्मक रुग्णांमध्ये आकडेवारी खोटी ठरविण्याची क्षमता असते. त्यांच्यावर उपचार करणारे डॉक्टर तितकेसे हुशार नसले, तरी ते रुग्ण म्हणू शकतात - 'मीच तो वाचणारा रुग्ण असेन कदाचित!' तुम्ही थोडा विचार करून बघा की, ज्यावर आधी कोणीच विजय मिळवला नाही अशा विशिष्ट प्रकारच्या कर्करोगावर एखाद्याला विजय मिळविण्यासाठी केवढे धैर्य लागत असेल! विल्यम कॅल्ड्रॉन* हा AIDSच्या आजारातून दुरुस्त झाला म्हणून नोंदविला गेलेला पहिला रुग्ण होता. त्याने मनात जीवन जगण्याची तीव्र आशा बाळगल्याने त्या प्रकारचे धैर्य त्याच्यामध्ये हळूहळू निर्माण झाले. कॅल्ड्रॉनचं निदान डिसेंबर १९८२ साली झालं. त्याच्या डॉक्टरांनी कदाचित तो फक्त सहा महिने जगेल असं सांगितलं. अर्थातच त्याच्या सर्व आशा मावळल्या व तो निराश झाला. त्यानंतर काही काळाने कॅपोसिज सार्कोमा (Kaposi's Sarcoma) हा कॅन्सरचा एक प्रकार जो सहसा AIDS सोबत दिसतो तो त्याला झाला आणि त्वचेवर व आतड्यांवर जोमाने पसरू लागला.

त्या वेळेस कॅल्ड्रॉनच्या सलूनमध्ये ज्यूडीथ स्कच तिच्या नियमित भेटीसाठी आली होती. ती अवकाशयात्री एडगर मायकेल याच्याबरोबर इस्टिट्यूट ऑफ नॉइटीक सायन्सेस या संस्थेची सहसंस्थापक आणि आता आंतरिक शांततेसाठीच्या पायाभूत संस्थेची अध्यक्ष होती. तो रडत होता हे त्याच्या डोळ्यांवरून तिने ओळखलं व तिने त्याला रडण्याचं कारण विचारलं. तिच्या नंतरच्या शब्दांनी त्याच्या आयुष्याला कलाटणी मिळाली. ती त्याला म्हणाली, ''विल्यम, तू मरणार नाहीस. तू बरा होऊ शकतोस.''

सिमॉन्टॉन यांनी कर्करोग्यांसाठी केलेल्या कार्याचं वर्णन स्कचने त्याला सांगितलं. तिचे व त्याच्या इतर मित्रांचे त्याच्यावरील अतूट प्रेम व आधार यामुळे कॅल्ड्रॉनचा स्वतःच्या जगण्यावरचा विश्वास दृढ झाला. त्याने आजारात अडकून न राहता स्वतःच्या कामावरील प्रेम अबाधित ठेवलं. त्याचबरोबर तो ध्यान करीत असे. मनातील स्वप्नांच्या साहाय्याने त्याने आजाराशी लढायला सुरुवात केली. कुटुंबीयांशी असलेले तणावयुक्त नातेसंबंध सुधारण्याचा त्याने प्रयत्न केला. ज्यांनी ज्यांनी त्याला त्रास दिला, असं त्याला वाटत होतं त्या सर्वांना विसरण्याचा प्रयत्न करून त्याने मनाची शांतता मिळविली. आता चांगला आहार, व्यायाम व जीवनसत्त्वांची कमतरता भरून काढून तो स्वतःच्या शरीरावर प्रेम करू लागला. त्या घटकेपासून त्याच्या प्रतिकारसंस्थेचा प्रतिसाद वाढला व त्याची गाठ कमी होण्यास सुरुवात झाली. निदानाच्या दोन वर्षांनंतर कॅल्ड्रॉनमध्ये एड्सचं कोणतंही लक्षण दिसत नव्हतं.

---

*जेन शिनोडा बोलेन (एम.डी.) यांनी 'न्यू रियालिटिज'च्या मार्च/एप्रिल १९८५च्या अंकात कॅल्ड्रॉनच्या केसवर सविस्तर चर्चा केली जाते. पृ. क्र. ९-१५

अपवादात्मक रुग्णांना डॉक्टरांनी त्यांच्या विनाशाच्या भरभरून केलेल्या जाहीर निवेदनाचा नेहमीच राग येतो. लिंडा नावाच्या एका नर्सने केमोथेरपी घेण्यास नकार दिला, तेव्हा तिचे चिकित्सक तिला म्हणाले, ''तुला पश्चात्ताप होईल आणि तू सहा महिन्यांनी इथे रांगत परत येशील.'' तिने विचार केला, ''तो कोण शहाणा! आतातर त्याला चुकीचे ठरविण्यासाठीच मला मरायचे नाही.'' त्यांच्या उपचारांशिवाय ती पाच वर्षं जगली आणि त्यापेक्षाही जास्त जगण्यासाठी तिला उपयुक्त वाटणाऱ्या सर्व गोष्टींचा उपयोग करण्याचं तिने ठरवलं.

लुईसा नावाच्या एका तरुण स्त्रीने एका 'रॉक एन रोल डॉक्टर'ला लिहिलेल्या पत्राची प्रत माझ्याकडे आहे. या डॉक्टरचा रेडिओवर संगीत व वैद्यकीय सल्ला यांचा एकत्रित कार्यक्रम असे. लुईसा त्याची जवळची मैत्रिण बनली होती. कौमार्यावस्थेतच लुईसाला (ओव्हरी) बीजांडाचा कर्करोग जडला होता, जो फुप्फुसात व पोटात पसरला होता. तिच्या कर्करोगतज्ज्ञांनी तिला केमोथेरपीसह सहा ते बारा महिन्यांचं आयुष्य 'दिलं.' पण तिने त्यांना सांगितलं की, फक्त देवच माझा क्रमांक कधी वर येणार हे ठरवू शकतो; तुम्ही नाही. तिने स्वत:चं आयुष्य स्वत:च्या ताब्यात घेतलं. घरातली तणावपूर्ण परिस्थिती टाळण्यासाठी तिने घर सोडलं. स्वत:च्या खोल्या घेतल्या आणि तिच्याकडचे शेवटचे दहा डॉलर तिने तिची मदत हवी असेल असे कॅन्सर रुग्ण शोधण्यासाठी जाहिरात देण्यासाठी खर्च केले.

आजाराच्या एका विशिष्ट वळणावर तिच्या कर्करोगतज्ज्ञांनी तिच्यावर पुढील उपचार करण्यास ती 'फार पुढे गेलेली' रुग्ण आहे म्हणून नकार दिला; पण सहा महिन्यांनी तिने पुढचा मार्ग स्वत:च्या इच्छेनुसार निवडला. आता तिच्या सर्व गाठी नाहीशा झाल्या होत्या. तिच्या डॉक्टरांमध्ये तिला हे सांगण्याचे धैर्य नव्हते. त्याऐवजी डोळ्यात अश्रू घेऊन त्यांनी तिच्या हातात एक औषध लिहिलेला कागद दिला. ज्यावर लिहिलं होतं, 'तुझा कर्करोग नाहीसा झाला आहे.' ज्या दिवशी ती मृत असेल असे गृहीत धरलं होतं, तेव्हा लुईसाने त्यांना एक विनोदी टीप पाठवून विचारलं, मी दफनपेटी कुठे पाठवू?

त्या 'रॉक एन रोल डॉक्टर'ला मला हे सांगायचे आहे की, कदाचित त्याने जर मला अपवादात्मक रुग्णांविषयी बोलताना ऐकले नसते, तर लुईसामध्ये झालेली 'चमत्कारिक' सुधारणा व तिचा आध्यात्मिक विकास यामध्ये त्याने सांगड घातली नसती. आता त्यांना त्याची जाणीव झाली होती आणि ते दोघेही अपवादात्मक कर्करोग्यांच्या सभेत स्वत:चा अनुभव सांगून सहभाग घेण्यासाठी आले होते.

जे लोक दुरुस्त होण्यासाठी स्वत:ला प्रवृत्त करताना आध्यात्मिक व मानसिक बदल अनुभवतात, तसा बदल करीत लुईसाने प्रेम करायचं व द्यायचं ठरवलं. खरंतर जेव्हा तज्ज्ञांचा आवाज तुम्हाला कदाचित तुम्ही मरणार आहात असं सांगत

असतो, तेव्हा असा बदल करण्यासाठी प्रचंड शक्ती लागते. मुळात अपवादात्मक रुग्ण हे अल्पसंख्य असतात ही खरी समस्या आहे. जर दहापैकी आठ रुग्ण जगत नसतील, तर जे दोन जिवंत आहेत त्यांच्याकडे दुर्लक्ष होणे सहज शक्य असते.

मी अशा आजारातून वाचणाऱ्या रुग्णांची माहिती प्रकाशित करण्याचा प्रयत्न करीत आहे, ज्यामुळे अधिकाधिक डॉक्टरांनी आपापल्या रुग्णांमधील असे रुग्ण शोधावेत. तरच त्या रुग्णांचे दुरुस्त होणे हा योगायोग नाही हे लक्षात येईल. कारण मग ज्या रुग्णांना spontaneos remission म्हणजेच 'अचानक आजाराचे नाहीसे होणे' अशा गटात आपण ठेवतो ते रुग्ण डॉक्टरला काहीच शिकवू शकणार नाहीत आणि त्यामागील कारणमीमांसा शोधली जाऊ शकणार नाही. खरंतर आजारातून बरं होणं ही सर्जनशील घटना आहे, ज्यासाठी कठीण परिश्रमाला व दुसऱ्या प्रकारच्या निर्मितीसाठी (जसे आजार दुरुस्त करणे) आवश्यक अशा समर्पणाला साद घालावी लागते.

मी पाठविलेल्या रुग्णांसंबंधी डॉक्टरांकडून मला नेहमी पत्रे येतात. जेव्हा अनेक डॉक्टर रुग्णाच्या स्थितीत आश्चर्यकारक सुधारणा झाल्याचे कळवतात तेव्हा ते त्याच्या श्रद्धा व जीवनपद्धतीविषयी जवळपास काहीच उल्लेख करत नाहीत. पण मी त्यांची चौकशी करतो, तेव्हा असं आढळून येतं की, त्या रुग्णांनी नेहमीच प्रेमळ व सकारात्मक भूमिकेतून खूप परिणामकारक बदल साधलेला असतो. याचाच अर्थ असा की, ज्या डॉक्टरांची ऐकून घेण्याची मानसिकता नसते त्यांच्याजवळ रुग्ण क्वचितच अशा गोष्टी व्यक्त करतात.

बऱ्याचदा रुग्ण अनपेक्षितरित्या गंभीर आजारातून बरे होतात. त्यामुळे जरी चिकित्सकांना एखादी घटका ही शेवटची घटका आहे असं वाटत असलं, तरी त्यांनी नेहमीच आशा बाळगायला शिकलं पाहिजे. रुग्ण काही वैद्यकीय विभागाच्या निकालावर अवलंबून नसतात. ते यशाशी निगडित नातेसंबंधांचा शोध घेत असतात. जोपर्यंत रुग्णाला जगण्याची इच्छा आहे तोपर्यंत ते कुणीतरी त्यांना 'थोडं थांबा, तुम्ही आजारातून बरे होऊ शकता. आम्ही तुम्हाला मदत करू.' असं म्हणायची वाट पाहत असतात. दुसऱ्या व्यक्तींच्या जीवनाचे मूल्य काय आहे याचे परीक्षण करण्याची व त्यांचे उपचार सुरू ठेवावे की नाही हे खरंतर आपण ठरवूच नये. माझे रुग्ण त्यांच्या पद्धतीप्रमाणे जीवन जगत आहेत व त्या जीवनाची त्यांना स्वत:ला किंमत आहे, तोपर्यंत मी त्यांना मदत करत राहणार.

तसेच जर एखाद्या रुग्णाला वर्तमान स्थिती म्हणजे त्याच्या मृत्यूचा काळ आहे असं वाटलं, तर त्यासाठीसुद्धा मदत करायला मी कुठलाही संकोच दाखवत नाही. मी रुग्णांना कमकुवत करणारा त्यांच्या मनाचा संघर्ष सोडवण्यासाठी मदत करतो. कारण त्यामुळे त्यांचा आजार दुरुस्त व्हायला निश्चितच सुरुवात होईल ह्याची मला

खात्री वाटते. अशा रीतीने रुग्णांना ते अमक्या अगर तमक्या दिवशी मरणार हे सांगणे हानिकारक आहे आणि वैद्यकीय व्यवसायात त्याला स्थान नाही. मृत्यूचा स्वीकार करण्याने मनाची आशा कमी होत नाही, तर उलट मृत्यूसाठी तयार होणे हे जीवन जगण्यासाठीचे निमित्त बनण्यास कारणीभूत ठरू शकते. उदाहरणार्थ, एका शुक्रवारी कॅन्सरची एक रुग्ण कशीतरीच दिसत होती. तिने मला सांगितलं की तिला मरावंसं वाटतं आहे. मी म्हणालो, "तुला जे वाटतं आहे ते तुझ्या मुलांना व पालकांना सांग म्हणजे सगळं सुरळीत होईल. त्यांना तुला किती वाईट वाटते आहे याची जाणीव नाही." सोमवारी सकाळी मी जेव्हा दवाखान्यात परतलो तेव्हा ती एकदम भारदस्त दिसत होती. तिने तिचा विग व सूट घातला होता, मेकअपही केला होता. मी म्हणालो, "काय? कसं काय?" ती म्हणाली, "मी माझ्या पालकांना व मुलांना मला काय वाटत होतं ते सांगितलं आणि आता मला एकदम छान वाटतं आहे. आता मला मरायचं नाही." आणि तिची दवाखान्यातून सुट्टी झाली.

आशावाद हा जरी अनिवार्य वाटत असला, तरीही त्यासाठी आजाराची परिस्थिती काय आहे हे कधीच लपवून ठेवू नये. फक्त सत्य सांगताना त्यासोबत आशेचा किरणही दाखवायला हवा, कारण भविष्यात काय घडेल हे निश्चित कुणी काहीच सांगू शकत नसतं. तसं पाहता मी तर आता कोणताही आजार स्वीकारू शकतो. मी माझं प्राथमिक काम रुग्णाला मनाची शांती मिळवून देणे हे आहे असं मानतो. त्यामुळे शारीरिक प्रश्नांचे योग्य चित्रण करता येते. फक्त बरं होणं हे उद्दिष्ट नाही, तर त्याहीपेक्षा महत्त्वाचं आहे निर्भयपणे जगायला शिकणं. याचाच दुसरा अर्थ शांतीपूर्ण आयुष्य आणि समाधानकारक मृत्यू हा होय. असं घडलं, तरच आजार बरा होऊ शकतो आणि अपयश येण्याचा प्रश्नच राहत नाही. (श्रद्धा असली, तर कुणीही शारीरिक व्याधी दुरुस्त करू शकतो आणि त्यांना कधीच मरण येत नाही.)

साधारणत: २० वर्षांपूर्वी थोडंसं खोटं सांगणं, हे सर्वमान्य होते. त्यानंतर हळूहळू डॉक्टरांच्या दृष्टिकोनाचा चेहरामोहराच बदलला. डॉ. डेनिस नोव्हेक व सहकाऱ्यांनी *जर्नल ऑफ अमेरिकन मेडिकल असोसिएशन*मध्ये १९७९ साली प्रकाशित केलेल्या आढाव्यात रुग्णाला कर्करोग झाल्याचं निदान सांगितलं पाहिजे, असं ९७ टक्के डॉक्टरांना वाटत होतं; २० वर्षांपूर्वी फक्त ९० टक्के डॉक्टरांनाच तसं वाटत होतं. सुदैवाने चिकित्सकांना आता ही जाणीव झाली आहे की, रुग्णांना सहसा सत्य कुठून ना कुठूनतरी कळणारच असते. रुग्णांना सुप्त आणि जागृत या मनाच्या दोन्ही पातळ्यांवर त्यांच्या शरीरात काय चाललं आहे हे कळत असतं. बिल एक चिकित्सकही आहे व माझा रुग्णदेखील आहे. एका रात्री जेवताना त्याला अन्न गिळताना त्रास व्हायला लागला. तो सारखं म्हणू लागला, मला माहीत आहे,

मला कर्करोग आहे. त्याच्या मते त्याच्या वडिलांना याच वयात अन्ननलिकेचा व जठराचा कर्करोग झाला होता. तसंच या आजाराचं हे एक लक्षण आहे, हेही त्याला माहीत होतं. अर्थात बऱ्याच जणांनी त्याला कॅन्सर नाही याची खात्री दिली; पण तपासण्या झाल्यावर त्याचं म्हणणं खरं असल्याचं सिद्ध झालं.

खरंतर कोणत्याही अवघड परिस्थितीला सामोरं जाण्यासाठी प्रामाणिकपणे एकत्र असणं गरजेचं असतं. अशा वेळी खोटेपणा करण्याने किंवा टाळाटाळ करण्याने कुटुंबे दुरावतात. कुटुंबीय नेहमी सांगतात, "आईला सांगू नका, ती हे सहन करू शकणार नाही." मी जेव्हा आईला त्या बाबत विचारतो, तर ती म्हणते, "मला वाटतं, हा कर्करोग आहे." आता शब्द स्पष्ट होतात आणि त्यामुळे कुटुंबीयांसाठी कर्करोग म्हणजे नेमके एक आव्हान आहे की अटळ मृत्यू, याबद्दल आम्ही बोलू शकतो. खोटं बोलण्यामुळे तुमचा आत्मविश्वास कमी होतो. जेव्हा चिकित्सक अडखळतात, कर्करोग हा शब्द उच्चारू शकत नाहीत किंवा खोटी गोष्ट समोर ठेवतात, तेव्हा रुग्णाला ते लगेच ओळखू येतं, "डॉक्टरांना ही केस हाताळता येणार नाही म्हणजे आता आशा बाळगण्यात अर्थ नाही."

अनेक डॉक्टर आता खोटं बोलण्याऐवजी क्रूर प्रामाणिकपणाकडे वळले आहेत. त्यामुळेही चांगलं होण्यापेक्षा उलट नुकसानच होतं. मला अलीकडेच एका रुग्णाच्या पत्नीकडून हृदय भग्न करणारं पत्र मिळालं. तिने लिहिले होते की, तिचे पती पुढच्या भेटीची माझी वेळ पाळू शकणार नाहीत, कारण त्यांनी आत्महत्या केली.

> त्याला अतिशय निष्काळजीपणे व क्रूरपणाने तो कधीच टेनिस खेळू शकणार नाही, बोटीचा कप्तान असू शकणार नाही किंवा पुन्हा कामावर जाऊ शकणार नाही असे सांगण्यात आल्यावर दोन दिवसांनी हे घडले. सर्वच, खास करून पहिल्या दोन गोष्टींवर त्याचं खूप प्रेम होतं.
>
> त्याचा त्याच्या डॉक्टरांवर खूपच भोळा विश्वास होता. त्याला वाटत होतं, ते फक्त आजार दुरुस्त करू शकतात असं नाही, तर ते त्यांना चांगल्यात चांगलं जे करता येईल ते सर्व करतात. विशेषत: त्याचे कर्करोगतज्ज्ञ तसं करू शकले नव्हते.

रुग्णाला त्याची परिस्थिती गंभीर आहे हे सांगणं निश्चितच खूप चांगलं असलं, तरी डॉक्टरांनी त्यासोबत त्यांना हे सत्य आठवून देणं गरजेचं आहे की, 'दुरुस्तच होणार नाही' असा कुठलाही आजार नसतो. एखाद्या आजारामुळे मृत्यूच्या अगदी जवळ गेलेला रुग्णदेखील यापूर्वी कधीच माघारी फिरला नाही असा कोणताही आजार अस्तित्वात नाही.

जेव्हा डॉक्टर थोड्या प्रमाणात हळूहळू आशा बिंबवणे चालू करतात, तेव्हा दुरुस्तीची प्रक्रिया कधीकधी उपचाराच्या आधीच सुरू होते. मला माझी एक रुग्ण आठवते. तिला तिच्या क्ष-किरणतज्ज्ञांनी तिच्या हाडाच्या स्कॅनमध्ये नाट्यमय सुधारणा दिसल्याने औषधे एकदम छान काम करत आहेत, असे सांगितले, तेव्हा ती म्हणाली, ''तुम्ही जर माझ्या उपचाराचा हा कागद पाहिलात, तर तुमच्या लक्षात येईल की, माझी केमोथेरपी अजून सुरू झालेलीच नाही. हे त्या चमकदार टक्कल असलेल्या डॉक्टरमुळे झालं आहे.''

डॉ. अलेक्झांडर लेविना, कॅलिफोर्निया येथील कॅन्सरतज्ज्ञ. यांना कर्करोगाची मानसशास्त्रीय बाजू या विषयाच्या अभ्यासासाठी अलीकडेच अनुदान मिळालं होतं. त्यांना आलेल्या तशा पद्धतीच्या अनुभवांमुळेच त्यांनी त्यासाठी अर्ज केला होता. एक व्यक्ती त्यांच्या दवाखान्यात आणली गेली होती, जिला (Lymphoma) लिम्फोमा झालेला होता. हा आजार शरीरात सगळीकडे पसरला होता. त्या व्यक्तीला कुठल्यातरी आश्चर्यकारक उपचारपद्धतीचा प्रयत्न करून पाहण्यासाठी जर्मनीला जायचं होतं. त्याआधी त्याच्या पत्नीने आग्रहाने त्याला डॉ. लेविनना भेटायला आणलं होतं. डॉ. लेविन यांनी त्या व्यक्तीच्या डोळयात तीव्र भीती पाहिली म्हणून त्याच्यातील विश्वास पुन्हा निर्माण करण्यासाठी व त्याला शांत करण्यासाठीच तिने एक तास वापरला. तो रुग्ण जेव्हा पुढच्या आठवड्यात परत भेटीला आला, तेव्हा त्याची गाठ जवळपास निम्म्याने कमी झाली होती. लेविनने त्यांच्याजवळ खंत व्यक्त केली, ''माझी मागच्याच आठवड्यात तुमचे उपचार चालू करण्याची इच्छा होती.'' लेविनने त्याला सांगितलं, ''तुम्ही माझे उपचार मागेच चालू केलेत.''

आशा ही मोठ्या प्रमाणात रुग्णाचा आत्मविश्वास आणि त्याच्यावर उपचार करणाऱ्या व्यक्तीवरील विश्वासातून निर्माण होत असते. हा आशेचा बंध अनेक पद्धतीने एकमेकांत गुंतलेला असतो. त्यासाठी काही मूलभूत गरजा, जसे अनुकंपा, स्वीकृती, उपलब्धता, माहिती देण्याची इच्छा या खरोखरच आवश्यक असतात. म्हणूनच शस्त्रक्रियेपूर्वीची शस्त्रक्रिया करणाऱ्या गटाची रुग्णासोबतची भेट महत्त्वाची असते. डॉक्टर फक्त शस्त्रक्रिया करून रुग्णाला मदत करत नाहीत, तर आजारातून बरे होण्याची गतीदेखील वाढवतात. डॉ. हर्बर्ट बेन्सन यांच्या 'द माइंड/बॉडी इफेक्ट' या पुस्तकात डॉ. लॉरेन्स एग्बर्ट यांच्या अभ्यासाचा उल्लेख केला आहे. डॉ. लॉरेन्स एग्बर्ट यांनी हा अभ्यास करताना हॉवर्ड येथे एका गटाचे नेतृत्व केले. त्यांनी दाखवून दिले की, दोन गटांपैकी एका गटातील रुग्णांना भूलतज्ज्ञांनी आदल्या रात्री भेट देऊन त्यांच्यावर नेमकी काय शस्त्रक्रिया होणार आहे याचे स्पष्टीकरण व खात्री दिली, तर दुसऱ्या नियंत्रित गटाला असे काहीच केले नाही.

पहिल्या गटातील रुग्णांना निम्मीच वेदनाशामक औषधे घ्यावी लागली आणि दुसऱ्या नियंत्रित गटापेक्षा साधारणत: दोन ते अडीच दिवस आधीच त्यांनी दवाखाना सोडला.

विनोदबुद्धीची जाण हासुद्धा एक प्रचंड ठेवा आहे. अनेक वेळा मी मृत्यूच्या दारात असलेल्या रुग्णाच्या खोलीत असतो आणि आम्ही हसत असतो. खोलीबाहेरील सगळ्या कर्मचारी सदस्यांना वाटते की, आम्ही सत्य नाकारत आहोत. आम्ही हसू शकतो कारण आम्ही अजूनही जिवंत आहोत. दवाखान्यातील व्यक्तींमध्ये ही जाणीव निर्माण झाली पाहिजे की लोक 'जगत' किंवा 'मरत' नसतात; ते जिवंत किंवा मृत असतात. जोपर्यंत ते जिवंत आहेत तोपर्यंत त्यांच्याशी त्याच पद्धतीने वागले पाहिजे. मला 'शेवटच्या टप्प्यातील' हा शब्दच प्रचंड निराश करतो. त्याचा अर्थ आपण त्या व्यक्तीला जणूकाही ती किंवा तो मृत आहे असे समजून उपचार चालू ठेवतो. एका अभ्यासात असे निष्कर्षास आले आहे की, जेव्हा 'शेवटच्या टप्प्यात' असलेल्या रुग्णाच्या खोलीतून बोलावलं जातं तेव्हा इतर रुग्णांच्या खोलीतून आलेल्या हाकेला प्रतिसाद देण्यासाठी जो वेळ लागतो त्यापेक्षा जास्त वेळ लागतो. तो शब्द शारीरिक अवस्थेपेक्षा मनाची स्थिती दर्शवितो व त्यामुळे कर्मचाऱ्यांची चांगली व परिपूर्ण काळजी घेण्याची इच्छा व क्षमता बदलवतो. ते जणूकाही स्वत:च्या मृत्यूला सामोरे जात आहेत अशा रीतीने त्या रुग्णांना सामोरे जातात.

रुग्णांना त्यांचा राग चिकित्सकांजवळ व्यक्त केल्यानंतरसुद्धा चिकित्सकांशी त्यांचं नातं पूर्ववत राहील व ते दुखावले जाणार नाहीत याची खात्री वाटणं आवश्यक आहे. मी अनेक लोकांना त्यांच्या डॉक्टरांबद्दल तक्रार करताना ऐकलं आहे की, ते डॉक्टरांना फक्त आजाराबद्दलच प्रश्न विचारू शकतात. भविष्यात आपण व्यक्त केलेल्या रागाची परतफेड होईल की काय या भीतीने ते स्वत:चा राग व्यक्त करू शकत नाहीत. व्यक्त न झालेला राग रुग्णाला त्रास देतो. आजार दुरुस्त करणाऱ्या संघाचा घटक बनण्यासाठी हा राग जाणून घेणं गरजेचं आहे. व्यावसायिक पातळीवर डॉक्टर रुग्णांच्या टीकेला कदाचित योग्य प्रतिसाद देणार नाही असं वाटल्यामुळे निर्माण होणारे डॉक्टर व रुग्ण यांच्यातील बंध किती कमकुवत असतील नाही? रुग्ण जेव्हा माझ्यावर राग दाखवतात तेव्हा मी आनंदी असतो, कारण त्याचा अर्थ त्यांना माझ्याबरोबर सुरक्षित वाटतं. त्याला ही जाणीव असते की आमच्यातील नातेसंबंध खराब होणार नाहीत व ते संकटातून वाचलेल्या रुग्णांसारखे मुक्तपणे राहतात.

काही वर्षांपूर्वी माझ्या वडिलांची शस्त्रक्रिया झाली. तेव्हा फार त्रोटक सूचना देऊन त्यांना घरी पाठविण्यात आलं होतं. त्याचा परिणाम म्हणून शस्त्रक्रियेमुळे निर्माण होणारी गुंतागुंत त्यांना सोसावी लागली. मी चिकित्सक, शल्यचिकित्सक व अतिदक्षताचिकित्सक (intensivist) या सगळ्यांना माझ्या भावना लिहून व्यक्त

केल्या. शल्यचिकित्सकाकडून निर्माण झालेल्या प्रश्नांसाठी मलाच दोष देणारं पत्र आलं. अतिदक्षताचिकित्सकाने मला उत्तर दिलं, "आभारी आहे. खरंतर आम्हाला अशा पत्रांची नेहमीच गरज आहे जेणेकरून आम्ही आमचे काम उत्तमोत्तम करू शकू." मी माझ्या वडिलांना सल्ला दिला, "शल्यचिकित्सक बदला, अतिदक्षताचिकित्सक तोच राहू द्या."

सुप्त मनाची जागरुकता

कोणतेही उपचार यशस्वी होण्यासाठी डॉक्टरांच्या दृष्टिकोनाचा रुग्णांवर जो परिणाम होतो तो फार महत्त्वाचा असतो. डॉक्टरांचं आपल्यावर परिपूर्ण लक्ष आहे असा रुग्णांचा डॉक्टरांवरील विश्वास हा सगळ्यात महत्त्वाचा घटक होय. काही वर्षांपूर्वी मी इंटर्न असतानाची एक गोष्ट मला आठवते. शस्त्रक्रियागारात एका रुग्णाला मणक्यातील भूल (Spinal Anesthesia) दिली होती. कर्मचारी आपापसांत फक्त कोणत्यातरी खेळाबद्दल संभाषण करीत होते. ते ऐकून त्या रुग्णाने दुःखी मनाने विचारले, "कृपा करून कुणी माझ्या शस्त्रक्रियेविषयी किंवा माझ्याविषयी बोलेल का?" ज्या व्यक्तीला गंभीर स्वरूपाचा कर्करोग झाला आहे आणि कर्मचारी हरलेल्या हॉकीच्या डावासाठी परेशान आहेत किंवा डॉक्टर त्यांचे केस विंचरायला वेळ मिळाला नाही म्हणून तक्रार करीत आहेत अशा वेळी त्या व्यक्तीची काय केविलवाणी स्थिती होत असेल याची कल्पना करून बघा. दुसऱ्याचे अनुभव अनुभवण्याची क्षमताच फक्त दुरुस्तीसाठीचा बंध निर्माण करू शकते. जेव्हा डॉक्टर एकच मिनिटासाठी रुग्णाच्या पलंगाशेजारी बसतात तेव्हा रुग्णाला ते पाच-दहा मिनिटांसारखे वाटतात, तर डॉक्टर जेव्हा दरवाज्यातच उभे राहून बोलतात तेव्हा तीच भेट फक्त १५ सेकंदासारखी वाटते.

रुग्ण जेव्हा गाढ झोपेत, बेशुद्धावस्थेत किंवा भूल दिलेल्या स्थितीत किंवा कोमामध्ये असतो तेव्हाचा डॉक्टरांचा दृष्टिकोनसुद्धा तितकाच महत्त्वाचा असतो. मिल्टन एरिकसन जे एक थोर मनोविकारतज्ज्ञ व संमोहनशास्त्रतज्ज्ञ होते, त्यांनी १९५०च्या सुरुवातीच्या काळात भूल दिलेल्या अवस्थेत रुग्णांना माहिती असलेले व अर्थ असलेले आवाज ऐकवले तर ते ऐकू येतात व समजतात हे दाखवून दिले. एका स्त्रीरोगतज्ज्ञांनी मला एकदा सांगितलं की, बऱ्याच वर्षांपूर्वी त्यांनी भूल देण्यासाठी इथर ऐवजी दुसरं साधं औषध वापरलं, तर त्यांना रुग्णांच्या वागणुकीत जाणवण्याइतपत बदल दिसला. हे पडताळून पाहण्यासाठी त्यांनी कोर्टातील स्टेनो शस्त्रक्रियागारात आणल्या. सिझेरियनच्या वेळेला बोललेल्या प्रत्येक शब्दाची त्यांनी त्यांना नोंद करायला सांगितली. तेव्हा असं लक्षात आलं की, संमोहित

स्थितीत बोललेल्या जवळपास सर्वच शब्दांचा त्या पुनरुच्चार करू शकल्या.

अलीकडेच झालेल्या काही अभ्यासांवरूनही बेशुद्धावस्थेतील मनाच्या जागरुकतेची खात्री करण्यात आली. डेव्हिस येथील वैद्यकीय महाविद्यालय व कॅलिफोर्निया विद्यापीठातील मानसोपचारतज्ज्ञ हेन्री बेनेट यांनी एक टेप भूल दिलेल्या रुग्णांसाठी वाजवली आणि त्यांनी सांगितलं की, जेव्हा जेव्हा ते ती टेप ऐकतील तेव्हा तेव्हा ते ऐकल्याचं त्यांनी मला ऑपरेशननंतरच्या भेटीत कानाला स्पर्श करून, खूण करून सांगावं. त्यांच्यातील जवळपास सर्वांनीच स्वत:चे कान जोरात ओढले, पण एकालाही ती सूचना काय होती ते काही सांगता आलं नाही. दुसऱ्या एका प्रयोगात डॉ. बेनेट यांनी रुग्णांना बेशुद्धावस्थेतच एक हात दुसऱ्या हातापेक्षा जास्त गरम करण्यास सांगितलं आणि त्यांनी तात्काळ तसं केलं. अजून एका रुग्णांच्या गटाला शस्त्रक्रियेपूर्वी त्यांचे रक्त कंबरेच्या भागातून जास्त प्रवाहित होऊ देऊ नका असे भूल देण्यापूर्वी सांगितले. त्या रुग्णांमध्ये शस्त्रक्रियेतील रक्तस्त्राव निम्म्याने कमी झाला. केमोथेरपीचं औषध कॅन्सरपेशीकडे वळविण्याचं व रक्तपुरवठ्याची दिशा बदलून गाठीचा रक्त प्रवाह कमी करण्याचं अविश्वसनीय असं तंत्र आमच्याकडे आहे.

अनेक वर्षांपासून मी रुग्णाच्या निद्रावस्थेतील ऐकण्याच्या क्षमतेचा वापर करतो. कोमात असणाऱ्या रुग्णांना त्यांची वैद्यकीय स्थिती कळावी म्हणून मी त्यांच्याशी संभाषण करतो. एका केसमध्ये तीन वर्षांपासून कोमात असलेल्या एका स्त्रीला मी सांगितलं, "तब्येतीत सुधारणा होण्याची आता कुठलीही चिन्हे नाहीत त्यामुळे तुझे कुटुंब तुला जाण्यासाठी परवानगी देत आहे आणि तुझ्या जाण्याने आई म्हणून तू अपयशी ठरणार नाहीस." मी असंही सांगितलं, "त्यांना तुझी कमतरता जाणवेल, पण तुझी जायची इच्छा असेल, तर तसं करणं योग्य होईल." पंधरा मिनिटांत तिने देहत्याग केला. जेव्हा एखाद्या झोपलेल्या रुग्णाच्या खोलीत मी प्रवेश करतो व सहजतेने मी तेथे असल्याचे जाहीर करतो, तेव्हा त्याच्या निद्रावस्थेतील जागरूकता त्याला माझ्याशी बोलायचं असेल तर जागं करते. जर तो उठला नाही तर तिथे कोणतीही तात्कालिक अडचण नसते. त्यामुळे मी नंतर परत येतो.

अनेक शल्यचिकित्सक आता शस्त्रक्रियेतील गुंतागुंत टाळण्यासाठी भूल दिलेल्या अवस्थेतील मनाच्या शक्तीचा वापर करतात. पाठीच्या खालच्या भागातील शस्त्रक्रियेनंतर अनेक रुग्णांचे कंबरेचे आंतरिक स्नायू आकुंचन पावतात व त्यामुळे लघवी करण्यास त्रास होतो व कॅथेटर बसवावे लागते. एका संशोधक गटाने शस्त्रक्रियेच्या टेबलावर रुग्णांना आश्वासन दिले की, ते स्नायू शिथिल ठेवू शकतील आणि त्यातील एकालाही कॅथेटरची गरज पडली नाही.

शस्त्रक्रियागृहात मी सतत रुग्णांशी काय चालू आहे त्या बाबत संवाद साधत असतो. माझ्या असं लक्षात आलं आहे की, त्यामुळे जीवन व मृत्यू यात फरक

पडू शकतो. ज्या रुग्णांच्या शस्त्रक्रियेच्या वेळी हृदयाच्या गतीत दोष निर्माण होतात, त्यांना खात्री देत बोलत राहिल्यास त्यांची गती नियमित होते किंवा ठोक्यांची वाढलेली गती कमी होते. अलीकडेच मी एका फुटबॉलरसारखा बांधा असलेल्या दणकट तरुण माणसाची शस्त्रक्रिया करीत होतो. त्याच्या आकारामुळे थोडी छोटीशी तांत्रिक अडचण होत होती, म्हणून मी त्याला म्हणालो, ''व्हिक्टर, तू जाड असल्यामुळे मला काही तांत्रिक अडचणी आहेत, परंतु शस्त्रक्रियेत कुठलीही अडचण नाही. फक्त ते करताना थोडेसे अवघड चालले आहे. बाकी एकंदरीत सर्व छान चालले आहे. हे बघ तुझ्या नाडीचा दर मला ८३ प्रति मिनिट हवा आहे.'' नंतरच्या काही मिनिटांतच दुसरे कोणतेही औषध न देता त्याचे ठोके ८३वर स्थिरावले. अनेक भूलतज्ज्ञ ज्यांनी अशा घटनांविषयी ऐकले आहे त्यांनी आता भूल दिल्यानंतर रुग्णांशी शांत करणाऱ्या सूचना देत बोलायला सुरुवात केली आहे. भीतीयुक्त सूचनांमुळे हृदय बंद पडण्याच्या घटना वाढतात.

एकदा एका लठ्ठ तरुण व्यक्तीची आपत्कालीन व अवघड अशी पोटाची शस्त्रक्रिया झाली व त्याला दुरुस्तीच्या शेजारच्या खोलीत नेणार तोच त्याचे हृदय थांबले. हृदय पुनश्च चालू करण्याच्या प्रक्रियेला म्हणजेच resuscitation ला त्याने प्रतिसाद दिला नाही. भूलतज्ज्ञांनी प्रयत्न सोडले व ते बाहेर जाऊ लागले. त्याच वेळेस मी त्या खोलीत जोरात ओरडलो, ''हॅरी, तुझी वेळ आलेली नाही; चल परत ये.'' आणि त्याच्या हृदयाचा आलेख एकदम परत चालू झाला व ती व्यक्ती पूर्णपणे दुरुस्त झाली. अर्थात मी जरी हे सिद्ध करू शकत नसलो, तरी मला खात्री आहे की, माझ्या बोलण्याने फरक पडला. मला माहीत आहे की, जे कर्मचारी तेथे उपस्थित होते, त्यांना इतरांपेक्षा हा अनुभव वेगळा वाटला आणि खरोखरीच रुग्णांशी शक्य असलेल्या कोणत्याही पद्धतींनी संवाद साधला गेला पाहिजे.

भूल दिलेल्या अवस्थेत रुग्णांमध्ये जागृतपणे स्वत:चा बचाव करणारे घटक कार्यरत नसतात. त्यामुळेच त्या अवस्थेत कोणत्याही प्रकारच्या नकारात्मक सूचना देण्याचे टाळणे हे फार महत्त्वाचे आहे. टिम नावाच्या एका वैद्यकीय विद्यार्थ्याने एका शल्यचिकित्सकाची शस्त्रक्रियागारातील वागणूक वर्णन करणारे पत्र लिहिले:

> मला वाटत होते की, बदल्याच्या भूमिकेत बोलण्याचा हक्क हा वैद्यकीय विद्यार्थ्यांपुरताच राखीव असतो; पण मी सर्जनना तसे बदला घेण्याच्या आवाजात बोलताना ऐकले. ते जाहीररित्या बोलले, ''ही बाई सांगते की, मी धार्मिक वृत्तीची आहे! ही आणि धार्मिक वृत्तीची. ही इतकी धार्मिक आहे की, तिच्या दृष्टिकोनात आयुष्य म्हणजे फक्त पक्षीनिरीक्षणाचे पुस्तक खरेदी करणे एवढेच आहे बहुधा!'' त्यानंतर लगेच मी ऐकलं,

"ही इतकी धार्मिक आहे की, तिला वाटतं की क्ष-किरण माऱ्यामुळे तिला त्रास होईल. ही त्याँनित्ब पत्त्ंत्त्गो सचिवपेक्षाही कुरूप आहे." एकामागे एक चालूच होते. अपमानावर अपमान! जणूकाही ती तेथून तीन फुटाच्या अंतरावर नसून हजारो कि.मी. अंतरावर आहे.

"ही म्हणते तिची साखर कमी झाली आहे. ही एक विचित्रच स्त्री आहे."

त्यानंतर ते घोषणा दिल्यासारखे बोलले, "हे बघा, ही कर्करोगाची गाठ आहे. ही संपूर्णपणे कॅन्सरमय झाली आहे." आणि त्यांनी त्या ऊतीचा (Tissue) एक भाग ओढून काढला. जणूकाही ते त्यांच्या पसंतीचे सफरचंदाचे बनवलेले पक्वान्न कापत होते!

ती स्त्री ॲनस्थेशियातून बाहेर येताना तीव्र वेदनेसह रडत व हातपाय थंड झालेल्या अवस्थेत उठली हे वेगळे सांगण्याची गरज नाही.

टीमने तिच्याशी मैत्री करून अजून काही तपासण्या केल्या, तसंच तिच्या स्तनांचा पूर्ण भाग काढून टाकला व माझ्या अपवादात्मक रुग्णांच्या गटातील एक कॅसेट तिला ऐकवली. त्याच्या प्रेमळ आधाराने तिला तिच्या आजारावर ताबा मिळविण्यासाठी मदत झाली. तिच्या वेदना कमी झाल्या. तिला केमोथेरपी किंवा रेडिओथेरेपी विषारी असते असं वाटत असल्यामुळे तिने तो उपचार नाकारला व ज्या धार्मिक व इतर गोष्टींवर तिचा विश्वास होता, त्या स्वीकारल्या. टीमने त्याच्या पत्रात नोंदविले की, इतक्या कमी काळात ती आजारातून बरी झाली की नाही हे माहीत करून घेणे खरेतर उतावळेपणाचे ठरेल. पण दवाखान्यातून सुट्टी झाल्यावर जेव्हा तो तिला भेटला तेव्हा ती उत्साहपूर्ण, प्रेमाने उजळलेली व दमदार वाटत होती.

टिमला अनेक दिवस पेचात पाडणारा तो चमत्कार म्हणजे ते शिवीगाळ करणारे चिकित्सक ज्यांनी तिचे स्तन काढून टाकण्याची शस्त्रक्रिया केली होती, ते तिची खूप काळजी घेत होते व हळुवार झाले होते. टिम लिहितो,

डॉक्टरांनी रिकव्हरी रुममध्ये जाऊन तिला भेट दिली व स्वत:च्या घरी का बोलावले? दवाखान्यातील तिच्या पुढच्या तपासणीला तिचा जो नकार होता, त्या निर्णयाला मदत करणारे व तिला, "घरी जा, आराम कर आणि निरोगी हो." हे सांगणारे ते एकमेव सदस्य कसे काय बनले? यामागचे स्पष्टीकरणदेखील तिने केले.

त्यांनी शस्त्रक्रियेच्या दिवशी सकाळी पंधरा मिनिटांपूर्वी तिला भेट दिली, त्या वेळी तिने त्यांना त्यांनी पूर्वी कधीच न अनुभवलेले (किमान

त्यांच्या एखाद्या रुग्णाकडून तर निश्चितच नाही.) आलिंगन दिले. सुरुवातीला कसा प्रतिसाद द्यावा हे लक्षात न आल्याने ते थोडेसे मागे सरकले. नंतर त्यांनी पुन्हा तिला आलिंगन दिले व दोघांनी घट्ट मिठी मारली.

कधीकधी कोण चिकित्सक आहे व कोण रुग्ण हेच स्पष्टपणे कळत नाही. मला माहीत नाही, पण कदाचित दोघांनीही आपापला कर्करोग दुरुस्त केला असावा. त्यांनी एकमेकांना मदत केली.

रुग्ण जेव्हा जागा असतो तेव्हा मी ऑपरेशन थिएटरमधील व्यक्ती काही बोलणार नाहीत याची खात्री करतो. जेव्हा शल्यचिकित्सक, ''जर हा इथून परत गेलाच, तर हा उभा आला पण आडवा जाईल.'' असा टोमणा मारतात तेव्हा रिकव्हरी रूममध्ये रुग्ण रडत उठला, तर त्यात काहीच नवल नाही. निदानाबद्दल प्रामाणिक राहूनदेखील भविष्यातील उपचारांबाबत सकारात्मक विचार रुजवता येऊ शकतो. जसं एक साधं वाक्य – 'तू ऑपरेशननंतर चांगल्या स्थितीत म्हणजेच चांगली भूक व तहानलेल्या अवस्थेत जागा होशील.' बरे होण्यास मदत करते. सिगारेट अगर पानाचे व्यसनदेखील शस्त्रक्रियेच्या शेवटच्या टप्प्यात सल्ला देऊन घालवता येते. मी परिस्थिती गंभीर झाली तर रुग्णाला विशिष्ट भागातील रक्तस्राव कमी करायचं सांगायला कां कू करत नाही. योगी किंवा संमोहित झालेल्या व्यक्ती रक्तस्राव ताब्यात ठेवू शकतात हे आपल्या सर्वांना चांगलंच ठाऊक आहे. असं निदर्शनास आलं आहे की, भूल दिल्यानंतर तोंडी विनंतीसुद्धा काम करते. मला वाटतं भूल दिली असता दिलेला सल्ला हा कधी काळी मानसोपचार म्हणून वापरला गेल्यास नवलाईचं ठरणार नाही.

ज्या ठिकाणी रुग्णांवर उपचार होतात तेथील अवतीभवतीचा परिसर हा रुग्ण व डॉक्टर या दोघांच्याही दृष्टिकोनावर परिणाम करतो. मला वाटतं की, आपण एक महत्त्वाचा स्रोत - देव व निसर्ग यांच्याशी असलेला आपला संबंध - हरवतो आहोत. कारण दवाखान्याच्या रचनेतून आपण खिडक्या काढून टाकल्या आहेत. बाहेरच्या जगाचा देखावा हा आपला जीवनाशी असलेला दुवा आठवून देतो ज्याची आपल्याला जगण्यासाठी मदत होते. पेनसिल्व्हानिया येथे अलीकडेच झालेल्या एका अभ्यासातून असा निष्कर्ष निघाला आहे की, ज्या रुग्णांच्या खोल्यांसमोर झाडे व आकाश होते ते रुग्ण ज्यांच्या खोल्या विटांच्या भिंतीसमोर उघडणाऱ्या होत्या, त्यांच्यापेक्षा लवकर बरे झाले. डिक सेल्झरने अतिशय प्रभावीपणे असाच परिणाम त्यांच्या मॉर्टल लेसन्समध्ये चिकित्सकांच्या भूमिकेतून मांडला आहे :

अगदी अलीकडेच, जेव्हा शस्त्रक्रियागाराला खिडक्या होत्या तेव्हा

जरी एखादा कीटक महत्प्रयासाने क्वचितच मध्ये शिरून आमच्या शस्त्रक्रियागाराच्या जंतूविरहित असण्याला भीती घालत असला, तरी त्या खिडक्या खरोखर अमूल्य देणगी व आशीर्वादच होत्या. त्या धाडसी किटकाचं असं आनंदानं जाहीर प्रदर्शन करत मध्ये ओढलं जाणं म्हणजे आम्हाला बसलेली एक जोरदार चपराकच! शेजारच्या एका जगाचे दार आपोआप जोरात उघडले गेले. पण एकीकडे आम्ही डोळयात तेल घालून कटाक्षाने आकाशात होणाऱ्या मेघगर्जनासुद्धा या शस्त्रक्रियागारात शिरू देत नव्हतो. अशांसाठी ही घटना म्हणजे एक प्रकारचे आकाशातून आलेले आशीर्वचनच होय. वीजरूपी दैवी सल्ला कडाडला आणि रात्रीच्या वेळी त्या दीर्घायुषी तारका आपत्कालीन वेळी तेथे असलेल्या त्या भपक्याचं व शल्यचिकित्सकाचं गर्वहरण करीत होत्या. डॉक्टरांच्या खांद्याच्या आडून स्वर्गाकडे पाहणाऱ्या त्या रुग्णाला त्यामुळे कोणताही अपकार घडला नव्हता. मला असं वाटतं की, खिडक्या-विटांनी बांधल्यामुळे आपण फक्त वाऱ्याची झुळूक हरवून बसलो नाही, तर आपला स्वर्गाशी असलेला बंध कठोर बनवत आहोत.

♦ ♦ ♦

खिडक्या नसलेल्या खोलीत काम करणं म्हणजे ज्या जंगलातून आकाश दिसत नाही तेथे राहण्यासारखंच आहे. तेथे पाहण्यासाठी आकाश नाही म्हणून देवाचं माहात्म्यच दिसत नाही. त्याऐवजी तेथे असंख्य चैतन्य रूपे पानांमागे व प्रवाहाखाली दडून बसलेली आहेत, ज्यांपैकी एक दुसऱ्यापेक्षा चांगले आहे असे नाही व वाईट, अगर खराब आहे असेही नाही. तरीसुद्धा माणूस स्वत:च्या निवडीनुसार स्वत:ला एखाद्या मंदिराच्या स्वाधीन करतो. जेथे काचेच्या तावदानाच्या बाहेर लगेच गायी चरत आहेत आणि ताऱ्यांचा प्रकाश माझ्या फर्निचरवर चमकत आहे अशा अनेक खिडक्या असलेल्या शस्त्रक्रियागारात काम करणं काय किंवा प्रेअरीच्या वृक्षहीन गवताळ प्रदेशात रमणं काय, दोन्ही स्वर्गात भटकल्यासारखंच आहे.

असे हे स्वर्गीय बंध पुनश्च प्रस्थापित करण्यासाठी मी संगीताचा वापर करतो. संगीतामधील आजार बरे करण्याचे हे गुणधर्म बायबल काळापासून सर्वश्रुत आहेत. बायबलमधील ईश्वराचे प्रेषित तंतुवाद्यांवर अशा काही संगीताच्या रचना तयार

करीत की, त्यामुळे तुमच्यामधील दिव्य संवेदनशील शक्ती कार्यरत होण्यासाठी आवश्यक अशी मानसिक अवस्था तयार होते. जसे एलिशाबाबत बोलले जाते. एलिशा या प्रेषिताने स्वतःच्या संगीताच्या आधारे एका लहान मुलाला जिवंत करण्यासाठी दिव्य शक्तीचा वापर केला असं म्हणतात. "जेव्हा शाहीराने वाद्यवृंद वाजविले, देवांनी त्याला आशीर्वाद दिले - जे त्याला संकटातून पार पाडणार होते." राजा साऊल, जो देवांची आज्ञा न पाळल्यामुळे निराशाग्रस्त होता, तेव्हादेखील डेव्हिड या प्रेषिताने त्याला आजारातून बरे करण्यासाठी वाद्यसंगीत वाजविले होते.

संगीतामुळे आध्यात्मिक खिडकी उघडते. मी जेव्हा पहिल्यांदा शस्त्रक्रियागारात टेपरेकॉर्डर आणला तेव्हा तो एक स्फोटक उपद्रवी घटक आहे, असंच गृहीत धरलं गेलं; पण आम्ही तो बॅटरीवर चालवला. नंतर नंतर परिचारिका व इतर भूलतज्ज्ञांना इतकं छान वाटत होतं की, जर मी टेपरेकॉर्डर लावायला विसरलो तर आता ते मला आठवण करून देत असत. आता न्यू हेवेन येथील जवळपास सर्वच शस्त्रक्रियागारांमध्ये टेपरेकॉर्डर्स आहेत.

सॅनफ्रॅन्सिस्को येथील एका चर्चमधील पॅसिफिक मेडिकल सेंटरमध्ये झालेल्या एका अभ्यासात अलीकडेच असं निदर्शनास आलं आहे की, संगीताच्या साहाय्याने लहान मुलं व मोठी माणसंदेखील चिंता, तणाव व वेदना सहज सहन करू शकतात. हृदयातील कॅथेटरायझेशनच्या प्रक्रिया ज्या व्यक्तींमध्ये केल्या, त्यातील लहान मुलांनी बडबड गीतांना उत्तम प्रतिसाद दिला. मोठ्या व तरुण मुलांना धावत्या, उडत्या चालीच्या संगीताने, तर मोठ्यांना त्यांच्या आवडीच्या गीतांनी शांत वाटले.

Biokinesiologists या अभ्यासकांनी असं दाखवून दिलं की, मोठ्या आवाजातील रॉक संगीतामुळे व्यक्ती दुर्बल बनू शकतात आणि म्हणूनच ऑपरेशन थिएटरसाठी मी त्याचा उपयोग करत नाही. कर्मचारी व रुग्ण या दोघांनाही तणावाशी जुळवून घेण्यासाठी संगीताची मदत झाली पाहिजे. चालू असलेल्या संगीतामुळे ऑपरेशन थिएटरमध्ये सगळ्यांचं लक्ष 'ऑपरेशन हे एका जिवंत व्यक्तीवर चालू आहे' याकडे केंद्रित व्हायला हवं. शस्त्रक्रियेपासून स्वतःला दुसरीकडे खेचलं जाऊ न देता ती व्यक्ती जणूकाय जागी आहे असं वाटण्यास मदत व्हावी. माझ्या असं लक्षात आलं आहे की, आध्यात्मिक संगीत व शीला ऑस्ट्रॅन्डर आणि लिन श्रिऑडर यांनी सुपरलर्निंगसाठी शिफारस केलेले बॅरॉक लार्गोच्या हालचालींचे संगीत दोन्ही त्या दृष्टीने खूप प्रभावी आहेत. दवाखान्याचे वातावरण आजार दुरुस्त करणारे वातावरण बनावे म्हणून कोणतेही संगीत जे मनाला शांतता देणारे किंवा रुग्णांना बरे करणारे वाटेल ते वाजविण्यासाठी मी रुग्णांना प्रोत्साहित करतो. हाल लिंगरमन यांचे 'The Healing Energies of Music' हे पुस्तकदेखील या संदर्भात वाचनीय आहे असे मला वाटते. मूळ शास्त्रीय संगीतात थोडे बदल करून तयार

केलेल्या, डॅनिअल कोब्रियाल्का यांच्या काही रचनादेखील अतिशय सुरेख आहेत.

कोणत्या प्रकारचे संगीत कधी योग्य ठरेल हे मी शिकलो आणि शस्त्रक्रियेच्या प्रसंगानुरूप मी ते बदलतो. माझ्याकडे रक्तस्राव थांबवण्यासाठी विशिष्ट पद्धतीचे संगीत आहे असे सांगून विद्यार्थ्यांना मी नेहमी चिडवत असतो. कधीकधी त्यामुळे विनोदी प्रसंगदेखील घडले आहेत. मला आध्यात्मिक संगीत आवडते आणि एका दुपारी मणक्यातील भूल दिलेल्या एका व्यक्तीवर मी जेव्हा काम करत होतो तेव्हा टेपमध्ये अचानक प्रार्थना चालू झाली. त्या रुग्णाचे डोके अचानक उठले आणि त्यानं विचारलं, "ऑपरेशनमध्ये काही अडचण आहे का?" आम्ही सगळे हसलो आणि सांगितलं, "नाही." मग त्याला बरं वाटलं. तो म्हणाला, 'When Irish Eyes are Smiling' हे गाणे गायलात तर मला छान वाटेल." आम्ही ते गाणे गायलो आणि त्याला खूप आनंद आला. एका रुग्णाने शस्त्रक्रियेच्या थोडा वेळ आधी एक तंतूवाद्यावर वाजवलेले संगीत ऐकले व म्हणाला, "मी जागा असताना हे ऐकलं म्हणून बरं झालं. जर मी उठल्यावर हे ऐकलं असतं, तर मी कुठं आहे हेच मला समजलं नसतं." अजून एके दिवशी एका रुग्णाची निरुपद्रवी गाठ काढण्याची शस्त्रक्रिया त्या जागेपुरतीच भूल देऊन चालू होती. तेव्हा त्याने अचानक हसायला सुरुवात केली आणि म्हणाला, "अगदी बरोबर." कारण पार्श्वभूमीवर फ्रँक सिनात्रा, 'Why not take all of me' अशा आशयाचं गाणं गात होता.

दुहेरी ताबा

डॉक्टर व रुग्ण यांच्यामधील नाते हे इतर कोणत्याही घटकांपेक्षा उपचारासाठी निर्णय घेण्याच्या प्रक्रियेतील रुग्णाच्या सहभागावर अवलंबून असते. अपवादात्मक रुग्णाला स्वत:चे उपचार व जीवनविषयक जबाबदाऱ्यांमध्ये सहभागी व्हायचे असते आणि जे डॉक्टर ह्या दृष्टिकोनाला प्रोत्साहन देतात ते त्यांच्या रुग्णांना लवकर बरे होण्यासाठी मदत करतात.

लहान मुलांवर अलीकडेच झालेल्या दोन संशोधनांतून अशा सहभागाचे महत्त्व लक्षात आले आहे. विन्सकॉन्सिन येथील मेडिकल स्कूलच्या विद्यापीठात डॉ. चार्लिन कौनाघ यांनी ज्या मुलांना पोळल्यामुळे जखमा झाल्या होत्या अशा मुलांचे दोन गट केले. एका गटाला ठरवून दिलेली शुश्रूषा मिळाली, तर दुसऱ्या गटाला त्यांची मलमपट्टी त्यांना स्वत:लाच बदलायला शिकविलं. ज्या गटाचा सहभाग सक्रिय होता त्यांना औषधे कमी प्रमाणात लागली व त्यांच्या बाबतीत कमी प्रश्न निर्माण झाले. पेलो अल्टो, कॅलिफोर्निया येथे दमा असलेल्या मुलांच्या गटाला त्यांच्या आजाराबद्दल व औषधांबद्दल माहिती दिली होती. त्यांना औषधांची गरज आहे किंवा

नाही हे त्यांनी स्वत:च ठरवण्यासाठी त्या मुलांना उद्युक्त केले गेले. त्यानंतर त्या मुलांवर शाळा बुडविण्याची वेळ क्वचितच आली; तसंच त्यांच्या आपत्कालीन वॉर्ड भेटीचा सरासरी दर हा दर महिन्यावरून दर सहा महिन्याला असा घसरला.

एकमेकांच्या जबाबदाऱ्या वाटून घेण्यामुळे सहकार्य वाढते आणि मनातील खदखदणारा संताप जो सहसा गैरकायदेशीर घटनांकडे वळण्यास कारणीभूत ठरतो, तोदेखील कमी होतो. ज्या घटनांचे भवितव्य कुणालाच माहीत नसते त्या बाबत गृहीतके न धरता निर्णय जर दोघांच्या सल्लामसलतीने घेतला गेला, तर सहसा उगाचच तर्क-वितर्क केले जात नाहीत किंवा उलट आळ घेण्याचा प्रकार घडत नाही. रुग्णांना जे हवे आहे तेच मी त्यांच्यासाठी करतो आहे, ही भावना रुग्णांच्या मनात निर्माण झाल्याशिवाय मी त्यांना भूल देत नाही. (अर्थात काही रुग्ण भविष्यात त्यांच्या निर्णयामुळे काही चुकीचे घडले तर स्वत:वरच राग काढतात. अशांना मी त्यांचा निर्णय माझ्यावर सोपवा असे सुचवितो. त्यांना स्वत:ऐवजी मी माझ्यावर विसंबून राहण्यास सांगतो. मी माझे कार्य उत्तमोत्तम केलेले असते त्यामुळे त्यांचा राग मी सांभाळू शकतो.)

बऱ्याचदा अनेकांना आपल्याला जगायचे आहे अशीच अंतर्मनातून खात्री नसते. त्यामुळे ते लोक उत्तम उपचारांपासून वंचित राहतात किंवा त्यांच्यामध्ये अशा उपचारांचे साईड इफेक्ट्स जास्त प्रमाणात दिसून आल्यामुळे ते उपचारच थांबवावे लागतात. जेव्हा त्यांना मनातून तीव्रतेने जगण्याची इच्छा असते, पण तरीसुद्धा ते जर डॉक्टरांचे म्हणणे मान्य करीत नसतील, तर अशा वेळी डॉक्टरांनी त्यांच्या अलिप्त होण्याला अगर तसे करण्याला विरोध केला पाहिजे. जे चिकित्सक भविष्याची हमी देऊ पाहतात ते सहसा ठरावीक प्रकारच्या उपचारांसाठी रुग्णांवर दबाव आणतात, ज्यामुळे आजार दुरुस्त होऊ शकला नाही तर अपयशाची भावना निर्माण होते व रुग्ण डॉक्टरांवर उलट आळ घेऊ शकतात.

त्या उलट जेव्हा रुग्ण निश्चिन्तपणाने एखादा उपचाराचा प्रकार निवडतो व हे सत्य स्वीकारतो की मृत्यू हा एक ना एक दिवस येणारच आहे; तेव्हा तो रुग्ण कधीच अपयशी ठरत नाही किंवा घेतलेल्या निर्णयाचा अनादर करत नाही. म्हणूनच रुग्णांनी स्वत: उपचारांची निवड करावी व त्या उपचारांशी एकरूप होण्याचा प्रयत्न करावा यासाठी चिकित्सकांनी काळजी घ्यायला हवी.

चिकित्सकांनी सर्वच रुग्ण स्वीकारणे हे त्याचे कर्तव्य असले, तरी रुग्णांनी निवडलेल्या सर्वच गोष्टींना आधार दिलाच पाहिजे असे आवश्यक नाही. चिकित्सकांना रुग्णांना, ''तुम्ही जे स्वीकारलं आहे तो मार्ग मला मान्य नाही आणि त्यासाठी मी काही करू शकणार नाही.'' हे सांगण्याचा अधिकार आहे; पण दुर्दैवाची बाब अशी आहे की, त्यामुळे अनेक लोक त्यांच्या चिकित्सकांकडे परतच येत नाहीत. मी

सहसा अशा रुग्णांना सांगत असतो, "तुम्ही निवडलेल्या उपचारांशी मी सहमत नाही आणि तुझा हा आजार जर मला झाला असता तर तू निवडलेला उपचार मी निवडला नसता. कारण आजारातून बरे होण्याची सर्वोत्तम संधी त्यामुळे आहे असं मला वाटत नाही, पण जर तुझी इच्छा असेल तर मी तुला जमेल ती मदत करीन व तुझ्या संपर्कात राहीन."

नंतर आपण निवडलेल्या उपचारांमुळे आजार बरा होऊ शकत नाही हे जेव्हा रुग्णांच्या लक्षात येते तेव्हा ते तुमच्याकडे परत येतात. ते म्हणतात, "तुम्हाला माझी नक्कीच काळजी वाटते, कारण फक्त तुम्ही माझ्याशी संबंध टिकवून ठेवले आहेत. आता तुम्ही माझे ऑपरेशन कराल का?" डॉक्टरांनी सुचविलेला उपचार उशिरा का होईना, पण मोकळेपणाने रुग्णाला स्वीकारता यावा यापेक्षा त्याची आशा बळकट करण्याचा दुसरा कोणताही मार्ग नाही. सुरुवातीला जरी रुग्णांनी स्वत:च बरे होण्याचे प्रयत्न केले असतील किंवा माझा वैद्यकीय सल्ला नाकारला असेल, तरी मी जे त्यांना सुचवले होते, ते कालांतराने का होईना, पण जवळपास माझ्या शंभर टक्के रुग्णांनी स्वीकारले आहे. किरणोत्सार असो, केमोथेरपी असो अगर शस्त्रक्रिया असो, रुग्ण त्याचा विचार करतात. "माझ्याशी उगाच डॉक्टरांसारखे बोलू नका! तुम्ही जर तसे केले, तर मी काही परत येणार नाही." अगदी ह्या वाक्यानेच ज्यांनी माझी पहिली भेट घेतली त्यांनीसुद्धा हे स्वीकारले.

चिकित्सकांनी दिलेली स्वीकृती रुग्णाला आजारातून दुरुस्त करण्यासाठी तसेच मानसिक शांतता मिळविण्यासाठी मदत करू शकते. जसे न्यू जर्सीला गेलेल्या एका इंग्रज स्त्रीच्या ब्रिगेटच्या बाबतीत घडले. इंग्लिश वैद्यकीय पद्धतीप्रमाणे तिने एका चिकित्सकाला नेमले होते, परंतु तो तिला आवडला नाही, म्हणून ती पुन्हा कधीच त्याच्याकडे गेली नाही. तिच्या डाव्या बाजूच्या स्तनात टरबुजाइतकी मोठी गाठ झाली होती. मी तिला तपासून उपचार म्हणून काही गोष्टींची यादी अगदी शस्त्रक्रियेपासून ते देवाच्या प्रार्थनेपर्यंत सादर केली. यापैकी जे काही तिच्या उपयोगी पडेल त्याचा तिने स्वीकार करावा असं सांगितलं. ती म्हणाली, "तुम्ही पहिले डॉक्टर आहात जे माझ्यावर ओरडून किंवा किंचाळून बोलले नाहीत की, इतके दिवस तू कोठे होतीस? तू आधी का नाही आलीस? असा मूर्खपणा का केलास? तुझे डोके फिरले आहे का?" मी तिला सांगितले की ते माझे काम नाही. माझे काम आहे रुग्णांचा स्वीकार करणे व त्यांना मदत करण्याचा प्रयत्न करणे.

माझ्याकडे ब्रिगेटने काढलेली चित्रे होती. सुरुवातीला जरी तिने किरणोत्सार व केमोथेरपीला विरोध केला होता, तरी तिच्या चित्रांमध्ये मात्र नकळत त्या विषयीचा सकारात्मक दृष्टिकोन व्यक्त होत होता. काही महिन्यांनी तिची केमोथेरपी सुरू झाली व तिची गाठ विरघळली आहे हे सांगण्यासाठी फोन आला. तिचा हा

प्रतिसाद इतका नाट्यमय होता की, आता तिला किरणोत्साराची गरज पडणार नाही, असं तिच्या कर्करोगतज्ज्ञांना वाटू लागलं होतं. ब्रिगेटच्या मूळ अवस्थेला स्वीकारल्यामुळे आम्ही सांगू तो उपचार स्वीकारण्याची क्षमता तिच्यामध्ये निर्माण झाली.

अनेक चिकित्सक रुग्णांचा सगळा कार्यक्रमच स्वत: आखण्याचा प्रयत्न करतात. ते त्यांच्या रुग्णाला स्तन काढून घेण्याच्या शस्त्रक्रियेनंतर Reach to recovery (शस्त्रक्रियेनंतरचा मानसिक व शारीरिक पुनर्वसनासाठीचा कार्यक्रम) या योजनेचा वापर करण्यासदेखील प्रतिबंध करतात. खरंतर असं करण्याचा त्यांना कोणताही अधिकार नसतो; पण काही चिकित्सक रुग्णांच्या आयुष्याचा, तसंच उपचारातील तांत्रिक गोष्टींचा ताबा घेण्याचा प्रयत्न करतात. त्याहीपेक्षा दुर्दैवी सत्य हे आहे की, अनेक रुग्ण त्यांना तसे करू देतात. चिकित्सक हे जितके त्यांच्या शिक्षणामुळे घडतात तितकेच त्यांच्या रुग्णांमुळे घडतात. बहुतेक रुग्णांना त्यांचे सर्व निर्णय सर्वशक्तिमान अशा वडीलरूपात असलेल्या डॉक्टरांवर सोडायचे असतात. अपवादात्मक रुग्ण मात्र स्वत:च्या जबाबदाऱ्यांसाठी स्वत: झगडतात; पण या त्यांच्या जगण्याच्या कृतीसाठी त्यांना शिक्षा दिली जाते. कारण ते डॉक्टरांनी अनुभवलेल्या अल्पसंख्यांकांपैकी एक असतात. अलेक्झांडर सोल्झेनिटस्न यांच्या 'Cancer Ward' या पुस्तकात त्यातील नायक अलेक्झांडर, हा आपल्या चिकित्सकांकडे तक्रार करतो:

> तुमच्याकडे रुग्ण येतो न येतो तोच तुम्ही त्यांच्याविषयी सगळे ठरवायला चालू करता. त्यानंतर तुमच्या ठरलेल्या क्रमानुसार तुमचे विचार, तुमच्या पाच मिनिटांच्या सभा, तुमचे कार्यक्रम, तुमचा आराखडा आणि तुमच्या वैद्यकीय विभागाचा सन्मान. जसा मी शिबिरापूर्वी होतो तसाच पुन्हा एकदा मी वाळूचा कण बनलो. पुन्हा एकदा हे सिद्ध होते की, माझ्यावर काहीच अवलंबून नाही.

आधुनिक वैद्यकशास्त्रावर टीका करणाऱ्यांनी अनेकदा डॉक्टरांच्या संपाच्या काळात मृत्यूदर कसा कमी झालेला आहे हे निदर्शनास आणून दिले आहे. 'लॉस एंजेल्स व बोगोटा' येथे १९७६ साली आणि १९७३ साली 'जेरूसलेम' येथे जेव्हा संप झाला त्या वेळची गोष्ट. सहज व साध्या शब्दांत ते सांगतात, ''वैद्यकीय शुश्रूषा तुमच्या आरोग्यास हानिकारक!'' अशा काही घटनांमुळे रुग्णांना अचानक जाणवायला लागते की, त्यांनी स्वत:साठी स्वत:च बाहेर पडायला हवं व स्वत:चे निर्णय स्वत:च घ्यायला हवेत, जसं ते आधीपासून करत होते आणि तरच ते स्वत:ला जास्त काळ जगवू शकतील. अनेक वर्षांपूर्वी केपकोड येथे ॲम्ब्युलन्स

चालकांचा संप होता. त्या वेळी उन्हाळयात आम्ही तेथे घर केले होते. मनात तीव्र भीती होती की, आपत्कालीन रुग्णांचे काय करावे? परंतु संप मिटेपर्यंत आपत्कालीन रुग्णांची संख्या उतरत्या क्रमाने कमी झाली. आपला आपल्या शरीरावर किती ताबा असतो, हे सांगणारे अजून एक अजब उदाहरण!

उत्तम तंत्रज्ञ की उत्तम उपचारक

बऱ्याचदा रुग्णांशी सफल संवाद साधण्यात आम्हाला अपयश येतं. कारण आम्हाला निव्वळ तंत्रज्ञ बनण्यास शिकविले गेलेले असते. वैद्यकीय महाविद्यालयांमध्ये आम्ही आजाराबाबत सगळं शिकतो, परंतु आजाराचा आजार झालेल्या व्यक्तीसाठी काय अर्थ असू शकतो या बाबत काहीच शिकत नाहीत.

वॉशिंग्टन येथील वैद्यकीय महाविद्यालयाचे डॉ. आर्थर क्लिनमन यांनी चिनी, अमेरिकन व तैवान येथील लोकवैद्यकशास्त्रांचा अभ्यास केला. वैदूंना आजार बरे करण्यात सातत्याने मिळणाऱ्या आश्चर्यकारक यशासाठी त्यांच्या मते रुग्णांची मानसिकता व संस्कृती कारणीभूत ठरते. चिनी लोकांच्या मानसिक आजाराला लागलेला मोठा कलंक म्हणजे चिनी व्यक्ती कशालाही फक्त 'औदासिन्य' हाच आजार मानतात. उदाहरणार्थ, शारीरिक लक्षणांच्या स्वरूपात पाहिले तर थकवा. त्यामुळे रुग्णाचा जर एखाद्या प्रश्नाच्या शारीरिक पातळीवरच्या कारणांवर विश्वास नसेल, तर कोणत्याही उपचाराला विरोध होईल व तो उपचार परिणामकारक होणार नाही.

रोग म्हणजे शारीरिक किंवा मानसिक लक्षणे किंवा डॉक्टरांना दिसणारी हानी, तर आजार म्हणजे रुग्णाचा वैयक्तिक बरे न वाटण्याचा अनुभव होय. रोग व आजार यांतील फरक अशा पद्धतीने क्लिनमनने स्पष्ट केला आहे. जेव्हा एखाद्या व्यक्तीला शास्त्रीय ज्ञान नसते व त्याचे उपचार पाश्चिमात्य चिकित्सकांकडून केले जात असतात, तेव्हा या दोन्हींमध्ये जाणवण्याइतपत फरक असतो.

मी सहसा मोठी मोठी स्वप्ने पाहण्यास किंवा खूप पैसा लागेल अशा दिखाव्याच्या उपचारास मान्यता देत नाही. (जर रुग्णाचाच त्यावर विश्वास असेल तरच, अन्यथा नाही.) पण प्लेटोने सांगितलेल्या स्वतंत्र लोकांच्या चिकित्सकांसारखे आपण रुग्णांना त्यांच्या आजाराबद्दल त्यांना नेमके काय वाटते ह्याचा निश्चितच विचार करायला हवा. आजार म्हणजे त्यांना स्वत:चे नुकसान किंवा तोटा (किंवा फायदा) यापैकी काय वाटते व त्यावर होणारे उपचार कसे असावेत या बाबत त्यांचे काय मत आहे याचा विचार करणे आवश्यक आहे. बऱ्याचदा ठरावीक पद्धतीच्या अभ्यासक्रमानुसार प्रश्न विचारण्यामुळे घटनांच्या काळाचा किंवा घटनेचा रुग्णासाठी असलेला संदर्भ कळत नाही. जसे काही कौटुंबिक घडामोडींचा संदर्भ जाणून

घेण्यासाठी जेव्हा आपण रुग्णाला विचारतो, तुमचे वडील कशाने वारले? या प्रश्नामुळे रुग्णाचे वडील मागच्या आठवड्यात गेले की, वीस वर्षांपूर्वी गेले ह्याचे आकलन होत नाही. अशा वेळी रुग्णांनी स्वत:हून त्या बाबत काही सांगितल्याशिवाय डॉक्टरांना घटनेच्या कालनियमनाबाबत कल्पना करता येत नाही आणि बऱ्याचदा रुग्ण स्वत:हून असे करत नाहीत.

व्यावसायिकांचा आणि रुग्णांचा एकमेकांशी जितका जवळीकीचा संवाद होईल, तितका त्यांचा दृष्टिकोन एकमेकांसारखा बनेल व त्यावर झालेल्या बोलाचालीतून मिळणारे परिणाम सर्वोत्तम असतील. जर एखाद्या व्यक्तीचा धार्मिक पद्धतीने बरे होण्यावर (जसे कोणीतरी डोक्यावर हात ठेवल्याने) अटळ विश्वास असेल, तर डॉक्टरांनी अडथळा बनू नये. तसेच त्या उपचाराच्या परिणामांपासून रुग्णाला वंचित करू नये. चिकित्सकाच्या भूमिकेतून अशा पद्धती निरुपयोगी वाटत असल्या, तरी रुग्णाचा जर त्यावर विश्वास असेल तर त्या पद्धती उपयोगी पडू शकतात.

मी रुग्णांना नेहमी त्यांना झालेला आजार जर मला झाला असता तर मी कोणता उपचार निवडला असता ते सांगतो. त्यानी निवडलेल्या उपचारांमध्ये जशा मला बरोबर वाटणाऱ्या काही गोष्टी कदाचित नसतील तसेच माझ्या निवडीमध्ये कदाचित ते करू इच्छित असलेल्या काही गोष्टी कदाचित समाविष्ट नसतील; पण मी त्यांची निवड चांगली नाही असे सांगून त्या पद्धतीमुळे होणाऱ्या फायद्यांपासून त्यांना वंचित करत नाही. त्याऐवजी आमच्या एकत्रित श्रद्धांचे जाळे कसे तयार होईल याची काळजी घेतो. डॉक्टर व रुग्ण यांच्या श्रद्धा जरी परस्परविरोधी असल्या, तरी किती चांगल्या रीतीने स्वीकारता येतील हे माझ्या दृष्टीने संपूर्ण वैद्यकशास्त्राच्या यशाचे खरेखुरे मोजमाप आहे. आपल्यापैकी कोणीच एकमेकांवर जबरदस्ती करू नये. त्याऐवजी मी म्हणेन, जर एखाद्या वेळेस तुमच्या श्रद्धा काम करत नसतील तर माझ्या श्रद्धांवर विश्वास ठेवून बघा.

माझी अलीकडेच एका ख्रिश्चन शास्त्रज्ञांशी, विवियनशी भेट झाली. ती सांगत होती की, ती व्यर्थच एका गोष्टीचा प्रयत्न करीत होती. प्रार्थनास्थळी जाऊन प्रार्थनेच्या आधाराने तिच्या मूत्राशयाच्या जंतूचा प्रादुर्भाव दुरुस्त करण्याचा तिचा प्रयत्न होता. एक दिवस ते दुखणे सहन न झाल्यामुळे तिला आपत्कालीन विभागात जावे लागले. तिथे तिने एका तरुण अननुभवी डॉक्टरांकडून औषधे घेतली व चोवीस तासात तिचा सगळा त्रास नाहीसा झाला. या अनुभवाने ती खूप बदलली व तिच्या हे लक्षात आले की, औषधेसुद्धा देवाकडून आली असून आपल्या आंतारिक शक्तीसोबत त्याचा वापर केला पाहिजे.

ज्या गोष्टी परिणामकारक नाहीत असं मला वाटतं, त्यासाठी मी बराच वेळ व पैसा खर्ची घालून रुग्णांशी बोलण्याचा प्रयत्न करतो. हे अगदी स्वाभाविक

असलं, तरी रुग्णांच्या जिथे सकारात्मक श्रद्धा गुंतलेल्या आहेत, तिथे त्यांचं समर्थन करण्याचादेखील प्रयत्न मी करतो. आशा पल्लवित होतील अशी कृती करणं हे निश्चितच फायद्याचं असतं. काही अभ्यासकांच्या असं लक्षात आलं आहे की, पैसा खर्च करण्याने व दूर दूरवर भ्रमंती केल्याने रुग्ण बरे होण्यास मदत होते. "माझ्या पैशातून मला योग्य मोल असलेलं मिळालं." हे सांगण्यासाठी एक मोठा आधार त्यामुळे त्यांना मिळतो.

परंतु अशा प्रयत्नांनी त्याहीपेक्षा मोठ्या पातळीवर बदल घडवता येतो. अशा पद्धतीचा रुग्ण त्यांच्या चिकित्सकाचा सल्ला मनापासून ऐकतो व त्यावर अंमल करतो. जोपर्यंत रुग्णांची माझ्याकडे येण्याच्या इच्छेची तीव्रता मला जाणवत नाही तोपर्यंत त्यांनी मला चित्रे पाठवावीत व फोन करावेत असे मी त्यांना सांगत असतो. मोन्टाना येथील एक सद्गृहस्थ माझ्याकडे आले तेव्हा फक्त तीन महिने ते जगू शकतील अशी त्यांची अवस्था होती. त्यांच्या आशेच्या बळावर अठरा महिन्यांनंतरसुद्धा ते जिवंत होते. याबरोबरच थोडेसे सोडून देण्याची वृत्तीही रुग्णाला डॉक्टरांच्या श्रद्धा स्वीकारण्यास मदत करते व वैद्यकीय उपचारास काम करण्याची एक खरी संधी मिळते. रुग्णांचा चिकित्सकाच्या काम करण्याच्या पद्धतीवर विश्वास नसतो, तेव्हा ते जाणीवपूर्वक औषधे न घेता किंवा नकळत प्रतिरोध करतात. या दोन्हीही प्रकारात बरे होणे परिणामकारक राहत नाही.

जी व्यक्ती कधीतरी स्वत: गंभीर आजारी पडलेली असते ती उत्तम डॉक्टर बनू शकते, कारण रुग्णांना समजून घेण्याची किंमत तिला कळलेली असते. स्वत:ला मानसिक तणावापासून वाचवण्यासाठी आजारी व्यक्तीचे अनुभव अनुभवू नयेत, असं आमच्या सर्व शिक्षणात आम्ही शिकलो. आमची सर्व परिभाषा अलिप्त राहण्यावर जोर देते. दवाखान्यातील कागदपत्रे हाताळणारी व्यक्ती 'हृदय विकाराचा झटका' म्हणण्याऐवजी म्हणते, 'कोड नं ५'. अर्थात भावनिक दुरावा हा डॉक्टर व रुग्ण दोघांनाही त्रासदायक ठरतो. रुग्णाला आपली नितांत गरज असते, तेव्हाच नेमके आपण त्यांची साथ देत नाही. रुग्ण मृत्यूशी झगडत असतो तेव्हा डॉक्टरांना किती अवघड वाटतं हे परिचारिकांना चांगलं ठाऊक असतं. आमच्या शिक्षणपद्धतीमुळे आम्ही एकतर बरे करणारे देव किंवा जादू करणारे जादूगार आहोत अशीच प्रतिमा आमच्या मनात रुजवलेली असते. त्यामुळे आपण काय गमावलं आहे हेच नेमकं उमगत नाही आणि त्यामुळे उगाचच अपयशाच्या भावनेने अतिशय निराश होऊन आम्ही मान खाली घालतो.

डॉक्टर व रुग्ण यांच्यातील अंतर डॉक्टरांमध्ये स्वत:बद्दल अभेद्य असल्याची जाणीव निर्माण करते. जसे, 'आजार मला थोडाच झाला आहे. दुसऱ्याला झाला आहे.' वैद्यकीय विद्यार्थ्यांनी गच्च भरलेल्या खोलीत मी सांगतो की, 'अगदी प्रत्येक

जण मरणारच असतो.' ते सगळे हसतात. पण हेच विधान मी शिक्षण पूर्ण झालेल्या डॉक्टरांच्या खोलीत सांगतो तेव्हा तेथे स्मशानशांतता पसरते. आपण हे सत्य सतत नाकारतो. ओकोहाल्मा वैद्यकीय केंद्रांच्या विद्यापीठातील मानसोपचार विभागाचे प्रमुख डॉ. गोर्डान डेकर्ट यांना निरीक्षणात असं दिसलं की, चिकित्सकांना ते नेमका काय विचार करतात किंवा त्यांची कशावर श्रद्धा आहे हे सहसा माहीत असतं, परंतु आपल्या अंतर्मनाला काय हवं आहे याचा ते क्वचितच विचार करतात.

अमेरिकन मेडिकल असोसिएशनच्या महाविद्यालयाच्या वतीने स्थापित केलेल्या एका गटाने अलीकडेच एक निष्कर्ष सादर केला. डॉक्टरांचं प्रमुख उद्दिष्ट रुग्णाला आजारापासून मुक्तता देणं असतं; मात्र त्यांना असं आढळून आलं की, सुपर स्पेशलायझेशनमुळे 'माणसांच्या गरजांचा योग्य तो सन्मान' राखला जात नाही. संघटनेचे सचिव डॉ. स्टीव्हन यांनी सांगितलं की, त्या सन्मानाचे संगोपन करण्याच्या पद्धतींना प्राधान्य देऊन उदाहरणांद्वारे वैद्यकीय शाळांमध्ये या पद्धती कशा शिकविता येतील, या प्रश्नाला सध्या या शाळा सामोरे जात आहेत.

त्याऐवजी महाविद्यालयांमधून विद्यार्थ्यांच्या मनावर सर्वांत आदर्श तंत्रज्ञान म्हणजे वैद्यकीय तंत्रज्ञान हे काहीही न बोलता बिंबवले जाते. जो एखादी गोष्ट स्वत:ला येते की नाही हे न दाखवतादेखील सर्वकाही हाताळू शकतो, असे रुग्णांच्या मनावर ठसवू शकतो, त्याला श्रेष्ठ आणि खंबीर डॉक्टर म्हटले जाते. रुग्णांसमोर द्यायच्या परीक्षेची भीती वाटणं मी समजू शकतो, पण आजाराची अगर मृत्यूची भीती घालणं म्हणजे कमकुवतपणाचं लक्षण मानलं पाहिजे.

पदवीनंतर आम्ही एम.डी. आपोआपच रुग्णांच्या दुर्दैवी परिस्थितीसाठी आमचे दु:ख, रुग्णांनी केलेल्या विरोधाबद्दल असलेला आमचा राग व रुग्ण आजारातून बरे झाला म्हणून आनंद व्यक्त करण्याचे नाकारतो. आपण डॉक्टर आपल्या कामाबाबत आपल्या सदसद्विवेकबुद्धीशी नको इतके प्रामाणिक असतो आणि त्यामुळेच नेहमी चिंताग्रस्त राहतो, खेळू शकत नाहीत व स्वत:च्या आरोग्याची कमतरता भरून काढू शकत नाहीत. त्याचाच परिणाम म्हणून आपल्या स्वत:च्या आरोग्याबाबतच्या सर्व प्रकारच्या धोक्याच्या सूचना आपण दुर्लक्षित करतो. म्हणूनच आपल्यातील आत्महत्येचा दर, व्यसनाधीनता व मध्यमवयीन काळातील मृत्यूदर सरासरीपेक्षा जास्त आहेत, यात काहीच आश्चर्य नाही. आपल्यापैकी एखाद्याला सहज एक विमान व वैमानिकांचा परवाना द्या आणि त्यात असणाऱ्या धोक्याची आकडेवारी विचारा. तो डॉक्टर विचार करेल, "नको ते चक्रीवादळ! मी आपलं माझ्या मिटिंगला जातो. दुसऱ्या लोकांना त्यात अडकायचं असेल तर अडकू द्या."

मेनिन्जर क्लिनिकचे ग्लेन गॅबार्ड, एम.डी. यांनी अलीकडेच लिहिलेल्या एका लेखात डॉक्टरांच्या अतिरिक्त कडक असण्यामुळे निर्माण होणाऱ्या शंका, अपराधीपणा

व जबाबदारीची अतिरिक्त जाणीव याबद्दल चर्चा केली आहे. ह्या कडकपणामुळे ते कुटुंबासाठी वेळ देऊ शकत नाहीत, सुट्टी घेऊ शकत नाहीत, तसेच त्यांना मानसिक स्वास्थ्य मिळू शकत नाही. क्षमतेपेक्षा जास्तच कर्तव्यदक्ष राहण्याचा ते प्रयत्न करतात. सतत आपण जे करतो आहोत ते पुरेसे नाही असे त्यांना वाटत असते. तसेच ते स्वार्थ व स्वतःच्या आरोग्याबाबतच्या गरजा यामध्ये नेहमी गोंधळ करतात.

लॅरी लेशानची गोष्ट वेगळ्या शब्दात सांगायची म्हटलं, तर डॉक्टर हे देव बनण्याचा खेळ खेळण्यात गुंग असतात. फार कमी लोकांमध्ये ही गुणवत्ता असते. असं करताकरता देवांचं काम ते स्वतःच्या हाती घेतात; पण असा देवाचा खेळ खेळण्याने त्यांचा स्वतःचा नाश होतो.

अनेक महाविद्यालये आता मानसवैद्यकशास्त्राच्या अभ्यासक्रमाद्वारे सहनशीलता निर्माण करण्याचा प्रयत्न करीत आहेत. पण या व्यवसायात प्रवेश घेणाऱ्यांमध्ये महिलाच जास्त असल्याने हा अभ्यासक्रम आता हळूहळू नष्ट होत आहे. उत्तम चिकित्सक तो असतो ज्याच्या व्यक्तिमत्त्वामध्ये 'स्त्रीत्व' व 'पुरुषत्व' या दोन्हींचा प्रभाव असतो - जसे एकीकडे कठोर निर्णय घेण्याची क्षमता, तर त्याच वेळेस काळजी घेण्याची व सहानुभूती व्यक्त करण्याची क्षमता असलेला. कोणतीही एका टोकाची भूमिका तुम्हाला चांगला चिकित्सक बनवू शकत नाही. एकाच वेळी तुम्हाला रुग्णांमध्ये गुंतून योग्य निर्णय घ्यायचे असतात व त्याच वेळेस तुम्हाला रुग्णांचा विचार न करता फक्त व्याधीच्या बाबतीत निर्णय घ्यायचा असतो. या दोन्हीचा मेळ साधणे हा सर्वोत्तम मार्ग होय. अभ्यासातून असे निदर्शनास आले आहे की, जे ह्या दोन्ही बाजू एकत्रित आणतात ते प्रभावी डॉक्टर बनतात व ते त्यांच्या व्यावसायिक तणावापासून लांब राहतात व जीवनातील आनंददेखील मिळवितात.

डॉक्टरांनी जो सल्ला रुग्णाला दिला तोच सल्ला ते स्वतःसाठी मानतात का, हे जाणून घेणं बहुतांश रुग्णांना महत्त्वाचं वाटतं. तरीसुद्धा स्वतःला अमर समजून अनेक डॉक्टर धूम्रपान करतात, खूप दारू पितात, अतिरिक्त व अनावश्यक खानपान करतात, तसंच अजिबात व्यायाम करत नाहीत.

डॉक्टरांसाठी तर हे वाईट आहेच, पण रुग्णांसाठी तर ते त्याहूनही वाईट आहे. आपण कसेही वागलो तर आपल्याला काहीच होऊ शकत नाही म्हणजेच जणूकाही आपण अभेद्य आहोत असे जेव्हा डॉक्टर वागतात तेव्हा ते रुग्णांच्या भीतीकडे दुर्लक्ष करत असतात. रुग्ण मात्र अशा आकर्षक व काल्पनिक जीवनात जगत नसतात. म्हणूनच जेव्हा एखादा रुग्ण डॉक्टरांना विचारतो, "मी काय खाऊ? काय नको?" तेव्हा स्वतःला अजिंक्य देवतुल्य समजणारे डॉक्टर सांगतात, "तुम्हाला जे खायचं असेल ते खा. मी मात्र घरी चाललो आहे. घरी गरमागरम चमचमीत पदार्थ तयार आहेत." रुग्ण त्यातील कर्करोगजन्य नाईट्राईट्सबद्दल

विचारतात, तेव्हा चिकित्सक न दिसणाऱ्या कवचाच्या आड हसत असतात.

अशा फारसे महत्त्व न देण्याच्या दृष्टिकोनामुळे स्वत: एम.डी. असलेले डॉक्टर कधीकधी सहज वाटणाऱ्या गोष्टींचा विचार करण्यात अपयशी ठरतात. हे मला आमचा एक चार वर्षांचा रुग्ण, किथ याने त्याच्या हार्नियाच्या ऑपरेशनच्या वेळी शिकविलं. मी संपूर्ण ऑपरेशन त्याला समजावून सांगितलं होतं; पण तो जागा झाला तेव्हा तो म्हणाला, ''तुम्ही मला त्यामुळे जखम होणार आहे हे सांगायला विसरलात.'' अलीकडेच तो दहा वर्षांचा झाला तेव्हा तो त्याची समस्या घेऊन आला. त्याच्या वडिलांनी त्याला उत्तर दिलं, ''अरे प्रेम कर, स्वीकार कर आणि विसर.'' पण त्याने सांगितलं, ''मला समस्या कशी सोडवायची हे नको आहे; मला माझं ऐकणारं कुणीतरी हवं आहे.'' आपण संताच्या भूमिकेतून बोलतो व थोडक्या शब्दांत उत्तरे देतो; आपण लोकांना मदत करत नाही. आपण त्यांचं ऐकतो व त्यांच्या वेदना जाणून घेतो तेव्हा आपण त्यांना खरी मदत करतो. आपण फक्त प्रवचन देत राहायचं नाही, तर आपण तसं जगलं पाहिजे.

एकदा एका तीव्र आजारामुळे मला आठवडाभर दवाखान्यात राहावं लागलं, जो माझ्या प्रशिक्षणाचा एक महत्त्वाचा भाग ठरला. त्यामुळे मला आयसोलेशन वॉर्डमध्ये (विशिष्ट आजारामुळे वेगळे ठेवण्याचा वॉर्ड) वेगळे राहण्याच्या काय अडचणी असतात हे लक्षात आलं. प्रत्यक्षात मी प्रत्येक जबाबदारी निभावू शकण्याच्या व काळजी घेऊ शकण्याच्या स्थितीत असलो, तरी सलाइन लावून अडकून पडलेल्या अवस्थेमुळे हव्या असलेल्या प्रत्येक गोष्टीसाठी मला मदतीची गरज पडत होती. त्या दवाखान्यातील कसेबसे पुरणाऱ्या झग्यात स्वत:चा सन्मान राखणे किती अवघड गोष्ट आहे, हे मी अनुभवले.

हा आजार माझ्या आयुष्यातील वेगवेगळ्या घडामोडी घडण्याच्या काळात आला. एक नवे घर, अजून एक मूल, व्यवसायाची सुरुवात सगळ्या सकारात्मक घटना होत्या; आणि तरीही मी आजारी पडलो. माझ्या दवाखान्यात येणाऱ्या रुग्णांचाही असाच अनुभव असणार या बाबत मी जागृत झालो. त्यांच्या आयुष्यात जे बदल घडू शकतात त्याबद्दल मी त्यांच्याशी विनोद करू लागलो. मी त्यांना विचारत असे, ''तुमची नोकरी नवीन आहे काय?'' ''तुम्ही नवीन घर घेतलं आहे काय?'' त्यांना आश्चर्य वाटत असे की मला हे कसं समजलं?

डॉक्टर्स कसे वेगवेगळ्या प्रकारचे असतात हेसुद्धा मी शिकलो. मी डॉक्टर असल्यामुळे माझी काळजी घेण्यासाठी माझे अनेक प्राध्यापक तिथे होते; पण ते सगळे एकत्र येत नसल्यामुळे मला योग्य उत्तर मिळू शकत नव्हतं. ते मला खिडकी नसलेल्या, अजून निराश करणाऱ्या वॉर्डमध्ये नेऊ इच्छित होते. कारण तो वॉर्ड एका प्राध्यापकांच्या कार्यालयापासून जवळ होता. मी त्यांना नकार दिला आणि

सांगितलं की मला दवाखान्यात राहायचं नाही. अचानक सगळे हजर झाले.

मला असं वाटतं की, खूप काम असलेल्या कक्षात रुग्ण म्हणून काही दिवसांचा अनुभव हा प्रत्येक चिकित्सकाच्या प्रशिक्षणाचा आवश्यक भाग असायला हवा. एका रुग्णाच्या मतानुसार डॉक्टरांनादेखील 'हाताला सलाईन लावलेल्या व नाकात एक नळी असलेल्या' अवस्थेत ठेवायला हवं म्हणजे कळेल. अनेक जमातींच्या संस्कृतीत असेच भाव व्यक्त करण्यात आलेले आहेत. एखाद्या व्यक्तीने आजाराकडून आरोग्याच्या दिशेने प्रवास केल्याशिवाय ती व्यक्ती आजार नीट करणारी व्यक्ती बनू शकत नाही. आमच्या संस्कृतीत अभ्यास झाल्याशिवाय एखादी व्यक्ती मानसशास्त्राची चिकित्सक बनू शकत नाही; पण दुरुस्त होण्याच्या अनुभवाशिवाय एखादी व्यक्ती वैद्यकीय तंत्रज्ञ मात्र बनू शकते.

दुसऱ्याचे अनुभव अनुभवण्यासाठीचा नकार हा कुणाच्याच फायद्याचा नसतो. तंत्रज्ञ म्हणून आम्ही डॉक्टर्स भविष्यकाळात एखाद्या वेळी अपयशी ठरू शकतो, परंतु तरी मार्गदर्शक, शिक्षक, दुरुस्त करणारा व काळजी घेणारा म्हणून आपण नेहमीच सहभाग देऊ शकतो. तसेच अगदी मृत्यूसमयीसुद्धा आपण रुग्णांना मदत करू शकतो. मग तुम्हाला मृत्यूला सामोरे जाण्यासाठी परिचारिकेला आग्रह करण्याची किंवा पेजरसहित कॉफी हाऊसमध्ये तोंड लपविण्याची गरज राहत नाही. खरेतर ही एक संघटित व्यवस्था असायला हवी, जिथे डॉक्टर व रुग्ण दोघांनाही फक्त मालक व नोकर अशा ठरावीक भूमिकेत न राहता बरेच काही करता येईल. १९२०च्या काळातील हॉवर्ड येथील नावाजलेले वैद्यकीय संशोधक फ्रान्सिस पीबडींच्या शब्दांत, आजाराचा उपचार जरी अगदी व्यक्तिशः करायचा नसला, तरी रुग्णाची काळजी मात्र संपूर्णपणे व्यक्तीला गृहीत धरून असायला हवी. रुग्णांची शुश्रूषा करण्यातला सर्वांत महत्त्वाचा भाग म्हणजे रुग्णांची सर्वांगीण काळजी घेणे हा होय.

माझ्यासारख्या अनेक डॉक्टरांसाठी उपरोक्त बदल हा अतिशय कठीण होता, पण त्यापेक्षा दुसरा प्रभावी पर्यायदेखील नव्हता. सर्वच आजाराशी मानसिक घटक निगडित असल्यामुळे चिकित्सकानेदेखील मानसोपचारतज्ज्ञासारखं स्वतःच्या ज्ञानात भर पाडणं व जमेल तितकं संयमित राहणं 'हे अत्यंत गरजेचं' आहे. कार्ल युंगने Modern Man in search of soulमध्ये ह्या गरजांबाबत नोंद केली आहे :

> स्वतःबद्दल निर्णय घेताना डॉक्टरांनी ते रुग्णांशी वागताना ज्या सातत्य, लवचिकता व खंबीरपणा यांनी वागतात, त्याच पद्धतीने वागले पाहिजे. तितक्याच एकाग्रतेने स्वतःवरदेखील काम करणं ही खरोखरीच छोटी गोष्ट नाही. म्हणजेच जसं ते रुग्णांनी निवडलेला चुकीचा मार्ग,

त्यांचे चुकीचे निर्णय, आणि अयशस्वी मार्ग, यावर ते मनापासून टीका करतात तशीच ती स्वत:च्या निर्णयावर करता आली पाहिजे. डॉक्टरांच्या आत्मपरीक्षणाच्या परिश्रमासाठी कुणीही मोबदला देत नसतात; आणि त्यापेक्षाही आपण सहसा स्वत:बद्दल फारसे उत्सुक नसतो. सर्वसामान्यपणे पुन्हा एकदा मानवी आत्म्याच्या खोलवर रुजलेल्या विचारांची किंमत आपण कमी करतो, म्हणजेच आपण आत्मपरीक्षण किंवा व्यवसायापूर्वीची आपली अवस्था व्यक्त करीत नाही ज्यामुळे आपण निरोगी राहत नाहीत. खरंतर आपण आजारी व्यक्तीबाबत सहसा सर्वांगाने विचार करत नाहीत. चिकित्सकांनी स्वत:मधील या प्रतिरोधाच्या वर आले पाहिजे कारण आपण स्वत: जर अशिक्षित राहिलो तर दुसऱ्याला कसे बरे प्रशिक्षित करणार? स्वत:बद्दल जो अंधारात राहतो तो आपल्या सहकाऱ्यांना उजेडात कसे बरे आणणार? आणि जो स्वत:च अस्वच्छ असेल तो शुद्धता कशी आणू शकेल? दुसऱ्यांच्या समस्या सोडविण्याने चिकित्सक स्वत:च्या समस्येतून बाहेर येऊ शकत नाही. ज्या माणसाच्या स्वत:च्या जखमेतून पू वाहत आहे तो शस्त्रक्रिया करण्यास पात्र नसतो हे त्याला आठवेल.

युंगने मर्यादित व विशेष तंत्रज्ञाच्या भूमिकेच्या पलीकडे जाण्याच्या गरजेबाबतही चर्चा केली आहे. त्याने स्वत:चे आत्मचरित्र 'Memories, Dreams, Reflections' यात लिहिले आहे की, जसे चिकित्सकांचा सबअ‍ॅटॉमिक भौतिकशास्त्रावर व्याख्यान देण्याचा मानस नव्हता, तर फक्त एक्स-रे चा वापर करायला त्यांना शिकायचे होते, त्याचप्रमाणे युंगला करायचे होते. "मला दुसरे शास्त्र जास्त बरोबर आहे असे काही सिद्ध करायचे नव्हते, तर फक्त त्यांच्या ज्ञानाचा माझ्या क्षेत्रात चांगला वापर करायचा होता." आणि म्हणूनच युंगने मान्यताप्राप्त अशा तत्त्वज्ञानाचा व काल्पनिकतेचा समावेश करून मानसशास्त्र विस्तृत केले. त्याचप्रमाणे आजच्या चिकित्सकांनी मानसशास्त्रातील मनोभाव व धार्मिक घटना यांना वैद्यकशास्त्राची जोड देऊन मांडणी करावी. त्याच पुस्तकात युंगने नंतर डॉक्टरांच्या या दुसऱ्या क्षेत्रापासून शिकण्याच्या इच्छेमुळे होणाऱ्या फायद्याचे वर्णन केले आहे :

> इतर लोकांमध्ये व माझ्यामध्ये हा फरक आहे की, माझ्यासाठी 'दोन भाग करणारी भिंत' ही पारदर्शक आहे. ते माझे वैशिष्ट्य आहे. दुसऱ्यांची ही भिंत इतकी अपारदर्शक असते की, त्यामागचे काहीच त्यांना दिसत नाही व त्यामुळे तेथे काहीच नाही असे त्यांना वाटते. मी काही प्रमाणात

पार्श्वभूमीवर काय घटना घडत आहेत ह्याचे आकलन करतो आणि
त्यामुळे मला आंतरिक खात्री मिळते.

हा विस्तृत दृष्टिकोन डॉक्टरांमध्ये आशा निर्माण करण्यास मदत करतो. फक्त हृदयाने नाही, तर बुद्धी व कार्य यांची जोड देऊन रुग्णाला मदत करा. तुमचा गर्व मागे ठेवून रुग्णांसोबत मोठे निर्णय घेण्यात सहभागी व्हा. हा दृष्टिकोन डॉक्टर व रुग्ण या दोघांच्याही हिताचा असतो. तुम्ही दिलेले प्रेम, शब्द व कृतज्ञतापूर्वक नजर भेटकार्ड, पत्र, दवाखान्यासाठी भेटवस्तू अशा रूपातून परत मिळते. ज्यामुळे तुम्ही पुनश्च उभे राहता. जो डॉक्टर प्रेमाने काम करतो त्याचं कोणीच काही बिघडवू शकत नाही. तो किंवा ती शरीराने थकेल, पण मनाने नाही.

डॉक्टर व रुग्ण यांच्या सहकार्याने निर्माण झालेले आश्चर्य मला चकित होण्यापासून रोखू शकले नाही. रुग्णांच्या विचारांचा सहज स्वीकार केल्यामुळे रुग्ण डॉक्टरांचा सल्ला कसा सहजपणे स्वीकारतात व त्यामुळे रुग्णांच्या वेदना कशा कमी होतात ते एका उदाहरणाद्वारे सांगता येईल. थेल्मा, जिच्या स्तनांचा कॅन्सर परत परत डोके वर काढत होता, ती माझ्याकडे आली. तिने मला सांगितले की, देवाने तिला लवकरात लवकर बरे करावे अशी तिची इच्छा आहे. मी तिच्या आजाराचे निरीक्षण करत होतो. मला त्यात काय अडचण वाटली, ते मी तिला स्पष्ट केले.

ती जेव्हा परत दवाखान्यात आली तेव्हा तिच्या कर्करोगाच्या गाठी कमी झाल्या होत्या.

मी तिला विचारले, "अरे! हे कसे काय झाले?"

ती म्हणाली, "फोन वाजत होता तरीही मी घर सोडले." ही तिची पहिलीच वेळ होती जेव्हा तिने एखाद्या गोष्टीला नकार दिला होता.

पुढच्या भेटीत तिचा कर्करोग अजून कमी झाला होता. पुन्हा एकदा मी हे कसे काय घडले ते विचारले.

ती हसत हसत म्हणाली, "माझा दारुड्या नवरा जेव्हा माझ्या अंगावर धावून आला तेव्हा मी पोलिसांना बोलावलं. तो म्हणू लागला, "तू शेजाऱ्यांच्या देखत माझा अपमान करते आहेस." तेव्हा मी त्याला ठणकावून सांगितलं की, "आता मला कॅन्सर झाला आहे आणि यापुढे मी तुझं असं वागणं सहन करणार नाही."

तिसऱ्यांदा जेव्हा ती माझ्या भेटीस आली तेव्हा मी तिची काळजी घेतो आहे याची जाणीव तिला कशी काय झाली कुणास ठाऊक? पण शस्त्रक्रिया न करता आनंदी राहणे आता तिला शक्य नाही हे तिने मोकळेपणाने व्यक्त केले. ती म्हणाली, "यापुढे संत बनून मी स्वतःला बरं करू शकेन हे मला कठीण वाटतं.

तुम्ही माझी गाठ शस्त्रक्रिया करून काढून टाका. मी चांगलं वागण्याचा प्रयत्न करीत राहीन.''

थेल्माने त्यानंतर मला सांगितलं की, शस्त्रक्रियेच्या रात्रीनंतर एक परिचारिका पडदा ओढून खोलीत आली आणि म्हणू लागली, 'डॉ. सिगेल तुला कसे वाटले?'

थेल्माने प्रत्युत्तर दिले, ''तुला नेमके काय म्हणायचे आहे? तुला जे काही बोलायचे आहे ते तू बोल, पण मला मात्र त्यांनी संमोहित केले आहे.''

परत ती परिचारिका न राहवून म्हणाली, ''बरं, ठीक आहे. पण तुझे स्तन पूर्णपणे काढून टाकण्याची शस्त्रक्रिया झाली आहे आणि तरीसुद्धा तू आपली मस्त सगळ्यांशी गप्पा मारत वॉर्डमध्ये इकडेतिकडे फिरते आहेस. तुला त्रास होत नाहीये का? त्याने तुझ्यामध्ये हा बदल कसा काय घडवून आणला?''

''आम्ही दोघांनी मिळून हा निर्णय घेतला. आता तो आमचा निर्णय होता आणि म्हणूनच मी निराश व्हावं अगर दुःखी व्हावं असं कोणतंच कारण नव्हतं. मला हा विश्वास होता की, माझ्या बाबतीत योग्य काम योग्य व्यक्तीच्या हातून घडतं आहे. तसंच मला बरं करण्यासाठी हीच पद्धत योग्य आहे.''

अजून अशाच एका कायद्याच्या अभ्यासक्रमाच्या तरुण विद्यार्थिनीला, ज्युलीला स्तनाचा कर्करोग झाला होता. भूल दिल्यानंतर येणाऱ्या मृत्यूची तिला भयंकर भीती वाटत असे. तिला तशी स्वप्नं पडत. तिने मला शस्त्रक्रियेच्या जागेपुरतीच भूल देऊन शस्त्रक्रिया करण्याची मागणी केली. मी तिला म्हणालो, ''मला एक स्वप्न पडलं होतं, ज्यात मी त्या जागेपुरतीच भूल देऊन शस्त्रक्रिया केली, पण तुझा हात कायमचा दुखावला.'' हे माझं स्वप्न तिच्या स्वप्नाच्या अगदी विपरीत होतं! आमच्या हसण्याने ऑपरेशनचा तणाव संपला. ती माझ्याशी संबंधित सर्वांना भेटली, तसंच त्या विषयी थोडी अधिक माहिती घेतल्यानंतर तिची शस्त्रक्रिया संपूर्ण भुलेखाली कोणतीही गुंतागुंत न होता झाली.

हा एक पूर्वग्रह नसून ते एक भीतीचे स्वप्न होते हे मला आधीच स्पष्ट करू द्या. तसं नसतं तर निव्वळ विनोदाच्या साहाय्याने मी ती भीती कधीच नष्ट करू शकलो नसतो. परंतु जर एखाद्या रुग्णाच्या स्वप्नातून काही वाईट घडणार आहे असं भविष्य वर्तविण्याची जाणीव मला झाली, तर त्या दिवशी मी त्या व्यक्तीची शस्त्रक्रिया करत नाही. उदाहरणार्थ, एकदा एका रुग्णाला स्वप्न पडलं होतं की, तिच्या थडग्याच्या दगडासाठी 'गुरुवारी' खोदकाम होणार आहे. त्यामुळे आम्ही गुरुवारी तिची शस्त्रक्रिया करायची नाही हे पक्कं ठरवलं.

ज्युलीच्या शस्त्रक्रियेच्या दुसऱ्या दिवशी मी जवळच्या एका शहरात अभ्यासवर्गाला गेलो होतो. प्रेक्षकांमध्ये प्रश्न विचारणारा एक ओळखीचा आवाज ऐकू आला. मी घाईघाईने ती व्यक्ती कोण आहे हे बघायला गेलो. ती ज्युली होती. ती म्हणाली,

"काळजी करू नका. सगळ्या नळया माझ्या कपड्यांच्या आत आहेत. माझं काही दुखत नव्हतं. त्या वेळी नर्सेस म्हणू लागल्या, 'ओह! डॉ.सिगेल यांची अजून एक रुग्ण! आणि तुमच्या सहकारी चिकित्सकाने सही करून सुट्टीची सूचना दिली.' "

तरीही हे घडवून आणणारा मी नव्हतो. हे सर्व परिणाम आमच्यामधील जिव्हाळ्याच्या संबंधामुळे शक्य होतात. रुग्णांचा सहभाग व योग्य काळजी घेत आम्ही त्यांच्या*साठी* काम करतो; त्यांच्या*वर* नाही. आम्हा चिकित्सकांनी साधन बनले पाहिजे. तसं झालं तर ज्या रुग्णांनी स्वत:मध्ये बदल घडवून आणला आहे ते रुग्ण चमत्कार घडवून आणण्यासाठी आमचा उपयोग करतील.

रुग्णांच्या उपचाराविषयीच्या प्रतिक्रिया आपण किती मुळापासून बदलू शकतो, हे माझी रुग्ण पेज कोलटर हिने तिच्या 'Repair' ह्या कवितेत उत्कृष्टरीत्या मांडले आहे. सहकार्याच्या भावनेचा दृष्टिकोन व्यक्त करणारा वेगळेपणा कवितेच्या नावातसुद्धा आहे. त्यात अगदी ठरावीक पद्धतीचे वैद्यकीय शब्द जसे 'मोडतोड', 'अपमान' किंवा 'हल्ला' हे वापरले नव्हते. तिच्या सभ्य भूलतज्ज्ञांकडून तिची भीती कशी कमी झाली हे सांगून ती पुढे म्हणते :

तनामनात फोफावणाऱ्या विषवल्लीच्या मुळ्या
    प्रेमभावाने विरघळतील की ओरबाडून निघतील?
कोणाला पर्वा असेल डॉक्टर? ऑपरेशनच्या टेबलावर
    देहभान ताणून आम्ही प्रतीक्षा करतो
तीक्ष्ण जिव्हारी हत्यारांची
    एका अवांछित अंधाऱ्या पावसाची
जशी आण्विक स्फोटानंतर चहूकडून पडावी
    विनाशक काळी धूळ
पण त्याऐवजी अनपेक्षित
    कर्णपटलांना सुखावत येते
सर्जनची आश्वासक गुणगुण
    आणि त्वचेवर कुठेतरी दूरवर
जाणवते हळुवार खेच
    कुठे कुठे नाजूकसे ताण
जणू वडिलांचा उबदार हात
    लवलव सफाईने विणतोय वेताची खुर्ची
किंवा आईचं वात्सल्य उतरतंय माझ्या लग्नाच्या साडीवर
    टाचताना जरीचा पदर

३

आपल्यापैकी अनेक जणांना सतत विचारविनिमय करून दुहेरीपणाने आयुष्य जगायची गरज पडत असते, पण जर रोजच तुम्हाला जे वाटतं त्यापेक्षा दुसरंच काहीतरी तुम्ही बोलत राहिलात, तुम्हाला जे लोक आवडत नाहीत त्यांच्यापुढे याचना केलीत आणि जे तुम्हाला दुःख देतात, त्यांच्यासमोर आनंद व्यक्त करावा लागत असेल, तर तुमच्या आरोग्यावर त्याचा निश्चित परिणाम होतो. चेतासंस्था म्हणजे कल्पित कथा नसून आपल्या भौतिक शरीराचा भाग आहे आणि जसे आपल्या तोंडात दातांचे अस्तित्व आहे तसेच आपल्या आत्म्याचे अंतराळातील अस्तित्व आहे, जे तुमच्या-आमच्या शरीरात स्थित आहे. आत्म्याला कधीच शिक्षा होऊ शकत नाही, असे मानून आत्म्याचा अनादर करता येणार नाही.

– बोरिस पास्टनाक, डॉ. झिव्हॅगो.

आजार आणि मन

आजार बरा कसा करावा ही एक कला आहे. या कलेच्या एकूण ऐतिहासिक पार्श्वभूमीवर नवीन तांत्रिक वैद्यकशास्त्राचा अभ्यास केला असता असे दिसते की, वैद्यकशास्त्राचे मूळ मार्गापासून विचलन झाले आहे. म्हणजेच अलीकडच्या काळात मन व शरीर यांच्यातील परस्परसंबंधांकडे दुर्लक्ष झाले आहे. परंपरागत आदिम कालीन वैद्यकशास्त्र व हिप्पोक्रेट्सने पाश्चिमात्य पद्धतीने वैद्यकीय व्यवसाय सुरू केला, त्या काळातदेखील रुग्णाच्या मनाच्या माध्यमाने उपचार करणे गरजेचे असते हे ओळखले गेले होते. एकोणिसाव्या शतकापर्यंत वैद्यकीय लेखक निराशा, शोक व नाऊमेद इ.मुळे आजार कसा निर्माण होऊ शकतो व त्याचा आजारावर काय परिणाम होऊ शकतो याची नोंद करायला कधीच विसरले नव्हते. तसेच त्यांनी श्रद्धा, आत्मविश्वास व मनाची शांती यांचा आजार बरा करण्यासाठी कसा उपयोग होतो या बाबींकडेही दुर्लक्ष केले नव्हते. त्यांनी आंतरिक समाधान ही बाब निरोगी राहण्यासाठीची प्राथमिक गरज म्हणून गृहीत धरली होती.

आधुनिक वैद्यकशास्त्राने औषधांच्या माध्यमाने अनेक आजारांवर नियंत्रण मिळविले असले, तरी रुग्णांमध्ये स्थित असलेल्या अव्यक्त शक्तीच्या अस्तित्वाला ते

विसरले आहेत. एका वयस्कर चिकित्सकांनी मला सांगितलं की, ते त्यांच्या डॉक्टर असलेल्या काकांची जुनी डायरी वाचत आहेत. त्या काळी व्यक्तीला आजार येण्यापूर्वी किंवा आजाराची लाट येण्यापूर्वी समाजात काय व कसे घडले याची नोंद अनेक जण डायरीत करीत असत. पण वैद्यकशास्त्रात जसंजसं तंत्रज्ञान विकसित होत गेलं तसंतसं अशा प्रकारच्या नोंदींकडे दुर्लक्ष होत गेलं. जी माहिती सहज मोजता येणारी अगर शास्त्रीय नाही असे वाटले, तशा पद्धतीची मूळ नोंदणी वैद्यकीय शास्त्राने फेकून दिली आणि म्हणूनच मनाच्या शक्तीचे आजारातील मूळ स्थान हळूहळू हरवत गेले.

मन – उपकारक की अपकारक

आरोग्य चांगले राहण्यात मनाचा जो वाटा आहे तो प्रत्यक्ष व जागृत स्वरूपाचा असतो. आपण काय खातो, आवश्यक तितकी झोप घेतो की नाही, धूम्रपान करतो का, कारचा बेल्ट वापरतो की नाही, व्यायाम करतो की नाही या व अशा अनेक गोष्टी आपण स्वत:वर किती प्रमाणात प्रेम करतो यावरून ठरतात. आपलं आरोग्य कसं आहे हे दर्शवणाऱ्या जवळपास ९० टक्के घटकांवर आपल्या या निर्णयांचे वर्चस्व असते. हे मूळ तत्त्व स्वीकारण्यासाठी लोकांना बदलवताना लोकांचा दृष्टिकोनच दैनंदिन जाणिवांपासून दिशाहीन झालेला दिसतो, ही एक मोठी अडचण आहे. त्यामुळेच आपल्यापैकी बहुतेकांच्या उद्दिष्टांमध्ये स्पष्टता नसून सरमिसळ झालेली दिसते.

आपण एक उदाहरण पाहू या. काही वर्षांपूर्वी स्तनाचा कर्करोग झालेली सारा नावाची एक महिला माझ्याकडे आली. मी जेव्हा तिच्या खोलीत गेलो तेव्हा ती धूम्रपान करीत बसली होती. तिच्या हावभावांवरून हे स्पष्टपणे जाणवत होते की, 'मला माझ्या कर्करोगापासून सुटका हवी आहे; पण मला जगायचे की नाही हेच माहीत नाही. त्यापेक्षा मला अजून दुसरा एक कर्करोग झालेलाच बरा.' असे वातावरण होते. ती हळूच वर पाहत म्हणाली, "मला माहीत आहे, तुम्ही मला धूम्रपान बंद करण्यास सांगणार आहात."

"नाही." मी म्हणालो, "मी तुला फक्त स्वत:वर प्रेम करायला सांगणार आहे. म्हणजे तू आपोआपच धूम्रपान थांबवशील." ती क्षणभर थांबली, आणि उत्तरली, "ठीक आहे. पण माझं स्वत:वर प्रेम आहे. फक्त मी त्याचा बडेजाव करत नाही." (शेवटी सारा बडेजाव करू लागली आणि तिने धूम्रपान सोडलं.)

तो मला बसलेला एक जबरदस्त टोला होता, पण अनेक लोकांना स्वत:विषयी असलेल्या एका महत्त्वाच्या प्रश्नाचं तो द्योतकही होता. स्वत:वर प्रेम करणे म्हणजे

फक्त स्वत:विषयीचा पोकळ गर्व बाळगणे किंवा आत्मपूजन करणे असेच फक्त गृहीत धरले जाते. स्वत:च्या व्यक्तिमत्त्वाचा अभिमान व स्वत:च्या गरजा भागविण्यासाठी आवश्यक असणारा खंबीरपणा या गोष्टी आता अर्थशून्य झाल्या आहेत. शिष्टपणा न बाळगता स्वत:बद्दलचा सकारात्मक सन्मान हा आरोग्यासाठी आवश्यक असतो. ही बाब अपवादात्मक रुग्ण बनण्यासाठी महत्त्वाची असून ती आत्मसात करणं गरजेचं आहे. स्वत:विषयी चांगलं मत असणं किंवा स्वत:वर प्रेम करणं म्हणजे काही पाप नव्हे; उलट त्यामुळे जीवन नीरस बनण्याऐवजी आनंदी बनतं.

मन काही फक्त बाह्य मनाच्या आवडीनुसार कृती करत नसते. मनाचा आपल्या शरीरातील पेशींवर होणारा परिणाम आपल्या नकळत घडताना दिसतो. काही नेहमीच्या प्रतिक्रिया पाहू या, 'त्याच्या मानेत दुखते आहे / माझी पाठ काढून घ्या. हा प्रश्न मला जिवंतपणी खाऊन टाकत आहे. तुम्ही माझे हृदय तोडत आहात. इ.' शरीर मनाच्या या सूचनांना कळत-नकळत प्रतिसाद देत असते. सर्वसामान्यपणे हे संवाद म्हणजे 'जगा' किंवा 'मरा' अशा सूचना असू शकतात.

आपल्या शरीरात फक्त जगण्यासाठी लढा अगर पळा असा प्रतिसाद देणारे तंत्र असते असे नाही, तर 'मृत्यू'साठीचे तंत्रसुद्धा असते याची मला खात्री पटली आहे. मृत्यूविषयक हे तंत्र जेव्हा आपल्याला आपलं आयुष्य जगण्यासारखं नाही असं वाटू लागतं, तेव्हा सक्रियपणे संरक्षण करण्याचं कार्य थांबवतं, शरीराची कार्यक्षमता कमी करतं आणि आपल्याला मृत्यूच्या दिशेने घेऊन जातं.

शरीरातील सर्व अवयव व पेशी या रक्तात वाहणाऱ्या रासायनिक द्रव्यांच्या आपापसांतील आंतरिक नियमनाने म्हणजेच अंत:स्रावी ग्रंथीतून पाझरणाऱ्या संप्रेरकांच्या साहाय्याने नियंत्रित केल्या जातात. एक प्रमुख ग्रंथी म्हणजेच पियुषिका ग्रंथी. ती मेंदूच्या खाली डोक्याच्या मध्यभागी स्थित असते. तिच्या संप्रेरकांद्वारे म्हणजेच रासायनिक संयुगांद्वारे शरीरावर नियंत्रण केले जाते. पियुषिका ग्रंथीच्या शेजारच्या मेंदूच्या भागाला 'हायपोथेलॅमस' म्हणतात. त्यापासून निघणाऱ्या चेतातंतूंच्या संवेदनांनी पियुषिका ग्रंथीचे स्राव म्हणजेच रासायनिक स्रोत नियंत्रित केले जातात. मेंदूचा हा छोटासा भाग शरीरातील निद्रिस्त अवस्थेतील नियमन केल्या जाणाऱ्या घटनांचे म्हणजेच हृदयाचे ठोके, श्वसन, रक्तदाब, तापमान इ. अनेक घटनांवरदेखील नियंत्रण करतो.

हायपोथेलॅमसमध्ये जवळपास मेंदूच्या इतर सर्वच भागांतून चेतातंतू प्रवेश करतात. त्यामुळे मेंदूतील सर्वच भागात ज्या भावनिक व बौद्धिक घटना घडतात, त्यांचा शरीरावर परिणाम होतो. उदाहरणार्थ, पाच वर्षांपूर्वी बालसंगोपन क्षेत्रात काम करणाऱ्या संशोधकांनी 'मानसिक व सामाजिक खुजेपणा' शोधला. यामध्ये घरातील वातावरण रोगट असल्यामुळे मुलांची शारीरिक वाढ खुंटते व अनेक प्रकारचे

आजार एकत्रित आल्यामुळे होणारा परिणाम म्हणजेच syndrome अशा मुलांमध्ये दिसतो. एखादे मूल परस्परविरोधी किंवा वैरत्वाच्या वातावरणात अडकते व आपल्या पालकांकडून दुर्लक्षित होत असल्याचा अनुभव त्याला येतो. तेव्हा त्याचा विकास आत्मसन्मानाची कमतरता असणाऱ्या वातावरणात होत असतो. मेंदूतील भावनांशी निगडित केंद्र किंवा लिम्बिक सिस्टिम (Limbic system) हे दोन्ही जवळच असलेल्या हायपोथेलॅमसवर व पर्यायाने पियुषिका ग्रंथीवर परिणाम करतात. त्यामुळे वाढीचे संप्रेरक (growth hormone) तयार करण्यास प्रतिरोध केला जातो व मानसिक व सामाजिक खुजेपणा दिसून येतो.

आपली प्रतिकारसंस्था ही एक डझनापेक्षाही जास्त प्रकारच्या पांढऱ्या रक्तपेशींनी बनलेली आहे. ह्या पांढऱ्या पेशी (Spleen) प्लीहा, थायमस व लसिका ग्रंथी (Lymph Node) इ. अवयवांमध्ये केंद्रित झालेल्या असतात. त्या रक्तवाहिन्या व लसिका वाहिन्या यांच्या (Lymphatics) माध्यमाने सर्व शरीरावर गस्त घालत असतात. त्या मुख्यत्वे दोन भागात विभागल्या गेल्या आहेत.

१. पहिला गट : B पेशी, ज्या रासायनिक द्रव्य तयार करून शरीरातील आजार निर्माण करणाऱ्या घटकांपासून जे विष तयार होते, ते विष नष्ट करण्याचे कार्य करतात.

२. दुसरा गट : T पेशी, ज्या मारक पेशी आहेत. त्या इतर मारक पेशींना मदत करतात तसेच त्या विषाणू व जीवाणूंवर हल्ला करून त्यांना नष्ट करतात.

काही नवीन संशोधकांनी हायपोथेलॅमसचा प्लीहा व थायमस यांच्याशी एक अदृश्य असा जोड आहे हे दाखवून दिले आहे. इतर काही अभ्यासातूनही हे सिद्ध केले गेले आहे की, जे रसायन एका चेतातंतूपासून दुसऱ्या चेतातंतूपर्यंत संदेशवहन करते, त्या रसायनाला पांढऱ्या रक्तपेशी प्रतिसाद देतात.

प्रतिकारशक्तीवर मेंदूचा प्रत्यक्ष असलेला ताबा हा शरीररचनात्मक पुराव्याने प्राण्यांवरील अभ्यासाद्वारे सिद्ध केला आहे. शास्त्रज्ञांच्या दोन निरनिराळ्या गटांनी स्वतंत्रपणे प्रतिकारशक्तीचा प्रतिसाद कसा वेगवेगळा असतो हे पाहण्यासाठी पॅव्हलोव्हियन (Pavlovian) स्थितीच्या तंत्राचा उपयोग केला. युनिव्हर्सिटी ऑफ रोचेस्टर मेडिकल सेंटरमधील मेडिकल केंद्रांच्या विद्यापीठातील मनोविकारतज्ज्ञ रॉबर्ट ॲडर व प्रतिकारशक्तीवर अभ्यास करणारे निकोलस कोहेन यांनी उंदरांना सॅकरीनने गोड केलेल्या पाण्यासोबत प्रतिकारशक्ती कमी करणारी औषधे पुन्हापुन्हा दिली. कालांतराने त्या प्राण्यांना फक्त गोड पाणी दिले तरीदेखील त्यांची प्रतिकार संस्था कमी प्रमाणात प्रतिसाद देऊ लागली. नॅशनल इन्स्टिट्यूट ऑफ हेल्थमध्ये काम करणारे डॉ.नोव्हेरा हर्बर्ट स्पेक्टॉर यांनीही अशाच पद्धतीने उंदरांना कापराचा वास दिला व प्रतिकारशक्तीचा प्रतिसाद वाढविण्यास बांधील केले.

अशा पद्धतीने प्रतिकार संस्था ही अप्रत्यक्षरित्या रक्तप्रवाहातील संप्रेरकांच्या माध्यमाने किंवा प्रत्यक्षरित्या मेंदूतील चेतातंतू व रासायनिक द्रव्याद्वारे संचलित करता येते. कर्करोगाबाबत मोठ्या प्रमाणात मान्यता मिळालेले एक स्पष्टीकरण म्हणजे (Surveillance) हा सिद्धान्त असे सांगतो की, कर्करोगाच्या पेशी आपल्या शरीरात नेहमीच तयार होत असतात, पण सर्वसामान्यपणे त्या आजाराचे स्वरूप धारण करण्याआधीच पांढऱ्या रक्तपेशी त्यांना नष्ट करतात. आणि एखाद्या व्यक्तीची प्रतिकार करण्याची शक्ती कमी होते, तेव्हा कर्करोग उद्‌भवतो व नेहमीच्या या धमकीला सांभाळण्याची शरीराची क्षमता संपते. अशा रीतीने मेंदूच्या प्रतिकारशक्तीत जे काही चढ-उतार होतात, त्यामुळे कर्करोग वाढीस लागतो.

अशा प्रकारची झीज ही प्रामुख्याने दीर्घकालीन चिंतेमुळे होते. हे १९३६मध्ये पहिल्यांदा हेन्स सेले यांनी वर्तविले होते. 'लढा अगर पळा' या शरीराच्या प्रतिसादाचा भाग म्हणून ॲड्रिनल ग्रंथीतून जे संप्रेरकांचे मिश्रण स्रवते, ते प्रतिकारसंस्थेला कमकुवत बनवते. हे आमच्या पूर्वजांसाठी, ज्यांना जनावरांपासून येणाऱ्या धोक्यांना कधीतरी सामोरे जावे लागे त्यांच्यासाठी ठीक होते. परंतु आता आधुनिक जीवनात चिंता व उत्सुकता यामुळे हा तणाव सतत 'ऑन' ठेवला जातो व प्रतिकार करणारी संप्रेरके आजार निर्माण होईल इतक्या कमी प्रमाणात तयार होतात. अगदी लसिका ग्रंथीसुद्धा (Lymph node) शुष्क बनतात. दुःख, अपयशाची भावना व रागाचा अवरोध ह्या फारशा सक्रिय नसलेल्या भावना प्रतिकारसंस्थेवर दबाव आणणाऱ्या संप्रेरकांचे प्रमाण वाढवतात. यासाठी आता प्रायोगिक पुरावे व आधार उपलब्ध आहेत.

आपल्या मेंदूतील रासायनिक द्रव्ये भावना व विचारांशी कशा प्रकारे संबंधित आहेत हे जरी अजून समजले नसले, तरी आपल्या मनाच्या अवस्थेचा आपल्या शरीरावर प्रत्यक्ष व लगेच परिणाम होतो ही गोष्ट स्पष्टपणे निदर्शनास आलेली आहे. आपण आपल्या दृष्टिकोनात बदल करून आरोग्यात बदल घडवून आणू शकतो. जसं आपण आपलं मन निराश असताना, जर सतत त्याकडे दुर्लक्ष केलं, तर शरीराला 'मृत्यू' हवा असा संदेश मिळतो. आपण आपल्या आजारामुळे होणाऱ्या वेदना सहन करू शकलो आणि सहकार्याची भूमिका ठेवली तर 'जगणं कठीण असलं तरीही जगायचं आहे' हा संदेश मिळतो आणि प्रतिकारसंस्था जगण्यासाठी कार्य करू लागते.

म्हणून शरीरात असे बदल घडवून आणण्यासाठी मी दोन तंत्रांचा वापर बऱ्याच अंशी करतो – भावनिकता व काल्पनिकता. ह्या दोन पद्धतींद्वारे आपण आपलं मन व शरीर यांचा एकमेकांशी संवाद घडवून आणू शकतो. मात्र आपल्या भावना व शब्द यांपासून शरीराला काय अपेक्षित आहे हे आपल्याला माहिती असायला हवं,

जेणेकरून काही बदलांची डोळ्यांसमोर कल्पना करून तसे बदल शरीरात व्हावेत यासाठी प्रयत्न करता येईल. भावना व कल्पना या दोन्ही गोष्टी निश्चितच केंद्रीय चेतासंस्थेमार्फत शरीरावर कार्य करतात.

अस्थिरोगतज्ज्ञ व संशोधक रॉबर्ट बेकर यांच्या कामातूनही हे सिद्ध झालं आहे. बेकरने शरीरातील विद्युत्‌संस्थेचा अभ्यास केला. हाड मोडल्यानंतर ते सांधण्यात अपयश आलं, तर ते सांधण्यासाठी विद्युत्‌शक्तीचा वापर करण्याशी त्यांचं कार्य निगडित होतं. बेकरच्या असं लक्षात आलं की, संमोहित (हिप्नोटाईज्ड) अवस्थेतील रुग्ण आज्ञा दिल्यावर शरीराच्या विशिष्ट भागातील विद्युत्‌भारात बदल घडवून आणू शकतो. बेकरला जसा विश्वास वाटतो, तसा जर हा विद्युत्‌भार पेशीतील रासायनिक द्रव्ये व दुरुस्तीचे नियंत्रण करू शकला, तर लवकरच आपल्याला संमोहनाने आजार कसा बरा होऊ शकेल व औषधांमधील प्लासेबो इफेक्टस् नेमके कसे मिळतात याचे शास्त्रीय स्पष्टीकरण मिळेल. हे तर आम्ही सर्वांनीच वाचलं आहे की, संमोहन या तंत्राचा वापर करून रुग्ण स्वत:चे चामखीळ (wart) बरे करू शकतो. थॉमस लेविनने त्यांच्या 'The Medusa and the Snail'मध्ये याबद्दल लिहिलं की,

> अगदी संमोहित अवस्थेतदेखील एखाद्या नियंत्रक अगर त्यासारख्या कुणाचेतरी अस्तित्व गृहीत धरल्याशिवाय डॉक्टरांनी दिलेला सल्ला ऐकून एखाद्याला अगदी तंतोतंत त्याप्रमाणे कृती करणे शक्य नाही. खालच्या पातळीवर व्यवसाय करणाऱ्या या गुंतागुंतीच्या व्यापारात ठरावीक सूचना संपूर्ण बारकाव्यासहित सांगितल्याशिवाय असं फसवलं कसं जाऊ शकतं हे समजून घेणं आपल्या आवाक्याबाहेरचं आहे.
>
> काही बुद्धिमंत व इतर लोकांना चामखिळीपासून सुटका कशी करून घ्यायची हे माहीत आहे, हा विचारसुद्धा अस्वस्थ करणारा आहे.
>
> हा एक मजेशीर प्रश्नसुद्धा सोडविण्याची गरज आहे. जर संमोहन विद्येच्या मदतीने चामखीळ कशी घालवता येते ह्याचे गुपित आम्हाला कळले तर ते नेमके काय असेल बरे? याचा जरा विचार करून बघा.
>
> ...आपण आपल्या प्रत्येकामध्ये अंतर्भूत असलेली एक उच्चतर बुद्धिमत्ता जी अत्यंत चतुर आहे व सध्या उपलब्ध असलेल्या तांत्रिक माहितीच्या वरच्या दर्जाची आहे, ती शोधून काढू शकू. तो शोध म्हणजे चामखिळीवरील एक अजब युद्ध असेल, एक जोरदार विजय व चामखिळीशी निगडित एक राष्ट्रीय संस्था असेल.

अपारंपरिक उपचार, जसे संमोहनविद्या, आहार, प्रार्थना, ध्यान हे काम करणार

आहेत असा विश्वास जेव्हा रुग्णांना वाटत असतो, तेव्हा शरीरातील गाठी नेमक्या का आणि कशा कमी होतात त्याची माहिती एक ना एक दिवस आम्हाला कळेल. तसेच जैवविद्युत्भार कधीतरी आम्हाला या 'नियंत्रका'पर्यंत पोहोचवेल. बेकर एकदा मला सहज म्हणाले होते की, प्लासेबो इफेक्ट म्हणजेच एखाद्या गोळीत औषधी द्रव्य नसतानादेखील होणारा परिणाम म्हणजे फक्त वास्तविकता आहे असं नाही, तर त्या परिणामाला खूप महत्त्व आहे आणि त्याचप्रमाणे मी वापरत असलेल्या पद्धती मला वाटतात त्यापेक्षाही जास्त परिणामकारक आहेत.

विद्युत्प्रवाहाने उत्तेजन देऊन कदाचित आपल्याला आजार बरा करण्यावर नियंत्रण मिळवता येणार नाही म्हणूनच अपवादात्मक रुग्ण - म्हणजेच अव्यक्तपणे सर्वच रुग्ण - हवालदिल झाल्यासारखे कृत्रिम मदतीसाठी वाट पाहत नाहीत, तर ते स्वत:ला दुरुस्त करण्याचे स्वत:च शिकतात व निरोगी राहतात. तुम्ही तुमचं आयुष्य आनंदी कसं बनवू शकाल हे जर मी शिकवू शकलो, तर मी तुम्हाला हे सांगीन की तुम्ही स्वत:वर व इतरांवर प्रेम करा आणि चित्त शांत ठेवा. त्यामुळे तुमच्यामध्ये आवश्यक ते बदल घडून येतील. माझं प्रेम करणं, आलिंगन देणं हे दवाखान्याच्या कक्षात कदाचित मूर्खपणाचं दिसत असेल; पण ते शास्त्रीय आहे. आपली खरी समस्या ही आहे की, प्रत्येकामध्ये आजार बरा होणे जलद व परिणामकारक व्हावे यासाठी जे आवश्यक बदल घडवून आणावे लागतात, त्यासाठीचे मानसशास्त्रीय तंत्र अजून आपल्याला अवगत नाही. अनेक बदल अंतर्मनाच्या पातळीवर घडत असतात व ते फक्त वरवर दिसणाऱ्या लक्षणांवरून मानसशास्त्रीय तपासण्यांच्या मदतीशिवाय मोजायला अवघड असतात. मला अशी आशा वाटते की, कधीतरी आपण औषधं किंवा विद्युत्प्रभाराऐवजी रुग्णाला कदाचित 'दिवसातून तीनदा प्रेमळपणाने भेटणे' हेच औषध लिहून देऊ. पण सध्याच्या घडीला तरी मनाची ऊर्जा दुष्परिणामांसाठी कशी कारणीभूत आहे, याच मुद्द्यावर लक्ष केंद्रित करू या, ज्याद्वारे त्या दुष्परिणामकारक ऊर्जेवरील उतारा शोधून काढता येईल.

तणावाशी जुळवून घ्या

ताणतणाव हा माणसाच्या रोजच्या जीवनातील सगळ्यात जास्त विध्वंसक घटक आहे असं नेहमी म्हटलं जातं; पण हे अर्धसत्य होय. प्रत्यक्ष तणावापेक्षाही त्यासाठी आपण दिलेली प्रतिक्रिया जास्त महत्त्वाची असते. शास्त्रज्ञ हॅन्स सेले यांनी तणाव व त्याचे शरीरावर होणारे परिणाम याचा अभ्यास केला व त्यावरून वर दिलेले निष्कर्ष जन्मास आले.

वयाच्या पासष्टाव्या वर्षी सेले यांना रेटिक्युलम सेल सार्कोमा (Reticulum cell sarcoma) म्हणजेच एक प्रकारचा कर्करोग झाला. हा नीट होण्याची शक्यता फारच कमी असते. त्यांच्यासाठी हा एक प्रकारचा पराकोटीचा तणाव होता, पण सेलेंनी त्यावर अपवादात्मकरित्या प्रतिक्रिया दिली.

मी मरणार आहे याची मला खात्री होती म्हणूनच मी स्वत:ला बजावलं, ''ठीक आहे, तुझ्या बाबत घडू शकणारी ही सर्वांत वाईट गोष्ट असेल; पण ही गोष्ट हाताळण्याच्या दोन पद्धती आहेत. एक तर मृत्यूच्या रांगेतील दुर्दैवी सदस्य म्हणून वर्षभर मुसमुसत जगावे किंवा आपल्या जीवनापासून जास्तीतजास्त जे मिळवता येईल ते आता पुरेपूर मिळवून घ्यावे.'' मी दुसरा पर्याय निवडला, कारण मी लढवय्या आहे आणि कर्करोगामुळे आयुष्यातील सर्वांत मोठी लढाई मला लढायला मिळाली. मी कर्करोगाला एक सहज घटना म्हणून स्वीकारले, ज्याद्वारे मी आयुष्याच्या शेवटच्या परीक्षेला सामोरे गेलो. कदाचित काहींना मी चूक वाटत होतो, तर काहींसाठी मी बरोबर होतो. नंतर एक आश्चर्यजनक गोष्ट घडली. एक वर्ष गेले, नंतर एक, दोन, नंतर तीन आणि खरे सांगू काय घडले, मी तो अपवादात्मक नशीबवान ठरलो!

त्यानंतर मात्र माझा तणाव कमी करण्यासाठी मी विशेष परिश्रम घेतले. मी इथे जे सांगतो आहे त्याबद्दल मी योग्य काळजी घेतली पाहिजे, कारण मी एक शास्त्रज्ञ आहे. कर्करोगाचा व मानसिक तणावाचा परस्परसंबंध दर्शविणारी कुठलीही आकडेवारी उपलब्ध नाही. अनुवांशिकता व पर्यावरण ह्याव्यतिरिक्त कर्करोग निर्माण करणाऱ्या इतर बाबींबद्दल मी फक्त एवढेच सांगू शकेन की, कर्करोग व तणाव यांतील परस्परसंबंध फारच गुंतागुंतीचे आहेत. विद्युत्प्रवाह जसा उष्णता निर्माण करू शकतो व उष्णतेला अवरोधही करू शकतो तसेच तणाव आजार निर्माणही करू शकतो व रोखूदेखील शकतो.

काही लोकांनी कर्करोगाचे वर्णन 'शरीराची शरीराला नाकारण्याची पद्धत' असे केले आहे. आता पूर्वपक्षातील हे पद एक पायरी पुढे नेण्यासाठी मी म्हणेन की, लोक जेव्हा स्वत:च्या मूलभूत गरजा कठोरपणे नाकारतात तेव्हा त्यांना कर्करोग होण्याची शक्यता वाढते की काय? दुसऱ्या शब्दांत सांगायचं झालं, तर एखादी व्यक्ती स्वत:च्या गरजा नाकारते म्हणून तिचे शरीर स्वत: तिला नाकारते व त्याविरुद्ध बंडखोरी करते की काय? या प्रश्नाला माझे उत्तर 'हो'ही नाही किंवा 'नाही'ही नाही.

> मी शास्त्रज्ञ आहे; तत्त्वज्ञ नाही. एक शास्त्रज्ञ म्हणून मी फक्त इतकंच सांगू शकतो की, बहुतांश शारीरिक आजारांमध्ये बराचसा भाग मन व शरीर यांच्या एकत्रित येण्याचा परिणाम असतो.

डॉ. सेले यांच्या या शब्दांवरून त्यांना याची जरा जास्तच काळजी वाटते आहे की काय असं वाटलं व तेव्हापासून याबद्दलचे पुरावे गोळा होऊ लागले. विशेषत: आजाराची सुरुवात कशी होईल व त्याचं स्वरूप कसं असेल हे व्यक्तींच्या तणावाशी जुळवून घेण्याच्या क्षमतेवर व इच्छेवर अवलंबून असतं. आपण जो तणाव सहजपणे स्वीकारतो त्यामुळे शरीरावर होणारा परिणाम, जो तणाव आपल्याला नकोसा असतो, पण टाळता येत नाही त्यापेक्षा खूप वेगळा असतो. आपल्यासमोर कोणताच पर्याय उरलेला नाही, ही भावना तणावापेक्षाही वाईट असते. म्हणूनच कदाचित अमेरिकेतील काळ्या लोकांमध्ये होणारा कर्करोग हा गोऱ्या लोकांमधील कर्करोगापेक्षा मनातील तीव्र दु:ख व निराशा या गोष्टींशी जुळलेला आहे. जे लोक इतरांना राबवतात, अशा टाइप 'ए' प्रकारचे व्यक्तिमत्त्व असलेल्या मोठ्या लोकांमध्ये हृदयविकाराच्या झटक्याने मृत्यू येण्याची शक्यता कमी असते, तर ज्या हाताखालच्या कर्मचाऱ्यांना किंवा कारखान्याच्या कामगारांना ते राबवतात त्यांच्यामध्ये हृदयविकाराचे प्रमाण जास्त असते.

आपण जेव्हा तिऱ्हाईत म्हणून अशा तणावयुक्त परिस्थितीकडे पाहत असतो तेव्हा हीच परिस्थिती आपल्याला मजेशीर वाटते. एकाच प्रकारची परिस्थिती एकासाठी हानिकारक असते, तर दुसऱ्यासाठी फायद्याची किंवा तटस्थ असते. जॉन हाफकिन्स विद्यापीठाचे मानसोपचारतज्ज्ञ जेरोम फ्रँक यांनी त्यांच्या निरीक्षणात असं सांगितलं की, तणाव हा मुख्यत्वे रुग्ण एखाद्या घटनेकडे कोणत्या दृष्टिकोनातून पाहतो, त्यावरून ठरतो. अनेक दिवस या विषयावर अभ्यास केल्यानंतर त्यांना असं दिसून आलं की, निरीक्षण करणाऱ्या म्हणजेच कदाचित डॉक्टरांना किंवा तिऱ्हाईत व्यक्तीला एखादा अनुभव सौम्य वाटू शकतो, तर तोच अनुभव रुग्ण व आजाराशी निगडित असलेल्या व्यक्तीसाठी तणावपूर्ण ठरतो. त्या उलट एखादी गोष्ट जी तणावयुक्त मानली जाते, जी तिऱ्हाईत व्यक्तीला भयंकर वाटते - जसं गरिबी, मृत्यूमुळे झालेला वियोग, घरातील दारू पिणारी व्यक्ती - पण रुग्ण जर या परिस्थितीला तणावयुक्त समजत नसेल, तर सहसा अशा वातावरणात राहूनसुद्धा त्याला आजारपण येत नाही.

विशेषत: लहान मुलांच्या बाबतीत ही गोष्ट खरी ठरते. पालक नेहमी असं गृहीत धरतात की, मुलं आनंदी आहेत, पण प्रत्यक्षात मात्र ती कुठल्यातरी घटनेने कष्टी असतात आणि तरीही तसं दाखवत नाहीत. प्रगतीपुस्तकावर 'अ' ऐवजी 'ब'

शेरा मिळाला, तर काही मुले आत्महत्या करतात कारण ते त्यांच्या पालकांच्या अपेक्षा पूर्ण करू शकलेले नसतात किंवा आपल्या पालकांचे आपल्यावर प्रेम नाही असे त्यांना वाटते व ते वेगळ्या पद्धतीने प्रतिसाद देतात.

परंतु माणसांवर झालेला हा मानसशास्त्रीय अभ्यास जे लोक विज्ञाननिष्ठेवर आधारित जीवन जगतात त्यांना क्वचितच मान्य होतो. माणसांवरील अशा प्रकारचा संशोधनात्मक अभ्यास करताना ज्या बाबींवर नियंत्रण ठेवावे लागेल, असे पृथक भाव असणारे अनेक घटक असतात. मात्र प्राण्यांवरील चाचण्यांमध्ये तसे नसते. या बाबत निष्कर्ष काढणारा पुरावा एका अभ्यासात सादर झाला आहे. सॅटलेज येथील पॅसिफिक नॉर्थबेस्ट रिसर्च फाउंडेशनमध्ये १९७०च्या मध्य काळात उंदरांवर एक अभ्यास झाला. जेव्हा उंदरांच्या प्रजनन प्रक्रियेत तणाव निर्माण करण्यात आला तेव्हा त्यांच्यामध्ये स्तनांच्या कर्करोगाची शक्यता वाढली, हे दाखवणाऱ्या प्रयोगांची मालिकाच त्यांनी तयार केली. काही उंदरांना निव्वळ आश्रयस्थान दिले, तर काहींना छान तणावमुक्त वातावरण दिले असता कर्करोग होण्याचा दर ७ टक्के ते ९२ टक्के इतक्या मोठ्या फरकाने बदलत राहतो, असे त्या अभ्यासातून दिसून आले.

तीन मानसशास्त्र तज्ज्ञांच्या एका संघाने १९८१ साली हाच मुद्दा त्यापेक्षाही चांगल्या रितीने प्रयोगांद्वारे सिद्ध केला. हे प्रयोग मानवांवरील प्रयोगाशी साधर्म्य दाखवणारे होते. मेडेलॉन बिसिन्टेनर व त्यांच्या दोन सहकाऱ्यांनी उंदराचे तीन गट केले व तिन्ही गटातील उंदरांना गाठीतील (tumour) जिवंत पेशी टोचल्या. त्यापैकी नियंत्रित गटातील उंदरांना विद्युत्प्रवाहाचे झटके दिले नाहीत. दुसऱ्या गटातील उंदरांना विद्युत्प्रवाहाचे झटके असे दिले की, ते त्यांना टाळता येणार नाहीत. तिसऱ्या गटातील उंदरांना मात्र विद्युत्प्रवाहाचे झटके देण्यापूर्वी एका सुचनेद्वारे सावध केले. दुसऱ्या गटातील ७३% उंदरांना कर्करोग झाला, तर तिसऱ्या गटातील ३७% उंदरांना कर्करोग झाला. तिसऱ्या गटाची नियंत्रित गटाशी तुलना केली असता त्यांच्यातील फरक बराच होता म्हणजे कर्करोग होण्याचे प्रमाण कमी होते.

काही अंशी तणाव हा समाजामुळे निर्माण होतो. ज्या संस्कृतीमध्ये वैयक्तिक व्यक्तिमत्त्व व स्पर्धेला सर्वांत मोठे स्थान दिले जाते, त्या संस्कृतीत सर्वांत जास्त तणावपूर्ण वातावरण असते. ज्या संस्कृतीत जवळीक असलेला व बांधलेला समाज असतो, जेथे आधार देणारे प्रेमाचे नातेसंबंध असतात व घरातील थोरल्या व्यक्तीच्या भूमिका सक्रिय असतात, त्या समाजात सगळ्यात कमी प्रमाणात ताण दिसतो. तसेच तेथे कर्करोगाचा दर सगळ्यात कमी असतो. धार्मिकता व सभ्यतापूर्ण लैंगिक धोरणाचा स्वीकार ही कर्करोग कमी असणाऱ्या समाजाची दुसरी दोन

वैशिष्ट्ये होत.

इथे मी अशाच काही भौगोलिक प्रदेशांबद्दल सांगत आहे, जे त्यांच्यातील दीर्घायुषी लोकांसाठी प्रसिद्ध आहेत. सोव्हिएत जॉर्जिया, हुंझा व्हॅली, अमेरिकेतील मॉर्मन कम्युनिटीज, मध्य भारतातील अबूजमारिया जमात राहिली ती काही गावे ही याची उत्तम उदाहरणे आहेत. अब्जूमारियातील लोक प्रदूषणविरहित पर्यावरणाचा आनंद घेतात. संपूर्ण नैसर्गिक आहार, विवाहपूर्व अवस्थेपासून प्रेमाचे नातेसंबंध, दिवसा थकवणारे परिश्रमाचे काम, तरीही समाधानी मन व नाचगाणी, संध्याकाळी गोष्टी सांगणे, योग्य आराम अशा या संस्कृतींमध्ये कर्करोगाची जणूकाही लागणच नाही.

या समाजात योग्य वाढ न झालेल्या बालकांना वाचविण्यासाठी वेळ व श्रमाची गुंतवणूक केली जात नाही व त्यामुळे भौतिक घटकांच्या नैसर्गिक निवडींवर आजाराचे प्रमाण ठरते हे जाणून घेणे महत्त्वाचे आहे. तरीही बाह्य घटकच फक्त याला कारणीभूत असतात असे नाही. इतर मागासलेल्या प्रदेशांमध्ये पर्यावरणातील शुद्धता व आनुवंशिक दोषांमुळे होणारे मृत्यू अजूनही घडतात, पण ज्या भागातील लोक शांततापूर्ण आयुष्य जगतात त्यांच्यापेक्षा ज्या वसाहतींमध्ये लोक सतत युद्धात गुंतलेले असतात, त्या लोकांमध्ये कर्करोगाचे प्रमाण जास्त आहे.

दैनंदिन जीवनातील सुरक्षितता हादेखील तीव्र आजार मर्यादित राखण्यासाठीचा एक महत्त्वाचा घटक आहे. ठरावीक पद्धतीच्या चाकोरीबद्ध समाजातील सदस्यांना समाज त्यांच्याकडून नेमक्या काय अपेक्षा ठेवतो हे माहिती असतं व ठरावीक परिस्थितीपासून अगदी थोडाही बदल ते सहन करू शकत नाहीत. तेथे राहणाऱ्या लोकांमध्ये इतर मोकळ्या प्रवृत्तीच्या समाजातील लोकांपेक्षा आजाराचे प्रमाण कमी असते. जसे - मार्मन्स व अमेरिकेतील मेनोनाइट्स. मार्मन्स हे लोक सातव्या दिवशी येशूचे पुनरागमन होणार आहे यावर विश्वास ठेवणारे ख्रिश्चन आहेत. एखाद्या व्यक्तीला आयुष्यात जगण्यासाठी स्वत:चा समाज सोडावा लागतो तेव्हा त्यांच्यातील आजार होण्याचे प्रमाण हे ते ज्या संस्कृतीत प्रवेश करतात त्याप्रमाणे बदलते.

आपल्यासारख्या समाजात जिथे तणावयुक्त परिस्थितीला द्यायचा प्रतिसाद व्यक्तीवर अवलंबून असतो तिथे व्यक्तींनी बाह्य दबावापासून मानसिकदृष्ट्या अलिप्त व्हायला शिकणे गरजेचे आहे. हॉर्वर्ड मेडिकल स्कूलचे डॉ. हर्बर्ट बेन्सन यांनी लोकांना मोकळ्या वातावरणात ठेवून ते ताण किती व कसा झेलू शकतात याचा त्यांच्या कोलेस्टेरॉलच्या पातळीशी थेट संबंध आहे हे दाखवून दिले. कडक शिस्तीच्या व्यक्तिमत्त्वाच्या व नेहमी यश मिळविण्याच्याच भूमिकेतून जगणाऱ्या लोकांमध्येसुद्धा ध्यान व व्यायामाच्या साहाय्याने त्यांच्या स्वभावात बदल न करता आहे तसेच राहूनसुद्धा हृदयविकाराचा झटका टाळता येतो. अभ्यासातून असे

निष्कर्षास आले आहे की, जे लोक नियमित ध्यान करतात त्यांचे मानसिक वय हे त्यांच्या प्रत्यक्ष वयापेक्षा खूप कमी असते; परंतु असे तंत्र हे त्या व्यक्तींचे मन तशी यंत्रणा वापरण्यासाठी वळविल्याशिवाय त्यांच्या उपयोगी पडत नाही. मनाची व शरीराची योग्य ती काळजी घेण्यासाठी लोकांनी स्वत:वर प्रेम करायला शिकणे ही प्राथमिक गरज आहे.

एखाद्या व्यक्तीला किती ताण आहे याचं मोजमाप करता येतं. त्यासाठी मोजपट्टी म्हणून डॉ. थॉमस होम्स व रिचर्ड रेइ यांनी व्यक्तींमधील ४३ तणावपूर्ण बदलांची जी नोंद केली आहे त्याचा वापर करता येईल. त्यावरून व्यक्तीच्या आजारी पडण्याच्या शक्यतेचा अंदाज वर्तवता येऊ शकेल. मोजमापाची सुरुवात ही व्यक्तींच्या आयुष्यातील नजीकच्या काळातील भावनिक स्थितीपासून होते, मग त्यांच्या आयुष्यातील प्रत्येक पेचप्रसंगाला ठरावीक 'गुण' ठरविले आहेत. जसं - कामातील बदल, कामावरून कमी केलं जाणं, शिक्षणासाठी घर सोडावं लागणं इ. सर्वांत जास्त मूल्य म्हणजेच १०० गुण हे सर्वांत दु:खदायी हानी म्हणजे एखाद्याच्या जोडीदाराच्या मृत्यूसाठी दिलेले आहेत. अशा प्रकारची अत्यंत कठीण परिस्थिती येत्या एक अगर दोन वर्षांत कर्करोग अथवा तत्सम मोठ्या आजाराला निमंत्रण देते. अलीकडेच एका अभ्यासात लक्षात आलं आहे की, त्रास देणाऱ्या अगर दु:ख देणाऱ्या जोडीदारामुळे प्रतिकारशक्ती काही वर्षांने कमी होते. त्यानंतरच्या त्याच्या पुढच्या अभ्यासात असं निदर्शनास आलं की, एका दिवसात निर्माण झालेल्या कुठल्याही आवाक्याबाहेरच्या तणावाने शरीरातील आजाराविरुद्ध लढणाऱ्या मारक पेशींची (killer cell) लढण्याची क्षमता कमी होते.

अजून एक नवीन पुरावा असे सांगतो की, घटस्फोट होणं हेसुद्धा अनेक लोकांसाठी उद्ध्वस्त करणारं ठरतं. कारण नातेसंबंध खरोखरीच संपले आहेत हे स्वीकारणे सर्वांत कठीण असते. खरं पाहता लग्न झालेल्या, अविवाहित, एकट्या किंवा विधवा व्यक्तींपेक्षा ज्या व्यक्तींची फारकत झाली आहे अशा व्यक्तींमध्ये कॅन्सर, हृदयविकार, न्युमोनिया, उच्च रक्तदाब व अपघाती मृत्यू यांचे प्रमाण जास्त आहे असे दिसते. लग्न झालेल्या पुरुषांपेक्षा एकट्या राहणाऱ्या पुरुषांमध्ये फुप्फुसाच्या कॅन्सरचे प्रमाण तिप्पट आहे. तसेच लग्न झालेल्या पुरुषांनी एकटे राहणाऱ्या पुरुषांच्या तुलनेने तीन पटींनी जास्त धूम्रपान केल्यासही कर्करोग होण्याची शक्यता समान राहते.

व्यवसायात झालेल्या मोठ्या प्रमाणातील नुकसानानेसुद्धा बऱ्याचदा कॅन्सर उद्भवण्याची शक्यता असते. नेपोलियन बोनापार्ट, एलियास एस ग्रान्ट, विल्यम हॉवर्ड टाफ्ट व ह्युबर्ट हॅम्प्रे या सर्वांना झालेल्या जीवघेण्या कर्करोगाचा त्यांच्या पराभवाशी परस्परसंबंध आहे.

जे लोक मानसिक घटक कर्करोगासाठी कारणीभूत नाही असे समजतात, त्यांचा स्वतःच्या समर्थनासाठीचा नेहमीचा मुद्दा असतो की, मनाची भूमिका दर्शवणारा अव्यक्त काळ बराच दीर्घ असतो व लहान मुलांमध्ये होणाऱ्या कर्करोगात मनाची ही भूमिका गृहीत धरता येत नाही; पण आता हेसुद्धा सिद्ध करणारा पुरावा आहे. ब्रॉक्स येथील अल्बर्ट आईन्स्टाईन मेडिकल कॉलेजमधील एका अभ्यासात असं लक्षात आलं आहे की, ज्या मुलांना कर्करोग झाला आहे ती मुले इतर सर्व बाबतीत त्यांच्यासारख्याच असलेल्या, पण कर्करोग नसलेल्या मुलांपेक्षा दुप्पट अशा अवघड परिस्थितीला नजीकच्या काळात सामोरी गेलेली असतात. दुसऱ्या एका संशोधनाने असं निदर्शनास आणून दिलं की, ल्युकेमिया (पांढऱ्या रक्त पेशींचा कॅन्सर) झालेल्या ३३ मुलांपैकी ३१ मुलांनी त्यांचे निदान होण्यापूर्वीच्या दोन वर्षं आधी एखादा अपघाती मृत्यू किंवा जागेचा बदल असे अनुभव घेतले होते. मानसशास्त्रज्ञांच्या आता हे लक्षात आले आहे की, नवजात बालकेदेखील अपेक्षेपेक्षा खूप जास्त आकलन करू शकतात आणि उद्या कोवळ्या वयातील कर्करोगाचा संबंध जन्माच्या आधी आईच्या जीवनातील संघर्षाशी किंवा गर्भाशयात असताना त्याच्या जन्माला असलेल्या विरोधामुळे जो संदेश त्याला पोहचत असेल, याच्याशी आहे असे जरी मला कळले, तरी आश्चर्य वाटणार नाही. हे मी आपल्याला अपराधीपणाची जाणीव वाटावी म्हणून सांगत नाही, तर दुरुस्तीच्या प्रक्रियेतील आपल्या सहभागासाठी आपण मन लावून विचार करावा म्हणून सांगतो आहे.

कर्करोगामुळे निर्माण झालेल्या प्रश्नांचा विचार करताना आपण या आजाराचा रुग्ण दगावल्यानंतर त्यामुळे कुटुंब व मित्र यांवर होणारा प्रासंगिक परिणाम विसरून चालणार नाही. डॉक्टरांनी या इतर मंडळींना त्यांच्या भीती व तीव्र दुःखाला सहजतेने सामोरे जाण्यासाठी मदत करावी, जेणेकरून पुनश्च एखाद्या नवीन व्यक्तीचा आजार टाळता येईल, तणावाला धैर्याने तोंड दिले जाईल व प्रेमातही सहभाग दिला जाईल व सर्वांना - कुटुंब व रुग्ण दोघांनाही फायदा होईल.

आशाभंगाचा शांततेने स्वीकार

ज्यांच्या आयुष्यात दुःखद ताटातूट अथवा तणावपूर्ण बदल घडतात त्या प्रत्येक व्यक्तीला आजार होतोच असं नाही. तुम्ही त्या प्रश्नांना कसे सामोरे जाता यावर आजार होण्यासाठी नेमका कोणता घटक निर्णायक ठरेल हे अवलंबून असते. जे आपल्या नातेवाइकांसोबत आनंदाने जगतात व त्याच वेळी स्वतःच्या भावनांना वाट मोकळी करून देतात ते निरोगी राहू शकतात.

एकदा एका रुग्णाच्या नवऱ्याने मला बोलावलं आणि विचारलं, "तुम्ही

माझ्या बायकोला काय सांगितलं?'' त्याने मला सांगितलं की, ती घरी आली आणि कितीतरी वेळ वीस वर्षांच्या वैवाहिक जीवनातील बऱ्याच गोष्टींसाठी माझ्यावर ओरडत होती आणि त्याला ते खूपच छान वाटलं होतं. मी त्याला म्हणालो, ''मी तुझ्या बायकोला काहीही सांगितलेलं नाही. फक्त तिला कॅन्सर आहे हे कळलं आहे. अनेक वर्षांपासून तिच्या मनात साठलेली चीड आता ती तुमच्यासमोर व्यक्त करते आहे. राग ही एक सर्वसामान्य भावना आहे. ती जेव्हा जाणवते तेव्हाच व्यक्त होणे चांगले असते. रागाचे जर चीड येण्यामध्ये रूपांतर झालं किंवा द्वेषात परिवर्तन झाले, तर ते जास्त नाशकारक ठरते.'' एक बाई म्हणत होती, ''जर माझं लग्न मला मारक ठरणार असेल, तर मी ते यशस्वी करून दाखवीन.'' तिला तिच्या जगण्यासाठी जिद्द सापडली होती.

एखाद्या व्यक्तीला जेव्हा राग येतो किंवा निराशा वाटते तेव्हाच जर ती व्यक्ती त्याचे निराकरण करू शकली, तर कदाचित त्या व्यक्तीला आजार होणार नाही. आपण आपल्या भावनिक गरजांना योग्य वाव दिला नाही, तर आपण स्वतः शारीरिक आजारांना निमंत्रण देतो. तरीसुद्धा आपल्यापैकी बहुतेक जण त्यांना मानसोपचार तज्ज्ञांना भेटायचं आहे किंवा त्यांचं एक ऑपरेशन करायची गरज आहे हे सगळ्यांना सांगण्यातच समाधानी असतात. स्वतःला एखादा छंद आहे हे सांगणं त्यांना फारसं उचित वाटत नाही; पण स्वतःला असलेला आजार मात्र ते सगळ्यांना आनंदाने सांगतात.

हे एक उघड उघड सत्य आहे की, आनंदी लोक सहसा आजारी पडत नाहीत. आजारातून बरं होण्यासाठी व निरोगी राहण्यासाठी सर्वांत महत्त्वाचा घटक म्हणजे त्या व्यक्तीचा स्वतःकडे पाहण्याचा दृष्टिकोन होय. जे शांततेने राहतात तसेच भोवतालच्या परिसराशी शांततेने समरस होऊ शकतात, त्यांना सहसा कुठलाही तीव्र आजार होत नाही.

मानसोपचार तज्ज्ञ जॉर्ज विलियन्ट यांनी एक अतिशय माहितीपूर्ण अभ्यास केला. त्यात 'समाधानाचे घटक' या विषयावर मांडणी केली आहे. त्यांनी हॉर्वर्ड येथील दोनशे पदवीधरांच्या आयुष्यातील तीस वर्षांमधील आरोग्यविषयक माहितीला मानसशास्त्रीय तपासण्यांचा संदर्भ देऊन त्याचा तुलनात्मक अभ्यास केला. आनंदी विरुद्ध दुःखी असे तुलनात्मक गट करून जे निष्कर्ष आले, त्याचा त्यांनी अहवाल सादर केला : २१ ते ४६ वयोगटातील ज्या ५९ पुरुषांचे मानसिक आरोग्य उत्तम होते, त्यातील फक्त २ व्यक्तींना दीर्घकालीन आजार झाला व एक जण ५३ व्या वर्षी मृत्यू पावला. दुसऱ्या २१ ते ४६ वयोगटातील ४८ पुरुषांचे मानसिक आरोग्य अजिबात चांगले नव्हते. या गटातील १८ जण दीर्घ आजाराने ग्रस्त होते किंवा गेले. आयुष्यात खूप समाधानी असणाऱ्या लोकांची तुलना त्यांच्या बरोबरीच्या

असमाधानी व्यक्तींशी केली असता समाधानी लोकांमध्ये तीव्र आजाराची अगर मृत्यूची शक्यता फक्त दहात एक अशी असते, असे लक्षात आले आहे. हे प्रमाण दारू, तंबाखूचे व्यसन, लठ्ठपणा, आनुंवंशिकता, दीर्घायुष्य हे घटक बाजूला करूनदेखील तसेच होते. तसंही दु:खी मन शेवटची घटिका सोडली तर इतर सर्व गोष्टींवर उघडउघड परिणाम करतं. विलियन्ट यांच्या असंही लक्षात आलं आहे की, मानसिक आरोग्य हे सर्वसाधारणपणे एखाद्या व्यक्तीच्या आयुष्याच्या चाळीशीतील शारीरिक आरोग्य बिघडवते. सर्व प्रकारच्या निराश व्यक्तींचा अभ्यास केल्यास एक सामाईक गोष्ट सापडते, ती म्हणजे त्यांच्या जीवनातील प्रेमाचा अभाव व जीवन जगण्यातील निरर्थकता होय. काहीच आनंद वाटत नाही असे त्यांचे जीवन बनले आहे. अर्थात निराश व्यक्तींच्या भूमिकेतून पाहिले, तरच आपल्याला त्याचे आकलन होते. त्यांच्यासाठी आजार म्हणजे रोजच्या अर्थहीन जीवनापासून पळवाट असते. एका वेगळ्या भूमिकेतून आपण त्याला पाश्चिमात्य पद्धतीचे एक प्रकारचे ध्यान असेही म्हणू शकतो.

एखाद्या जवळच्या व्यक्तीचे अपघाती निधन किंवा आयुष्यातील रिकामेपणाची भावना हे घटक त्या व्यक्तीला कर्करोग होण्यासाठी कारणीभूत ठरत असतात. जेव्हा सरडा त्याचा पाय गमावतो तेव्हा त्याला नवीन पाय येतो, तसेच जेव्हा एखाद्या व्यक्तीचे भावनिक नुकसान होते व ते योग्यरित्या सांभाळले जात नाही तेव्हा शरीरात त्या नुकसानीची भरपाई नवीन वाढ म्हणजेच कर्करोग निर्माण करून होते. यावरूनच असेही दिसून येते की, शरीर स्वत:ला झालेल्या गाठीला प्रतिबंधदेखील करू शकते. संशोधकांच्या असेही लक्षात आले की, सरड्याच्या पायाला किंवा शेपटीला जर कर्करोग झाला असेल आणि तो पाय किंवा शेपटी त्या गाठीजवळ तोडली, तर नवीन पाय अगर शेपटी चांगली येते व कर्करोग बरा होतो. आमच्या अभ्यासात आम्ही हे शिकलो आहोत की, मानवी शरीर काही प्रकारचे कर्करोग दुरुस्त करण्याचा प्रयत्न करते. उदा. न्युरोब्लास्टोमा, ज्यामध्ये हानिकारक पेशींचे (Malignant Cell) सामान्य पेशींत रूपांतर केले जाते किंवा हानिकारक पेशींवर हल्ला करून ती गाठ कमी केली जाते. इथे डॉक्टर या नात्याने प्रामुख्याने तुम्हाला एका नवीन व्यक्तिमत्त्वात परिवर्तीत करून तुम्हाला नको असलेले कठिण आजार नियंत्रणात ठेवण्यासाठी तुमची मदत करणे, हे माझे काम आहे.

जर तुमच्या शरीरामध्ये मूत्रपिंडाचे प्रतिरोपण केले व त्या मूत्रपिंडाला प्रतिकार संस्थेमार्फत प्रतिकार होऊ नये म्हणून प्रतिकार संस्थेला प्रतिरोध करणारी औषधे दिली, तरच तुमचे शरीर त्या मूत्रपिंडाचा स्वीकार करते. अशा वेळी जर प्रतिरोपण केलेल्या मूत्रपिंडाला कर्करोग आहे असं कळलं तर मूत्रपिंड स्वीकारलं जाईलच; पण त्या सोबत कर्करोगही वाढेल कारण कर्करोगाला रोखणारी प्रतिकार संस्था

कार्यक्षम नसते. आता जर प्रतिकार संस्थेला प्रतिरोध करणारी औषधे बंद केली, तर तो नवीन अवयव नष्ट होईल व त्यासोबत कर्करोगसुद्धा. अशा वेळी जोमाने काम करणाऱ्या प्रतिकार शक्तीला जर अडथळा निर्माण केला नाही, तर कदाचित प्रतिकारशक्ती कर्करोगावरही मात करू शकेल. मात्र प्रतिकारशक्ती मजबूत बनविण्यासाठी स्वत:चा स्वीकार करणे व स्वत:च्या गरजा पुरविण्यासाठी भावनिक आधार देणे या प्राथमिक गरजा आहेत.

जर एखाद्या व्यक्तीचा पूर्वीचा आजार काही अंशी शिल्लक राहिला असेल, तर त्याच्या मनातील निराशेच्या भावनांमुळे प्रतिकारसंस्थेवर जो परिणाम होतो, तो नजरेत भरण्याइतका स्पष्ट असतो. अर्नाल्ड नावाच्या एका रुग्णाला मेलोनोमा नावाचा कर्करोग झाला. हा कर्करोग तीव्र स्वरूपाचा असतो. सात वर्षांपर्यंत हा आजार तीव्रता कमी झालेल्या अवस्थेत होता. अर्नाल्ड माझ्याकडे आला तेव्हा त्याच्या बगलेतील लसिका ग्रंथीत (Lymph Node) कर्करोगाचे पुनरागमन झाले होते. मी गेल्या सहा महिन्यात त्याच्या आयुष्यात कोणकोणत्या महत्त्वाच्या घटना घडल्या होत्या ते विचारले असता त्याने सांगितले की, त्याची बायको मनोरुग्ण असल्यामुळे त्याने सर्व मुलांना स्वत:कडे आणले होते. त्याचा सर्वांत लहान मुलगा, जो त्याचा विशेष लाडका होता, त्याचे नुकतेच लग्न झाले होते आणि त्याने घर सोडले होते. मुलाच्या घर सोडण्याने तो इतका निराश झाला होता की, कित्येक आठवडे तो रडत होता.

आशेला तडा गेल्यामुळे अर्नाल्डच्या प्रतिकारशक्तीवर दबाव आला व त्याच्या शिल्लक असलेल्या कर्करोगाच्या पेशी पुन्हा वाढीस लागल्या. अर्नाल्डच्या उपचाराचा भाग म्हणून आम्ही त्याच्या सर्व मुलांना व उर्वरित कुटुंबाला एकत्र आणले. त्याच्यासाठी नवीन सामाजिक कार्य व आवडीच्या गोष्टींची आखणी केली. तसेच इतर सर्व जणदेखील त्याच्याजवळ कसे राहतील यासाठी प्रयत्न केला. स्वत:वर कीव करण्याचे व मनातील आशेला तडा गेल्यामुळे निर्माण होणारे शारीरिक धोके तो जाणून होता. तो आयुष्यातील भावनिक प्रश्नांना टाळण्याऐवजी हाताळायला शिकला व त्यामुळे आनंदी राहू लागला. अखेर त्याच आजाराने त्याचा मृत्यू झाला; पण त्याचे हे शेवटचे दिवस कुटुंबीयांचे त्याच्यावरील प्रेम, नवीन मित्र व मैत्रिणी यांच्या संगतीमुळे आनंदाने भरलेले होते.

मानसशास्त्रज्ञांनी केलेल्या निराशेच्या व्याख्येत सर्वसामान्यपणे प्रयत्न सोडून देणे अगर परिस्थितीपासून पळून जाणे या गोष्टींचा अंतर्भाव होतो. वर्तमान परिस्थिती व भविष्यकाळातील शक्यता जेव्हा सहन करण्यासारख्या नाहीत असे वाटते, तेव्हा निराश व्यक्ती आयुष्याविरुद्ध 'संपावर जाते'. हळूहळू सगळे कमी करत स्वत:चा लोक, काम, छंद व इतर गोष्टींमधला रस कमी करते. अशा

पद्धतीची निराशा कर्करोगाशी मजबुतीने जुळलेली आहे. उदाहरणार्थ, बोस्टॉन येथील डॉ. बर्नार्ड फॉक्स यांना लक्षात आले की, निराश व्यक्तींमध्ये निराशा नसलेल्या लोकांपेक्षा कर्करोगाची शक्यता दुपटीने जास्त असते. सारख्या दिसणाऱ्या जुळ्या भावंडांवर झालेल्या एका अभ्यासात दोघांपैकी ज्याला पांढऱ्या रक्तपेशींचा कर्करोग झाला तो त्याच्या जुळ्या भावापेक्षा जास्त निराश होता असे दिसले. तसेच त्या भावाच्या जीवनात भावनिक हानी झाली होती असेही निदर्शनास आले. एकंदरीत एक विशिष्ट प्रकारची निराशा ही निश्चित स्वरूपात कर्करोगाशी अधिक जवळीकीने निगडित आहे.

काही निराशाग्रस्त रुग्णांच्या जेव्हा लक्षात येतं की, परिस्थिती सहनशक्तीच्या पलीकडची आहे तेव्हा स्वत:च्या रोजच्या कामात थोडासा फेरफार करून ते त्या परिस्थितीला सामोरे जातात. अशा पद्धतीचा प्रतिसाद हा जरी नकारात्मक असला, तरी कमीतकमी तो निराशा परतवून लावण्याचा एक प्रयत्न तरी असतो. अनेक लोक कसे का असेना, त्यांचे दैनंदिन काम चालू ठेवतात व आपण आनंदी असल्याचा दिखावा करतात, पण खरंतर मनातून त्यांच्या जीवनाला काहीच अर्थ उरलेला नसतो. अशा व्यक्ती निराशेने ग्रस्त आहेत असे उघडउघड निदान क्वचितच केले जाते, कारण त्या व्यक्ती त्यांचे दैनंदिन काम व व्यवहार सहज सांभाळू शकतात. त्यांची स्थिती जेम्स् थर्बरच्या वॉल्टर मिट्टीप्रमाणे 'शांततायुक्त आशाभंगा'ची असते. म्हणजेच परिस्थिती न स्वीकारता परिस्थितीबद्दलचा राग व निराशा मनात भरलेला, पण बाहेरून मात्र मदत करायला तत्पर.

उदाहरणार्थ, कर्करोग झालेली एक रुग्ण सॅंडी. तिला तिच्या आयुष्यात बहुतांश वेळा 'लाचारीची' भूमिका कशी निभवावी लागली हे सांगणारे एक लांबलचक पत्र तिने मला पाठवले. ती दहा वर्षांची असताना तिला गायिका व नायिका म्हणून शिकवले जात होते. तिचं शिक्षण चालू असतानाच तिला एका प्रायोगिक रंगभूमीसाठी करारबद्ध करण्यात आलं. तिनं सांगितलं की प्रत्येक वेळेला ती जेव्हा रंगमंचावरून भारलेल्या अवस्थेत खाली येई, तिची आई तिला म्हणत असे, "आज तू खूप छान काम केलंस, पण सराव करत राहा म्हणजे कदाचित पुढच्या वेळेस तू याहीपेक्षा चांगलं काम करशील." तिची आई तिच्या प्रत्येक प्रगतीपुस्तकाचेसुद्धा याच पद्धतीने स्वागत करीत असे. "पुढच्या वेळेस बघू, जेव्हा तुला सगळ्या विषयांमध्ये 'अ' श्रेणी मिळेल तेव्हा." सॅंडीचा बांधा आकर्षक व छान होता. पण तिची आई नेहमी तिला म्हणत राही, "हे खाऊ नकोस. ते खाऊ नकोस, तू खूप लठ्ठ आहेस." लहानशा वयातच सॅंडीचा आत्मविश्वास इतका कमी झाला की, कालांतराने ती फक्त चर्चमध्ये मागच्या रांगेत गाऊ शकत होती. आणि थोड्याच दिवसांत तिचे हे गाणेदेखील थांबले.

नंतर उच्च प्रशालेचे शिक्षण संपले आणि सँडीचे लग्न झाले:

अनेक दिवसांपर्यंत आम्हा दोघांची एकमेकांशी ओळख नव्हती. कॅथॅलिक असल्याने मला माझे लग्न निभावणे भाग होते. आम्हाला तीन मुलं होती, तीन वर्षांच्या फरकात. माझ्या नवऱ्याने दोन ठिकाणी नोकरी केली. मी जेव्हा शक्य असेल तेव्हा वेगवेगळ्या ठिकाणी घर-सफाईचे काम केले. माझी आई तेव्हा रोज 'माझी मुले सांभाळत' असे आणि ती मला नेहमी हिणवत राही की, मला कोणीदेखील नोकरी देणार नाही कारण मी लठ्ठ होते आणि पैसे कमाविण्यासाठी मी दुसरे काही करू शकणार नाही. तिला मी कायद्याच्या संघटनेची सचिव आहे याची आठवण करून देत असे, तेव्हा ती त्याकडे साफ दुर्लक्ष करीत असे. ''ठीक आहे, जोपर्यंत मुले शाळेत जात नाहीत, तू कामावर जाऊ शकत नाहीस. मला आता त्यांची काळजी घेणं शक्य नाही. त्यांचं खूप काम असतं आणि तू माझ्या नातवंडांना विक्षिप्त बनवते आहेस याचं मला खूप दुःख वाटतं.''

सँडी सारखीच आजारी पडू लागली आणि तिची आई तिला नेहमी हे आठवून देण्याचा प्रयत्न करत असे की, ती स्वत: काम करून खूप थकली आहे व तिने सँडीसाठी इतके केले, पण त्याबद्दल सँडीला कृतज्ञता वाटत नाही. तिचा नवरा रात्र-रात्र बाहेर राहू लागला व कालांतराने दारू पिऊन घरी येऊ लागला. तो तिला मारत असे. तिने जेव्हा त्याला घटस्फोट देण्याची मागणी केली तेव्हा त्याने सर्व कुटुंबीयांना कारमध्ये घातले व डोंगरमाथ्याच्या काठावर नेऊन उभी केली व जोपर्यंत ती त्याला सोडून देण्याची भाषा परत कधीच करणार नाही असे वचन देत नाही, तोपर्यंत कार खाईत ढकलण्याची भीती घालत होता. तिने ते वचन दिले व पाळले.

तिने स्वत: नीटनेटकं राहण्याचा प्रयत्न केला, तरी अंतर्मनातून मात्र तिने आजारी पडायचं ठरवलं. तिच्या पायाच्या शिरांना (phlebitis) सूज आली. आता ती पूर्ण वेळ पलंगावर पडून राहू लागली. तिने आता तिच्या नवऱ्याशी कोणतेही संबंध ठेवले नव्हते. त्याचा एका अपघातात मृत्यू झाला. त्यानंतर थोड्याच दिवसांत तिच्या पायाची सूज कमी झाली. नंतर तिने दुसरे लग्न केले. तेव्हाही तिला पुन्हा दुय्यम भूमिकाच निभवावी लागली. या वेळी सँडीला स्तनाचा कर्करोग झाला. या घटनेनंतर मात्र तिने स्वतःच्या आयुष्याला पूर्ण वळण दिले. आता ती छान आहे.

लॉरेन्स लेशान या मानसशास्त्रतज्ज्ञांनी कर्करोग निर्माण होण्यासाठी मानसिक

दृष्टिकोन कारणीभूत असतो असे गृहीत धरून ४५५ कर्करोग्यांच्या व्यक्तिमत्त्वाचा अभ्यास केला. हा अभ्यास वीस वर्षे चालू होता. ४५५ रुग्णांपैकी ७१ रुग्ण 'जे अखेरची घटका मोजत होते' अशांवर भरीव उपचार केले गेले होते. त्यांच्या असे निदर्शनास आले की, ७१ पैकी ६८ कर्करुग्णांमध्ये त्यांचा आजार हा 'आशाभंगा'मुळे (असे मुद्दाम म्हटलं आहे कारण सर्वसामान्यपणे आपण निराशा म्हणतो त्यापेक्षा हे वेगळं आहे.) वेळेआधीच झाला, तर ज्यांना कर्करोग नव्हता अशांमध्ये ८८ पैकी फक्त ३ जणांचा आजार अलीकडे सरकला. अर्नाल्ड हशनकरने (The Will to Live) यात लिहिले आहे की, निराशा म्हणजे काही अंशी मृत्यूला समर्पित होण्याची प्रक्रिया होय, तर कर्करोग म्हणजे जीवनात आशाभंग झाल्याचा शरीराने पेशीच्या पातळीवर अनुभवलेला अनुभव होय.

साधारण तीस वर्षांपूर्वी अतिदक्षतातज्ज्ञ डी.एम.किसेन यांनी मुद्दाम व्यक्त न होऊ दिलेल्या भावना व कर्करोग यातील परस्परसंबंध शास्त्रीय आधारावर सादर केले. त्यांनी फुप्फुसाचा कर्करोग असलेल्या रुग्णांची तुलना इतर आजार असलेल्या व धूम्रपान करणाऱ्या रुग्णांशी केली. किसेन यांनी व्यक्तिमत्त्व चाचणींच्या आधारावर असे दाखवून दिले की, ज्यांना कर्करोग झाला आहे त्या व्यक्ती स्वत:च्या भावनिक प्रवाहांना व्यक्त हाऊ देत नव्हत्या. तसेच ज्या व्यक्ती खूप दडपणाखाली असतात त्या व्यक्तींना सिगारेट्सचा वापर कमी असूनदेखील कर्करोग झाला होता.

स्तनाचा कर्करोग असणाऱ्या रुग्णांसोबत काम करताना येल येथील मानसशास्त्र विभागातील मोझेन्स जेन्सन यांनी दाखवून दिलं की, ज्या रुग्णांचा दृष्टिकोन वास्तववादी असतो अशा रुग्णांपेक्षा बचावात्मक दडपणात असलेले रुग्ण मृत्यूला लवकर बळी पडतात. हे स्वत:चा आशाभंग झालेला व्यक्त होऊ देत नाहीत, हसतमुख राहतात व जरी तुम्हाला माहीत असेल की, त्यांना कर्करोग आहे किंवा त्यांचा साथीदार पळून गेलाय अगर त्यांचा मुलगा व्यसनाच्या आहारी गेला तरीही ते स्वत: आनंदी असल्याचं नाटक करतात. जेन्सनला वाटतं की, अशा प्रकारच्या वागण्याने प्रतिकारशक्ती थकते व शरीरात अनियमितपणा येतो, कारण शरीर त्याला मिळालेल्या मिश्रसूचनांनी गोंधळून गेलेले असते.

यामुळेच रुग्ण जेव्हा मला सांगतात की, ती किंवा तो उत्तम आहे, मला हे सत्य आहे की नाटक हे जाणून घ्यायचं असतं. ज्या रुग्णाला कर्करोग हा तणावपूर्ण वाटत नाही त्या रुग्णांची तपासणी करताना काळजीपूर्वक विचारणा केली पाहिजे. कर्करोग हा आयुष्यातील समस्यांचं निरसन असेल, तर कर्करोग हा तणावपूर्ण नसेलही आणि या उपर जर एखादी व्यक्ती भीतीऐवजी शांत मनाने आजाराला सामोरी जाऊ शकत असेल, तर तो ताण हानिकारक न राहता आव्हानात्मक बनतो. दोन्हींतून येणारे परिणाम वेगवेगळे असतात आणि मानसशास्त्रीय तपासणींच्या

आधारावर हा दृष्टिकोन नीट, दक्षतेने तपासून पाहिल्याशिवाय त्याचे लोकांसमोर योग्य रीतीने सादरीकरण होत नाही.

जेन्सनच्या असंही लक्षात आलं की, ज्या व्यक्ती स्वत:चा आजार किंवा त्याद्वारे येऊ शकणाऱ्या मृत्यूची शक्यता नाकारतात, अशा व्यक्तींची कल्पनाचित्रे अगर स्वप्नरूपी विचार हे सकारात्मक असले तरीही त्यांच्या जगण्याची शक्यता कमी असते. काल्पनिक तंत्र नकार देणाऱ्या लोकांसोबत काम करत नाही, कारण ते स्वत:चा आजार स्वीकारत नाहीत व त्यामुळे आजाराशी जो लढा द्यायचा असतो त्यात ते मनातून सहभागी होत नाहीत. त्यांच्या मनातलं बचावात्मक दडपण चित्रांमधून स्वत:ला मोठ्या स्मितहास्यासह चित्रित करून व्यक्त केलं जातं व आजार शरीराच्या बाहेर दुसऱ्या पानावर रेखाटला जातो किंवा स्वत:चं शरीर निरोगी चित्रित करून आजार मासिकाच्या बाहेर सादर केला जातो. अशाच एका महिलेने मला सांगितलं, ''मी काही चांगली कलाकार नाही. म्हणून माझ्या दहा वर्षांच्या मुलाने हे चित्र काढलं आहे. (नंतर 'तुला तर कर्करोगापासून सुटका हवी आहे आणि साधं चित्र काढण्याचं धाडस तुझ्यामध्ये नाही?' असं म्हटल्यावर तिने स्वत: चित्र काढलं.)

मानसशास्त्रज्ञ जॉर्ज एन्जेल यांनी वेगवेगळ्या पुराव्यांचा आढावा घेतला व निष्कर्ष काढला की, आशाभंग करणारा सर्वांत महत्त्वाचा घटक हा वातावरणातील बदल होय. वातावरण बदलले की, रुग्ण स्वत:ला शक्तिहीन समजतो. दुसऱ्या शब्दांत सांगायचं झालं, तर त्या रुग्णांना आशाहीन व असहाय असल्यासारखं वाटतं. सहसा अशा बदलांमुळे अचानक मृत्यू घडतात. कधी कधी हे फारच आश्चर्यकारक गतीनं घडतं. जसे पन्नाशीतील एखाद्या साथीदाराचा मृत्यू झाला, तर अनेकदा दहा मिनिटांतच दुसऱ्या वाचलेल्या साथीदाराचा मृत्यू होतो.

स्त्री व पुरुष दोघेही आशाहीनतेला बळी पडू शकतात, पण त्यांच्या समाजातील वेगवेगळ्या भूमिकांमुळे परिस्थिती अवघड होण्याची कारणेही नेहमी भिन्न भिन्न असतात. पुरुष सहसा त्याची नोकरी सुटल्यामुळे किंवा निवृत्तीनंतर आजारी पडतात. कारण पुरुष हे स्त्रियांपेक्षा जास्त त्यांच्या कामामुळेच ओळखले जातात. माझ्या स्वत:च्या वडिलांना निवृत्तीनंतर थोड्याच दिवसांनी फुप्फुसाचा कर्करोग झाला. सुरुवातीला त्यांना आजाराचा संबंध निवृत्तीशी जोडणे अवघड गेले. नशिबाने शस्त्रक्रियेनंतर ते त्यांच्या आयुष्यात अर्थ शोधू शकले आणि नंतरची १२ वर्षं ते आजारापासून दूर राहिले.

सहसा पुरुषांना राग व्यक्त करणं सहज जमतं; पण स्त्रिया तो मनात ठेवतात आणि निराश होतात. त्यांच्या बाबतीत सहसा घरात झालेला बदल हा आजार निर्माण होण्याशी संबंधित असतो. तो बदल म्हणजे कदाचित नवऱ्यापासून फारकत

होणे किंवा घरातल्या मोठ्या झालेल्या मुलाने घर सोडून जाणे असू शकते. उदाहरणार्थ, एका स्त्रीला तिच्या मुलाने घर सोडल्यावर कर्करोग झाला, तेव्हा ते एका पत्राद्वारे तिने मला कळवले, ''माझ्यात निर्माण झालेली पोकळी भरून काढण्यासाठी कर्करोग वाढीला लागला.''

स्त्रियांमध्ये गृहिणीची भूमिका आपण परिपूर्णतेने निभावू शकत नाही ही हळूहळू वाढत जाणारी असमाधानाची भावना हेच फक्त कारण असते. हे त्या भूमिकेमुळे घडत नाही, तर त्या भूमिकेमुळे आपण बंधनात अडकलो की काय या भावनेमुळे घडते. सर्वसामान्य लोकांपेक्षा गृहिणींमध्ये कर्करोग होण्याचे प्रमाण ५४ टक्के जास्त असते. हे प्रमाण घरात काम करणाऱ्या स्त्रियांमध्ये बाहेर काम करणाऱ्या स्त्रियांच्या तुलनेत १५७ टक्के जास्त असतं. जेव्हा ऑरेगॉन विद्यापीठाच्या डॉ. विल्यम मॉर्टन यांनी पहिल्यांदा ही आकडेवारी प्रकाशित केली तेव्हा अनेक संशोधकांनी स्वयंपाकघरात एखादा कर्करोगजन्य घटक असेल असे गृहीत धरले आणि तो घटक शोधण्यासाठी बराच निष्फळ प्रयत्न केला. कदाचित अमेरिकन घरांमध्ये कर्करोगजन्य घटक असतीलही, परंतु दुसऱ्या एका संशोधनात असं निदर्शनास आलं आहे की, पगार घेऊन स्वयंपाक करणाऱ्या स्त्रियांमध्ये दोन-दोन स्वयंपाकघरात काम करूनदेखील कर्करोगाचे प्रमाण इतर गृहिणींपेक्षा कमी आहे. तरीसुद्धा संशोधनासाठी दिले जाणारे अनेक निधी हे स्वयंपाकघरातील रासायनिक घटक शोधण्यासाठी अजूनही दिले जातात. परंतु गृहिणींच्या बांधल्या गेलेल्या भावना व ती स्वतःचं जीवन जगत नसून फक्त भूमिका निभावत राहते, ही तिच्या मनातील भावना या कर्करोगाचे प्रमाण जास्त असण्यासाठी कारणीभूत आहे, असा विचार फारच कमी लोकांनी केला आहे.

'मिस गी' या दीर्घ गीतात डब्ल्यू. एच. ऑडेन यांनी आजार, प्रेमाचा अभाव व निराश आयुष्य यांतील परस्परसंबंध व्यक्त केले आहेत.

आली ती दवाखान्याकडे धावत,
ठोठावले तिने डॉक्टरांचे दार;
''डॉक्टर, डॉक्टर, तपासा माझे पोट,
मला दुखणे आले फार.''

डॉक्टरांनी तिला नीट पाहत
तपासले परत परत काळजीने खूप;
मग हळूच पुसत पुसत आपला हात

म्हणाले, "का तू केलास उशीर खूप?"

बसले डॉक्टर भोजनास रात्री,
वाढण्यात भाजी पत्नी झाली दंग;
घास डॉक्टरांचा राहिला हातातच मात्र;
बोलले, "कर्करोग करतो मती आमची गुंग."

भासते सर्वांनाच आहे मला माहीत,
पण नाही कुणालाच ठाऊक याचे गुपित;
दडून बसलेला मारेकरी तो
साधतो संधी धरण्याची सावज मुठीत.

मूल नसलेल्या स्त्रीला तो धरतो,
धरतो निवृत्त पुरुषांना तो;
त्यांच्या मनातील आगरूपी राग,
जणू ओकून मोकळी करतो तो.

एका मानसोपचारतज्ज्ञाने मला एकदा सांगितले, यमक जुळलेली प्रत्येक गोष्ट खरी असतेच असं नाही; पण या बाबतीत मी सर्वसामान्यपणे लॉरेन्स लेशान्सच्या मताशी सहमत आहे. ते कुठलेही संशोधन सुरू करण्यापूर्वी तशी शक्यता कवी किंवा कलाकारांनी आधीच व्यक्त केली आहे का याची माहिती घेतात. जर तसे असेल, तरच आपण योग्य मार्गावर आहोत या खात्रीने ते संशोधन पुढे नेतात.

कर्करोग्यांच्या इतिहासातील एक सामाईक बाब म्हणजे ते भावना व्यक्त करू शकत नाहीत अगर त्यांच्या भावना व्यक्त केल्या जात नाहीत हा होय. कदाचित त्यामुळेच कर्करोगाचे प्रमाण तुरुंगापेक्षा मठात जास्त दिसते. तुरुंगात तुम्ही कमीतकमी तुमचे शल्य व्यक्त तरी करू शकता. लेशॉन (Le'Shan) यांच्या रुग्णांपैकी एक जण पूर्वी एका टोळीचा प्रमुख होता. त्याचे खळबळजनक, धोक्याने वेढलेले व इतरांवर आधारलेले आयुष्य संपले, तेव्हा त्याला हॉजकिन्स डिसीज नावाचा कर्करोग झाला. त्याची टोळी वाढली आणि मोडली. त्या तरुण माणसाचे आयुष्य कंटाळवाणे व नीरस झाले, त्यामुळे उपचाराला योग्य प्रतिसाद मिळाला नाही. जेव्हा त्याची समस्या स्पष्टपणे लक्षात आली, तेव्हा लेशान यांनी त्याला अग्निशामक

दलात सामील होण्यास प्रोत्साहित केलं. त्यामुळे त्याच्या आयुष्यात धोका व पौरुषत्व परत आलं. लवकरच त्याच्या शरीराने प्रतिसाद द्यायला सुरुवात केली आणि आजार मागे सरकू लागला; पण जेव्हा त्याला बढती मिळाली तेव्हा एक नवीनच प्रश्न उद्भवला. त्याच्या पत्नीला त्याने आपल्याला स्वीकारावं असं वाटू लागलं. त्याला मात्र या नवीन जबाबदारीची भीती वाटत होती. कदाचित त्यामुळे त्याच्या दुरुस्त होण्यात अडथळा निर्माण झाला असता की काय? योग्य मार्ग निवडण्याइतपत त्याची प्रगती झाली आहे की नाही हे मात्र काळच ठरवेल.

काही अंशी आता कर्करोग हा काही प्राथमिक आजार राहिला नाही. तर अंशत: तो आजूबाजूच्या परिस्थितीमुळे कमकुवत झालेल्या शरीराच्या प्रतिकार संस्थेने दिलेली प्रतिक्रिया असतो. म्हणूनच डॉक्टर जेव्हा कर्करोग किंवा दुसरा कोणताही आजार दुरुस्त करतात; पण उपचार हे आयुष्याला गृहीत धरून केले आहेत याची संपूर्ण खात्री रुग्णाला देत नाहीत, तेव्हा एखादा नवीन आजार उद्भवायला सुरुवात होते. प्रत्येकालाच अशा बदलाला सामोरे जावे लागते, त्यामुळे उपचार इतके प्रभावी पाहिजेत की, तणावयुक्त परिस्थितीतसुद्धा रुग्ण आनंद व समाधानाने जगू शकेल. ही प्रक्रिया जरी कधीच पूर्णत्वाला पोहोचत नसली, तरी स्वत:च्या शरीरासाठी ती नेहमीच उपयोगी पडते. आजार दुरुस्त करून घेण्यासाठी एखाद्याला संत बनण्याची गरज नाही. संताचे भाव अंगी बाणण्यासाठी परिश्रम करणे आवश्यक आहे ज्यामुळे त्याचे फळ त्यांना मिळते. जसे Jonathan Livingston Sea Gullचे लेखक रिचर्ड बॅक यांनी लिहिलं आहे, "तुमचं पृथ्वीवरचं ठरलेलं विशेष कार्य संपलं आहे की नाही हे पाहण्यासाठी एक चाचणी उपलब्ध आहे; आणि ती चाचणी म्हणजे तुम्ही जर जिवंत असलात तर ते कार्य संपलेलं नाही."

व्यक्तिमत्त्वाची जडणघडण

माझ्या आईच्या तरुणपणी तिच्या कंठस्थ ग्रंथींच्या अंत:स्रावाचं (Thyroid Hormones) प्रमाण जास्त झालं होतं. त्या वेळी तिचं वजन फक्त ९० पौंड होतं. आपल्याला मूलबाळ व्हावं यासाठी ती आतून झुरत होती व निराश झाली होती. ती अनेक स्त्रीरोगतज्ज्ञांकडे गेली, पण सर्वांनीच तिला सांगितलं की, तिला दिवस राहिले तर त्यामुळे येणाऱ्या तणावापुढे ती तग धरू शकणार नाही व त्यामुळे कदाचित तिला मृत्यूदेखील येऊ शकतो. त्यानंतर बरेच दिवस तिच्या तब्येतीत सुधारणा होत नव्हती. तरीही तिने व वडलांनी ठरवलं की, आपलं बाळ हे येणाऱ्या धोक्यापेक्षाही मौल्यवान संधी आहे. त्या क्षणी आई अपवादात्मक रुग्ण बनली. तिने तिची भीती व आशा दोन्हीही डॉक्टरांजवळ व्यक्त केल्या. ती त्यांच्याशी भावनिक

व बौद्धिक पातळीवर जुळून राहिली आणि आता आई व वडील या दोघांनी मूल होऊ देण्याच्या निर्णयाची संपूर्ण जबाबदारी स्वीकारली.

शेवटी माझ्या वडलांना आईला मदत करण्यास इच्छुक असलेला एक स्त्रीरोगतज्ज्ञ सापडला. त्यांनी तिला सांगितलं की, ती जर तीस पौंड वजन वाढवू शकली, तर तिचं गरोदरपण हे सर्वसामान्य स्त्रीसारखं गर्भ वाढण्यास आधार देऊ शकेल. माझ्या आईकडे घरी एक मौल्यवान ठेवा होता - एक ज्यू आई. या आईने तिच्या मुलीला स्वत:च्या घरी आणलं, तिचा सांभाळ केला, तीन महिने खाऊपिऊ घातलं. आईचं आवश्यक तितकं वजन वाढलं व ती गर्भार राहिली आणि माझा जन्म झाला. तिच्या कंठस्थ ग्रंथीचा अतिरिक्त होणारा अंत:स्राव माझ्या जन्मानंतर कमी झाला आणि माझ्या पालकांना एक गुटगुटीत बाळ भेट मिळालं होतं.

बाळंतपण होताना दुखापत झाली होती. सुरुवातीला माझ्या चेहऱ्याची व डोक्याची ठेवण चिमट्यामुळे खराब झाली होती. जेव्हा माझी आई मला बाबागाडीतून घेऊन जात असे, तेव्हा ती ते लपविण्यासाठी मला झाकत असे. शेजारीपाजारी थांबवून वरचं दुपटं काढत आणि बोबड्या हळू आवाजात चालू करीत, "ओहो, कित्ती गोड...!" जोपर्यंत ते मला ओझरतं पाहत होते तोपर्यंत नेहमीचे अर्थपूर्ण शब्द त्यांना पुरेसे वाटत नव्हते आणि नंतर ते 'आ' वासून बघत राहत. माझ्या आईने शेजाऱ्यांच्या या गोंधळापासून वाचविण्यासाठी मला घरीच ठेवायचं ठरविलं. या सुरुवातीच्या काळातलं हे सिद्ध करणारं बाळाचं कुठलंही छायाचित्र उपलब्ध नाही. माझी आजी आली. तिने माझ्या चेहऱ्यावरून प्रेमाने हात फिरवित माझ्या डोक्याचा खराब झालेला भाग दुरुस्त होईपर्यंत माझी टाळू भरली. त्यामुळे माझ्या आईचा त्रास कमी झाला व माझ्यावर निरपेक्ष प्रेमाचा वर्षाव झाला.

त्यामुळे आपोआपच मला हा संदेश मिळाला की, जे बाळ सहज व सर्वसामान्य परिस्थितीत जन्माला येतं, त्यांच्यापेक्षा जास्त प्रभावशाली व बंधनमुक्त प्रेम मला मिळणार आहे. मी जे काही करायचे ठरवीन त्यासाठी माझ्या पालकांचा आधार आणि प्रेम मला निश्चित मिळणार, याची मला खात्री झाली. ज्या सहकार्याच्या वातावरणात मी वाढलो, त्यामुळे मला जे काही बनायचं आहे ते मी बनू शकेन हा विश्वास माझ्यामध्ये निर्माण झाला आणि मी बरा होण्यासाठीदेखील दिशा मिळाली.

ह्या पहिल्या अनुभवाने माझी 'आजारातून बचावलेला' अशी प्रतिमा बनली. आयुष्य मात करता येईल अशा अडथळयांची मालिकाच बनलं. दुसऱ्यांनी जरी मला किंमत दिली नाही, तरी माझ्या कुटुंबात मला एक स्थान आहे व माझ्यामध्ये आत्मसन्मान निर्माण करण्यास ते मला मदत करणार आहेत, हे मला माहिती होतं. दुसऱ्या लोकांच्या आयुष्यात काय घडलं, हे मला कधी कळलं नाही ही एका दृष्टीने चिकित्सक म्हणून माझ्यात कमतरता राहिली.

माझ्यासाठी माझ्या बहुतांश रुग्णांना अशा तऱ्हेचं प्रेम मिळालेलं नाही, हे जाणून घेणं हाच एक अवघड पाठ होता. खरंतर माझ्या रुग्णांपैकी ८० टक्के रुग्ण हे उगाचच आजारी होते किंवा त्यांच्यावर अगदीच वेगळ्या पद्धतीने म्हणजे त्यांना लहान मूल समजून उपचार झाले होते. अगदी प्रयोगशाळेतील उंदीरसुद्धा वेळेआधीच आईपासून दूर केले, तर कर्करोगास लवकर बळी पडतात. ज्या उंदरांची जन्मापासून योग्य निगा राखण्यात येते, त्यांच्यामध्ये कर्करोग होण्याची शक्यता कमी असते. 'आम्हाला मुलगी नको होती, मुलगाच पाहिजे होता.', 'तुझे वडील दारुडे होते. आम्हाला अजून एक मूल नको होते.', 'अजूनही मला वाटतं, तुझा जन्म झाला नसता व माझा गर्भपात झाला असता तर बरं झालं असतं.' हे ज्यांना सतत ऐकावं लागतं, त्यांच्यापेक्षा माझा अनुभव खूप वेगळा होता. अशा प्रकारच्या संदेशांमुळे आयुष्यभर स्वत:ला प्रतिष्ठा नसल्याची भावना निर्माण होते. मग रुग्णाला आजार हवा असतो आणि उपचार नकोसे असतात. अशा लोकांसाठी आजारपण म्हणजे त्यांच्या पालकांच्या किंवा देवाच्या अपेक्षापूर्तीचा मार्ग असतो कारण आजार म्हणजे पापाचे प्रायश्चित्त असं अनेक लोक धार्मिक पातळीवर मानतात. त्यामुळे ते डोक्यावर गुन्हा केल्याचं ओझं बाळगून असतात. अखेर प्रेम मिळविण्याचा किंवा चांगली व्यक्ती म्हणून जगण्याचा एकच मार्ग आहे असं त्यांना वाटत असतं आणि तो म्हणजे मृत्यू!

माझी एक रुग्ण न्यूयॉर्कची राहणारी होती. तिचं नाव जॅन होतं. ती तिच्या वयाच्या दहाव्या वर्षापासून नटी म्हणून काम करत होती. तिची आई तिला नेहमी स्तनांची काळजी घेण्यास सांगत असे, कारण तिच्या दिसण्यात त्यांचं महत्त्वाचं स्थान होतं. तिची आई तिने पोटावर झोपू नये आणि नृत्य करताना स्तनांना आदळू न देण्याची काळजी घ्यावी असं तिला सतत सांगत असे. स्वाभाविकपणे जॅनला स्तनांचा कर्करोग झाला व ती शस्त्रक्रियेला मान्यता देऊ शकली नाही.

त्याऐवजी तिने बाजारातील इतर सर्व पर्यायी पद्धतींचा अवलंब केला. मी तिला सांगितलं की, तिने जर तिची ऊर्जा अविश्वास दाखवण्यासाठी न वापरता त्या उर्जेचा तिने स्वत: निवडलेल्या कोणत्याही एका मार्गासाठी उपयोग केला व स्वत:वर प्रेम केलं, तर आजारातून बरं होण्याची त्यापेक्षा मोठी दुसरी संधी असूच शकत नाही; पण इतर अनेक नाटक करणाऱ्या लोकांसारखंच तिचं जीवन हे तिला मिळणाऱ्या यशाशीच निगडित होतं. ती म्हणाली, "मी जर टाळ्या वाजवून कौतुक ऐकलं नाही, तर लोकांचं माझ्यावरील प्रेम मला कसं कळेल?" शेवटी त्या आजाराने ती वारली. स्वत:ची आंतरिक ऊर्जा वाया घालवून ती बाहेरच्या जगातून एखादे आश्चर्य घडण्याची वाट पाहत होती.

चमत्कार हे आतून घडत असतात. *आता यापुढे तुम्हाला प्रेम न मिळालेले ते*

मूल बनून कदापिही राहायचं नाही. जुने संदेश व त्यातून येणारे आजार नाकारून तुमचा पुनर्जन्म होऊ शकतो. तुम्ही इतरांवर प्रेम करायचं ठरवाल, तेव्हा तुम्हाला तुमचे ते दिवस आठवतील, जे तुम्हाला नकोसे होते; पण तुम्ही स्वत:ला विसरायला शिकू शकता. जर तुम्ही नजीकच्या काळात घडणाऱ्या गोष्टी स्वत:शिवाय स्वीकारू शकत नसाल, तर तुम्ही तुमचे भवितव्य बदलू शकत नाही. मी हे ठासून सांगतो कारण अनेक लोक, विशेषत: कर्करोग होण्याची ज्यांना जास्त शक्यता असते ते दुसऱ्यांचे दोष विसरू शकतात; पण स्वत:ला मात्र दोष देत राहतात. मला वाटतं की, आपण सर्व जण पूर्ण असूनही अपूर्ण असतो. इथे माझ्यासमोर एक प्रश्न पडतो की, आपण स्वत:ला त्या पद्धतीने स्वीकारतो का? जसं एलिझाबेथ कुब्लर रॉस म्हणते, "ती स्वत: परिपूर्ण नाही, तुम्हीदेखील परिपूर्ण नाही. पण तरीही सर्वकाही ठीक चाललं आहे."

यानंतरच्या उरलेल्या भागात व्यक्तिमत्त्वाची जडणघडण पुनश्च कशी करावी हे आपण पाहणार आहोत. पण इथे मला माझ्या स्वत:च्या अनुभवातलं एक छोटंसं उदाहरण देऊ द्या. एक प्रश्न - समुद्रप्रवासामुळे मळमळ होण्याचा त्रास नक्कीच कर्करोगाच्या तुलनेत क्षुल्लक आहे, पण यातलं तत्त्व सारखंच आहे. या घटनेतून मन जितकं शक्तिमान असतं तितकंच घातकी असतं हे मी शिकलो.

एका उन्हाळ्याच्या सुट्टीत मी एक पुस्तक वाचत होतो. त्या पुस्तकात लेखकानं वजन कमी करण्यासाठी एका तंत्राची शिफारस केली होती. ते तंत्र असं होतं की, तुम्ही जेवायला बसताना स्वत:ला आजारी समजून जेवायला बसा. मी हा प्रयोग करण्यास उत्सुक होतो. लहानपणापासून मी जेव्हा जेव्हा सागरी प्रवासाला जात असे, तेव्हा तेव्हा मला फार वाईट पद्धतीने मळमळण्याचा त्रास होत असे. मी अलीकडेच सुट्टीत मासे पकडण्यासाठी गेलो होतो, तेव्हादेखील मला मळमळण्याचा त्रास झाला होता. मी पुस्तकाप्रमाणे करून पाहायचं ठरवलं व प्रत्येक वेळी जेवायला बसताना समुद्रप्रवासाच्या त्रासाची मनात कल्पना केली. मला तीन ते चार दिवस पलंगावर पडून राहावं लागलं. माझा आजार अगदी तितकाच तीव्र बनला, जो मी पूर्वी कधीच अनुभवला नव्हता. मी कळकळीने सांगू इच्छितो की, तुम्ही कधीच नकारात्मक उद्दिष्ट ठेवू नका. अगदी वजन कमी करण्यासारखं सकारात्मक उद्दिष्ट गाठण्यासाठीसुद्धा. कारण तुमच्या मनातलं चित्र हे फार मोठ्या प्रमाणात खरं उतरू शकतं.

जसंजसं मी मन व शरीर यांच्या परस्परसंबंधाबाबत जास्त शिकत गेलो तसंतसं मला हे जाणवू लागलं की, मी पाच वर्षांचा असल्यापासून समुद्रप्रवासाच्या त्रासाची मनात तयारी केली होती. त्या वर्षी मी वडिलांसोबत मासे पकडण्यासाठी गेलो आणि मला त्रास झाला. मग मी तो त्रास आता मला नेहमीच होणार असं

गृहीत धरलं. मी व माझे कुटुंबीय अजूनही बोटिंग करण्यावर व मासे पकडण्यावर प्रेम करतो. गेली अनेक वर्षं हा छंद योग्य प्रमाणात जोपासण्याचा आम्ही प्रयत्न करीत आहोत, पण मला होणाऱ्या त्रासामुळे त्यातील आनंद लुटण्यात अडथळा येत होता.

जसे माझे केमोथेरपी घेणारे रुग्ण दवाखान्याच्या दिशेने निघाले की, आजारी बनतात तसे मी बोटीच्या मार्गावर निघालो की, मळमळण्याचा त्रास सुरू होत असे. मी मनात ठाम निश्चय करीत ठरवलं की, यापुढे असा त्रास होऊ द्यायचा नाही. मी स्वत:ला आजारी न पडण्यासाठी तयार केलं. पुढच्याच उन्हाळ्यात मी माझ्या बायको व मुलांना काहीही प्रश्न निर्माण न होता अनेकदा मासेमारीसाठी नेऊ शकलो. एकदा तर आमची सहल चालू असतानाच मोठं वादळ आलं आणि मला थोडासा त्रास होत होता तरीही मी सर्वांना बाहेर काढू शकलो. माझ्या या यशाने मी बेहद्द खूश झालो.

शरीराची निगा राखण्यासाठी जर अपवादात्मक व्यक्तिमत्त्व बनायचे असेल, तर त्या व्यक्तीने स्वत:च्या श्रद्धा जोपासणे आवश्यक आहे. खास करून स्वत:च्या अंतर्मनात खोलवर रुजलेला विश्वासाचा साठा जपून ठेवावा लागेल. एखादी व्यक्ती माझा आजार बरा होऊच शकणार नाही असं गृहीत धरण्याऐवजी आजार काही का असेना, दुरुस्त होणारच आहे असा विश्वास बाळगत असेल, तर तिचा निरोगी बनण्याचा पाया रोवला गेला आहे असं समजावं.

माझी एक रुग्ण, अतिशय नाजूक स्त्री, एडिथ. तिचं वजन फक्त ८५ पौंड होतं. ती मला म्हणाली, ''मला तुमची आणि तुमच्या या गटाची बिलकूलच गरज नाही. मी जेव्हा लहान होते तेव्हा माझी आई मला नेहमी म्हणायची, ''तू किडकिडीत असलीस तरी काहीही अडचण आली तर त्यातून बाहेर येशील. तू त्र्याण्णव वर्षांची होईपर्यंत जगशील आणि त्यानंतरही ते तुला वाफेवर चालणाऱ्या रोलरसोबत पळवतील.'' एडिथ एका हृदयविकाराच्या झटक्यातून, आतड्याच्या जखमेतून झालेल्या रक्तस्त्रावापासून, नवऱ्याच्या मृत्यूच्या धक्क्यातून व स्तनाचा कर्करोग जो तिच्या छातीच्या आत हाडांच्या सापळ्यापर्यंत पसरला होता, त्या सर्वांतून वाचली आहे. तिच्यावर झालेल्या शस्त्रक्रियेनंतर आता सहा वर्षांपेक्षाही जास्त काळ होऊन गेला आहे तरीही ती जिवंत आहे. प्रत्येक वेळी जेव्हा काही घडतं, तिला तिच्या आईचे बोल ऐकू येतात.

जर आपण सर्वांनीच आपल्या मुलांचं संगोपन अशा रीतीने केलं, तर आपण सर्वच जण अशा आजारातून बऱ्या होणाऱ्या व आनंदाने जगणाऱ्या व्यक्तिमत्त्वांची निर्मिती करू शकू. एका अर्थाने आपण पालक आपल्या मुलांसाठी संमोहनविद्येतील पहिले तज्ज्ञ (हिप्नोटिस्ट) आहोत व मोहिनी विद्येद्वारे त्यांना सकारात्मक सूचना देऊ शकतो.

परंतु त्याऐवजी नकारात्मक सूर मात्र सर्वश्रुत आहेत. गेल्या अनेक वर्षांत माझ्या असं लक्षात आलं आहे की, बऱ्याचदा पालकांना पूर्वी जो आजार झाला होता तोच मुलांमध्ये झालेला दिसतो व त्यांचे पालक ज्या वयात वारले होते साधारण त्याच वयात मुले मरतात. मला वाटतं इथे जसा आनुवंशिकता हा घटक कारणीभूत ठरतो तसाच अनुकूलन हा एक घटकदेखील कारणीभूत ठरतो. (मी त्याला मानसशास्त्रीय आनुवंशिकता म्हणतो) कारण जेव्हा त्या व्यक्तीला हे सत्य कळतं तेव्हा चित्र बदलवता येतं हे मी अनुभवलं आहे.

एखादा रुग्ण तक्रार न करता म्हणतो, "मला कर्करोग झाला हे पहिल्यांदा मला मार्चमध्ये कळलं, दुसऱ्या मार्चमध्ये कर्करोगामुळे मला पुन्हा त्रास झाला आणि आता मार्च पुन्हा आलाय." पुन्हा एकदा आजार येतो आणि रुग्ण काही महिन्यातच दगावतो. इथे आपल्याला दिसतं आहे की, आनुवंशिकतेपेक्षा व्यक्तीचं अनुकूलन जास्त महत्त्वाचं ठरलं. दैववाद हा प्राणघातक ठरू शकतो. अनेक लोकांना वाटत असतं की, त्यांच्या नशिबात पालकांसारखं आयुष्य निभावणंच लिहिलेलं आहे. माझ्या एका व्याख्यानानंतर एका परिचारिकेने मला सांगितलं होतं, "मला वाटतं तुम्ही माझं आयुष्य वाचवलं आहे. मी कर्करोगाने मरण्याची वाट पाहत होते, कारण माझ्या आईला व वडलांनाही कर्करोग झाला होता. मी कर्करोगानेच मरणार असंच मला सतत वाटत असे."

मी अलीकडेच हेन्री नावाच्या एका रुग्णावर उपचार केले. त्याचे वडील वर्तमानपत्रात ज्या पानावर मृत्यूचा उल्लेख असेल किंवा आजाराचा उल्लेख असेल ते पान फाडून टाकीत असत. आता हेन्रीला कर्करोग झाला होता. त्याच्या मनात आजाराबद्दल खूपच तीव्र भीती बसलेली होती; पण आम्ही शस्त्रक्रिया करून महत्प्रयासाने ती भीती कमी करू शकलो. आता तो एकदम छान आहे. आतापर्यंत त्याच्या पालकांनी त्याला आजार कसा हाताळावा लागतो या बाबत अजिबातच महिती होऊ न दिल्यामुळे त्याची भीती ही आर्थरच्या भीतीपेक्षा अगदीच वेगळ्या प्रकारची होती. ज्या दिवशी मी हेन्रीला तपासलं, त्याच दिवशी आर्थरदेखील माझ्या दवाखान्यात आला होता. आर्थर हा ख्रिश्चन शास्त्रज्ञ होता. तो फक्त त्याच्या कुटुंबीयांच्या समाधानासाठी दवाखान्यात आला होता आणि हेन्रीपेक्षा त्याची अवस्था अत्यंत गंभीर स्वरूपाची होती; पण हेन्रीच्या तुलनेत त्याची भीती खूपच कमी होती.

मानसशास्त्रीय 'जीन्स' (आनुवंशिकतावाहक) हे शारीरिक 'जीन्स'प्रमाणेच मदत करणारे किंवा नुकसान करणारे असू शकतात. रुग्ण पालक व मुलगा दोघेही त्यांच्या चित्रात स्वत:ला कर्करोग झाला आहे असं दाखवतात, तेव्हा मला याचा अनुभव येतो. अशा पद्धतीचे साम्य अविश्वसनीय आहे. अनेकदा ती चित्रं एक वर्षाच्या अंतराने काढलेली असतात. दोघांनीही एकमेकांचं चित्र पाहिलेलंदेखील

नसतं. तरी जणू ते चित्र दुसऱ्याची प्रतिकृती असते. आशाहीन, असहाय पालक एक आशाहीन, असहाय बालक निर्माण करतात.

कोणता अवयव कर्करोगाचे लक्ष्य बनेल?

जडणघडण होण्याच्या सुरुवातीच्या काळात एखाद्याला मानसिक वातावरण कसं मिळतं यावरून एखाद्याला गंभीर आजार होऊ शकतो किंवा नाही हे ठरतं. अर्थात त्याचे परिणामही तसेच वैशिष्ट्यपूर्ण असतात. एखाद्या व्यक्तीला कोणत्या प्रकारचा आजार होईल, कधी आणि कोणत्या अवयवाला होईल हे त्या परिणामांवर अवलंबून असतं. इथे मला 'ली'चा अनुभव आठवतो आहे. ली हा एक मानसशास्त्रज्ञ असून अपवादात्मक रुग्णांच्या काही कार्यशाळा घेण्यास त्याने माझी मदत केली होती. त्याच्या आवाजात नेहमी घोगरेपणा येऊ लागला. तपासण्या झाल्यावर त्याला स्वरयंत्राचा कर्करोग झाला आहे हे कळले. त्याच्या डॉक्टरांनी त्याला सांगितलं की, तुझ्यासाठी 'सर्वांत चांगला उपाय' हा 'स्वरयंत्र काढून टाकणे' एवढाच आहे. त्यात 'आता तुला गाता येणार नाही व पाण्याखालून सूर मारता येणार नाही.' याची भर पडली. लीचे आयुष्य नेमकं कशाशी संबंधित होतं हे डॉक्टरांनी विचारलं नव्हतं व लीनेदेखील सांगितलं नव्हतं. जीवनात हा बदल करणं अपरिहार्य आहे एवढंच फक्त डॉक्टरांनी त्याला पटवून दिलं. पण नेमके गाणे म्हणणे व खोल पाण्यात पोहणे हे दोनच त्याचे रिकाम्या वेळातील आवडते उद्योग होते.

खरंतर ली काही धूम्रपान करणारा नव्हता. तरीही त्याला कर्करोग झाला होता. अपवादात्मक रुग्णांसोबत केलेल्या कामाच्या अनुभवामुळे व मानसशास्त्रज्ञ म्हणून झालेल्या प्रशिक्षणामुळे आजारासाठी नेमका कोणता घटक कारणीभूत असू शकतो याची त्याला जाणीव होती. त्याच्या आयुष्यात स्वरयंत्राचे स्थान निश्चित खूप महत्त्वाचे आहे, याची मी त्याला जाणीव करून दिली. अर्थातच, त्याच्या आयुष्यात स्पष्ट शब्दोच्चारांना खूप महत्त्व होतं.

कर्करोग त्याच्या घशालाच का झाला ही गोष्ट आम्हाला वाटत होतं त्यापेक्षाही एकदम स्पष्ट होती. लीचे कुटुंब खूप मोठे व गजबजलेले होते. तो लहान असताना जेव्हा जेव्हा मोठ्याने बोलायचा तेव्हा तेव्हा नेहमी त्याचे वडील त्याच्या गळ्याभोवती हात ठेवत व दाब देत त्याला सांगत, 'हळू बोल ली, हळू बोल.' हे सांगतानाचा त्यांचा आवाज लीचा सध्याचा अन्ननलिकेतून येणारा आवाज जसा आहे अगदी तसा असायचा.

अत्यंत प्रयत्नांनी व बराच त्रास सहन केल्यानंतर ली या लहानपणी मिळालेल्या संदेशातून बाहेर येऊ शकला. त्याच्या शस्त्रक्रियेच्या तपासण्यांवरून त्याचा आजार

आता नाहीसा झाला आहे असं चिकित्सकांना वाटत होतं, परंतु लीला मात्र आतून असं जाणवत होतं की, त्याचा आजार अजूनही अस्तित्वात आहे. शेवटी तपासण्यांअंती त्याच्या पाठीवर दुसरा कोणतातरी कर्करोगाचा प्रकार झाला आहे असं निष्पन्न झालं. त्यानंतर त्याला तिसरा कर्करोगाचा प्रकार झाला - लिम्फोमा. आतापर्यंत ली या सर्व कर्करोगांना डॉक्टरांनी सुचविलेल्या 'आवश्यक त्या उपचारां'सहित सामोरा गेला होता, परंतु आता त्याचे आयुष्य फार तर पाच वर्षांचे असेल असे सांगण्यात आले होते.

आता ली'ला स्वत:बद्दल बोलणं अपरिहार्य झालं. गेली पाच वर्षं औषधं खाऊन खाऊन ली कंटाळला होता. पुढची पाच वर्षं परत औषधं खाण्यापेक्षा वेगळं काहीतरी करण्याची त्याची इच्छा होती. त्यानं डॉक्टरांना तसं सांगितलं. या सगळ्यावर मात करायची त्याची इच्छा होती. त्याने स्वत:चा आहार, उपचार व मानसिकता परत एकदा बदलण्याचं ठरवलं. त्याचे कर्करोगतज्ज्ञ त्याला म्हणत होते की, तो निरर्थकच इंद्रधनुष्याचा पाठलाग करतो आहे. आशा व जीवन यांचं एकमेव चिन्ह 'इंद्रधनुष्य' असल्यामुळे त्याबद्दल काहीतरी ऐकणे हीच त्याची गरज होती. आपण ज्या वैद्यकीय उपचारांनाच योग्य उपचार समजतो ते त्याने घेतले नाहीत. तरीही कोणत्याही कर्करोगाचं पुनरागमन न होता त्याचं विशेषज्ञ म्हणून काम करणं चालूच होतं. तो आता जिवंत आणि चांगला आहे. तरीही त्याच्या या दृष्टिकोनाची शिफारस मी दुसऱ्या कोणाला करेन असं नाही. प्रत्येक जण लीसारखा कणखर असेल असं नाही किंवा इतका मोठा बदल घडवून आणू शकेल असंही नाही. काही जणांसाठी स्वत:चा आहार बदलणं हेच एक ओझं असेल; आणि त्यामुळेच त्यातून जो फायदा मिळायला हवा त्याला प्रतिबंध होतो.

लीची केस काही फार वेगळी नाही. लक्ष्य बनलेले अवयव म्हणजे शरीरातील ज्या भागाचे एखाद्या व्यक्तीच्या आयुष्यातील होणाऱ्या संघर्षाशी किंवा हानीशी निगडित विशेष महत्त्व असते त्या भागात आजार मूळ धरण्याची शक्यता सर्वांत जास्त असते. फ्रान्झ अलेक्झांडर मन व शरीराचा परस्परसंबंध दाखवणाऱ्या वैद्यकशास्त्राचे जनक आहेत. त्यांनी चाळीस वर्षांपूर्वीच हे ओळखलं होतं व म्हणूनच त्यांनी तेव्हा लिहिलं : ''याबद्दल अनेक पुरावे उपलब्ध आहेत. जसे की, ठरावीक अवयवांचे ठरावीक सूक्ष्मजिवांना आकर्षण असते, तसेच ठरावीक पद्धतीचा भावनिक विरोध हा वैशिष्ट्यपूर्ण असतो. त्या त्या वैशिष्ट्यानुसार तो ठरावीक अवयवांना त्रास होण्यास कारणीभूत ठरतो.'' कर्करोगजन्य जीन्सचा शोध ही कर्करोग समजून घेण्यातील एक महत्त्वाची पुढची पायरी होय. तरीसुद्धा कर्करोगजन्य जीन्स हेच जर एकमेव कारण असते, तर कर्करोगाला बळी पडणाऱ्या व्यक्तीला एकाच वेळी शरीराच्या निरनिराळ्या भागांत अनेक प्राथमिक स्वरूपाच्या गाठी

आल्या असत्या. त्याऐवजी त्या व्यक्तींना कोणत्यातरी एकाच भागात कर्करोग होतो, जो त्यांच्यासाठी भावनिकदृष्ट्या विशेष महत्त्वाचा असतो म्हणजेच लक्ष्य बनलेला अवयव.

कधीकधी रुग्ण म्हणून किंवा एखाद्या परिसंवादाच्या ठिकाणी मानसोपचारतज्ज्ञांशी बोलण्याची संधी मला मिळते. त्यांच्यापैकी अनेक जण रुग्णांना आजाराची वाटणारी गरज याबद्दल किंवा कर्करोगाने लक्ष्य बनलेल्या अवयवांच्या वैशिष्ट्यांबद्दल बोलतात. एकांनी मला त्यांच्या एका मनोरुग्णाबाबत सांगितलं. त्या रुग्णाचा मानसिक आजार जेव्हा दुरुस्त झाला तेव्हा तो शारीरिक आजाराने ग्रासला गेला व जेव्हा त्याचा शारीरिक आजार बरा झाला तो परत मानसिक रुग्ण बनला. दुसऱ्या एका मानसोपचारतज्ज्ञांनी अशा एका पुरुषाचं वर्णन केलं जो स्वत: गर्भार आहे असं त्याचं म्हणणं होतं आणि आश्चर्य म्हणजे त्याच्या प्रोस्टेट ग्रंथीशी (वृषणग्रंथी व मूत्रवाहिनीपासून पुरुषांचे गर्भाशयाच्या जागेशी साधर्म्य असलेला अवयव) निगडित एक मोठी गाठ वाढली आणि तो गर्भार दिसू लागला.

मला रुग्णालयातील एक स्त्री आठवते. मी तिला विचारलं, “तुला तुझ्या ‘क्ष’ किरणांच्या उपचारांबद्दल काही तक्रार आहे का?” तिने मला एक सकारात्मक दृष्टिकोन दिला. ती म्हणाली, “मी ‘क्ष’ किरणांना सूर्याचे सोनेरी किरण माझ्या शरीरात प्रवेश करत असल्यासारखे पाहते.”

मी तिला म्हणालो, “निश्चितच माझ्याआधी दुसरे कोणीतरी येऊन तुला हे सर्व समजावून गेले आहे असे दिसते.”

ती म्हणाली, “ही काय, माझ्या शेजारच्या पलंगावरचीच ही मैत्रीण.” एक स्त्री दोन्ही हाताला बँडेज बांधलेल्या अवस्थेत तेथे झोपली होती. मी जेव्हा तिच्याशी बोललो, तेव्हा मला तिच्याकडून कळलं की, सहा-सात वर्षांपूर्वी तिला मेझोथेलिओमा (कर्करोगाचा एक प्रकार) झाला होता. त्या वेळी तिचं आयुष्य फक्त सहा महिने शिल्लक राहिलं आहे असं सांगण्यात आलं होतं. तिने स्वत:च्या आयुष्यात आध्यात्मिक बदल केला आणि आजार नाहीसा झाला. मी तिला परत विचारलं, “आता तुला या नवीन आजाराची का बरं गरज वाटली?” ती म्हणाली, “मला माहीत नाही.”

आम्ही थोडं पुढे गेलो. मग तिने मला सांगितलं, तिला एक प्रेमळ नवरा व दोन सुरेख मुलं आहेत; पण स्वत:च्या आजाराला बरं करण्यासाठी हा जो अविश्वसनीय बदल तिने केला होता, त्याचं तिच्या घरात कुणालाच विशेष कौतुक वाटत नव्हतं. त्यापेक्षा दवाखान्यात राहणं हे तिला जास्त छान वाटत होतं. इथे तिच्याशी गप्पा मारायला शिकाऊ डॉक्टर्स, परिचारिका व कर्मचारी हे सर्व जण होते. मी म्हणालो, “हं! म्हणून तू तुझे दोन्ही हात गुंडाळून इथे आली आहेस तर!”

आणि मग मी परत तिला सांगितलं, "मी तुझ्याशी गप्पा मारायला माणसं शोधीन, पण तू लवकर बरी हो."

एखाद्या स्त्रीचा तरुण मुलगा मेला किंवा तिचे प्रेमसंबंध चांगले नसतील, तर सहसा तिला स्तनाचा अगर गर्भाशयाच्या पिशवीच्या मुखाचा आजार होतो. अपवादात्मक कर्करोगाच्या गटात एक रुग्ण होती. तिचे दोन नवरे कर्करोगाने मेले. तिला गर्भाशयाचा कर्करोग झाला व छातीच्या एका बाजूला नागवेढा झाला होता. असं एकानंतर एक दोन वियोग झाल्यामुळे तिला अशा दोन लैंगिक अवयवांचे आजार होणं हा मला योगायोग वाटत नाही. कारण आता परिणामकारकरित्या दुसऱ्या पुरुषाला लांब ठेवलं जाणार होतं.

याचं उत्तम उदाहरण म्हणजे माझी रुग्ण डायना होय. फक्त अशा प्रकारची भावना व अवयव यांच्यामधील जोडच नाही, तर या जोडण्याने जी 'आशा' पल्लवित होऊ शकते त्याचं उदाहरण म्हणजे डायना होती. डायनाला स्तनाचा कर्करोग होता. तिच्या मुलाचा वाहनाने धडक दिल्यामुळे एका अपघातात मृत्यू झाला होता. आता मारेकऱ्याला शोधण्यासाठी ती महत्प्रयास करीत होती. पोलिसांनी त्यांच्या नोंदणीत अदलाबदल करून पुरावा नष्ट केला होता. तिच्या मित्र-मैत्रिणी सतत तिला ही जाणीव करून देत होत्या की, ती निव्वळ स्वत:च्या जिवाला मारत होती. तिचा लठ्ठपणा वाढला; तिला उच्च रक्तदाब झाला. आता तिला स्तनांचा कर्करोग झाल्यामुळे तिची आशा भंग पावली. तिच्या या भावना व कामामुळे आजार कसा वाढत चालला आहे याबद्दल आम्ही तिच्याशी संवाद साधून तिच्या कसंबसं लक्षात आणून दिलं की, या सगळ्यात बदल करून आपण आजार बरा करू शकतो. ती माझ्या दवाखान्याच्या रूममधून बाहेर पडल्यानंतर नर्सने आत येऊन मला विचारलं, "तुम्ही तिला कर्करोग आहे हे सांगितलं नाही?"

मी म्हणालो, "सांगितलं. का?"

"कारण ती बाहेर जाताना हसत होती." अनेक रुग्णांना मन व आजाराच्या संबंधाबाबत थोडेफार अंदाज असतात. त्यांना फक्त त्या ज्ञानाचा वापर करणारा मोकळ्या मनाचा डॉक्टर हवा असतो. एक रुग्ण एकदा मला सांगत होता, "मला लहानपणापासूनच पाठीचा कणा नसलेला म्हणून सगळे जण हसायचे. आता मला पाठीच्या हाडांचा मल्टिपल मायलोमा (कर्करोगाचा एक प्रकार) झाला आहे." किंवा एखाद्या महिलेचे प्रेमसंबंध तणावयुक्त असून ती जर एखाद्या विवाहित व्यक्तीमध्ये गुंतलेली असेल, तर ती म्हणते, "मला कर्करोग होईल की काय अशी भीती वाटते आहे, आणि जर मला कर्करोग झाला, तर नक्कीच गर्भाशयाचा कर्करोग होईल."

एका व्यक्तीला मलाशयाचा (rectum) कर्करोग झाला होता. मी त्याच्या

गेल्या दोन/तीन वर्षांतल्या घडामोडींचा आढावा घेतला. तो म्हणाला, "विशेष काहीच नाही." मग याबद्दल मी त्याच्या मुलीला विचारले. तिने मला संपूर्ण परिस्थिती स्पष्ट केली. तिने स्वत: धर्माबाहेरील मुलाशी लग्न केले होते. तिचा भाऊ घरातून पळून गेला होता. त्याला त्याचा दृष्टिकोन शोधण्यासाठी मदत करताना अपवादात्मक कर्करोगांच्या गटातील एक सदस्य म्हणाला, "त्या मुलाला कुठेतरी ढोपरात दुखत असणार नक्कीच!" अशीच अजून एक मल्टिपल स्क्लेरॉसिस (कर्करोगांचा प्रकार) झालेली रुग्ण होती. तिच्या कुटुंबप्रमुखांनी तिच्याकडे पाच मुले सांभाळण्यासाठी ठेवली होती. तिचा उजवा हात निकामी झाला. नंतर असं कळलं की, तिच्या कामात मदत करणारी, जणू काही तिचा उजवा हात म्हणावी अशी तिच्या जवळची व्यक्ती वारली होती.

हे सर्व ऐकणाऱ्या व्यक्तीला आजार व परिस्थितीतील हा संबंध कधीकधी ओढूनताणून आणल्यासारखा वाटू शकतो, पण तो संबंध बरोबर की चूक हे फक्त रुग्णच ठरवू शकतो. बऱ्याचदा असे पुन्हा पुन्हा घडताना पाहून मी मात्र या निष्कर्षाला आलो आहे की, आपण आपल्या शरीरातील नकारात्मक जीवप्रक्रियेने लक्ष्य बनलेल्या अवयवांना आजारासाठी संवेदनशील बनवतो.

कर्करोगाचा मानसशास्त्रीय आढावा

जे लोक जास्त आशावादी प्रवृत्तीचे असतात त्यांच्यापेक्षा जे खिन्न मन:स्थितीत राहतात त्या लोकांमध्ये कर्करोग होण्याची शक्यता जास्त असते, अशी नोंद इसवी सनाच्या दुसऱ्या शतकात गॅलेन यांनी केली आहे. अठराव्या आणि एकोणिसाव्या शतकातील अनेक चिकित्सकांना याची जाणीव झाली होती की, एखाद्या व्यक्तीच्या आयुष्यात दु:खाचे प्रसंग अगर अवघड परिस्थिती येऊन गेल्यावर कर्करोग होण्याची शक्यता असते. विशेषत: त्यांना ज्यांना आज आपण निराशाग्रस्त रुग्ण म्हणून संबोधतो. आधुनिक मानसशास्त्राच्या शोधापूर्वी निराशाग्रस्त रुग्णांना त्यांचा बाह्य दृष्टिकोन बदलता यावा यासाठी खूपच कमी माहिती उपलब्ध होती.

मनासंबंधी इतके प्रगत शोध लागलेले असूनसुद्धा आधुनिक वैद्यकशास्त्र मात्र कर्करोगाबद्दल जास्त माहिती जाणून घेण्यासाठी मानसिक निकषांचा विचार करण्यास अजूनही तयार नाही. एलिदा इव्हान्स या कार्ल युंग यांच्या विद्यार्थिनीने १९२६ साली आजार-निर्मितीतील 'मनाचे स्थान' या विषयावर अभ्यास केला. तिने तिच्या या प्रवासाच्या वाटेवर कर्करोगाविषयीच्या मानसशास्त्रीय अभ्यासाचा दगड रोवला; पण तो संपूर्णपणे दुर्लक्षित राहिला. येल वैद्यकीय ग्रंथालयातील तिच्या या अभ्यासाची प्रत १९७० साली जेव्हा माझ्या हाती आली, तेव्हा ५० वर्षांत ती

फक्त सहा वेळा कुणाच्या तरी नजरेस पडली होती. त्या पुस्तकात तिने स्पष्टपणे नमूद केले आहे की, विविध प्रकारची व्यक्तिमत्त्वे ही कर्करोगाचा धोका ओढवून घेण्यास कारणीभूत ठरतात. विशेषत: जिथे स्वत:च्या आयुष्याचा अर्थ हा इतरांमध्ये किंवा बाह्य गोष्टींमध्ये शोधला जातो त्या व्यक्तिमत्त्वांमध्ये असं जास्त प्रमाणात घडतं. कारण जेव्हा बाह्य गोष्टींचा बंध तुटतो त्या वेळी आजार त्यांच्या मागेमागे येतो. इव्हान्सने असा निष्कर्ष काढला की, "कर्करोग हीदेखील इतर आजारांसारखीच रुग्णांच्या आयुष्यात काहीतरी चुकीचं घडतं आहे याचीच एक प्रतिक्रिया होय. तसेच कर्करोग म्हणजे आता तुम्ही तुमच्या आयुष्यातील विचारांची दिशा बदलली पाहिजे यासाठीची धोक्याची घंटा होय."

आज लेशान, डॉ. कॅरोलिन बेडेल थॉमस व इतर यांनी याच संदर्भात त्यानंतर केलेल्या कामासाठी त्यांचे आभार मानले पाहिजेत. त्यांच्या या कामामुळे ज्यांना कर्करोग होण्याची दाट शक्यता आहे, अशा लोकांच्या मानसशास्त्रीय चेहऱ्याची एक बाजू आता आम्ही संपूर्णपणे चित्रित करू शकतो.

अगदी ठरावीक पद्धतीचा कर्करोगी एक माणूस पाहू या. त्याला लहानपणी आईवडिलांचे योग्य प्रेम मिळू शकलेले नसते. म्हणजेच विनाशर्त प्रेम कसं असतं हे त्यानं कधीच अनुभवलेलं नसतं. खरंतर प्रेमाचा आधार मिळाला, तर स्वत:च्या अस्तित्वाची जाणीव व आव्हानाला सामोरे जाण्याची क्षमता स्वत:मध्ये स्थित आहे याची त्याला खात्री पटते. जसजसा तो मोठा होतो तसतसा तो शक्तिशाली सामाजिक कार्यकर्ता बनतो; पण दुसऱ्यांना त्याच्याबद्दल वाटणाऱ्या सहज आकर्षणातून नाही, तर स्वत:च्या मूल्यांना बळकट करण्यासाठी दुसऱ्यांच्या बळावर तो कार्यकर्ता बनतो. कर्करोगी बनणाऱ्या व्यक्तींची इतरांशी तुलना केली असता त्यांच्या कुमारावस्थेतील वयात येतानाचा काळ हा इतर मुलांपेक्षा कठीण गेलेला असतो. फक्त वरवरची मैत्री न करता जास्त जवळिकीचे संबंध निर्माण करताना येणाऱ्या अडचणी मुळातच त्या व्यक्तींमध्ये असणाऱ्या अधुरेपणाची भावना बळकट करतात. तसंच ज्या एकटेपणाचा त्रास होईल अशा दिशेने त्यांना जावं लागतं.

अशा प्रकारची व्यक्ती स्वत:मध्ये योग्यता असतानासुद्धा स्वत:ला मूर्ख, कमकुवत व कुरूप समजते. खेळ अगर स्पर्धेच्या ठिकाणी स्वत: यशस्वी असतानासुद्धा विचित्र वागते. हे यश त्याच्या वर्गमित्रांसाठी मात्र शत्रुत्वाचं असतं, परंतु त्याच वेळी मनातून त्याला स्वत:चं खरं चित्र माहीत असतं. त्याला परमेश्वराचे आशीर्वाद मिळालेले असून मानवजातीला अलौकिक परिपूर्तीने फायदा देणं हे त्याच्या नशिबात लिहिलेलं असतं, पण स्वत:चं हे विश्वसनीय अस्तित्व ते यासाठी काळजीपूर्वक लपवतात की, त्यांना मिळालेलं हे जे थोडंसं यश आहे ते किंवा त्या निमित्ताने मिळालेलं हे प्रेम धोक्यात येईल असं त्यांना वाटत असतं. तो

विचार करतो की, 'जर मी खरोखर मला जसं वाटतं तसं राहिलो, म्हणजेच लहान मुलासारखा अत्यंत हुशार, प्रेमळ आणि नादिष्ट बनलो तर मला नाकारलं जाईल.'

माझी ॲड्रीन नावाची एक रुग्ण, एक तरुण स्त्री, जिला मी गेरॉल्ड जॅम्लॉस्कीच्या *Love is Letting Go of Fear* या पुस्तकाची प्रत दिली, ते वाचल्यानंतर तिने मला सांगितलं, "मी या पुस्तकात सांगितल्याप्रमाणे जगाच्या प्रेमात पडलेल्या 'फुलासारखी हळुवार लहान मूल' होते. पण माझ्या पालकांनी मला सांगितलं 'मोठी हो' म्हणून मी मोठी झाले आणि मला कर्करोग झाला. आता तुम्ही आलात आणि सांगितलं, 'लहान मुलासारखी हो.' " ॲड्रीनने तिच्या जुन्या मार्गाने म्हणजेच प्रेमावर विश्वास ठेवून पुढे जायचं ठरवलं आणि आज ती छान आहे. एखादी व्यक्ती जगावर प्रेम करते म्हणजे ती व्यक्ती मोठी झाली नाही असं नाही. लहान मुलासारखं असणं म्हणजे बालिश असणं नव्हे.

कधीकधी सहसा कुमारावस्थेतील उशिराच्या काळात किंवा विशीच्या सुरुवातीच्या काळात रुग्ण प्रेमात पडतो, एक-दोन जवळचे मित्र बनतात, मनाला पाहिजे तशी एखादी नोकरी मिळते किंवा बाह्य गोष्टींवर आधारित विशिष्ट प्रकारचा आनंद मिळतो. या बदललेल्या घटनांसाठी तो कुठलंही श्रेय घेऊ शकत नाही. त्यासाठी तो लायक आहे, असे गृहीत धरण्यापेक्षा हा नशिबाचा खेळ समजला जातो. थोड्या काळापुरतं सर्वकाही व्यवस्थित चालल्यासारखं वाटतं. एक व्यक्ती म्हणून अजूनही त्याची स्वत:ची प्रतिमा अस्पष्टच असते व स्वत:च्या गरजांबाबत तो फारसा उत्सुक नसतो. एखादी व्यक्ती, उद्दिष्ट किंवा गट इतक्यापुरतंच त्यांचं आयुष्य मर्यादित असतं व त्यासाठी तो समर्पण भावनेनं काम करतो.

कालांतराने म्हणजेच काही थोड्या वर्षांनी, कदाचित दहा वर्षांनी बाह्य घटनांचे संदर्भ बदलतात. मित्र दूर जातात, काम हरवतं किंवा कमी समाधान देणारं बनतं, प्रेम करणारा साथीदार सोडून जातो किंवा मरतो. असे बदल आपल्या सर्वांबाबत घडत असतात आणि ते नेहमीच मनाला दुःख देणारे असतात. ज्या व्यक्तीने त्याची सगळीच अंडी एकाच टोपलीमध्ये ठेवली असतील त्याच्यासाठी अशा पद्धतीचे नुकसान हे त्या व्यक्तीला अपंग बनवते. तरीही ते तसं असल्यासारखं सहसा दाखवत नाहीत. इतरांना मात्र त्याने ते सहजतेने स्वीकारल्यासारखं वाटतं, पण तेथे आत मात्र एक पोकळी असते. स्वत:च्या नालायकपणाच्या जुन्या सर्व भावना परत उफाळून वर येतात आणि स्वत:च्या जीवनात काहीच अर्थ नाही असं वाटायला लागतं.

सहसा दैनंदिन उपक्रम नेहमीप्रमाणे चालू असतो. लहानपणापासून अनिवार्यपणे देण्याचीच वृत्ती असल्याने भविष्यात ज्यांना कर्करोग होण्याची शक्यता असते त्या व्यक्ती आयुष्यभर देतच राहतात. हे देणे जोपर्यंत कर्करोग होण्याची शक्यता ज्या व्यक्तीला असते ती व्यक्ती थकून जात नाही अगर त्याची देण्याची क्षमता संपत

नाही तोपर्यंत चालू राहते. मी मित्र अगर नातेवाइकांना पुन्हा पुन्हा असं म्हणताना ऐकतो, "तो इतका चांगला संत माणूस होता. त्याला का बरं कर्करोग झाला?" पण सत्य असं असतं की, कर्करोग होणाऱ्या रुग्णांमध्ये अशा लोकांचं प्रमाण जास्त आहे जे इतरांच्या बाबतीत अत्यंत उदारपणे वागताना प्रसंगी स्वत:च्या गरजांकडे दुर्लक्ष करतात, कारण ते स्वत:च्या गरजा बाजूला ठेवून आधी दुसऱ्यांच्या गरजांचा विचार करतात. कर्करोगाला चांगल्या लोकांचा आजार म्हणता येईल. अर्थात हे लोक दुसऱ्या लोकांच्या आदर्शांच्या कल्पनेत तंतोतंत बसतात. ते परिस्थिती जशी बदलेल त्यानुसार इतरांवर प्रेम करणारे असतात. ते प्रेमाच्या परतफेडीच्या अपेक्षेने देत असतात. जर त्याच्या मदतीचा मोबदला त्यांना मिळाला नाही, तर इतरांच्या तुलनेत आजाराला ते जास्त बळी पडतात. जर त्यांचा मानसिक आधार हरवला, तर सहसा पुढील वर्ष-दोन वर्षांच्या कालावधीत त्यांना कर्करोग होतो असं दिसून येतं.

कर्करोग्यांवर उपचार करणाऱ्या लोकांकडून वरचेवर जास्त विस्तृत व परिपूर्ण असं चित्र समोर येतं आहे. अशा रीतीने व्यक्तीच्या आयुष्याचा आजाराशी जो संबंध आहे त्या बाबत सखोल माहिती मिळू शकेल. आता तर वाढत्या प्रमाणात प्रायोगिक पुरावे समोर येत आहेत, जे विशिष्ट घडामोडींवर प्रकाश टाकत आहेत. एक साधी मानसशास्त्रीय कसोटी वापरून महिलांच्या एका मोठ्या गटातून ५१ पैकी ३६ कर्करोग झालेले रुग्ण आर्थर शॅमेल यांनी निवडून बाजूला काढले. यापैकी काहींना स्तनांचा कर्करोग झालेला होता. (त्यामध्ये आधीच निदान झालेले, पण आर्थर शॅमेलना माहीत नसलेले रुग्ण होते.) ज्या रुग्णांमध्ये आशेची कमतरता दिसली व नजीकच्या काळात ज्यांच्या आयुष्यात भावनिक हानी झाली होती अशांमध्ये आजार असू शकतो यावरून त्यांनी रुग्ण ओळखले.

त्यानंतर इतरही काही संशोधकांना यापेक्षाही चांगले परिणाम दिसून आले. मार्जोरी व क्लॉस बहनसन यांनी एक प्रश्नावली बनवली. त्या प्रश्नावलीच्या आधारे ज्यांना कर्करोग झाला आहे अशा व्यक्ती ओळखून त्यांची बॉयोप्सीने खात्री केली असता ते ८८ टक्के बरोबर आले. आता अशा प्रकारच्या अनेक मानसशास्त्रीय कसोट्या चिकित्सकांच्या शारीरिक तपासण्यांपेक्षा जास्त अचूक ठरत आहेत. याच पद्धतीने माझ्या कार्यालयाची स्वागतिका (रिसेप्शनिस्ट) ही निव्वळ तिच्या नवीन रुग्णांशी झालेल्या संपर्कावर आधारित गृहीतकांद्वारे कर्करोगाचे योग्य निदान करते.

जॉन हॉफकिन्स विद्यापीठाच्या मेडिकल स्कूलमधील डॉ. कॅरोलिन बॅडल थॉमस यांनी एक अतिशय मौल्यवान कार्य केले आहे. १९४६ पासूनच्या १३३७ वैद्यकीय विद्यार्थ्यांच्या व्यक्तिमत्त्वाचा त्यांनी आढावा घ्यायला सुरुवात केली. पदवीधर झाल्यानंतर त्यांच्या मानसिक व शारीरिक आरोग्याचे दर वर्षी असे दहा

वर्षांपर्यंत सर्वेक्षण केले. त्यांचे उद्दिष्ट आत्महत्या, मानसिक आजार, उच्च रक्तदाब व हृदयविकार या आजारांच्या पूर्वी या विद्यार्थ्यांची मानसिकता कशी होती हे शोधणे हा होता. त्यांनी तुलनात्मक अभ्यास करता यावा यासाठी त्यात कर्करोगाचा समावेश केला होता. कारण मुळात त्यांना कर्करोग होण्यासाठी मानसिक घटक कारणीभूत नसतील, असं वाटत होतं; पण त्या माहितीतून लक्षणीय व अनपेक्षित परिणाम निदर्शनास आले : ज्या विद्यार्थ्यांना कर्करोग झाला होता त्यांचे स्वभाव वैशिष्ट्य हे ज्यांनी नंतर आत्महत्या केली त्या विद्यार्थ्यांशी मिळतेजुळते होते. जवळपास सर्वच कर्करोग्यांना स्वत:च्या जीवनातील भावना, विशेषत: त्यांच्या गरजांशी निगडित राग व्यक्त करणाऱ्या भावना व्यक्त करण्यास मर्यादा होत्या. एक चाचणी म्हणून ज्या चित्रांचा त्यांनी वापर केला, त्यांच्या आधारे शरीराच्या कोणत्या भागाला कर्करोग होऊ शकतो याचादेखील ते अंदाज करू शकतील असं त्यांच्या लक्षात आलं.

आयुष्यभर स्वत:ला नाकारण्यामुळे इतरही काही ठरावीक आजार निर्माण होतात. उदाहरणार्थ, दीर्घकालीन सांधेदुखीचा आजार म्हणजेच रूमॅटाईड आर्थ्रायटीस हा आजार ज्या व्यक्ती नेहमी मुद्दामच स्वत:च्या यशाला महत्त्व देत नाहीत त्या व्यक्तींना होतो. मी माझ्या सांधेदुखी असलेल्या आईजवळ हे व्यक्त केलं, तेव्हा तिने ते मान्य केलं. ती म्हणाली, ‘‘होय. मी त्यातलीच एक आहे. मी अनेक संघटनांशी जुळलेली आहे आणि उपाध्यक्ष बनेपर्यंत मी माझ्या पद्धतीने काम करते, पण जेव्हा मला अध्यक्षपद घे म्हणतात, तेव्हा मी नको म्हणते. ‘मला घरी खूप काम आहे, त्यामुळे मला जमणार नाही.’ असं मी त्यांना सांगत असते.’’

रुग्णांसाठी त्यांच्या आयुष्याची ठेवण नेमकी कशी असायला हवी हे जाणून घेणं जरी खूप महत्त्वाचं असलं, तरी तात्कालिक हेतूसाठी म्हणजेच झालेल्या आजारातून बरे होण्यासाठी रुग्णांना त्यांची समस्या ही सध्याच्या परिस्थितीशी कशी संबंधित आहे हे दाखवून देणं जास्त गरजेचं असतं. अनेकांच्या बाबतीत संघर्ष हा सद्य: परिस्थितीशी नेमका कशा पद्धतीने संबंधित आहे हे जाणून घेणं महत्त्वाचं असतं. कर्करोग्यांसाठी हा संघर्ष म्हणजे स्वत:च्या गरजांना दुय्यम स्थान देऊन दुसऱ्यांच्या गरजांनाच फक्त महत्त्वाचं स्थान देऊ नये हे समजून घेणं होय.

एक खराखुरा तीव्र संघर्ष नेहमीच निर्माण होत असतो. नॉर्मा ही अपवादात्मक कर्करोग गटाची एक सदस्य होती. तिचा नवरा सतत शिवीगाळ करत असे. तिच्या बाबतीतल्या या संघर्षाचा मी जास्त जवळून व वाईट पद्धतीने अनुभव घेतला. ती जशी जशी ‘स्वत:ची काळजी घेणारी’ बनू लागली, तसा तिचा आजार नाहीसा होऊ लागला; पण तिच्या नवऱ्याला हृदयविकार जडला. त्याला दवाखान्यात दाखल केलं. आता नॉर्माला निवड करावी लागणार होती. नवऱ्यावर जबरदस्ती करून

स्वत:मधील बदल कायम ठेवण्यापेक्षा नवऱ्याचा आजार वाढू न देता स्वत:ची जुनी प्रतिमा तिने स्वीकारली. त्याने पुन्हा पहिल्यासारखं शिवीगाळ करणं चालू केलं आणि तो बरा झाला; परंतु ती मात्र जणूकाही मरण्यासाठी घरी गेली. तिने गटातील इतर लोकांना सांगून टाकलं होतं की, आता जर कोणी तिचं मन वळवण्यासाठी तिला भेटायला आलं तर ती कोणाचंही काहीही ऐकणार नाही.

आपल्यापैकी प्रत्येकालाच सहसा अशी निवड करावी लागते. एकतर नॉर्माचा नवरा प्रेम करायला शिकू शकला असता किंवा ती स्वत:ला ठाम बनवून जगू शकली असती; पण जुन्या पद्धती स्वीकारणे हे वेदनायुक्त असले तरी सोपे असते. बदल हा अवघड, त्रासदायक आणि भीती निर्माण करणारा असतो आणि आपण बदलत आहोत याची जाणीव आपल्याला अशा रितीने होते.

अनिवार्यपणे नेहमी देण्याचीच प्रवृत्ती असणाऱ्या एखाद्या व्यक्तीला नाही म्हणणं किंवा न देता येणं हे फार कठीण जातं. तसं केल्यास आपण काहीतरी गुन्हा करतो आहोत असं त्यांना वाटत राहतं. माझ्या रुग्णसभेला येताना बऱ्याच महिला म्हणत असतात, "आजारातून बरं होण्यासाठी काहीही करायची आमची तयारी आहे." मग मी व्यायाम व ध्यान याची वेळ समाविष्ट करून आमच्या कार्यक्रमाची आखणी करतो, तेव्हा त्या म्हणतात, "बाप रे! पण मग मला जेवायला उशीर होईल." शेरॉन नावाच्या एक रुग्णाने आम्हाला सांगितलं की, तिच्या नवऱ्याची सचिव काम सोडून गेली आहे म्हणून तिला दुसरी सचिव मिळेपर्यंत 'जावंच' लागेल व त्याच्यासाठी काम करावं लागेल. खरंतर ती त्या कामाचा तिरस्कार करत होती, ही तिची अडचण होती. मी तिला सांगितलं, "जर रोज सकाळी तू जे दिवसभर सगळं करतेस, त्याचा किती तिरस्कार करतेस हे आठवत जागी झालीस, तर या कर्करोगाच्या आजारातून तू वाचू शकणार नाहीस." तरी तिला हा बदल करण्यासाठी दोन ते तीन महिने लागले. तिच्या शब्दांत सांगायचं झालं, तर "नवऱ्याला काम करणार नाही हे बजावून सांगायला."

जेव्हा स्वत:च्या आयुष्यात आता वेळ फार कमी उरलेला आहे ही जाणीव लोकांना होते, तेव्हा ते कुणालातरी नकार देण्याचा विचार करू शकतात. जर तुम्हाला माहीत असेल की तुमच्याकडे एकच दिवसाचे आयुष्य शिल्लक आहे, तर तुम्ही एक्स-रे विभागात एखादी तपासणी करून घेण्यासाठी तीन तास वाट पाहण्यात वेळ घालवाल? छे! मुळीच नाही. तुम्ही म्हणाल, "मला माझ्या खोलीत परत घेऊन चल. माझ्या आयुष्यातील हे शेवटचे चोवीस तास आहेत आणि त्यातले तीन तास मी एक्स-रे विभागात घालवू इच्छित नाही." मग त्याची तपासणी कदाचित पाच मिनिटात केली जाईल.

मी माझ्या रुग्णांना सांगत असतो की, ते एका दिवसात किंवा एका आठवड्यात

अगर एक वर्षात मरणार हे जर त्यांना माहीत झालं, तर ते कशाची निवड करतील, तीच निवड त्यांनी आता करावी. स्वत:च्या भावना सहज व सोप्या पद्धतीने जाणवून देण्याची ही एक पद्धत आहे. पूर्वी मात्र त्यांनी स्वत:च्या या भावनांकडे कधीच लक्ष दिलेलं नसतं. जेव्हा एखादी व्यक्ती जास्त काळ जगू शकणार नसते तेव्हा तिचं मानसिक विश्लेषण करण्यासाठी आपल्याकडे पाच वर्षांची चैन करण्याइतकी सवड नसते. जेव्हा तुमच्याकडे इतका कमी वेळ असतो तेव्हा तुम्ही काय केलं पाहिजे हे कुणालातरी विचारून स्वत:मध्ये लगेच बदल करायला चालू करावं हा सर्वांत उत्तम मार्ग होय.

वैयक्तिक प्रतिक्रिया

कोणत्याही कर्करोग्यांचं भावनिक चित्र हे अर्थातच सर्वसामान्य असतं आणि दुसऱ्या लोकांची उदाहरणे ही फक्त मार्गदर्शक तत्त्व म्हणून मदत करू शकतात. एकंदरीत ठेवण जरी सारखी वाटत असली, तरी प्रत्येकाची वैशिष्ट्ये वेगवेगळी असतात. आमचे अनेक कर्करोग झालेले रुग्ण जेव्हा दुसऱ्या कर्करोग्यांच्या व्यक्तिमत्त्वाबद्दल व त्यांच्या आयुष्याबद्दलचे चित्र पूर्वी त्यांना कधीच भेटलेले नसतानासुद्धा रेखाटतात, तेव्हा ती आश्चर्याचीच बाब ठरते. मन वळविण्याचा हा एक मार्गदर्शक घटक ठरू शकतो. रुग्णाला वाटू लागतं की, ''अरेच्च्या! मी जो अंदाज करतो तो सगळा जर आधीच इतरांना माहीत असेल तर मी माझं आयुष्य बदललेलंच बरं!'' रुग्णाला सांभाळताना त्यांच्या मनातील संघर्ष जाणून घेणं हे सर्वांत महत्त्वाचं आहे. विशेषत: जेव्हा रुग्णांच्या बाह्य आवडीनिवडी या आंतरिक इच्छांशी जुळणाऱ्या असतात, तेव्हा त्यांची जी ऊर्जा मतभेदाशी निगडित असते, ती त्यांना आजार बरा करण्यासाठी वापरता येईल.

चिकित्सक म्हणून माझं कार्य योग्य उपचार शोधण्याचं, त्यांच्या मनातील संघर्ष कमी करण्याचं व आजार दुरुस्त करण्यासाठी आवश्यक ऊर्जा मुक्त करण्याचं आहे. जरी मनाची शक्ती अविश्वसनीय असली, तरी ती कार्यरत करण्यासाठी तितक्याच शक्तीची गरज असते. म्हणूनच रुग्णांना त्यांची श्रद्धा असलेली प्रत्येक गोष्ट मी त्यांच्या विश्वासाच्या दिशेने वळवण्यास सांगतो. ज्या रुग्णांना एकट्या डॉक्टरांच्या किंवा देवाच्या साहाय्याने बरं व्हायचं असतं ते स्वत:ची दुरुस्त होण्याची संधी कमी करतात. अनेकदा असे लोक मनातून असा विचार करत असतात, ''मी जगू शकेन की नाही याची मला खात्री नाही, म्हणून मी माझ्या आवडीनिवडी स्वत:ला समाधान मिळेल इतपतच मर्यादित ठेवतो.'' निष्क्रियपणे आत्महत्या करणाऱ्यांचा दर हा अनभिज्ञ असतो, पण तो एक महत्त्वाचा

घटक आहे.

कोणत्या व्यक्तीसाठी कोणती पद्धत काम करेल हा एक महत्त्वाचा प्रश्न आहे. सत्य सांगणं जरी धक्कादायक असलं, तरी त्याची किंमत कधीच कमी करू नका. मला माझी एक रुग्ण आठवते. ती हृदयविकाराने आजारी होती. ती औषध तर घेत नव्हतीच, पण धुराच्या चिमणीसारखे सतत धूम्रपान करत असे. पित्ताशयावरील एका शस्त्रक्रियेसाठी ती माझ्याकडे आली होती. मी तिला विचारलं, "तू माझ्याकडे मी तुला मारून टाकावं म्हणून आली आहेस का?"

या प्रश्नाने ती आश्चर्यचकित झाली. ती म्हणाली, "माझा मानसोपचार सोडल्यापासून मला असं कुणीच बोललं नव्हतं." सगळ्यात आधी मी तिला हे स्पष्ट केलं की, तिच्या पित्ताशयाचा आजार दुरुस्त करण्यापूर्वी मला तिच्या विषण्णतेला हाताळायचं आहे व जीवन जगण्यासाठी एक निमित्त द्यायचं आहे.

अलीकडेच मेंदूला गाठ असलेली एक रुग्ण माझ्या पाहण्यात आली. तिचा आजार इतका तीव्र झाला होता की, तिला झटके येऊ लागले. तिच्यासमोर दोन पर्याय होते, एक म्हणजे मेंदूची गाठ शस्त्रक्रिया करून काढून टाकणे किंवा फक्त आहारात बदल करून, उपचार करून आहे तसेच राहणे. कोणता पर्याय निवडावा या विचारात ती होती. तिच्या एका मित्राने तिला माझ्याकडे पाठविलं. तिचे नेहमीचे डॉक्टर तिचा आजार इतका गंभीर असतानाही ती ऑपरेशन करून घ्यायला घाबरते आहे म्हणून तिच्यावर चिडत होते आणि ती निर्णय घेऊ शकत नव्हती. मी तिच्या प्रश्नाच्या मुळाशी पोहोचण्याचा प्रयत्न केला. सत्य असं होतं की, तिची मन:स्थिती अतिशय खिन्न झाली होती व तिला जगण्याची अजिबात इच्छा राहिली नव्हती. मग आहारात थोडाफार फेरफार करणं हे तिच्यासाठी सोपं होतं. त्यासाठी तिला फारसे परिश्रम पडणार नव्हते. तिला वाटत होतं की, तिच्या मृत्यूमुळे एकंदरीत फारसा फरक पडणार नव्हता. आता माझं काम होतं, तिचं आयुष्य तिला जगण्याची इच्छा निर्माण होईल असं मनोरंजक कसं करता येईल हे दाखवून देणं, जेणेकरून या आपत्कालीन परिस्थितीला सामोरं जाण्यासाठी ती आधुनिक तंत्र म्हणजेच ऑपरेशनची निवड करण्याच्या स्थितीत येईल व भविष्यासाठी स्वत:चा दृष्टिकोन पूर्णपणे बदलण्याची तिची तयारी होईल.

मी माझ्या रुग्णांना अशी शिफारस करत असतो की, प्रमाणित वैद्यकीय तंत्रज्ञानाचा किमान एक पर्याय म्हणून तरी डोक्यात ठेवणे आवश्यक आहे. अनेकांमध्ये त्यांचा 'त्रास देवावर सोडून देण्याइतकं' सामर्थ्य नसतं. स्वत:चे मन शांत ठेवून सदसद्विवेक बुद्धीच्या बळावर मनातील स्पष्टता राखून आजार दुरुस्त करण्याइतके सामर्थ्य त्यांच्यात नसते. जेव्हा रुग्ण त्यांच्या आयुष्यात बदल घडवण्याचा प्रयत्न करतात तेव्हा औषधोपचार व शस्त्रक्रिया यामुळे आजार बरा

होण्यासाठी जरी वेळ लागत असला, तरी रुग्ण बरा होऊ शकतो.

आम्ही अपवादात्मक कर्करोग्यांचा गट सुरू केल्यानंतर माझी *'मिडनाइट ग्लोब'* या औषधी कंपनीकडून मुलाखत घेण्यात आली. त्यांनी लिहिलेले लेख छान होते व जी माहिती दिली होती तीदेखील प्रामाणिक होती, पण त्याच्या मथळयाने मी नाराज झालो : ''शल्यचिकित्सक म्हणतात, तुमचे मन कर्करोग दुरुस्त करू शकते.'' मला वाटले की ते वरकरणी साधेपणा दाखवणारे, पण लोकांपर्यंत चुकीचा अर्थ पोहोचवणारे आहे; परंतु जसजसे मी रुग्णांसोबत जास्त काम करू लागलो तसतसे ते विधान अगदी योग्य आहे हे माझ्या लक्षात येऊ लागले. बाजारात सर्वत्र उपलब्ध असणाऱ्या या वर्तमानपत्रांनाच वैद्यकीय जर्नल्स म्हणून गृहीत धरावं, असं मला अलीकडे वाटू लागलं आहे. (हे मी नेहमी फक्त मनातल्या मनात बोलतो) मन कर्करोग दुरुस्त करू शकतं; पण याचा अर्थ तसं करणं सोपं आहे असा नाही.

सुफींच्या एका जुन्या गोष्टीत अशा पद्धतीचा विरोधाभास फार चांगल्या रीतीने व्यक्त झाला आहे. एका माणसाच्या घरासमोरील रस्त्यावरच्या दिव्याखाली एक अद्भुत व्यक्ती हात व गुडघे जमिनीवर टेकत काहीतरी करताना दिसली. तो माणूस किल्ल्या शोधत होता व दुसरा एक अद्भुत माणूस चार पायावर त्याला मदत करायला आला होता. थोडा वेळ झाल्यावर त्या अद्भुत व्यक्तीने विचारलं, ''तू किल्ल्या नेमक्या कुठे पाडल्यास?''

''माझ्या घरात.'' उत्तर आलं.

त्यावर चिडून त्या अद्भुत व्यक्तीने विचारलं, ''मग तू येथे बाहेर का शोधतो आहेस?''

''कारण माझ्या घरात अंधार आहे.''

आपल्या जागृत मनात जो प्रकाश असतो तो निश्चितच उजेड देणारा असतो, पण आजारातून बरं व्हायचं असेल तर आपण आपल्या सुप्त मनात शोध घेतला पाहिजे. डॉक्टर प्रकाशात काम करतात. ते बोलके व तत्त्वनिष्ठ असतात. रुग्णांचं जग जरी तमोमय असलं, तरी तिथे छोटी छोटी प्रकाश देणारी साधनं असतात. आपल्या प्रत्येकामध्ये एक चमकणारा प्रकाश असतो. तुमची इच्छा असेल तर तुम्ही त्याला दैवी चमक म्हणा. अशी एक चमक तेथे असते व ती आरोग्याचा मार्ग प्रकाशित करू शकते. दुरुस्त होणार नाही असा कोणताही आजार नसतो, तर दुरुस्त न होणारे लोक असतात.

४

भविष्य काळातही जगण्याच्या सहज प्रवृत्तीची जागा
इतर कोणतीही जागृत इच्छा घेऊ शकणार नाही.
– कार्ल युंग, लेट थॉटस्

जगण्याची इच्छा

माझी एक रुग्ण होती. डॉक्टरांनी तिला कर्करोग झाला आहे हे सांगितल्याबरोबर घरी जाऊन तिने स्वतःचे सगळे कपडे एका आश्रमाला दान केले. तिच्या या कृतीतून काहीच न बोलता तिने हे दाखवून दिलं की, तिची आजाराशी झगडण्याची इच्छा नसून जीवन जसं समोर येईल तसे ती उगाचच जगत राहणार आहे.

"तुम्हाला कर्करोग आहे." हे तीन शब्द अनेक लोकांसाठी तीव्र भीती निर्माण करणारे ठरतात. हे शब्द ज्यांना ऐकायला मिळतात त्यांच्या मनात संमिश्र भावनांचा कल्लोळ माजतो. बातमी ऐकल्यानंतर एखादी व्यक्ती जशी प्रतिक्रिया देईल त्या पद्धतीने लोकांमध्ये बदल घडतो. यापैकी काही भावना सुप्तमनात दडलेल्या अवस्थेत असतात, त्या उघडउघड व्यक्त होणे गरजेचे आहे.

सहसा सुरुवातीला हा आजार थोड्याफार नकारात्मक सुरानेच हाताळला जातो. म्हणूनच स्वतःला कर्करोग झाला आहे हे स्वीकारायलाच कोणत्याही व्यक्तीला थोडा जास्त वेळ लागतो. अनेक रुग्ण पहिल्यांदा जेव्हा ही वाईट बातमी ऐकतात त्यापेक्षाही सहा महिन्यांनी ते जास्त निराश होतात, कारण त्यांना खऱ्या अर्थाने ती बातमी ऐकण्यास तेवढा वेळ लागतो. काही जण आपलं निदानच चुकीचं आहे असं गृहीत धरतात व जणूकाही काही घडलंच नाही अशा भूमिकेत आयुष्य जगत राहतात. खरंतर ते फक्त स्वतःच्या भावना नाकारत असतात. आतून मात्र ते हरवत चाललेले असतात, पण तरीही ते तसे व्यक्त करत नाहीत. कदाचित 'शेजाऱ्यांना आपला त्रास कळू देऊ नये.' असं आईवडिलांनी लहानपणापासून शिकविलं असल्यामुळे तसं घडत असेल. परंतु त्यामुळे निश्चितच त्यांचं नुकसान होतं. सतत दुसऱ्यांसाठी भूमिका निभावत राहण्याने स्वतःचं अस्तित्व नष्ट होतं.

बरेच जण मानसिक आजारी असल्यासारखे स्वतःला जणूकाही कुठलाही आजार झालेलाच नाही अशा पद्धतीने जगतात. जर एखाद्या व्यक्तीमध्ये अशा

प्रकारचा असामान्य नकार जोपासण्याची क्षमता असेल, तर त्यांच्यासाठी कर्करोग म्हणजे भावनिक तणाव राहत नाही; पण बहुतांश लोक असे करू शकत नाहीत.

उरलेल्या काही लोकांनी जरी हे सत्य स्वीकारलं आहे असं वरकरणी वाटत असलं, तरी त्यांच्या अंतर्मनात मात्र कुठेतरी नकार दडलेला असतो. हे सहसा त्या लोकांपैकी असतात जे उपचार तर स्वीकारतात, पण स्वत:च्या अंत:करणातून बरं होण्याचा प्रयत्न करीत नाहीत. माझ्या एका रुग्णाने अपवादात्मक कर्करोग्यांच्या गटात सामील होण्यास नकार दिला व सांगितलं की, ''मी काही माझ्या मुलांना मला कर्करोग आहे हे सांगितलेलं नाही. मग मी त्या गटात कसा काय सामील होऊ? मला ओळखणाऱ्या दुसऱ्या कुणाचातरी मी सल्ला घेईन.'' अनेक लोकांसाठी अशा गंभीर आजाराच्या दहशतीला सामोरे जाण्यापेक्षा थोड्या काळासाठी खोट्या गोष्टींना धरून ठेवणं हे कमी त्रासदायक असतं; परंतु सत्याचा स्वीकार न करण्याने परिणामकारक प्रतिसाद मिळू शकत नाही. त्या उलट एखाद्याची भीती व प्रश्न समजून घेतला तर त्याचा ताण कमी होतो व आजार मुळापासून दुरुस्त होतो. सर्वांत महत्त्वाची बाब म्हणजे तुम्ही कोणता लढा लढत आहात आणि कसं लढायचं आहे हे जाणून घेणं ही होय. आजार नाकारणं हे आजार सहन करत सोसत राहणं अगर आशाभंग होणं म्हणजेच दुरुस्त होण्याची आशा शिल्लक न राहणं यापेक्षा चांगलं असलं, तरी तो काही सर्वोत्तम मार्ग नाही. म्हणूनच नकार देणाऱ्या व्यक्तींना लढणाऱ्या व्यक्तिमत्त्वात बदलवण्यासाठी मी प्रयत्नपूर्वक प्रयास करत असतो.

आपण मागच्या प्रकरणात पाहिल्याप्रमाणे कर्करोग झालेल्या लोकांनी त्यांच्या जीवनात अलीकडच्या काळात आशाभंग अनुभवलेला असतो. कर्करोगाचे निदान झाल्यावर त्याची त्यांना अधिक तीव्रतेने जाणीव होते व हळूहळू ते इतर लोकांशी संपर्क कमी करतात. ते स्वत:चा मृत्यू म्हणजे एक प्रकारचा त्याग किंवा हौतात्म्याच्या रूपात पाहत असतात. हे लोक स्वत:च्या उपचारांवर खर्च करण्यास नकार देतात कारण त्यांना ते पैसे दुसऱ्यांच्या गरजांसाठी राखून ठेवले पाहिजेत असं वाटत असतं. उदा. मुलांचे महाविद्यालयीन शिक्षण इ. अनेकांनी तर खरोखरीच स्वत:साठी कधीच काहीच केलेलं नसतं आणि त्यांना 'ते कसं करायचं' हे ही माहीत नसतं, तर दुसऱ्या प्रकारचे लोक त्यांच्या आजाराचा बंधनमुक्त प्रेमासाठी व्यवहार करतात म्हणजेच एका अर्थाने प्रेम मिळविण्यासाठी ते मरण स्वीकारतात.

अनेक कर्करोग्यांना हा आजार 'मलाच का?' असं वाटत राहतं व त्यामुळे ते स्वत:चीच अतिरिक्त कीव करत राहतात. अशी कीव करणं म्हणजे खरंतर मनातील राग प्रकर्षाने व्यक्त करण्याचाच एक प्रकार असतो, परंतु फार थोड्या लोकांना याची जाणीव असते. इतर काही रुग्णांना कर्करोग मलाच का, दुसऱ्यांना

का नाही म्हणून शल्य वाटत राहतं व त्या आजाराला आपण बळी पडलो म्हणून ते दु:खी राहतात. कदाचित यामुळेच अनेक जण देवावर किंवा चिकित्सकांवर स्वत:चा राग काढतात. त्या उलट कर्करोगजन्य घटक तयार करणाऱ्यांविरुद्ध फार कमी जण राग व्यक्त करतात. उदा. सिगरेट उद्योग, जंतूनाशक उद्योग, अणुऊर्जा उद्योग व इतर बाह्य कर्करोगजन्य घटक इ.

रुग्णांच्या जेव्हा लक्षात येतं की, त्यांनी स्वत:च हा धूम्रपानाचा धोका पत्करला आहे, तेव्हा ते त्यांच्या घरातील लोकांवर किंवा इतरांवर चिडचिड करतात. कारण स्वत:ला दु:खी बनवण्यासाठी व पर्यायाने धूम्रपानासाठी ते या सर्वांना गृहीत धरत असतात. जेव्हा ठरावीक पद्धतीचा एखादा रुग्ण ''देवा मलाच का?'' असं विचारत असतो तेव्हा अपवादात्मक गटातील रुग्ण म्हणेल, ''देवा माझ्यावर प्रयोग करून बघ.''

मला इथे आवर्जून सांगावंसं वाटतं की, या पातळीवर सर्व भावना ग्राह्य धरल्या पाहिजेत व त्या भावना व्यक्त करता आल्या पाहिजेत. बराचसा राग हा मनात पक्का झालेला असतो.

कर्करोगाची क्लिष्ट स्वरूपाची सर्वच कारणं मनाशी निगडित नसतात. जीन्स (Genes) व कर्करोगजन्य घटक हे दोन्हीही तितकेच महत्त्वाचे घटक आहेत. त्यामुळेच जीन्सच्या साहाय्याने आजार दुरुस्त करणं तसंच पर्यावरण स्वच्छ करणं हेही तितकंच महत्त्वाचं आहे. पण काही जणांना त्यांच्या पालकांना कर्करोग असताना किंवा कर्करोगजन्य घटकांच्या सतत सान्निध्यात असतानादेखील आजार होत नाही. धूम्रपान करणाऱ्या ज्या व्यक्ती निराशाग्रस्त असतात किंवा कमी खातात त्यांच्यापेक्षा ज्यांनी भावनिकरित्या परिस्थितीशी छान जुळवून घेतलेले असते किंवा जे मुबलक प्रमाणात 'अ' जीवनसत्त्वयुक्त निरोगी आहार घेतात, त्यांच्यात फुफ्फुसाच्या कर्करोगाचे प्रमाण कमी असते. कर्करोगाचे मूळ कारण शोधण्यासाठी जे संशोधन चालू आहे, ते योग्य दिशेने होण्यासाठी आपल्याला कर्करोगाच्या या मूळ कारणांच्या वाढीस विरोध करणाऱ्या मन व शरीर यांच्या स्थितीबद्दल जाणून घेणं गरजेचं आहे.

सर्वसामान्यपणे रुग्ण नेहमी वरवर दिसणाऱ्या बाह्य घटकांना कमी करण्यावर लक्ष केंद्रित करतात, परंतु प्रत्यक्षात मात्र मनातील व्यक्तिगत राग जो मान्य करायला कठीण असून अव्यक्त राहतो त्यामुळे रुग्णांचा आजार वाढतो. ज्यांना आधीच कर्करोग झालेला असतो त्यांच्यासाठी तर आजाराची भावनिक बाजू ही निश्चितच निर्णायक ठरते. आपण भूतकाळ बदलू शकत नाही, पण आपण स्वत:ला व पर्यायाने भविष्याला बदलू शकतो. जसे माझा एक रुग्ण म्हणाला होता, ''कर्करोग हे काही विधान नव्हे, तो फक्त एक 'शब्द' आहे.''

मी जेव्हा अपवादात्मक कर्करोग्यांचा गट सुरू केला, तेव्हा अशा प्रकारच्या

रागाचा खूप मोठ्या प्रमाणावर अनुभव घेतला. सुरुवातीच्या काळातील अनेक रुग्णांना तो राग व्यक्त करण्याची संधी पूर्वी कधीच मिळालेली नव्हती आणि ते सर्व जण पहिल्या सभेला आले तेव्हा भयंकर चिडलेले होते. त्यामुळे सुरुवातीला माझ्या या कामाबद्दल इतर डॉक्टरांशी बोलणं मला खूप अवघड गेलं. मी चिकित्सकांविषयी इतक्या मोठ्या प्रमाणात राग ऐकत होतो की, जेव्हा मी या सभांमधून बाहेर पडत असे, तेव्हा मलासुद्धा डॉक्टरांचा खूप राग येई. थोड्या वेळासाठी मी मला भेटलेल्या प्रत्येक सहकाऱ्याला 'तूदेखील त्यांच्यापैकीच एक आहेस.' असे म्हणत असे. हे मी मानहानीकारक बोलतो आहे हे त्यांना माहीत होतं. सुदैवाने माझ्या सहकाऱ्याने मला कारण विचारलं म्हणून मला जाणवलं की, तिथे व्यक्त झालेल्या क्रोधाची मी फार गांभीर्याने दखल घेतली होती. कदाचित त्यामुळेच मी इतका व्यथित झालो होतो. आतातर अनुभवी अपवादात्मक कर्करोगीसुद्धा नवीन येणाऱ्या रुग्णांना त्यांच्या रागाच्या साहाय्याने आजार दुरुस्त करायला मदत करतात.

मी रुग्णांच्या मनातील बाह्य गोष्टीवरील राग दाबून ठेवला पाहिजे असं सांगत नाही, तर अगदी त्याच्या विरुद्ध सांगतो आहे. रुग्णांना त्यांचा राग, चीड, तिरस्कार व भीती व्यक्त करण्यास प्रोत्साहित केलं पाहिजे. ह्या भावना, या आपलं जीवन जेव्हा अतिशय भीतियुक्त असतं, तेव्हा आपण स्वत:ची कितपत चांगली काळजी घेऊ शकू याची प्रतीके असतात. अनेकदा संशोधकांनी हे दाखवून दिलं आहे की, ज्या व्यक्ती स्वत:च्या नकारात्मक भावना व्यक्त न करता झाकून ठेवतात त्यांच्यापेक्षा जे स्वत:च्या अशा भावनांना वाट मोकळी करून देतात, त्यांची अवघड परिस्थितीशी लढा देण्याची क्षमता जास्त चांगली असते. पाठीच्या मणक्याला इजा झालेल्या रुग्णांपैकी ज्या रुग्णांनी तीव्र राग व दु:ख व्यक्त केला, ते दुसऱ्या समाजाभिमुख भूमिका बाळगून वागणाऱ्या रुग्णांपेक्षा आजारातून लवकर बरे झाले. जी आई एखाद्या अपंग बालकाला जन्म दिल्यावर त्याचे दुर्दैवी भविष्य शांतपणे स्वीकारते, तिच्यापेक्षा जी आई तीव्र दु:ख व्यक्त करते ती अशा मुलाची जास्त चांगल्या रीतीने काळजी घेऊ शकते. थ्री माईल आयलँडजवळ राहणाऱ्या लोकांच्या एका अभ्यासात डॉ. अँड्र्यू बाम यांना असे निदर्शनास आले की, जे लोक स्वत:चा राग व भीती व्यक्त करणारे होते ते त्यांचा ताण व भावनिक समस्या सहज सहन करू शकले, तर ज्या लोकांनी 'सर्वसामान्य तर्कशुद्ध' दृष्टिकोन अवलंबला त्यांना जास्त त्रास झाला. व्यक्त न झालेल्या भावना आपल्या प्रतिकारशक्तीला कमकुवत बनवतात.

काही कर्करोगी स्वत:ला गुन्हेगाराच्या भूमिकेत पाहतात. ते स्वत:लाच दोष देतात, जसे अनेक आजारी पडणाऱ्या लहान मुलांना त्यांचा आजार म्हणजे वाईट वागण्यामुळे मिळालेली शिक्षा वाटते. हा दृष्टिकोन जरी आदर्श नसला तरी पूर्णपणे नाशकारी नाही, कारण हा दृष्टिकोन म्हणजे फक्त आजार निर्माण होण्यासाठीचा

एक सहघटक होय. खरेतर मोठ्या प्रमाणात झालेल्या संशोधनाद्वारे हे सिद्ध झाले आहे की, अचानक उद्‌भवणाऱ्या संकटांला सामोरे जाताना स्वत:ला हतबल समजणाऱ्या लोकांपेक्षा, जे लोक स्वत:ला त्या संकटासाठी जबाबदार धरतात (जरी ते जबाबदार नसले तरी) ते लोक अशा धक्क्यातून सहजपणे बाहेर येतात. हे दु:खदायी घटना जसे बलात्कार, भूकंप, पूर तसेच आजारपणाबाबतही खरे ठरते. उदाहरणार्थ, एखाद्या महिलेवर बलात्कार झाला आणि ती जर विचार करत असेल की, परिस्थिती बदलली तर काय झाले, मी जर स्वत:चं रक्षण करायला शिकले असते, जास्त काळजीपूर्वक राहिले असते, तर असं घडलं नसतं. यातून ती स्वत:ची दुर्बलतेची भावना कमी करू शकते आणि भविष्यात स्वत:बाबत तसं घडू नये याची खबरदारी घेऊ शकते. संशोधकांच्या लक्षात आलं आहे की, या दृष्टिकोनामुळे माणूस एखाद्या मानवी संकटाला किंवा नैसर्गिक आपत्तीला जीवन हे सौंदर्यहीन व अर्थहीन आहे असं न मानता सहज सामोरे जाण्याची तयारी दाखवतो.

लिओनार्ड डेरॉगॅटीसने १९७९मध्ये मानसिक कसोट्यांच्या आधाराने हे शोधलं की, स्तनाचा कर्करोग झालेल्या रुग्णांपैकी ज्यांनी राग, भीती, निराशा अगर चूक झाल्याच्या भावना मोकळेपणाने व्यक्त केल्या, ते रुग्ण ज्यांनी यापैकी काहीच भावना व्यक्त केल्या नाहीत त्यांच्यापेक्षा जास्त काळ जगले. जे रुग्ण वर्षभरात दगावले ते मोठ्या प्रमाणात दडपणाखाली तर होतेच, पण ते नकार आणि बचावाची इतर मानसिक साधने यावरदेखील अवलंबून होते. पहिल्या पाठात उल्लेख केल्याप्रमाणे असं निदर्शनास आलं की, आजारातून वाचलेल्या रुग्णांनी चिकित्सकांबाबत त्यांच्या मनात असलेल्या विरोधाला मोकळेपणाने वाट करून दिल्यामुळे त्यांचे डॉक्टर-रुग्ण नातेसंबंध 'कमकुवत' बनले. रुग्ण किती काळ जगणार याचा भौतिक पातळीवरील फरक शोधण्यासाठी डेरॉगॅटीसने सर्व आकडेवारी कसून तपासली. जवळपास तीन दशकांपूर्वी त्याचं काम संशोधकांसाठी उत्तम वैज्ञानिक आधार बनलं. त्या तुलनात्मक अभ्यासात 'जे लोक सुसंस्कृत सभ्य संरक्षणात्मक प्रतिसाद देणारे व पूर्णपणे वेदनायुक्त जीवन स्वीकारणारे होते, त्यांचा आजार जोमाने वाढला, तर जे लोक सहज व्यक्त होणारे आणि कधीकधी विचित्र वाटणारे व्यक्तिमत्त्व होते, ते जास्त काळ जगले.'

चार प्रश्न

रुग्णांना कोणत्याही प्रकारची उपचारपद्धती निवडण्यासाठी मदत करण्यापूर्वी त्यांचा स्वत:बद्दलचा व त्यांच्या आजाराबाबतचा दृष्टिकोन जाणून घेणं मला

आवश्यक वाटतं. विशेषत: त्यांच्यामध्ये जगण्याची इच्छा किती तीव्र आहे हे अजमावणं खास करून महत्त्वाचं आहे. जेणेकरून त्यांना त्यांचा राग, भीती व इतर भावना व्यक्त करून त्यांचे सामर्थ्य वाढवता येईल. नॉर्मन कॉसिन यांनी त्यांच्या Anatomy of an Illness या पुस्तकात लिहिलं आहे :

> जगण्याच्या इच्छेची पुस्तकी व्याख्या करता येत नसते, तर ती इच्छा म्हणजे उपचार करण्याची क्षमता असलेलं एक भौतिक सत्य आहे.

♦ ♦ ♦

> प्रत्येक आजारावर मात करता येत नसते, पण अनेक जण आजारपणामुळे त्यांच्या आयुष्यात ज्या अडचणी येऊ शकतात त्यापेक्षाही जास्त अडचणी निर्माण करतात. ते गरज नसतानाही स्वत:ला कोंडून घेतात. त्यांच्याकडे स्वत: ताठ उभे राहण्यासाठी जी काही शक्ती असते त्याकडे ते दुर्लक्ष करतात व ती शक्ती कमजोर बनवतात. आजार असतानासुद्धा अर्थपूर्ण व आनंदी आयुष्य जगता येते. त्यासाठी नेहमीच एक संधी उपलब्ध असते व त्या संधीचा तुम्ही उपयोग करू शकता.

सुरुवातीला रुग्णांना स्वत:च्या भावना व दृष्टिकोन हे पूर्णपणे ओळखता येत नाहीत. ते जाणून घेण्यासाठी चार मूलभूत प्रश्नांची उत्तरं शोधण्याची गरज आहे असं मला वाटतं.

१. तुम्हाला शंभर वर्षांपर्यंत जगायचं आहे का?

अनेक लोक स्वत:ला निरोगी असल्याची खात्री वाटल्याशिवाय याचं उत्तर देत नाहीत. ते त्यांचं उरलेले सर्व आयुष्य उत्तम बनविण्याची जबाबदारी सहजासहजी स्वत:वर घेत नाहीत. वृद्ध लोकांच्या आरोग्याची काळजी घेणारा चिकित्सक केन दीचवाल्ड याने काही वर्षांपूर्वी अनेक तरुण लोकांना विचारलं, ''तुम्हाला मृत्यूसमयी तुमचं वय किती असावं असं वाटतं?'' बहुतांश लोकांना साठ किंवा पासष्टपेक्षा जास्त जगायचं नव्हतं. वयाच्या पासष्टीनंतर आपल्या आयुष्यात खेळ व स्वातंत्र्य नसेल, तसंच त्या आयुष्याला फारसा अर्थ उरणार नाही व ते समस्यापूर्ण असेल असं त्यांना वाटत होतं. परंतु वृद्ध लोकांना मात्र अजून बरीच वर्षं जगायचं होतं. विशेषत: स्त्रियांना पुरुषांपेक्षा जास्त काळ जगायचं होतं.

ह्या प्रश्नातून पुढचे उपप्रश्न तयार होतात. जसे, ''तुमच्या शरीराची व मनाची

काळजी घेण्यापुरतं तुमचं स्वत:वर प्रेम आहे का?'' याचं उत्तर तुमच्या जीवनपद्धतीत सामावलेलं आहे. तुम्ही योग्य प्रमाणात आहार घेता का? साखर, कॉफी व मेद पदार्थ कमी खाता का? तुमच्या आहारात मुबलक फळे व भाज्या आहेत का? तुम्ही जास्त प्रक्रिया केलेले अन्नपदार्थ खायचे टाळता का? तुम्ही धूम्रपान करता का? तुम्ही चांगला नाश्ता करता का व योग्य वेळ आराम घेता का? व्यायाम करता का? तुम्ही स्वत:ला निरोगी राहण्यासाठी प्रेरणा देता का? (शंभर वर्षे जगलेल्या बहुतांश व्यक्तींनी स्वत:च्या आयुष्यासाठी स्वत:लाच कामावर ठेवून घेतलेले असते.) तुम्ही स्वत:ला आनंद व समाधान देणाऱ्या काही गोष्टी करता की नाही?

या सगळ्यांची उत्तरं ही तुमचं आयुष्य तुमच्या नियंत्रणात आहे, असं तुम्हाला वाटतं की नाही आणि भविष्याकडे तुम्ही भीतियुक्त नजरेने पाहता की आशावादी भूमिकेतून पाहता यावर अवलंबून आहेत. शर्ली नावाची एक अद्‌भुत महिला ९२व्या वर्षी अपवादात्मक कर्करुग्णांच्या गटात सामील झाली. जेव्हा प्रत्येक जण स्वत:च्या कर्करोगामुळे होणाऱ्या वेदना, मृत्यू आणि इतर गोष्टींमुळे वाटणाऱ्या भीतीबद्दल बोलत होता, तेव्हा मी एकदा त्यांना विचारलं, ''शर्ली, तुम्हाला कशाची भीती वाटते?''.

त्यांनी सांगितलं, ''रात्रीच्या वेळी बागेच्या वाटेवर गाडी चालवायची.'' तिच्या या वक्तव्याने सगळ्यांची भीती कमी झाली, कारण ते सर्व जण ज्याला घाबरत होते त्या व इतरही अनेक गोष्टी तिने अनुभवल्या होत्या, शिवाय मृत्यूच्या. लक्षात ठेवा, तुम्ही जर १०० वर्षं जगण्याचं ठरविलं असेल, तर कदाचित तुम्ही ज्यांच्यावर प्रेम करता असे अनेक जण तुमच्या आधी मरतील. ज्याला खूप जास्त जगायचं असतं त्याच्यामध्ये सर्वांत जास्त धैर्य असावं लागतं. जसं माझी एक रुग्ण म्हणते, 'झाडावरील शेवटचं फळ' असणं अवघड गोष्ट असते.

२. *तुम्ही आजारी पडण्यापूर्वीच्या एक दोन वर्षांपूर्वी तुमच्या आयुष्यात काय घडलं होतं?*

या प्रश्नामुळे व होम्स स्ट्रेस स्केलच्या आधाराने (तणाव मोजण्याचे साधन) तिसऱ्या पाठात चर्चा केल्याप्रमाणे विशिष्ट काळातील मानसिक परिस्थितीतील बदलामुळे काय परिणाम होऊ शकतात ते शोधून काढता येईल. त्यावरून आपोआपच दूरगामी बंधनकारक परिस्थितीत एखादी व्यक्ती त्या काळात घडलेल्या घटनांना कशी प्रतिसाद देईल हे ही कळते. अशा वेळी आंतरिक तणाव गृहीत धरणे आवश्यक आहे. जसं स्वत:चं अस्तित्व सिद्ध करण्याची धडपड किंवा तरुणपणी मनात बाळगलेलं एखादं स्वप्न सोडून द्यायची वेळ येणं यामुळे मनाची होणारी

घालमेल.. अशा अवघड प्रसंगी रुग्ण कसे वागतो याचादेखील विचार करणं आवश्यक आहे. तो किंवा ती उघडउघड दु:ख व्यक्त करतात, आनंदी होतात आणि आव्हान स्वीकारतात की शांत व आत्मसंयमी राहण्याचा प्रयत्न करतात?

३. तुमच्यासाठी आजार म्हणजे नेमके काय?

उदाहरणार्थ, कर्करोग म्हणजे मृत्यू असंच जर आपण मानणार असलो, तर आधी हा प्रश्न सोडवणे हीच प्राथमिक गरज बनते. कारण कर्करोग म्हणजेच मृत्यू अशी मनाची धारणा असते आणि मग हळूच शांतपणे तो विचार मनात रुजवला जातो. जेव्हा घरातील समजदार व्यक्ती म्हणते, "त्याबद्दल आपण काही बोलणार नाही." किंवा एखादे पालक म्हणतात, "तुझ्या बहिणीला जे जे मिळते तेच तुला मिळणार आणि बहिणीला जे होते तेच तुला होणार." अशा वेळी बहीण जर कर्करोगाने मृत्यू पावली, तर लहान भावंडाला असं ठामपणे वाटत राहतं की, त्याच्या जगण्याची शक्यता आता अजिबातच नाही. तसेच एखादी व्यक्ती जर मृत्यूचा सहज स्वीकार करू शकत नसेल, तर त्याचाही अडथळा वाटू लागतो. जेव्हा नवरा आपल्या बायकोला आजार कितीही तीव्र का असेना, सारखे सारखे 'तू मरू नकोस.' अगर 'तू लवकर बरी होणार आहेस.' असे म्हणतो, तेव्हा तो तिच्या मृत्यूला सहजतेने सामोरे जाण्याच्या प्रक्रियेत अडथळा निर्माण करतो. अशा वेळी रुग्ण हा बाहेरच्या कोरडेपणाच्या व स्वत:च्या भावना व्यक्त न करता येणाऱ्या अंधारात फेकला जातो. त्या उलट आजार म्हणजे जर एक कठिण, पण जिंकता येण्यासारखे आव्हान असेल, तर रुग्णाला त्याच्याशी झगडण्यात काहीतरी तथ्य वाटेल.

हा प्रश्न महत्त्वाचा आहेच, परंतु कृती व अपेक्षा या त्यापेक्षाही जास्त प्रत्ययकारी असतात. जेनिफरच्या डॉक्टरांना ती फक्त सहा महिने जगेल असं वाटत होतं म्हणून त्यांनी तिला एका आश्रमाच्या कार्यक्रमात सहभागी होण्यासाठी पाठवलं. आश्रमाच्या कर्मचाऱ्यांनी तिला विचारलं, "तुला वसंतऋतू कसा वाटतो?"

ती उत्तरली, "खूपच छान! मला फुले उमलताना बघायला खूप आवडतं."

त्यांनी तिला उन्हाळा आवडतो का ते विचारलं.

"खूप!"

"शिशिर?"

"हो तर! मला रंग बदलणारी पाने बघायला आवडतं."

"अगदी हिवाळासुद्धा!"

"होय. मला बर्फ आवडतो." आश्रमाच्या लोकांनी तिला या सर्वांचे आगमन

व्हायचे आता थांबणार आहे याची जाणीव करून दिली. आणि तिने आश्रम सोडला व एका अपवादात्मक कर्करोग्यांच्या गटात ती सामील झाली.

त्यानंतर हिवाळा जवळ आला तसं जेनिफर मला म्हणाली, "मला नाही वाटत मला हिवाळ्याचे कपडे खरेदी करावे लागतील." यावरून बहुदा ती मरणासाठी तयार आहे असे सूचित होत होते.

नंतरच्या एका सभेला ती एक सुंदर हिवाळी सूट घालून आली. मी तिला म्हणालो, "अरे वा! तू हिवाळी कपडे खरेदी केलेस की काय?"

"नाही," ती म्हणाली, "मी माळ्यावरच्या खोलीतून काही कपडे फक्त खाली आणले आहेत." तिच्या बोलण्यावरून तिने आयुष्याशी केलेली तडजोड मला जाणवत होती. जणू ती म्हणत होती, 'बघू. हा हिवाळा कसा काय जातो ते. मी काही पैसे खर्च करणार नाही, पण जगण्यासाठी एक संधी घेईन.'

दुसरा मला माहीत असलेला कर्करोग झालेला एक मॅट नावाचा रुग्ण एके दिवशी अतिशय विचित्र अवस्थेत त्याच्या डॉक्टरांकडे गेला, पण तो अतिशय प्रसन्न मन:स्थितीत घरी परत आला. ते पाहून त्याच्या घरच्या लोकांनी त्याला विचारलं, "गी, तुझ्या डॉक्टरांनी तुला नेमकं काय औषध दिलं?"

मॅट म्हणाला, "अं, त्यांनी मला ॲलर्जीसाठीचं औषध दिलं." ज्यामुळे डॉक्टरांना त्याला वसंत ऋतू पार पडेपर्यंत जगवायचं आहे हे मॅटला उमगलं आणि त्याच्या शरीराने उपचारांना योग्य प्रतिसाद दिला.

४. *तुम्हाला आजाराची गरज का भासली?*

आधीच्या दोन प्रश्नांप्रमाणेच ह्या प्रश्नामुळेदेखील रुग्णाला आजाराशी निगडित स्वत:च्या मानसिक गरजा काय आहेत हे समजून घेण्यास मदत होईल. एरवी ज्या गोष्टी करण्यास लोकांना विरोध केला जातो त्या गोष्टी करण्याची आजारपणामुळे मुभा मिळते. आपल्याला जे ताण, कर्तव्ये, काम किंवा दुसऱ्यांच्या अपेक्षा टाळायच्या असतात त्या टाळणे त्यामुळे सोपे होते. ज्या गोष्टी करण्याची खूप इच्छा असते, पण सतत खूप कामात असल्यामुळे ते करणं शक्य नसतं, ते सर्व करण्यासाठी आजारपणामुळे परवानगी मिळते. आजारी पडल्यामुळे माणसाला स्वत:च्या मनासारखे काही करण्यासाठी, ध्यान करण्यासाठी व नवीन काही गोष्टी करण्याचीदेखील संधी मिळते. तसंच त्यामुळे त्याला आलेल्या अपयशासाठी माफी मिळू शकते. त्याचप्रमाणे तुम्ही एखाद्याला विनंती करून तुमचे प्रेमदेखील स्वीकारायला लावू शकता. तुमच्या भावना व्यक्त करणे तुम्हाला सोपे होते किंवा प्रामाणिकपणाने जगणे तुमच्यासाठी सोपे बनते. त्यातून नेहमी एक संदेश असा मिळतो की, तू खूप

जास्त काम करतो आहेस, घरी जा आणि जरा स्वत:कडे लक्ष दे. परंतु लक्षात ठेवा, त्यामुळे आपण 'आरोग्य दिवस' नव्हे, तर 'आजारी दिवस' साजरा करत असतो. त्यापेक्षा तुमच्या या गरजा भरून काढण्यासाठी काही दिवस राखून ठेवा म्हणजे तुम्हाला आजारपणाची गरज पडणार नाही.

शारीरिक आजारामुळे सर्वसामान्यपणे मित्रांकडून आणि नातेवाइकांकडून सहानुभूती मिळते आणि प्रेम मिळविण्याचा अगर स्वत:ची काळजी इतरांकडून करवून घेण्याचा तो एक मार्ग असू शकतो. रुग्णांसाठी जगाशी सबंधित राहण्याचाही तो एक मार्ग असू शकतो, तसंच आयुष्यावरचा एकमेव ताबाही त्यामुळेच राहतो. माझी एक रुग्ण होती ग्लॅडीज. तिच्या आतड्यांवर दीर्घकालीन म्हणजेच साधारण पन्नास वर्षांपासून सूज होती. संपूर्ण कुटुंबाला ती स्वत:च्या आजारानुसार पळापळ करायला लावत असे. तिला कर्करोग झाल्यामुळे माझी आणि तिची भेट झाली. तिच्यापेक्षा तिचे कुटुंबच जास्त आजारी असल्यासारखे वाटत होते. कुणी ना कुणी नातेवाईक तिच्यासाठी चोवीस तास जागा राहिला पाहिजे, अशी तिची अपेक्षा होती. तिची काळजी घेण्यासाठी एक परिचारिका ठेवली होती तरीसुद्धा ग्लॅडीज कुटुंबातील व्यक्तीलाच जागे ठेवी व त्या नर्सला झोपू देत असे. घरी राहून तिचे दुखणे वरचेवर वाढू लागले. विशेष म्हणजे प्रत्येक वेळेस तिला दवाखान्यात दाखल केलं की, तिचं दुखणं नाट्यमयरित्या नाहीसं व्हायचं. आठवडाभर तिच्या छातीत दुखण्यामुळे ज्यांनी तिची विचारपूस केली नसेल, त्या सर्वांनी प्रत्येक आठवड्याच्या सुट्टीला अगदी आलंच पाहिजे असं तिला वाटत असे. त्यामुळे आठवडाभर ज्यांनी काम केलेलं असे त्यांना थोडा आराम मिळे. तिला जे हवं असेल, म्हणजे ग्लासभर पाणी अगर वस्तू, ते तिच्यापासून अगदी हातभर दूर असलं तरी ते देण्यासाठी ती नेहमी इतरांनाच सांगत असे.

मला ग्लॅडीज भेटल्यावर मी अर्नाल्ड हचनकर यांचं The Will to Live हे पुस्तक तिला वाचायला दिलं. दुसऱ्या दिवशी मी जेव्हा वॉर्डात आलो व परत निघालो, तिने मला आठवण करून दिली की मी काहीतरी विसरतो आहे - पुस्तक. त्यावरून हे स्पष्ट झालं की, तिला मला सूचित करायचं होतं की, "कृपया मला माझा आजार सोडून द्यायला सांगू नका. लोकांच्या संपर्कात राहण्यासाठीचा हा माझा एकमेव मार्ग आहे." तिला इतरांवर प्रेम करणं जमण्यासारखं नव्हतं.

मी ग्लॅडीजपर्यंत पोहोचण्याचा प्रयत्न करत राहिलो. शेवटी तिला जाणवलं की, ज्याने तिच्या मनात आशा निर्माण केली तो एकमेव डॉक्टर म्हणजे मी होतो. मला मनापासून वाटतं की, तिने केलेल्या सततच्या बदलाला न कंटाळता कौशल्यानं तिची काळजी घेण्यात सातत्य ठेवणारा एकमेव मी होतो. मी सुचविलेल्या प्रत्येक औषधात असलेल्या साइड इफेक्ट्‌समुळे करावे लागणारे बदलही त्यात

समाविष्ट आहेत. तिला खूप बोलू देण्यास परवानगी द्यायला मी शिकलो आणि मग तिचा विश्वास बसेल अशा गोष्टी सुचविल्या. त्यामुळे मला नेहमी उत्तम डॉक्टर म्हणून श्रेय मिळणार होतं.

नंतर एकदा तिचा फोन आला तेव्हा मी तिला सांगितलं की, माझ्याकडे तिचा कर्करोग दुरुस्त करणारं एक नवीन औषध आलं आहे. मी तिला माझ्या दवाखान्यात बोलावलं, कारण ते औषध इंजेक्शनमार्फत द्यायचं होतं. हे करण्यापूर्वी मी माझी योजना तिच्या घरच्यांना समजावून सांगितली. ग्लॅडीजच्या प्रतिक्रिया काय आहेत यावर लक्ष ठेवायला सांगून मी इंजेक्शन देणार होतो. तिच्या आजाराला बळी पडण्यापासून त्यांना वाचविण्याचा मी प्रयत्न करत होतो. तिने शुक्रवारचा दिवस ठरविला; पण त्या दिवशी वातावरण खराब आहे म्हणून ते एक आठवडा पुढे ढकलण्यासाठी तिचा निरोप आला. पुढच्या शुक्रवारी तिला वाहन मिळाले नाही; तर पुन्हा एक आठवड्यानंतर तिला बाजारात जायचे होते. एकंदरीत ग्लॅडीज माझ्या दवाखान्यात आलीच नाही, परंतु तिने फोन करून किंवा दवाखान्यात जेव्हा माझ्याकडे औषध नसेल तेव्हा भेट देऊन आमचे नातेसंबंध स्थिर ठेवले. मला माहीत होतं की, ती या प्रयत्नांना प्रतिसाद देणार नाही, तरी मी हे सर्व तिच्या कुटुंबीयांच्या समाधानासाठी केलं होतं. त्यानंतर तिच्या कुटुंबीयांना जुन्या पद्धतीप्रमाणे तिच्या पुढे पुढे करण्याची फारशी गरज राहिली नाही.

आपण एखाद्याला बदलण्याचा आग्रह करू शकत नाही, तर त्यांचं त्यांनीच स्वत:मध्ये बदल घडवून आणण्यासाठी फक्त मदत करू शकतो हे नेहमीच लक्षात ठेवलं पाहिजे. ग्लॅडीजसारखेच अजून दोन पुरुष माझ्या पाहण्यात आले. त्या दोघांचाही कर्करोग शरीरात इतरत्र बऱ्याच अवयवांमध्ये पसरला होता. त्यांनी त्यांचा कौटुंबिक व्यवसाय सोडला, तर त्यांचा कर्करोग मी बरा करेन अशी त्या दोघांनाही मी खात्री दिली. दोघांनाही ते अवघड असले तरी अर्थपूर्ण वाटले. कारण जरी त्यांना मृत्यू आला असता, तरी कुटुंबाला (खर्चाच्या भूमिकेतून) फायदाच होणार होता. दोघांनीही (ग्लॅडीजसारखेच) एकच उत्तर दिलं, ''मला घरी जाऊन यावर विचार करावा लागेल.''

असंच एका कर्करोग झालेल्या रुग्णाला त्याच्या शल्यचिकित्सकाने त्याचा आजार आता दुरुस्त होणारच नाही असं वाटल्यामुळे त्याचा व्यवसाय थांबवण्याचा सल्ला दिला आणि त्याने व्यवसाय थांबवला. आता तो बरा झाला. एके दिवशी दवाखान्याच्या वाटेत माझी त्याच्याशी अचानक गाठ पडली. तो त्याच्या शल्यचिकित्सकांवर ओरडत होता. कारण आता तो आजारी नव्हता आणि त्याच्याकडे काम नव्हते. डॉक्टरांनी खरंतर चुकीच्या कारणासाठी योग्य सल्ला दिला होता हे मी त्याला समजावून सांगितलं. नेहमीच्या आकडेवारीनुसार तो लवकर मरणार

म्हणून त्याला व्यवसाय सोडून जाण्यासाठी प्रोत्साहित केलं होतं आणि तसं केल्यामुळे त्याचा ताण कमी झाला व त्याचं आयुष्य सुखी झाल्यामुळे तो तंदुरुस्त झाला.

अशा रितीने व्यवसाय बंद केल्याने रुग्णांना मिळणाऱ्या प्रेरणांचे मोजमाप करणे हा माझा हेतू नाही, मात्र त्यांना अशा बंधनमुक्त वातावरणात मला निश्चित आणायचं आहे. एखाद्या व्यक्तीला जेव्हा खरोखरीच बदलायचं नसतं तेव्हा अशा प्रकारच्या संघर्षासाठी प्रेमाने प्रयत्न करता येऊ शकतो हे त्यांच्या कुटुंबीयाच्या लक्षात येईल व त्यासाठी आवश्यक असलेल्या गरजांची ते पूर्तता करू शकतील.

आपण आयुष्यभर नेहमी हे शिकत असतो की, 'पडू आजारी मौज हीच वाटे भारी' कारण आजारी पडलो की आपल्याला मस्त अंथरुणात पडून राहायला व आराम करायला मिळतं. लोक आपल्याला भेटपत्रं व फुलं पाठवतात, मित्र भेटीला येतात व आपल्यावरचं प्रेम व्यक्त करतात, पालक व जोडीदार आपल्यासाठी खायला काहीतरी आणतात व आपली विचारपूस करतात. मला मरिना नावाची एक रुग्ण आठवते. ती मला सांगे की, तिच्या लहानपणी सगळ्यात आनंदी दिवस म्हणजे ती जेव्हा आजारी पडे तो असे, कारण मग तिचे वडील तिच्या पलंगावर बसत व तिचा हात हातात घेत असत. तिचा अनुभव हा सर्वसामान्यांपेक्षा फार वेगळा होता. सर्वसामान्यपणे लहान मूल म्हणून आपल्याला शाळा बुडवता येते, तर मोठी व्यक्ती म्हणून कामापासून सुटका मिळते. असं करण्यासाठी जर आपण निरोगी असलो, तर आपल्याला प्रत्येक दिवशी आजारी असल्यासारखं दाखवावं लागेल किंवा वाटून घ्यावं लागेल. त्यापेक्षा आपल्याला हक्काने असं म्हणता यावं, ''मला निरोगी राहायचं आहे म्हणून आज मी 'आरोग्यदिना'ची सुट्टी घेतो आहे.''

आपल्या विमा कंपन्यासुद्धा जे स्वत:ची काळजी घेतात त्यांना शिक्षा देतात, तर आजारी पडणाऱ्यांना बक्षीस देतात. जर आपले पगार आपल्या आरोग्याची जबाबदारी परिवर्तीत करीत असतील, तर वय, कौटुंबिक इतिहास किंवा शारीरिक अवस्थेशी निगडित आकडेवारीवर आधारित गृहीतके व्यक्त करण्यापेक्षा आपले आरोग्य नियंत्रित ठेवण्यासाठी प्रेरणादायी पैसे द्यायला हवेत. आपण काही मूलभूत गरजा निश्चित करायला हव्यात - जसं वजन नियंत्रणात ठेवणं, धूम्रपान न करणं इ. तेव्हा हे सर्व कमीतकमी पैशात होईल, आरोग्यावरील खर्च आपोआपच आटोक्यात येतील. ज्यांना कशाचीच गरज पडत नाही अशांना सर्वांत जास्त हप्ता भरावा लागतो. जे पैसे खर्च न करता आरोग्य चांगले राखण्यासाठी काम करतात, त्यांच्यापेक्षा जे पैसे खर्चून निरोगी राहतात त्यांच्यासाठी सिगारेट व दारूच्या करातूनदेखील राष्ट्रीय आरोग्य विमा निधी बाजूला काढून ठेवता येऊ शकतो.

आजार निर्माण होण्यासाठी रुग्ण स्वत:च कसे कारणीभूत असतात हे दाखवून

देण्यासाठी जे लोक रुग्ण मिळविण्याचा प्रयत्न करतात, त्यांच्यावर 'बळी बनलेल्यांनाच दोषी' ठरविण्याबद्दल टीका होते. अशा दृष्टिकोनामुळे महत्त्वाचा मुद्दा बाजूलाच राहतो. ज्यांनी आयुष्यात नेहमी फक्त चांगलीच कामे केली असतील ते लोकदेखील शेवटी मरणारच असतात. एखाद्याची जीवनपद्धती ही आजारासाठी कारणीभूत आहे असे जरी उघडपणे दिसत असले, तरी त्याला चूक घडल्याची जाणीव करून देणे म्हणजेच भूतकाळाचे परिणाम वर्तमानकाळाशी जोडण्याचा मार्ग फलदायी ठरत नाही. कुठल्याही डॉक्टरांनी रुग्णाला अशा प्रकारचा वाढीव ताण देऊ नये. आजार आणि भविष्यात येणार असलेल्या मृत्यूकडे अपयश म्हणून न पाहता आयुष्यात बदल घडविणारा घटक म्हणून पाहावे.

सहसा बहुतांश आजारांच्या निर्मितीत भावनिक घटकांचा सहभाग असतो आणि आजार प्रक्रियेतील एखाद्याच्या अशा *सहभागाची* किंवा जबाबदारीची जाणीव म्हणजे गुन्हा अगर दोष मानू नये. अर्थात अनेकांना अशा जीवघेण्या आजाराची खरोखरीच गरज असते; परंतु सहसा तो आजार म्हणजे स्वत:मध्ये बदल करा असा संदेश देणारा असतो किंवा रुग्णांना त्यांच्या आयुष्यात जे मिळू शकले नाही ते मिळवून देणारा असतो. जसं कार्ल सिमॉन्टॉनने म्हटलं आहे, "आपला आजार काही विशेष गरजांसाठी आपण निर्माण करतो याची मला खात्री वाटते. आजार म्हणजे आपल्या शरीराची आपल्या स्वत:शी संवाद साधण्याची पद्धत होय. जसं, आजार आपल्याला सांगतो की, आपल्या गरजा – फक्त शारीरिकच नव्हे तर भावनिक गरजासुद्धा भागवल्या गेलेल्या नाहीत; आणि आजाराच्या माध्यमाने आपल्या ज्या गरजा पूर्ण केल्या जातात. त्यांचंदेखील आपल्या आयुष्यात महत्त्व असतं."

'तुम्हाला या आजाराची काय गरज पडली?' हा शेवटचा आणि महत्त्वाचा प्रश्न हा सकारात्मकदृष्ट्या विचारला पाहिजे. "तुम्ही तुमच्या आयुष्याचं काय हे नुकसान करून घेत आहात?" अशा पद्धतीने न विचारता आयुष्य घडविण्याच्या भूमिकेतूनच विचारायला हवा. रुग्णांना आजारपणामुळे त्यांच्या ज्या भावनिक गरजा भागविण्याची संधी मिळालेली असते. त्या सर्व गरजा न्याय्य आहेत याची जाणीव आवर्जून करून दिली पाहिजे. आता या गरजांना मान्यता मिळाल्याने सकारात्मक पद्धतीने या गरजांची पूर्तता आजारी न पडताही करता येईल.

विल्यम जेम्स लिहितो, "मनुष्यप्राणी स्वत:मध्ये आंतरिक बदल करून आयुष्याचे बाह्यरूप बदलू शकतो, हा आमच्या नवीन पिढीने लावलेला सर्वांत मोठा शोध आहे." अनेक वर्षांच्या अनुभवाने मला शिकविलं की, कर्करोगच नव्हे, तर इतरही जवळपास सर्वच आजार हे मनाचा म्हणजेच आपल्या भावनांचा पेशींवर जो परिणाम होतो त्यामुळे होतात. मनाच्या अवस्थेचे पेशींवर होणारे परिणाम 'खरे' नसतात, असा विचार करणाऱ्या लोकांना हे आश्चर्यजनक वाटू शकतं; पण

माझ्यावर विश्वास ठेवा, तसं घडत असतं. हे नवीन तत्त्वज्ञान म्हणजे एक पळवाट नव्हे, तर आशेचा एक मोठा स्रोत आहे. डेव्हिड बोहम नावाच्या एका भौतिकशास्त्र तज्ज्ञांनी या आजार व मनाच्या परस्परसंबंधांसाठी एक उपमा दिली आहे – Soma Significance. शरीराला फक्त तेच ज्ञात असतं, जे मन त्याला सांगतं. आजार बरा करण्यासाठी जर एखादी जबाबदारी स्वीकारायची असेल, तर ती म्हणजे आजार निर्मितीतील स्वत:चा सहभाग जाणून घेणे होय. आजार दुरुस्त करण्याच्या दिशेने उचललेले ते एक मोठे सकारात्मक पाऊल ठरेल. जर एखादी व्यक्ती आजारी बनण्यास कारणीभूत ठरू शकते, तर ती व्यक्ती आजार दुरुस्त करण्यासाठीसुद्धा मदत करू शकते.

तरीसुद्धा फक्त आजारातून बरे होणे हेच मुख्य उद्दिष्ट नव्हे, याची मी नंतर चर्चा करणार आहे. तसं करणं कदाचित तुम्हाला अपयशाच्या दिशेने नेईल. जर तुमचे उद्दिष्ट हे फक्त शारीरिकदृष्ट्या बरे होण्याशी निगडित असेल, तर तुम्ही नापास व्हाल, पण जर तुम्ही तुमचे उद्दिष्ट मनाच्या शांततेशी निगडित ठेवले, तर तुम्ही यशस्वी व्हाल. मी असा संदेश देईन की कर्करोग, आंधळेपणा अगर पक्षाघात दुरुस्त करा असे नाही, तर मनाची शांतता मिळवा. मनाची शांतता मिळविताना कदाचित आपोआपच कर्करोग दुरुस्त होईल, पुन्हा दृष्टी मिळेल किंवा पक्षाघात नाहीसा होईल. या सर्व गोष्टी मनाच्या शांतीमुळे घडू शकतात कारण मन शांत असेल तर शरीरात आजार दुरुस्त होण्यासाठी आवश्यक वातावरण तयार होतं. जो कुणी मन:शांती मिळविण्याच्या दिशेने काम करतो त्याला ती मिळते. त्यासाठीचा पहिला टप्पा आहे स्वत:ची कीव न करता तसेच आजार म्हणजे दोष न मानता अंत:करणातून मनाच्या आजाराच्या निर्मितीतील सहभाग जाणून घेणे. अशा पद्धतीची जाणीव झाली, तर तुम्ही तुमची मन:शांती मिळविण्यासाठी नेमका काय बदल केला पाहिजे ते तुम्हाला कळेल.

सुप्त मनातील संदेश

मन व शरीर सतत एकमेकांशी संवाद करीत असतात; पण यापैकी बराचसा संवाद सुप्त मनाच्या पातळीवर होत असतो. म्हणूनच डॉक्टरांसाठी रुग्णांचा दृष्टिकोन जाणून घेणं खूप महत्त्वाचं आहे. सगळ्या प्रश्नांची उत्तरं चेहऱ्याच्या हावभावावरून ठरवू नयेत. वरवर ज्याला आपण जगण्याची तीव्र इच्छा समजतो, ती इच्छा म्हणजे जगण्याशी निगडित खराखुरा आंतरिक जोड नसून एक अभिनय असू शकतो. रुग्ण जे बोलतो, तसेच त्याला मनातूनदेखील वाटते का, याची खात्री करण्यासाठी रुग्णाशी मुद्दाम केलेल्या संवादाच्या पलीकडे जाणे आवश्यक आहे.

ही सत्यता जाणून घेण्याचा खात्रीचा मार्ग म्हणजे त्याच्या सुप्त मनातील कल्पनाचित्रांचा अभ्यास होय.

अनेकदा अचानक स्वप्नात काही कल्पनाचित्रे तरळतात, ज्यांचा कधी कधी शारीरिक आजाराचे निदान करण्यासाठी वापर करता येऊ शकतो. कार्ल युंग असे करू शकत होते. अर्थात मनातील कल्पनाचित्रांपासून पेशींच्या अवस्थेबाबत निष्कर्ष काढण्याची पद्धत फार गुंतागुंतीची आहे. तसेच असे करताना ते संबंध ओढूनताणून आणल्यासारखे भासतात. त्यामुळेच स्वत:चे काम नाकारले जाण्याच्या भीतीने कार्ल युंगनेसुद्धा यावर योग्य चर्चा केली नाही. आजाराचे निदान करण्यासाठी व आजार दुरुस्त करण्यासाठी स्वप्नांचे विश्लेषण करणे अगर बढावा देणे या पद्धती जुन्या ग्रीक व इजिप्शियन आरोग्य व्यवस्थेतील आवश्यक घटक होत्या. गॅलेन व हिप्पोक्रेट्स हे दोघेही त्यांचा वापर करीत असत. पण आज ही एक हरवलेली कला आहे. काही थोडेफार मानसशास्त्रज्ञ पुन्हा त्याचा अभ्यास करीत आहेत. अजूनही सर्वच डॉक्टर वापरू शकतील असं ते साधन नाही.

खरंतर काही अचानक दिसलेली स्वप्नं निष्कर्ष काढायला बरीच सोपी असतात. नेहमीच मी आणि माझा रुग्ण एकत्रित चर्चा करून त्याच्या स्वप्नाचा अर्थ जाणून घेऊ शकतो. सँडीला तिच्या दुसऱ्या लग्नाच्या वेळी एक स्वप्न दिसत असे. तिला स्तनांचा कर्करोग झाला होता. तिला तिच्यासमोर तीन रस्ते दिसत. एक राखाडी व काळा जिथे प्रत्येक जण एक जड गाठोडे वाहून नेत होता. दुसरा रस्ता अनेक रंगांनी, कामसू व आनंदी लोकांनी भरलेला होता, तर तिसरा रस्ता तिला स्पष्टपणे दिसला नव्हता. त्या स्वप्नाचे चित्रात रूपांतर करून व इतरांशी चर्चा करून तिला कळले की, पहिला रस्ता हा कर्करोगाचे प्रतीक होता. म्हणजे एक ओझे व निराशा व्यक्त करणारे. दुसरा रस्ता जगण्याचे व प्रगतीचे आव्हान होता व तिसरा रस्ता तिच्या निवडीचे प्रतीक होता. तिने जीवन जगण्याचा मार्ग निवडला आणि जसंजसं ती पुढे जाऊ लागली तसंतसा तिचा कर्करोग कमी होत गेला. तिने उपचारांना अतिशय उत्तम प्रतिसाद दिला आणि एक नवीन व्यक्तिमत्त्व म्हणून तिचा 'पुनर्जन्म' झाला. तिने स्वत:चा अनुभव लेखांद्वारे सर्वांपर्यंत पोहोचवला. आता ती परत शाळेत जाऊ लागली होती. पुढील आयुष्यात तिला तिच्या नवीन व्यक्तिमत्त्वाची व उत्तम आरोग्याची साथ मिळाली होती.

जी स्वप्ने स्वत:च स्पष्टीकरण करणारी कल्पनाचित्रे असतात किंवा ज्यांचा अर्थ पाहणाऱ्याला अचानक गवसतो, ती समजायला सोपी असतात. स्तनाचा कर्करोग असणाऱ्या एका रुग्णाने स्वत:च्या डोक्यावरील केस काढून त्यावर कर्करोग हा शब्द लिहिला आहे, असे स्वप्न पाहिले. त्या स्वप्नातून तिच्या लक्षात आले की, तिचा कर्करोग मेंदूपर्यंत पसरला होता. तिच्या स्वप्नाद्वारे तिला कळलेलं

हे सत्य तपासण्यांद्वारे सिद्ध होण्यासाठी पुढचे तीन आठवडे लागले. कारण तो पर्यंत तिची कोणतीही तक्रार नव्हती अगर तिच्यात कोणतीही लक्षणे दिसून आली नव्हती. कर्करोगामुळे असू शकणारी काही ठरावीक लक्षणं मला जाणवत होती त्या काळात मला एक स्वप्न पडलं. माझ्या या स्वप्नात मी ज्या गटाचा सदस्य होतो तिथे इतर सर्व सदस्यांना कर्करोग होता, पण मला कर्करोग नाही असं व्यक्त होत होतं. स्वप्नातून नेमका कोणता संदेश द्यायचा होता, हे तपासणीअंती स्पष्ट झालं.

एके दिवशी ऑपरेशन थिएटरमध्ये मी स्वप्नांवर चर्चा करत होतो, त्या वेळी एका परिचारिकेला तिच्या 'प्रत्यक्ष अंतर्ज्ञाना'च्या स्वप्नाची आठवण झाली. ती अनेक आठवड्यांपासून आजारी होती आणि तिला काय झालं होतं याचं नेमकं निदान होत नव्हतं. कालांतराने तिला रात्री एक स्वप्न पडलं, ज्यात एका उघडलेल्या शिंपल्यात एक क्षुद्र जीव उभा होता. एक वयस्क महिला त्या जंतूकडे बोट दाखवत म्हणत होती, "ते बघ, तुझ्यात तो दोष आहे." त्या परिचारिकेला जाग आली तेव्हा तिला लगेच लक्षात आलं की, तिला कावीळ झाली आहे. कालांतराने तपासण्यांच्या आधारे हे सत्य सिद्ध झालं.

वैद्यकीय तपासण्यांच्या आधारे जी माहिती कदाचित मिळू शकणार नाही ती अशा साध्या व सरळ स्वप्नांद्वारे मिळते. रक्ताचा कर्करोग (Leukemia - ल्युकेमिया) झालेल्या एका रुग्णाच्या अस्थिमज्जातील द्रव्यांच्या तपासणीत (Bone marrow aspiration) कोणताही दोष निघाला नव्हता, तरीसुद्धा तिला स्वप्न पडलं की, तिच्या घराचा पाया काही किडे नष्ट करीत आहेत. आम्ही ध्यान करताना त्या किड्यांचा समूळ नाश करणाऱ्या जिवाचा विचार मनात आणण्यासाठी तिला प्रोत्साहित केलं. परंतु त्यानंतर काही अळ्या तिच्या पायाशी बटाटा खात आहेत असं तिला स्वप्नात दिसलं. तीन आठवड्यांनी ती वारली. तिच्या चाचण्यांद्वारे जे कळलं नव्हतं, ते तिच्या मनाला आधीच कळलं होतं. अनुभवी मानसोपचारतज्ज्ञांसाठीसुद्धा स्वप्नांचं स्पष्टीकरण करणं नेहमीच अवघड असतं. प्रतीकांचे अर्थ नेहमी रुग्णांच्या भावनिक अवस्थांवर किंवा रुग्णांच्या आयुष्यातील अदृश्य घटनांवर अवलंबून असतात. दोन पातळींवर स्वप्नांचा शोध घेता येतो. पहिली पातळी म्हणजे वैयक्तिक संदर्भ होय, जी साधारणतः नेहमीच रुग्णांशी संबंधित असते. दुसरी पातळी ही खोल, सुप्त मनात असलेल्या प्रतीके व काल्पनिक समज यांवर आधारित असून अवघड असते. जे काही थोडे लोक योग्य वेळ देऊन स्वप्नांचे अर्थ लावण्याचा प्रयत्न करतात, ते पहिल्या पातळीवर तसे करू शकतात. यासाठी अनेक सुंदर पुस्तके मार्गदर्शक म्हणून उपलब्ध आहेत. त्यात गेल डॅलेनीचे *Living Your Dreams*, ॲन फॅरेडेचे *The Dream Game*, पॅट्रिशिया गारफिल्डचे *Creative Dreaming* यांचा समावेश आहे. युंग यांची तंत्रे मारिया एफ मेहोनी यांच्या The meaning in Dreams and Dreamingमध्ये चर्चिलेली आहेत.

सुदैवाने सुप्त मनातील श्रद्धा व्यक्त करण्याची एक अत्यंत सोपी व विश्वासार्ह अशी पद्धत आहे. डॉक्टर रुग्णांना चित्र काढायला कधीच सांगत नाहीत. मी मात्र माझ्या सर्व नवीन रुग्णांना खालील सूचना देतो :

१. एका मोठ्या पांढऱ्या उभ्या कागदावर तुमच्या स्वत:चे, तुमच्या उपचाराचे, आजाराचे व तुमच्या पांढऱ्या रक्तपेशी आजार नष्ट करतानाचे चित्र काढा. कृपया, इंद्रधनुष्यातील सर्व रंगांचा वापर करा. चॉकलेटी, काळा व पांढरा रंग तुम्हाला उपलब्ध करून दिला आहे. तसेच मेणाचे रंग (क्रेयॉन Crayons) वापरा.
२. एका स्वतंत्र पांढऱ्या आडव्या कागदावर दुसरे कोणतेही चित्र अगर निसर्गचित्र मेणाचे रंग वापरून काढा.
३. अजून एखादे चित्र जर तुमची इच्छा असेल तर तुम्ही काढू शकता. ते तुमच्या घराचे, कुटुंबाचे किंवा तुमच्या आवडीचे – जसे झाड, बोट किंवा पक्षी इ. कशाचेही असले तरी चालेल. हे चित्र सुप्त मनातील इतर विशेष घटक पुढे आणण्यासाठी मदत करेल. त्यामध्ये तुमची आवड, तुमचा संघर्ष यांच्याशी निगडित काही माहिती असेल. नोकरी, व्यवसाय किंवा तुमच्यावर केली जाणारी शस्त्रक्रिया अशा विषयांवरची चित्रेसुद्धा महत्त्वाची ठरतात.

बोलण्यातून माणूस जे फसवू शकतो तशा फसवणुकीला अशा चित्रांमुळे संधी मिळत नाही, तसेच अंतर्मनातील सर्वांसाठी समान अशा एका प्रतीकात्मक भाषेला त्याद्वारे समजून घेता येते. सर्वसामान्यपणे आपण जे बोलतो तो म्हणजे एक प्रकारचा पडदा असतो, कारण आपली भाषा वापरण्यात आपण पटाईत असतो; आणि ज्या गोष्टी आपल्याला त्रासदायक वाटतात, त्या लपवण्यासाठी मुद्दाम किंवा सहजपणे आपण भाषेचा उपयोग करत असतो; पण जेव्हा आपण चित्रांतील दृश्य-प्रतिमांद्वारे संभाषण करतो तेव्हा आपण खरे बोलतो, कारण ही भाषा आपल्याला हवी तशी आपण वळवू शकत नाही. ही भाषा तुमचे मन अंतर्बाह्य एक झाल्यानंतर आलेली असते. त्यासाठी रुग्ण व डॉक्टरांचे दिसणे, धर्म, जात, संस्कृती आणि भाषा हे सर्व महत्त्वाचे नसते कारण आपल्या सर्वांची आदिम चित्ररचना सारखीच असते आणि त्यांचे अर्थही सारखेच असतात.

अर्थात, चित्रांचे विश्लेषण करण्यासाठी रुग्णांच्या पार्श्वभूमीची काही वैशिष्ट्ये माहीत असणे गरजेचे असते कारण त्या पार्श्वभूमीशी निगडित काही विधाने चित्रांमधून जाणीवपूर्वक केलेली असतात. उदाहरणार्थ, चित्रात जर एखाद्याने

स्वत:ला काळ्या सुटात रंगवले असेल आणि तो म्हणत असेल की, त्या दिवशी मी काळा सूट घातला होता म्हणून तो रंग निवडला, तर रंगावरून तुम्ही त्याच्या भावनिक अवस्थेबद्दलचा कोणताही अंदाज मांडू शकत नाहीत.

चित्रांच्या या अंगाचा जेव्हा विचार केला गेला तेव्हा चित्र म्हणजे अंतर्मनाची एक जिवंत खिडकी असं त्यांचं स्वरूप समोर आलं आहे. कार्ल युंग यांच्या पद्धतीने उपचार करणाऱ्या सुसान आर बक यांनी उत्स्फूर्तपणे काढलेल्या चित्रांचे स्पष्टीकरण करण्याच्या पद्धतीसाठी शास्त्रीय दृष्टिकोन तयार केला. त्यांनी लिहिले,

> अशा प्रकारच्या उत्स्फूर्त घटकांचा अभ्यास मन व पेशीतील संबंध जणूकाही पृथ्वीवरील सर्वांत जुन्या व उत्तम विवाहित जोडप्यांसारखेच आहेत, याचे ओझरते दर्शन करून देते. म्हणजेच एखाद्या व्यक्तीचे आरोग्य व जीवन एकत्रितपणे स्वत:चे अस्तित्व टिकवून, त्यांच्या त्यांच्या गुणधर्मांप्रमाणे गुण्यागोविंदाने एकत्र राहतात.
>
> याच संदर्भातील त्याच्या पुढच्या व अधिक गहन अशा अभ्यासातून मला लक्षात आलं की, चित्रांमधील स्वप्नाळू प्रतिमांमध्ये मानसिकतेच्या बरोबरीने शारीरिक आजारदेखील प्रतिबिंबित होतात, जसे कलाकाराच्या कृतीत, परिकथेच्या मूळ भूमिकेत, काल्पनिक जगातील शूर व्यक्तिचित्रात, अगदी इतिहासपूर्व आदिमानवाच्या रंगकृतीतूनदेखील एखाद्या व्यक्तीच्या भावनांचे आकलन करता येते.

माझ्या असं लक्षात आलं आहे की, अशा चित्रांचे पृथक्करण हे डॉक्टरांसाठी आजार किती व कसा बरा होईल याचा अंदाज घेण्याचं एक उत्तम असं साधन आहे. वेळ असला, तर मी ही पद्धत रुग्णांच्या तात्कालिक कक्षातसुद्धा वापरतो. उदाहरणार्थ, जेव्हा एखादे मूल पोटात दुखत असताना डोके, डोळे व मान हलवत 'ही जागा मला नको' असे भाव व्यक्त करीत असेल तर त्याला पोटाचा कुठलाही गंभीर आजार नाही असं पैजेवर सांगण्यास हरकत नाही. मला एक माणूस आठवतो ज्याने त्याच्या पोटावर हिरवा रंग लावला होता. मात्र त्याच्या प्रत्येक तपासणीतून असा निष्कर्ष निघत होता की, 'शस्त्रक्रिया करावीच लागणार.' निसर्गाचा व चांगल्या आरोग्याचा प्रतीक असलेला हिरवा रंग मात्र सांगू इच्छित होता की, आजार असलेले अवयव डोके, पुनरुत्पादनाचे अवयव व एका पायाचा पंजा हे आहेत. प्रश्न हा भावनिकतेशी, लैंगिक प्रश्नाशी निगडित आहे व पायाच्या पंजाला झालेल्या दुखापतीशी निगडित आहे, असं त्याच्या चित्रातून व्यक्त होत होतं. आम्ही शस्त्रक्रिया करण्यासाठी थोडं थांबलो. तो शस्त्रक्रिया न करताच बरा झाला.

कालांतराने पोटदुखी ही आजारामुळे नसून त्याने सतत जी औषधं घेतली होती त्यामुळे होती हे आमच्या लक्षात आलं. या आणि अशा प्रकारच्या इतर अनुभवांमुळे मला स्वत:कडे युंगियन शल्यचिकित्सक म्हणून पाहणं अपरिहार्य झालं.

एकदा एका लहान मुलीने तिचं स्वप्न तिच्या पालकांजवळ पहिल्यांदाच माझ्या दवाखान्यात व्यक्त केलं. तिच्या स्वप्नाप्रमाणे साधारण वर्षभरात तिच्या उजव्या पायाला कर्करोग होणार होता. तिने ही गोष्ट आईवडील काळजी करतील म्हणून बहिणीला वर्षभर त्यांना सांगू दिली नव्हती. तिने एक पाय असलेल्या अस्वलाची चित्रे काढायला सुरुवात केली आणि एका वर्षानंतर तिच्या उजव्या पायाला सार्कोमा (कर्करोगाचा एक प्रकार) झाल्यामुळे तिचा पाय तोडावा लागला. फक्त चर्चेसाठी मी सुरक्षित वातावरण निर्माण केलं व कुटुंबीयांच्या चित्रांचा सहभाग घेतला, म्हणून ही गोष्ट उघडकीस आली.

जेव्हा जेव्हा इतर मानसशास्त्रीय चाचण्यांसोबत मनातील प्रतीकांची जोड दिली गेली त्या त्या वेळी प्रयोगशाळेतील चाचण्यांपेक्षा रुग्णांचे भवितव्य ठरविण्यासाठी त्याचा जास्त उपयोग झाला. सिमॉन्टान्स, जेनी ॲटरबर्ग आणि जी. फ्रँक लॉलीस यांनी गंभीर स्वरूपाच्या कर्करोग झालेल्या १२६ रुग्णांचा अभ्यास केला. त्या अभ्यासात त्यांनी रक्तामधील रासायनिक निदर्शकांच्या प्रमाणाची तुलना मानसिक अवस्थेमुळे भविष्यकाळावर होणाऱ्या परिणामांशी केली. सर्वच मानसिक कसोट्यांचा संबंध एका किंवा अधिक रक्तातील घटकांशी आहे असे दिसून आले. जे रुग्ण जगण्याच्या प्रेरणेसाठी डॉक्टरांवर किंवा इतरांवर अवलंबून होते किंवा ज्यांनी स्वत:ची अवस्था नाकारण्यासाठी भावनिक बचावाचा आधार घेतला किंवा आजाराशी झगडण्याइतकी शक्तीच स्वत:च्या शरीरात नसल्याचे मानून ज्या रुग्णांनी कच खाल्ली त्या रुग्णांचा प्रतिसाद सर्वांत कमी असल्याचे या चाचणीद्वारे दिसून आले.

ज्या रुग्णांनी चांगला प्रतिसाद दिला त्यांची तुलना ज्यांचा आजार खूप लवकर पसरत गेला त्यांच्याशी केली असता असं निदर्शनास आलं की, हे रुग्ण तोचतोपणा असलेल्या ठरावीक प्रकारच्या लिंगभेदाच्या भूमिकेतून वावरत होते. त्यांनी स्वत:ची प्रतिमा कमी कृतिशील, विशेष गुणवत्ता नसलेली, पण एकदम मजबूत अशी निर्माण केली होती. संशोधकांनी त्यावरून असा निष्कर्ष काढला की, 'रक्तातील रासायनिक द्रव्ये फक्त आजाराच्या सद्यस्थितीबाबत माहिती देतात, तर वेगवेगळे मानसिक घटक आजाराच्या भविष्याबाबत माहिती देतात.' आणि 'काल्पनिक चित्रे आजाराच्या नंतर येणारी अवस्था कशी असेल या बाबतचा अंदाज लावण्यासाठी खूप महत्त्वाची ठरतात.'

ॲटरबर्ग यांनी रुग्णांनी काढलेल्या २०० चित्रांचे पृथक्करण करून आजारानंतरच्या दोन महिन्यांच्या काळात कोणत्या रुग्णाला मृत्यू येऊ शकतो व कोणाचा आजार

स्थिर स्थितीत राहील याचा अंदाज लावला, जो ९५ टक्के बरोबर ठरला. टॉबी नावाच्या एका तरुण रुग्णाने काढलेल्या चित्रांमधून ज्या प्रतिमा दाखवल्या होत्या, त्यावरून भविष्याबद्दल फार चांगले अंदाज बांधता येऊ शकत होते. त्याच्या आतड्यांवर सूज (Regional Enteritis) होती आणि त्याला वेदनाशामक गोळयांचे व्यसन लागले होते. तो अतिशय निराश झाला होता. स्वत:च्या परिस्थितीचा त्याला भयंकर राग येत असे. त्यामुळे रोज रात्री तो देवाला प्रार्थना करत असे की, ''देवा, उद्या सकाळी मला जागच येऊ देऊ नकोस.'' सतत दोन महिने असेच चालू होते. आता कदाचित देवाला जास्त स्पष्ट सूचनांची गरज आहे असे त्याला वाटू लागले. त्यामुळे स्वत:च्या मेंदूत गाठ व्हावी अशी त्याने प्रार्थना केली. त्यानंतर दोन महिन्यांनी तो जेव्हा एके दिवशी जागा झाला तेव्हा त्याच्या मेंदूत गाठ झाली होती. त्याला बोलता येत नव्हते व हळूहळू त्याचे दोन्ही हात व पाय लुळे पडले. या अनुभवाने त्याचा दृष्टिकोन मात्र पूर्णपणे बदलला. झोपेतच मृत्यू यावा हे ठीक होते, पण हालचाल न करता येणं किंवा बोलताच न येणं त्याला नको होतं. आता टॉबीला वर्षभरापूर्वी झालेली माझी भेट आठवली. तो परत आला, अपवादात्मक कर्करोग्यांच्या गटात सामील झाला व जगाकडे प्रेमाच्या दृष्टीने पाहू लागला. तसंच इतरांवरचं स्वत:चं प्रेम व्यक्त करू लागला.

टॉबी जेव्हा सुरुवातीला गटात आला, तेव्हा त्याची गाठ कमी झालेल्या (remission) अवस्थेत होती. त्याने एका झाडाचं चित्र काढलं, ज्यामध्ये झाडाच्या बाह्यरेषा ह्या एका बाजूने चेहरा पाहिल्यावर मेंदू जसा दिसतो तशा दिसत होत्या. त्याने सगळ्या फांद्या काळ्या रंगाने चित्रित केल्या होत्या. त्यामुळे त्याच्या मेंदूचा स्कॅन जरी चांगला असला तरी माझ्या मात्र लक्षात आलं होतं की, त्याच्या आजाराचं पुनरागमन झालं आहे. मी त्याला तसं सांगून निराश केलं नाही किंवा घाबरवून टाकलं नाही. गटातल्या चर्चेद्वारे आजाराच्या पुनरागमनाला कसं सामोरं जावं या बाबत संवाद करत येणाऱ्या आजाराला सामोरं जाण्यासाठी मी त्याला तयार करू शकलो.

ह्या प्रसंगात झाड हे उघडउघड मेंदूचे प्रतीक होते. झाड हे इतरही अनेक गोष्टींचं प्रतीक असू शकतं. उदा. व्यक्तीचं संपूर्ण आयुष्य किंवा जीवनात होणारी प्रगती.

कर्करोगासोबत दीर्घ लढा दिल्यानंतर लुळेपणाच्या अवस्थेतच टॉबीने दवाखाना सोडायचा निर्णय घेतला. त्या काळात मी त्याला विचारलं, ''टॉबी, तू कसा आहेस?'' टॉबीने उत्तर दिलं, ''छान.'' त्याच्या या उत्तराचा अर्थ होता, आता तो मनाने शांत असून त्याला कशाची भीती वाटत नव्हती. त्याच्या डॉक्टरांना वाटलं, तो फार तर दोन आठवडे जगेल. त्यामुळे त्यांनी त्याच्या आईला सांगितलं, ''हा

काही दूरदर्शनवरचा कार्यक्रम समजू नका. ही एक भयंकर गोष्ट आहे.'' परंतु त्याचे कुटुंबीय त्याच्यासाठी घरात उबदार व आधार देणारे वातावरण निर्माण करू शकणारे होते. त्यांनी त्याच्यावर एकमेव उपचार केला. तो म्हणजे प्रेम. निव्वळ एवढ्याच उपचाराचा परिणाम इतका जबरदस्त होता की, त्याचा हात हलवू शकण्याइतपत त्याच्यात सुधारणा झाली. त्याच्या तज्ज्ञ डॉक्टरांमध्ये त्याला घरी जाऊन भेटण्याचं धाडस होतं. त्याची भेट घेतल्यानंतर ते म्हणाले, ''बर्नी, नेहमी ज्याबद्दल बोलत असतो ते मी प्रत्यक्ष अनुभवतो आहे.''

टॉबी त्यानंतर अजून आठ महिने जगला. ह्या काळात तो कुटुंबीयांच्या अधिक जवळ आला आणि त्याचा मृत्यू सहन करण्यासाठी पुरेशा प्रेमाची साथ सर्वांनी दिली. मेमोरियल डेच्या दिवशी त्याला श्वास घ्यायला त्रास होऊ लागला, तेव्हा त्याची आई त्याला म्हणाली, ''टॉबी, तुला जायचं असेल तर काही हरकत नाही. मी दुःखी राहणार नाही. आम्ही सर्व तुझ्यावर प्रेम करतो व तुला मुकणार आहोत; पण आम्ही सर्व खूश राहू.'' त्याने तीन श्वास घेतले आणि तो देवाघरी गेला. सुट्टीचा हा दिवस नेहमीसाठी त्याच्यावर प्रेम करणाऱ्या सर्वांसोबत तो राहू शकेल असा दिवस बनला.

तत्त्ववेत्ता बेनडेटो क्रोचे यांनी लिहिलं आहे, ''खरा आनंद हा दुःखात उभे राहण्याची शक्ती देण्याची क्षमता असलेल्या पातळीचे प्रेम करायला शिकण्याने मिळवता येतो. जुने प्रेम नव्या त्यापेक्षाही दिव्य प्रेमाने आम्ही जिंकू.'' टॉबीने त्याच्या कुटुंबीयांना अशा प्रकारचं प्रेम मिळविण्याची क्षमता दिली, ज्याने त्या सर्वांना जगण्यासाठी व दुःखावर मात करण्यासाठी मदत केली.

चित्रांचा अर्थ लावणे हे एक तंत्र आहे आणि त्याची चर्चा मी नंतर केली आहे. इथे मला दोन महत्त्वाच्या प्रतीकांची ओळख करून द्यायची आहे, एक इंद्रधनुष्य आणि दुसरं फुलपाखरू. स्वप्नात, कल्पनेत आणि कलेत इंद्रधनुष्य हे आशेचे प्रतीक असते. ते आपल्या भावनांच्या निरनिराळया छटा व जीवन प्रकट करण्याचा प्रयत्न करते. फुलपाखरू हे रूपांतरणाचे सर्वश्रुत चिन्ह आहे; कुरुपतेकडून सौंदर्याकडे, द्वेषाकडून प्रेमाकडे आणि एका जीवनाकडून दुसऱ्या जीवनाच्या दिशेने होणारा बदल फुलपाखराच्या रूपात व्यक्त होतो. नाझींच्या छळछावण्यांमधील मुलांनी त्यांच्या त्वचेवर ओरखडून फुलपाखरे काढली होती. अलेक्झांडर सोल्झेनित्सीन जे छळछावण्यातून वाचले व कर्करोगातूनही बचावले, त्यांनी कॅन्सर वार्ड या पुस्तकाच्या सुरुवातीच्या एका उताऱ्यात त्यांच्या अंतर्मनातील निर्मितीच्या जाणिवांद्वारे या प्रतिमांचा अर्थ अत्यंत कल्पकतेने मांडला आहे.

अपवादात्मक निर्धार

चित्रातील घटक काय आहेत यापेक्षा रुग्णांची चित्र काढण्याची तयारी असणे ही सत्यताच रुग्णांमध्ये जीवन जगण्याची मूळ इच्छा आहे हे दर्शविते. तुमचे स्वतःचे जे रूप तुम्हाला इतरांसमोर व्यक्त होऊ द्यायचे नसते, ते उघडे होईल असे काही करण्यासाठी धैर्य लागते. बरेचसे रुग्ण अशी कोणतीही गोष्ट करण्यास इच्छुक नसतात, म्हणजेच त्यांना त्यात सहभागी व्हायचे नसते. ''माझे रंग हरवले आहेत.'' किंवा ''मला सूचनाच कळल्या नाहीत.'' अशी कारणे ते लोक पुढे करतात. इतर काही जण आज आम्हाला दुसरे निमंत्रण आले आहे, उद्या येतो वगैरे सांगतात. मी त्यांना म्हणत असतो, ''थांबा. इथे आपल्याला थोडं काम करायचं आहे, त्या संदर्भात थोडं वाचन करायचं आहे, काही चित्रे काढायची आहेत.'' ते म्हणतात, ''चालेल, पण मी ते उद्या करीन.'' खरंतर अशा प्रकारच्या चिडखोर रुग्णांमध्ये आजार दुरुस्त होण्याची संधी जास्त असते.

अपवादात्मक रुग्ण बनण्यासाठी खरी गरज असते ती तुमच्या अंतर्मनात जे आहे ते व्यक्त होऊ देण्याची व तसं व्हावं यासाठी जे आवश्यक आहे ते सर्वकाही करण्याची मानसिक तयारी. सोल्झेनित्सीनने उल्लेखल्याप्रमाणे 'शुद्ध मन' कसं मिळवावं याची चर्चा मी पुढच्या प्रकरणांत जास्त तपशीलवार करीन; परंतु डॉक्टरांनी दिलेला बदलण्याचा सल्ला आव्हान म्हणून स्वीकारण्याचे धैर्य तुमच्यामध्ये असल्याशिवाय तो सल्ला योग्य कार्य करू शकत नाही. तुम्ही स्वतःला बदलण्याचा सल्ला स्वीकारला नाही, तर तुम्हाला तुमच्या आयुष्याचा ताबा घेता येणार नाही; स्वतःसाठी योग्य मार्ग शोधता येणार नाही; तुमच्यासाठी गाणे म्हणता येणार नाही व तुमचे वय काहीही असले तरी तुम्ही मोठे झाल्यावर काय बनावे हे ठरविता येणार नाही.

अनेक वर्षांपूर्वी मला लोईस बेकर नावाच्या एका विलक्षण महिलेचं पत्र मिळालं. माझ्या कामाबद्दलची माहिती ऐकून तिने स्वतःचा अनुभव सांगण्यासाठी मला एक पत्र लिहिलं. तिला जे अनुभवातून अंतर्ज्ञान झालं ते शब्दांकित केल्याबद्दल ती माझे आभार मानीत होती.

तिचे वडील कर्करोगाने वारले, नवऱ्याची काहीतरी शस्त्रक्रिया झाली, तिच्या भावाचा घटस्फोट झाला आणि तिची आई व काकू या दोघी एका अपघातामध्ये वाईट पद्धतीने जखमी झाल्या होत्या. या सर्व घटना एकाच भयंकर वर्षात घडल्यानंतर लोईस बेकरने आता काहीतरी चांगले घडावे यासाठी दुसरे मूल होऊ देण्याचे ठरविले; परंतु ती तपासणीला गेली तेव्हा तिच्या दाईच्या अचानक लक्षात आले की, तिच्या उजव्या स्तनात गाठ आहे. तिने ती लगेच तपासण्यासाठी

पाठवली. तिचे पत्र पुढे असे होते :

तीन दिवस मी निकालाची वाट पाहत होते. खरंतर मला आधीच माझ्या अंतर्मनातून हे लक्षात आलेलंच होतं. तीन दिवस मी तासातासाला बदलणारे कार्यक्रम बिछान्यावर पडून टक लावून पाहत होते. फोनची घंटा वाजली. ते सोमवारी माझे स्तन काढून टाकणार होते. मी तेहतीस वर्षांची असून तेरा आठवड्यांची गर्भार होते.

त्यांनी तसं केलं. त्यांना ते करायचंच होते. माझ्या उजव्या बाजूला १२ इंच लांबीचा काप तयार झाला. त्या बाजूला स्तन नाही, एकही लसिका ग्रंथी (Lymph Node) नाही. तिथे अजून १०-१२ गाठी माझ्या ग्रंथीत शिल्लक आहेत.

आता माझ्यासमोर तीन पर्याय होते. लगेच गर्भपात करणं, ३० आठवड्यांनंतर सिझेरियन किंवा औषधांद्वारे कळा देऊन बाळंतपण करणं किंवा पूर्ण दिवस भरू देऊन बाळंतपण करणे. माझा कर्करोग गर्भारपणामुळे व ग्रंथीच्या स्त्रावाने वाढणार होता आणि स्त्रावाच्या वाढत्या प्रमाणांमुळे आधीच माझे शरीर मऊ झाले होते. जर मी बाळ राहू दिले असते, तर कर्करोगावरील एकही उपचार मला घेता येणार नव्हता. जरी गर्भ पाडला असता आणि उपचार केले असते, तरी माझ्या पुढच्या पाच वर्षांच्या आयुष्याची संधी सहा जणांमध्ये एक अशा प्रमाणात अनिश्चित होती.

मी ३० आठवड्यांपर्यंत गर्भ ठेवायचं ठरवलं. हे मी बाळ वाचावं म्हणून निवडलं नव्हतं, तर मला दवाखान्यातून बाहेर पडता यावं म्हणून निवडलं होतं; जेणेकरून आता मला माझ्यावर अजून कोणताही प्रयोग होऊ द्यायचा नव्हता. जखमेतून स्त्राव बाहेर पडण्यासाठी लावलेल्या नळ्या काढण्यासाठी त्यांनी बराच काळ घालवला. त्या नळया काढल्या आणि मी घरी गेले. हा मिनेस्टा गावातील जानेवारी महिना होता. या काळात तुम्ही थंडीमुळे एकदम गारठून जाता; आणि जर तुम्ही गर्भार असाल व तुम्हाला कर्करोग असेल तर नक्कीच.

जेव्हा तुमच्याकडे वेळ कमी असतो व खूप अवघड स्थितीतून पार पडायचे असते, तेव्हा जानेवारी ते मे हा कालावधी पाच महिन्यांपेक्षा खूप जास्त वाटतो. प्रत्येक दिवशी माझं बाळ वाढत होतं. दिवसेंदिवस जास्त प्रमाणात तयार होणारे स्त्राव माझ्यासाठी खूप धोक्याचे होते. माझं बाळ जलमय झालं होतं. कर्करोग आटोक्यात राहून माझे गर्भारपण पूर्ण होऊ शकेल अशी आशा बाळगण्यासारखी परिस्थिती राहिली नव्हती. मी

एकदम बधिर झाले. खूप राग येत असे, तसेच अत्यंत दुःखही वाटत होते ज्यामुळे माझा चेहरा म्हणजे भावनाहीन मुखवटा बनला होता. माझी वाचनाची आवड नष्ट झाली होती. (खरंतर पूर्वी माझ्या आनंदाचा हा एक सर्वांत मोठा भाग होता) कारण आता माझी एकाग्रता पूर्णपणे ढासळली होती. माझी मोठी मुलगी ३० जून १९७८ला आठ वर्षांची झालेली मी पाहू शकेन अशी अपेक्षा मला वाटत नव्हती. मी फेब्रुवारीतच तिच्या सर्व भेटवस्तू आणून गुंडाळून ठेवून दिल्या. माझं थडगं कसं बनवायचं याचा आराखडाही मी तयार करून ठेवला होता.

पण त्यानंतर मात्र मी खऱ्या अर्थाने दोन निरनिराळ्या व्यक्ती बनले. प्रत्येक व्यक्तिमत्त्व हे उच्च दर्जा मिळविण्यासाठी जोरदार लढाई लढत होतं. एक व्यक्तिमत्त्व होतं ज्याने डॉक्टरांनी जे सांगितलं ते ऐकलं व त्यानुसार प्रतिसाद दिला, तर दुसरं जेव्हा जेव्हा तिची कार दवाखान्यावरून जाई, तेव्हा तिथे घडलेल्या वाईट घटनांना दोष देत राही. त्या दुसऱ्या व्यक्तिमत्त्वानं मग झगडायचं ठरवलं, जेव्हा पहिलं व्यक्तिमत्त्व दररोज, तर कधी कधी दर तासाला धरसोड करीत होतं.

माझे स्तन काढून टाकण्याने शारीरिक अपंगत्व आल्याचे मला फारसे दुःख झाले नव्हते. माझी छाती, वरचा बाहू व पाठ बधिर झाली होती, पण तरीही फार मोठा प्रश्न निर्माण न होता मी खूप लवकर बरी झाले; परंतु माझा एक हात मात्र सुरुवातीपासूनच दुखत होता. ते दुखणे इतके तीव्र होते की, कधी कधी दिवसभर माझा हात मला सरळ करता येत नसे. दुर्दैवाने तो माझा उजवा हात होता, ज्या हाताने मी गिटार वाजवित असे; पण तरीही माझ्या जीवनात फार मोठा फरक पडला नव्हता कारण आता गाणे गाण्यात मला कुठलेही स्वारस्य वाटत नव्हते.

दवाखाना सोडल्यानंतर मात्र मी फक्त माझ्या अंतर्मनाचे ऐकण्याचा प्रयत्न केला. मला माझे मन व शरीर यांना स्वतःला वाचविण्यासाठी कशा प्रकारे मदत करता येईल याबद्दल माहिती द्यायची होती. मला काही प्रश्नांची उत्तरं सापडली होती. जरी कोणतेही काम करण्यात अगर स्वतःची काळजी घेण्यात मला अजिबात उत्साह वाटत नसला तरी अंतर्मनाच्या सल्ल्यांप्रमाणे वागण्याचे मी ठरवले. माझे शरीर म्हणाले, 'संत्र्याचा रस पी.' मी पूर्वी कधीही न अनुभवलेली एक उत्सुकतापूर्ण अशी हाव अनुभवत होते. मी सारखीसारखी ज्यूस पीत राहिले. त्याचा मला फायदा होतो आहे असं वाटू लागलं. माझ्या शरीरात मी जे बाळगलं होतं त्याकडे आता मी गंभीरपणे पाहू लागले. मी जो आहार घेत होते त्या

आहाराला मी स्वत:ला शक्तिमान बनविण्याची विनंती केली. मी प्रत्येक जीवनसत्त्वाला माझ्या घशातून आत घसरल्यानंतर योग्य ठिकाणी जा व योग्य कार्य करा असं सांगितलं. कारण माझ्याकडे कर्करोगावरील एकमेव औषध म्हणजे जीवनसत्त्व होतं.

माझं शरीर म्हणालं, "लोईस, ऊठ. आता सर्व कामात चपळाई येणं आवश्यक आहे!" दवाखान्यातून घरी पोहोचल्याबरोबर अर्ध्या तासात मी फिरायला बाहेर पडले. ते अवघड होतं. मी म्हाताऱ्या बाईसारखी वाकले होते; पण माझ्या पायांमध्ये सामर्थ्य होतं. मी वॉकर विकत घेतलं व मैलोन्‌मैल चालत राहिले. वसंतऋतू येईपर्यंत मी लहान मुलासारखी चालत होते; पळत होते.

मी माझ्या शरीराला माझे त्याच्यावर प्रेम आहे आणि मला माझे शरीर निरोगी हवे आहे असे व्यायामाच्या माध्यमातून सांगितले. मी घरी आल्यावर एका आठवड्यात परत योगा सुरू केलं. सुरुवातीला माझा हात शरीरापासून कोणत्याही दिशेला फक्त पाच इंच सरकत होता; पण मी त्याला थोडा ताण दिला आणि ताण देत राहिले. माझं तीन पौंड वजन कमी झालं. अजूनही माझी हात वळविण्याची प्रक्रिया वेदनायुक्त असली, तरी तो हात आता काम करू शकत होता. आज माझा हात पूर्ववत यायला सुरुवात झाली आहे आणि मी एकदम तंदुरुस्त आहे. इतकी दुरुस्ती झाल्यावर तो हात आता म्हणतो आहे, "तुझी बोटं हळूहळू दरवाजापर्यंत वर ने." पण माझं मन म्हणतं आहे, "दरवाज्याला लटक आणि जर शक्य असलं, तर मान वर करून लटक."

माझ्या मनाने व शरीराने मला सांगितलं, "सगळ्यांवर प्रेम कर." आणि ते योग्यच होतं. प्रेम करण्याने (व्यायामाचे इतर प्रकार करण्याने) मला स्वतंत्र बनण्याची एक संधी मिळाली. मला पुनश्च एकदा मी स्वत:ची बनण्याची संधी मिळाली व मला कर्करोगमुक्त होण्याची संधी मिळाली.

माझ्या मनाला वाटलं, "मला शांतता हवी आहे. मला रोजच्या या धकाधकीच्या जीवनापासून सुटका हवी आहे. हे देवा, मला आराम दे." मी यापूर्वी कधी ध्यान केलं नव्हतं, पण मी ग्रंथालयात जाऊन शोध घेतला. तिथे मला ध्यानाच्या काही पद्धती सापडल्या, त्यामुळे माझं काम झालं. मी ध्यानाचा सराव केला. ध्यानामुळे माझं तणावयुक्त शरीर माझ्या उफाळलेल्या क्षोभातून एका मधुर, खोल व अंधारयुक्त पाळण्यात येऊन पडलं, ज्यामुळे मी शांतीपूर्ण आनंदाचा अनुभव घेतला. मी खरोखर या

क्षणांसाठी जगले.

ध्यान शिकल्यामुळे विनापरवाना औषधं देण्याची एक संधी मला मिळाली. मी माझ्या शरीराला निरोगी राहायला सांगितलं. मी माझ्या प्रतिकारशक्तीला माझं रक्षण करायला सांगितलं. मी रोज रात्री माझा मेंदू, माझी हाडं, माझं यकृत व माझ्या फुफ्फुसांची दखल घेत होते. मी त्यांना जाणून घेत होते आणि सांगत होते की, कर्करोगापासून मुक्त राहा. मी माझं रक्त उसळ्या मारून वाहताना पाहिलं. मी जखमांना लवकर दुरुस्त व्हायला आणि सभोवतालच्या जागेस स्वच्छ व्हायला सांगितलं. माझ्या नवऱ्यासाठी आता एकच स्तन शिल्लक होतं, त्यालाही मी आमच्या नात्याचा सन्मान ठेवायला सांगितलं. मी आजही रोज रात्री माझ्या शरीराला व मनाला सांगते, "मला कर्करोग नको आहे, मला कर्करोग नको आहे."

डॉक्टरांनी मला चहूकडून चाचपडून तपासलं. माझे एक्स-रे परतपरत तपासले. पुन्हा एकदा मला जगात जाऊ दिलं. हे सर्व वसंतऋतूत म्हणजे मे महिन्यात घडलं.

मे महिन्याच्या शेवटच्या आठवड्यात माझं बाळंतपण वेळेआधीच करावं असं डॉक्टरांनी ठरवलं. ती प्रक्रिया १० तास चालली. खूप त्रास झाला, पण प्रक्रिया अपुरीच राहिली. त्या डॉक्टरांना उद्या पुन्हा प्रयत्न करायचा होता. बाळाला आणि मला दोघांनाही घरी जायचं होतं. आम्ही गेलो. मी स्वत:ला बजावून सांगितलं की, तीन ते चार आठवडे मला ठार मारू नका! मी आनंदी आहे, माझे दिवस भरत आले आहेत, आता माझं बाळंतपण दाईकडून होऊ शकेल. जरी यदाकदाचित माझा गर्भ चांगला नसला तरी कमीत कमी माझं बाळंतपण तरी सुरेख असेल.

माझ्या महाविद्यालयातील एका मैत्रिणीला १३ जूनला बाळ झालं आणि माझा अंदाज आहे मलासुद्धा. जेव्हा मूत्रण फुटली तेव्हा मी दवाखान्यातील एका सुंदर खोलीत गेले. त्या खोलीत झाडे होती व दोन जण झोपू शकतील असा पलंग होता. माझी दाई सर्वार्थाने छान होती. कळा लवकर लवकर व जोरदार येत होत्या आणि प्रत्येक स्त्रीला वाटत असते ती भीती हळूहळू कमी व्हायला सुरुवात झाली. मी हे चांगल्या रीतीने हाताळत होते. मी त्यातली मजा अनुभवत होते.

दाईने गर्भाशयाचं तोंड मोकळं केलं आणि पलंग व मी पूर्णपणे भिजलो. ती सांगत होती, "पिशवीचे तोंड सहा सें.मी. झाले आहे." पण मी तिचा बदललेला चेहरा न्याहाळत होते. मी बाळाच्या आधी नाळ बाहेर ढकलत होते. मला लगेचच लक्षात आलं की, बाळ दगावलं जाऊ

शकतं. तिनं बाळाचं डोकं नाळेपासून बाजूला धरलं. जेव्हा मी बाळाला खाली ढकललं तेव्हा तिने नाळ वर ओढली आणि आता मला जाणवलं की, तीव्र व्यथा म्हणजे काय असतं ते. जणू काय आम्ही शस्त्रक्रियेशी स्पर्धा करत होतो. बाळाचे ठोके ६० झाले आहेत असं काहीसं बोलताना मी ऐकलं.

कदाचित सिझेरियन ही जास्त चांगली कल्पना होती. त्यांनी माझी पूर्ण तपासणी करण्यात एक तास घालवला. आता सगळे छान होते. जेव्हा माझ्या पतीने मला सांगितलं की, बाळ ८ पौंडाचं असून २१ इंच लांब आहे. तो एक खूप सुखद क्षण होता. बाळाचं नाव नॅथन स्कॉट ठेवलं. तो भुऱ्या केसांचा, लांब लांब पापण्यांचा खूप गोड आहे - आणि हृदयाच्या दोन कप्प्यांच्या मध्ये एक मोठं छिद्र! काही नशीबवान, पण नशिबाची साथ कुठेतरी दूरदूर असलेल्या लोकांमध्ये दिसणारी हृदयातील घरघर किंवा हृदयातील छिद्र! ते त्याला जन्मत:च होतं व गंभीर होतं. कदाचित त्यासाठी शस्त्रक्रिया करण्याची गरज पडणार होती. कदाचित त्यात त्याला मृत्यू येण्याची शक्यता होती. माझ्यासाठी सर्वांत वाईट गोष्ट म्हणजे या सगळ्याचा अर्थ एकच होता - सतत दवाखान्याच्या भेटी. ज्या भेटी थकवणाऱ्या व निराश करणाऱ्या ठरणार होत्या. त्यांचा मी द्वेष करत होते. याचा अर्थ असाही होता की, माझ्या बाळालासुद्धा त्याच्या स्वत:च्या भल्यासाठी माझ्यासारखं शस्त्रक्रियेला सामोरं जावं लागणार होतं.

सुरुवातीचे सहा महिने नॅथन हृदयावर ताण असलेल्या अवस्थेत होता. तो खाताना त्याला घाम येत असे. त्याच्या छातीचा भाता खूपच जलद गतीने वर-खाली होत असे आणि त्याचं यकृत व हृदय आकाराने वाढलं होतं. त्याला थोड्या वेळासाठी दवाखान्यात न्यावं लागत असे. मीही त्याच्यासोबत असे, पण तेवढ्यानेच मी जणूकाही पूर्णपणे मोडल्यासारखी झाले होते. त्याचं छिद्र आपोआप बंद होईल ही शक्यता ५० टक्क्यांवरून २५ टक्क्यांवर घसरली.

पण नंतर त्याच्या सात महिन्यांच्या वयात केव्हातरी तो सुधारायला सुरुवात झाली. (त्या काळात बऱ्याचदा मी त्याच्या छोट्याशा कानात कुजबुजत असे, 'नॅथन, तू बरा होणार आहेस!' त्यानंतर त्याच्यात सुधारणा दिसू लागली हे आठवलं की, आजही मला छान वाटतं.)

डॉक्टरांना आश्चर्य वाटत होतं. त्याचा ई.सी.जी. सुधारला. त्याचं वजनही वाढलं. त्याचा दम कमी झाला; यकृतावरील सूजही उतरली.

मे १९७९मध्ये पहिल्यांदा त्याचा ई.सी.जी. नॉर्मल आला होता, ही त्याच्या पहिल्या वाढदिवसापेक्षाही सुखदायी घटना होती. हृदयातलं छिद्र सर्व बाजूंनी स्नायूंनी बंद झालं होतं. नॅथन आता त्याची पावले वर करून स्वत:ला वर उचलतो आणि उंच होतो आहे. आता मला त्याच्या अस्तित्वावर विश्वास बसायला सुरुवात झाली आहे.

जसंजसं माझं पोट सपाट होत गेलं, माझ्यासाठी एक आश्चर्याची गोष्ट जाणवू लागली – माझ्या उजव्या बाजूचे स्तन खरोखरीच नाही. खरंतर ह्या काळात बहुतांश आया पूर्वीसारखे कपडे घालायला सुरुवात करतात, नवीन कपडे खरेदी करतात किंवा टू-पीस सूट वापरण्याचे स्वप्न पाहतात. माझ्या तंबूसारख्या घोळदार कपड्यांनी माझं सहा महिने रक्षण केलं होतं. आता माझ्या शरीराविषयीच्या खऱ्या भावनांना सामोरे जाण्याची वेळ आली होती. आधीच असलेल्या इतर सर्व गोष्टीत भर घालणारा एक नवीन लढा.

निराशेची भावना सौम्य कशी झाली ते मी इथे सांगते आहे. अशाही मन:स्थितीत मी माझ्या आयुष्याला कार्यरत ठेवण्यासाठी स्वत:ला पुढे नेत होते. सात महिन्यांपर्यंत मी सतत हा विचार डोक्यात बाळगून होते की, माझे बाळ सुदृढ होणार आहे आणि नॅथन सुधारू लागला तेव्हा सुनिश्चिततेची एक नवी लाट मी अनुभवली.

मी माझं वजन २० पौंडांनी कमी केलं. माझं ध्यान करणं आणि आहारातून जीवनसत्त्व घेणं चालूच होतं. बाळाच्या जन्माच्या तीन महिन्यांनंतर मी परत व्यायामाच्या वर्गाला जाऊ लागले. आता मला चालायची गरज नव्हती; मी पळू शकत होते. आणि मी इतकी चांगली पळू शकत होते की, मी एखाद्या स्पर्धेत भाग घेऊ शकले असते. माझ्या या व्यायामाच्या कार्यक्रमात योग, पळणे व सायकल चालविणे यांचा समावेश होता. मी ते रोज करते. मला ते करावंच लागणार होतं. माझा विश्वास आहे की, ह्या सगळ्याचा मला जगण्यासाठी उपयोग होत होता.

माझा बांधा सर्व प्रकारच्या कपड्यांसाठी पूर्ववत झाला आहे. मी फारकाही विचित्र दिसत नाही, असा विचार मी मनात करू लागले. माझ्या सिझेरियनच्या व्रणामुळे माझ्या दिसण्यात फारसा फरक पडत नाही. पण माझा नवरा मात्र त्या व्रणांकडे दुर्लक्ष करू शकत नाही.

मी आधी स्वत:ला कसं सादर करावं हे शिकायला सुरू केलं; पण त्यासाठी मला कुणी मदत केली नाही. मला सुधारणेची अजून संधी आहे, असंही कुणी मला सुचवलं नाही. डॉक्टरांकडे असलेल्या आकडेवारीने

तर मी पूर्णपणे निराश झाले होते. त्यांनी दिलेल्या मूकसंमतीने व सहानुभूतीने खऱ्या अर्थाने मला नष्ट केले होते. पण ह्या सर्व लोकांचं मत असं असतानासुद्धा मी माझं काम करत राहिले आणि दररोज चांगल्या आरोग्याची मागणी करत राहिले. त्यामुळे माझा आत्मविश्वास वाढला म्हणजेच 'भौतिक घटकांवर मनाचा ताबा' मिळाला.

मी रोज कर्करोगाचा विचार करत होते, त्याच वेळेस मी माझं शरीर किती सामर्थ्यशाली आहे व मला किती निरोगी वाटतं आहे याचाही विचार करत होते. मी अजूनही माझ्या अंतर्मनाशी संवाद करते. शरीर, मन व कदाचित चैतन्य यांच्या समन्वयाची भावना मला जाणवली, जी यापूर्वी मी कधीच अनुभवली नव्हती. कर्करोगाने माझीच माझ्याशी ओळख करून दिली आणि मी जिला भेटले ती मला आवडली.

सहा वर्षांनंतर लोईसचा आजार कमी झालेल्या अवस्थेत असताना (Remission) लोईस वारली. पण त्या वेळेसच्या तिच्या आयुष्याची स्थिती तिच्या डॉक्टरांनी गृहीत धरली होती त्यापेक्षा खूपच उच्च होती. सहसा कर्करोग हा काहीतरी गमावल्यामुळे शरीराकडून मिळणारा प्रतिसाद असतो, जसे लोईसला गाठ निर्माण होण्यापूर्वी तिच्या कुटुंबात एका वर्षात घडलेल्या घटना. अशा प्रसंगी जर एखादी व्यक्ती स्वतःच्या भावना व्यक्त होऊ देत नसेल, तर त्यामागच्या संवेदना चुकीच्या दिशेने वळतात व शरीराला घातक अशी गाठ तयार करतात असा माझा ठाम विश्वास आहे.

युंगियन उपचारक रसेल ए. लेखार्टनेदेखील असेच लिहिले आहे:

कर्करोगाबद्दलचं ज्ञान हे अपराधीपणाच्या प्रतिमा, शिक्षा, एखाद्याने स्वतःला अगर दुसऱ्याला दिलेली आश्वासनं यांनी भरलेलं आहे. ही आश्वासनं म्हणजे आजार दुरुस्त झालाच पाहिजे, आजारामुळे त्याग करावा लागतच असतो, तसंच जीवनातील मार्ग बदलले नाहीत, तर आयुष्य चांगल्या रीतीने जगता येणार नाही, ही होत. मनाविरुद्ध केलेला त्याग अथवा मनातून एखाद्या व्यक्तीसाठी केलेला त्याग या दोन्हींच्या भावनिकतेत खूपच फरक असतो.

प्रत्येकाच्या आयुष्यात अशा काही घटना व बदल घडतात की, त्या वेळी स्वतःच्या प्रगतीसाठी तुम्हाला कदाचित तुमच्या सर्वांत मौल्यवान गोष्टीचा त्याग करावा लागेल; पण जर हा त्याग स्वेच्छेने झाला नाही म्हणजेच जाणीवपूर्वक केला नसेल आणि तसा त्याग करताना आपण जाणीवपूर्वक तो त्रास सहन करत असू, तर तो त्याग आपोआप होईल. तसं नसेल, तर मात्र तो त्याग प्रगती व्हावी म्हणून होत नाही, तर होणारी वाढ चुकीच्या दिशेने जाण्यासाठी केला जातो.

याच तत्त्वानुसार भावनिक व आध्यात्मिक प्रगतीच्या मदतीने आजाराची प्रक्रिया उलट दिशेने नेणे यापुढे शक्य होईल. असं करणं म्हणजे कर्करोगाची शक्ती आत्मशोधनासाठी वापरणं व प्रतिकारसंस्थेमार्फत कर्करोगाच्या गाठींवर हल्ला करणं असेल. कर्करोगाची गाठ ही आता परकी व अनावश्यक घटक बनते. ज्यामुळे जणूकाही व्यक्तीचा पुनर्जन्म होत असून त्यांचे जुने अस्तित्व त्याच्या आजारासहित नाकारले जाते व कर्करोगाची गाठ ही नवीन व्यक्तिमत्त्वापासून भिन्न व स्वतंत्र मानली जाते. अशा प्रकारचा बदल हा रुग्णांच्या बहुपेडी व्यक्तिमत्त्वाच्या संदर्भात केलेल्या संशोधनात जसं दिसून आलं त्यासारखाच असतो: जसं एकाच व्यक्तीतल्या एका व्यक्तिमत्त्वाला मधुमेह असतो, तर दुसऱ्याला नसतो. एकाला ॲलर्जी अगर औषधामुळे त्रास होत असेल, तर दुसऱ्याला होत नाही. एका व्यक्तिमत्त्वाने सिगारेट शरीरावर पोळवून घेऊन स्वत:ला नियंत्रणात ठेवलं असेल, तर त्याचा व्रण राहत नाही. त्याच वेळी जर जुने व्यक्तिमत्त्व पुन्हा उफाळून आले, तर तो व्रण परत उद्‌भवू शकतो. याच तत्त्वांनुसार जेव्हा एखादा रुग्ण शारीरिक आजारासहित स्वत:च्या व्यक्तिमत्त्वात संपूर्ण व सकारात्मक बदल करतो, तेव्हा त्याच्या शरीरातील संरक्षकसंस्था तो आजार जो या नवीन अस्तित्वाचा भाग नाही, त्याला मुळापासून काढून टाकेल.

२

शरीराचे मनोअनुकूलन

५

जग म्हणजे दैवी नाट्य नव्हे, तर ते ईश्वरीय भाग्य होय.
त्यात आपण सर्व जण आहोत - हे जग, मनुष्य, प्राणी, तुम्ही, आम्ही.
आपल्या सर्वांना एक दैवी अर्थ मिळाला आहे.
निर्मिती आपल्यासाठी होते, आपल्यामध्ये प्रज्वलित असते,
आपणामध्ये परिवर्तन घडवते, आपण ज्योतीप्रमाणे थरथरतो आणि झुलतो.
आपण स्वत:ला समर्पित करतो.
निर्मितीमध्ये आपण सहभागी होतो. निर्मिती करणाऱ्याशी संवाद साधतो.
आपण त्याला शरण जातो जो आपला साहाय्यक आणि सखा आहे.

- मार्टिन बुबेर

यात्रेचा प्रारंभ

एखाद्या व्यक्तीला जेव्हा त्याचा गंभीर आजार कळतो तेव्हा मोठा धक्का बसतो. त्यातून सावरण्यापूर्वीच किंवा जगण्यासाठी काही करण्याची तयारी करत असतानाच रुग्ण म्हणून काही जबाबदाऱ्या स्वीकारण्यासाठी व वैद्यकीय उपचारात सहभागी होण्यासाठी प्रयत्न चालू करायला हवा. दुसऱ्या पाठात चर्चिल्याप्रमाणे रुग्णांच्या श्रद्धा, ज्ञान व अंतर्मनातील जाणिवा जाणून घेणे व त्यानुसार रुग्णांशी विश्वासाचे एक नाते निर्माण करण्याचा प्रयत्न करणे हे डॉक्टरांचे कर्तव्य होय. रुग्णांमध्ये आत्मविश्वास निर्माण करण्यासाठी व त्यांच्या अस्तित्वाची जाणीव करून देण्यासाठी सर्वांत चांगली व पटकन काम करणारी पद्धत म्हणजे त्यांच्या दु:खात सहभागी होणे व यांत्रिकपणे जीव वाचविणारे म्हणून भूमिका निभावण्याचे टाळणे होय. एकदम साधेसरळ माणूस बना; परंतु बहुतांश डॉक्टर यांत्रिकपणे काम करण्याच्या भूमिकेत अडकलेले असतात. अशा वेळी त्यांना बदलण्यासाठी रुग्णांनी मदत करावी. इथे मला वाटतं की रुग्णांनी स्वत:च्या अधिकारांवर भर देणारं एक पत्र डॉक्टरांना द्यावं.

प्रिय डॉक्टर,

कृपया माझे निदान लपवू नका. मी तुमच्याकडे मला नेमका कोणता गंभीर आजार झाला आहे हे जाणून घेण्यासाठी आलो आहे, हे आपल्या

दोघांनाही माहीत आहे. जर मला माझं निदान माहीत झालं, मला कशाशी लढायचं आहे हे माहीत झालं, तर घाबरण्यासारखं काही राहतच नाही. परंतु जर तुम्ही सत्य लपविलं, तर तुम्ही माझी स्वत:ला मदत करण्याची संधी हिरावून घेता आहात. तुम्ही मला विचारता की, तुला सांगितलंच पाहिजे का, तेव्हा खरंतर मला आधीच माहिती असतं. मला न सांगण्याने कदाचित तुम्हाला बरं वाटेल, पण अशा वेळी तुम्ही मला फसवता आहात याचं मला वाईट वाटतं.

मला किती दिवस जगायचं आहे ते सांगू नका. मला किती दिवस जगायचं आहे हे मी एकटा ठरवू शकतो. त्यासाठी माझी इच्छा, माझं उद्दिष्ट, माझी क्षमता आणि माझी जगण्याची जाणीव हे घटक निर्णायक असतील.

माझा आजार कसा व का झाला ते मला व माझ्या कुटुंबीयांना सांगा. यापुढे कसं जगायचं त्याची आम्हाला माहिती द्या. माझ्या शरीराच्या गरजा कोणत्या आहेत व शरीराचे पोषण कसे करायला हवे त्या बाबत मला सांगा. माझ्या ज्ञानाचा वापर कसा करावा व माझं मन व शरीर एकत्रितपणे कशा पद्धतीने काम करू शकतील ते सांगा. आजार हा आतून बरा होत असतो, पण मला माझे प्रयत्न तुमच्या सोबतीने करायचे आहेत. आपण दोघे मिळून एकसंघ बनलो, तर मी एक दीर्घ व चांगलं आयुष्य जगू शकेन.

डॉक्टर, तुमच्या नकारात्मक श्रद्धा, तुमची भीती, तुमचे पूर्वग्रह यांचा माझ्या आरोग्यावर परिणाम होऊ देऊ नका. तुमच्या अपेक्षांपेक्षा कदाचित मला जास्त बरं होता येऊ शकेल. माझ्या मार्गात आडवे येऊ नका. तुमच्याकडे असलेल्या नोंदीच्या आकडेवारीतील अपवाद बनण्याची संधी मला द्या.

तुमचे उपचार व तुमच्या श्रद्धा यांची माहिती मला द्या, जेणेकरून ते सर्व आत्मसात करण्यासाठी मला मदत होईल. अर्थात, माझ्या श्रद्धांचे स्थानदेखील खूप महत्त्वाचे आहे, हे विसरू नका. माझा ज्या गोष्टींवर विश्वास नाही त्यांचा मला फायदा होणार नाही.

माझ्यासाठी आजार म्हणजे नेमकं काय हे तुम्हाला समजून घ्यावं लागेल आजार म्हणजे मृत्यू, वेदना की अनामिक गोष्टींची भीती? माझा आजार दुसऱ्या उपचारपद्धतीने बरा होऊ शकतो किंवा ज्या उपचारपद्धतीची लोकांना माहिती नाही अशा पद्धतींवर माझा विश्वास असेल, तर कृपया

मला न दुखवता माझा विश्वास वळविण्याचा प्रयत्न करा आणि शांत राहा. माझा विश्वास वळविण्याचा प्रयत्न करा आणि शांत राहा. माझ्या बदलण्याची वाट पाहा. अशी एक वेळ निश्चित येईल की, जेव्हा मी खूप आजारी असेन आणि मला तुमच्या उपचारांची खूप गरज भासेल.

डॉक्टर, तुम्ही जेव्हा माझ्यासोबत नसाल, तेव्हाही मला माझ्या समस्येला न घाबरता जगायला शिकवा. माझ्यासाठी वेळ राखून ठेवा आणि मला तुमची गरज भासेल तेव्हा माझ्याकडे तुमचे लक्ष असू द्या. मला तुमच्याशी मोकळेपणाने बोलता आले पाहिजे किंवा प्रश्न विचारता आले पाहिजेत. जर तुमच्या व माझ्यामध्ये एक उत्तम नाते निर्माण झाले, तर मी दीर्घ व जास्त अर्थपूर्ण जीवन जगू शकेन. माझ्या आयुष्यात मला माझी नवीन उद्दिष्टे गाठण्यासाठी तुमची गरज आहे.

रुग्णांना उपचारांची निवड करण्यासाठी मदत करणे

रुग्णांना आदर्श वैद्यकीय उपचार जसे किरणोत्सार, केमोथेरपी व शस्त्रक्रिया, यांकडे स्वत:ला बरे करणारी ऊर्जा या स्वरूपात पाहता यावं यासाठी मी नेहमी प्रयत्न करत असतो. रुग्णांमध्ये जगण्याची, बदलण्याची व बरं होण्याची इच्छा निर्माण करण्यासाठी मी मदत करू शकतो कारण त्यासाठीच ते माझा वेळ विकत घेतात. लोकांना जोपर्यंत जीवन जगण्याची आशा आहे व उपचारांवर त्यांचं नियंत्रण आहे तोपर्यंत त्यांना कोणत्याही प्रकारची मदत मिळाली तरी ते आजारातून बरे होतात.

असे असूनही इतर उत्तम पर्यायी उपचारपद्धती अमान्य केल्या जातात. जोपर्यंत लोक भीतीने नव्हे, तर सकारात्मक भूमिकेतून अशी निवड स्वत: करतात, तोपर्यंत मी त्यांच्या पाठीशी राहतो. जेव्हा एखाद्या रुग्णाला शस्त्रक्रियेच्या वेळी मृत्यू येतो की काय अशी भीती वाटते म्हणून तो दुसऱ्या उपचार-पद्धतीचा स्वीकार करतो तेव्हा मी त्याचे समर्थन करू शकत नाही. ठामपणा हा शरीराला मदत करतो; भीती ही नाशकारक असते. भीतीपोटी निवडलेला उपचार साहाय्यकारी ठरत नाही.

मी लोकांना हे समजावण्याचा प्रयत्न करतो की, शरीरच शरीराला दुरुस्त करत असते; उपचार-पद्धती नव्हे. आजारातून बरे होणे हे कसे का असेना, शास्त्रीय असते. अलीकडेच झालेल्या एका परिषदेत एकाने मला सांगितले की, त्याला तीन वेगवेगळ्या प्रकारच्या व्यक्ती माहिती आहेत, ज्यांचा आजार बरा झाला आहे. त्यांच्यापैकी एकाने विशुद्ध शाकाहार घेतला, तर दुसऱ्याने त्याच्या एकदम विरुद्ध केले व तिसऱ्या व्यक्तीने किरणोत्सार व केमोथेरपी घेतली. ज्यांनी हे मला

सांगितलं त्यांना हे कसं काय घडू शकतं व त्या उपचार-पद्धतीनी संवेदना कशा निर्माण केल्या हे समजू शकलं नव्हतं. शरीर कोणत्याही स्वरूपाची ऊर्जा बरं होण्यासाठी वापरू शकते, अगदी क्रेबियोझेन किंवा साधे पाणीसुद्धा. फक्त रुग्णांची त्यावर श्रद्धा असण्याची गरज आहे.

समजा, मी सांगितलं की, रोज शेंगदाणा व लोण्याचे तीन सँडविच कर्करोग दुरुस्त करण्यासाठी खा. काही लोक कदाचित बरे होतील आणि म्हणतील की मी शेंगदाणा व लोणी यांनी बरा झालो. नंतर अनेक लोकांना शेंगदाणा व लोणी खाणं आशादायी वाटेल आणि ते बरेसुद्धा होतील; पण आम्हाला माहीत आहे की हे दाणे व लोणी नव्हे, तर त्यांच्या मनातील आशेचा किरण त्यासाठी कारणीभूत आहे, ज्याच्या साहाय्याने हे नवीन उपचार घेत असताना बदल घडले.

सर्वांत महत्त्वाची गोष्ट म्हणजे तुमचा विश्वास असलेली उपचारपद्धती निवडणे व सकारात्मक पद्धतीने पुढील मार्गक्रमण करणे होय. प्रत्येक व्यक्तीने त्याच्या उपचारांची आखणी केली पाहिजे. कुणाला बहुव्यापी पूरक पोषणाची गरज भासेल, तर कुणाला रोज डझनभर गोळ्या खाणं हे फारच त्रासाचं वाटेल व त्याचा परिणाम विरुद्ध दिशेने काम करणारा ठरेल. काही जण फक्त 'त्यांचा त्रास देवाला स्वाधीन करतात' आणि दुरुस्त होतात. इतरांना ज्याला मी 'फुटबॉल प्रशिक्षक' पद्धत म्हणतो ती हवी असते. यामध्ये सर्व गोष्टींची आखणी रुग्ण करतो. ही उक्ती मला एलिनसोबत काम करताना सुचली. एलिन एका संमोहन विद्येने उपचार करणाऱ्याकडे जात असे. तिच्या शस्त्रक्रियेची तारीख तिने स्वत: निवडली व एक खाजगी परिचारिका ठेवली. तिने परिस्थिती नियंत्रणात असल्याची खात्री करूनच आलेल्या प्रसंगाला सामोरे जाण्याची तयारी दाखवली. ती आजही छान आहे. अलीकडेच कर्करोगापासून सुटका होऊन एक वर्ष झाल्याचा वाढदिवस तिने तिच्या घरी मोठी पार्टी देऊन साजरा केला. तिचा इतर कर्करोग्यांसाठी संदेश आहे : 'इथे कर्करोगापासून सुटकेची माहिती उपलब्ध आहे. या आणि तसे करा.'

सहसा कर्करोग्यांना त्यांच्या पेशींनी केलेल्या बंडामुळे स्वत:च्या आयुष्यावर ताबा असल्यासारखं वाटत नाही. उपचाराची निवड ही एकमेव घटना अशा रुग्णांच्या जीवनातील बदल घडवणारा बिंदू ठरते. हर्बर्ट होवेसाठी हा क्षण त्याने केमोथेरपी बंद करण्याचं ठरविलं तेव्हा आला. कारण केमोथेरपीमुळे त्याला जास्तच आजारी असल्यासारखं वाटू लागलं होतं. त्याच्या कर्करोगतज्ज्ञाने त्याच्या या निर्णयामुळे त्याला ठार वेडा ठरवलं. त्याच्या मते त्याचा मृत्यूदेखील लवकर येणार होता. होवेला या गोष्टीचा भयंकर राग आला. कर्करोगतज्ज्ञांना ठोकून काढावं असं त्याला वाटत होतं. तो तेथून बाहेर पडला व त्याने पळण्याचा व्यायाम चालू केला. त्यानंतर त्याने व्यायाम या क्षेत्रातच विकास केला. पळणे, वल्हवणे, डोंगरचढाई

इ. अशा रीतीने त्याने त्याची सर्व ऊर्जा जगण्यात ओतली. आता सात वर्षांनंतरही तो त्याच्या आजारापासून मुक्त आहे.

रुग्णांना त्यांची भीती घालवून स्वत:च्या श्रद्धांवर आधारित निवड करायला मदत करण्यासाठी त्यांना ध्यानावस्थेत प्रशिक्षण देणे हा एक उत्तम मार्ग आहे. हे आम्हाला ब्रूसच्या अनुभवाने दाखवून दिलं. ब्रूस हा एक घरगुती उपचारक, ज्याने माझं एक व्याख्यान ऐकल्यानंतर ध्यान सुरू केलं. बर्फावरून घसरताना झालेल्या अपघातानंतर वेदनाशामक म्हणून ब्रूस अफू व दारूचा वापर करत असे. आजारातून बरं झाल्यावर त्याला त्याचं व्यसन लागलं. त्याला यकृताचा गंभीर आजार झाला आणि डॉक्टरांनी यकृताची शीर टाळून हृदयाच्या शीरेला आतड्यांची शीर (Porto caval shunt) जोडण्याची शस्त्रक्रिया करण्याचा सल्ला दिला. ज्यामुळे खराब झालेले रक्त यकृतात न जाता शरीरातील सर्व रक्तात मिसळेल. ध्यान करताना त्याने अंतर्मनाची हाक ऐकली, "तुला लाट परतवून लावावी लागेल." त्या आवाजाने त्याला एक कार्यक्रम दिला ज्यामध्ये चार गोष्टींचा समावेश होता :

१. एक आठवडा दररोज 'क' जीवनसत्त्वांचे इंजेक्शन शिरेत घेणे
२. दैनंदिन ध्यान
३. आहारतज्ज्ञांचा सल्ला
४. संगणकाचा वापर.

अशा आजारात क जीवनसत्त्वाचे इंजेक्शन शिरेतून घेण्याचा कितपत उपयोग होऊ शकतो हे ब्रूसला त्या वेळी माहीत नव्हतं. पण कसं कुणास ठाऊक, कोणीतरी ते आपल्याला देतं आहे असं त्याला जाणवत होतं. शेवटचा मुद्दा हा नंतर बरेच दिवस म्हणजे जोपर्यंत एका दैनिकात संगणकाद्वारे अप्रकट मनाला संदेश पाठवण्याच्या संदर्भातील एक लेख त्याच्या वाचण्यात आला नव्हता, तोपर्यंत गोंधळात टाकणारा होता. संगणकाशी संपर्क आल्यावर ब्रूसने त्याचा आजार बरा करणारी व त्याला संरक्षण देणारी एक आध्यात्मिक आकृती तयार केली आणि ती प्रतिमा संगणकाच्या पडद्यावर पुन्हापुन्हा दिसेल अशा पद्धतीने संगणकात आखणी केली. काही लोकांनी रक्तातील पांढऱ्या रक्तपेशी कर्करोगाच्या पेशीला गिळून टाकत आहे, अशी प्रतिमा तयार केली. थोड्याच काळात ब्रूसच्या यकृताचे कार्य चांगले चालले आहे, असे तपासणीत दिसले. त्याने त्याच्या इतर प्रश्नांवरही विजय मिळविला व त्याला शस्त्रक्रियेची गरज पडली नाही.

रुग्णांना योग्य वाटणारी उपचार-पद्धती ठामपणे निवडता यावी यासाठी मदत करण्याचे कामदेखील गटचर्चेद्वारे मोठ्या प्रमाणात केले जाते. अपवादात्मक कर्करोग्यांच्या गटात लिटराईल घेणारे, जीवनसत्त्व 'क' घेणारे, आहारात कडक

पथ्य पाळणारे, निव्वळ आदर्श उपचार घेणारे व कोणताही उपचार न घेणारे लोक समाविष्ट असतात. सुरुवातीला मला वाटत होते की, हे सर्व जण एकमेकांच्या उपचारपद्धतींवर टीकाटिप्पणी करतील. त्याऐवजी त्या सर्वांनी आपण सगळे नीट होणार आहोत हा विश्वास आपापसांत वाटून घेतला. कोणाचे उपचार जास्त चांगले आहेत, हे ठरविण्यात ते आपली शक्ती वाया घालवत नाहीत. मतभेदांमुळे लोकांची मनं भांडण न करता तह करण्याच्या दिशेने वळली व उपचार घेण्यासाठी फक्त एकच मार्ग असतो असं नव्हे, तर इतरही मार्ग योग्य असू शकतात हे त्यांना कळलं. अपवादात्मक गट म्हणजे बहुतांश कुटुंबांपेक्षाही जास्त मोकळं वातावरण असलेलं कुटुंब होय. तिथे अतिशय मोकळं वातावरण असतं, जेणेकरून तुम्हाला तुमचं मत व्यक्त करायला व जाणून घ्यायला मुभा असते. या गटात रुग्णांनी कोणत्या प्रकारची उपचार-पद्धती निवडली याला महत्त्व न देता त्यांच्या मानसिक जडणघडणीचा नवीन आलेल्या व्यक्तींना त्यांच्या आयुष्यातला अर्थ शोधण्यासाठी 'उपचारक' म्हणून उपयोग होतो.

एकंदरीत माझं असं मत बनलं आहे की, रुग्णांनी त्यांचा विश्वास असलेल्या उपचार-पद्धतीवर प्रकाश टाकण्यासाठी त्यांची ऊर्जा वापरावी हे सर्वांत उत्तम! अर्थात बऱ्याच गोष्टी जसे पूरक आहार, व्यायाम व ध्यान इ. सर्व कोणत्याही उपचारास मदत करणारी मौल्यवान साधने आहेत व म्हणूनच अपवादात्मक कर्करोग्यांच्या कार्यक्रमात त्यांचे महत्त्वाचे स्थान आहे.

जर एखादा रुग्ण लेटराईल घेण्यासाठी विमानाने मेक्सिकोला जात असेल, तर त्याचा विश्वास कोणत्या गोष्टींवर आहे व त्याला कशाची भीती वाटते, ते मी विचारतो. जर एखादा रुग्ण लेटराईल घेण्यासाठी विमानाने मेक्सिकोला जात असेल, तर त्या रुग्णाचा विश्वास कशावर आहे व त्याला काही भीती वाटते का याची मी चौकशी करतो. जर तो रुग्ण म्हणत असेल की, या उपचारासाठी बराच खर्च येतो. मी जाऊ का नको? काय करू? अशा वेळी मी त्यांना म्हणतो की, जर तुम्ही साशंक असाल तर नका जाऊ. त्याला झालेला आजार मला झाला असता तर मी तसं केलं नसतं. तरीसुद्धा जर एखाद्या रुग्णाला लेटराईलबद्दल खात्री वाटत असेल तर मी जाण्यासाठी त्याला प्रोत्साहन देईन. अशा वेळी रुग्णांना मात्र मी नेहमी सांगत असतो की, जर या उपचाराचा फायदा झाला नाही, तर दुसरा पर्याय म्हणून मी हजर आहे.

नको असलेले (साइड इफेक्ट्स) परिणाम कमी करणे

जर लोक किरणोत्सार किंवा केमोथेरपीकडे विष या रूपात पाहत असतील, तर मी दबाव आणून तो उपचार स्वीकारण्याचा आग्रह करीत नाही. कारण मग

आपण कसे बरोबर आहोत हे सिद्ध करण्याचा ते प्रयत्न करत राहतात. तसेच या उपचारामुळे जे काही साइड इफेक्ट्स दिसू शकतात ते सर्व परिणाम त्यांच्यामध्ये दिसू लागतात. अशा वेळी आता ते तुम्हाला म्हणतील, ''बघा, मला किती त्रास होतोय. मी तुमचे ऐकायलाच नको होते.'' किंवा ते अगदी उघडउघड सहजपणे त्यांचं औषध संडासात टाकून विरोध करतील. अपवादात्मक कर्करोग्यांच्या गटातील एका रुग्णाला तिच्या कर्करोगतज्ज्ञांनी औषधे कशी घ्यायची हे सांगून एक आठवडाभर रोज १ गोळी घेण्याची सूचना केली. पण तिला न सांगता पाकिटात फक्त पाचच गोळ्या दिल्या. तिने तिच्या तज्ज्ञ डॉक्टरांना फोन करून तिला उलट्या होत आहेत हे सांगितलं. त्यासोबत तिने हेही निदर्शनास आणून दिलं की, त्यात सात दिवसांसाठी पुरतील इतक्या गोळ्या नाहीत. ते तिला म्हणाले, ''आपण डोस बदलू. पण गेल्या दोन वर्षांतील तू एकमेव रुग्ण आहेस जिने गोळ्या पूर्ण नाहीत हे मला लक्षात आणून दिलं.'' अर्थात इतरांनी उलट्या सुरू झाल्यावर इतर गोळ्या फेकून दिल्या. डॉ. अलेक्झांडर लेविन यांनी केलेल्या सर्वेक्षणात असे लक्षात आले की, ६० टक्के रुग्णांच्या रक्तात औषधाचा अंशच नव्हता, तरीही केमोथेरपीच्या परिणामाबाबतची आकडेवारी सगळे रुग्ण त्यांची औषधं बरोबर घेत आहेत असे गृहीत धरून सादर करण्यात आली होती. अनेक डॉक्टर आता रुग्णांनी त्यांची औषधं त्यांच्यासमोर घ्यावीत असा आग्रह धरतात. पण एक मोकळे, विश्वासाचे नातेसंबंध जास्त चांगले असतात.

माझ्या मते केमोथेरपी व किरणोत्सार या उपचारांमुळे होणारे तीन चतुर्थांश साईड इफेक्ट्स हे रुग्णांच्या नकारात्मक श्रद्धांचा परिणाम असतात. अशा श्रद्धा या चिकित्सकांनी जोपासलेल्या असतात. जवळपास सर्वच डॉक्टर रुग्णांना असं सांगतात की, या सर्व साईड इफेक्ट्सना तुला कदाचित सामोरं जावं लागेल, फक्त जर तुझं नशीब चांगलं असलं, तरच काही सांगता येत नाही. कोणताही चांगला चिकित्सक, जो रुग्णांच्या श्रद्धेच्या मदतीने उपचार करतो तो कर्करोग्याला दिल्या जाणाऱ्या सूचीसारखी सूची कधीच लिहीत नाही. जर रुग्णांसमोर सगळ्यात आधी सर्व साइड इफेक्ट्सची सूचीच सादर केली गेली, तर प्रत्येक घटकाला नको नको असं वाटत असतं. कागदाच्या तळाशी चांगल्या गोष्टी काय घडू शकतील याबद्दल माहिती असते, पण रुग्णाचे पुढे तेच चालू राहते, ''नको नको नको.''

डॉक्टरांनी ज्या चांगल्या गोष्टी घडू शकतात त्या जर सुरुवातीला सांगितल्या, तर कोणी आरोप करणार नसतं आणि त्याचा अर्थ तेच घडणार आहे, अशी हमी दिली असाही होत नाही. इथे गरज आहे ती कोणत्या गोष्टींना महत्त्व द्यायला हवं तो क्रम बदलण्याची : ''या उपचारामुळे बऱ्याच अनुकूल गोष्टी घडू शकतात. प्रतिकूल परिणामही दिसू शकतात; पण मला वाटतं त्याची शक्यता कमीच

असते.'' असं म्हटल्यास रुग्ण म्हणू लागेल, "ठीक आहे.'' आता पानाच्या तळाशी असलेल्या सूचनांपर्यंत खालीलपैकी कोणतेही साइड इफेक्ट्स होण्याची शक्यता नाही याची त्यांना खात्री होते. रुग्णांना हेदेखील समजावून सांगावं लागेल की, अशक्त व संवेदनशील अशा कर्करोग पेशीपेक्षा शरीरातील चांगल्या पेशी तीव्र औषधांच्या परिणामातून एका आठवड्यात पुनर्निर्मित होऊ शकतात.

आमच्या गटातील मार्टिन नावाच्या एका सदस्याच्या अनुभवातून हा मुद्दा लोकांना जास्त चांगल्या रितीने कळेल. मार्टिन एक चिकित्सक आहे. त्याची केमोथेरपी सुरू होण्यापूर्वी आम्ही दुसऱ्या एका रुग्णाची प्रतिक्रिया जाणून घेतली होती. त्या रुग्णाने स्वत:बद्दलच्या अपेक्षा व्यक्त केल्या होत्या. मार्टिनच्या परिचारिकेने त्याची मळमळ न होण्याची गोळी रात्री ८ वाजता, केमोथेरपीची गोळी ९ वाजता व मळमळ न होण्याची दुसरी गोळी रात्री १० वाजता घ्यायला सांगितली. आणि जर तो बाथरूमपर्यंत पोहोचू शकला नाही, तर म्हणून खोलीभर वर्तमानपत्र पसरवून ठेवायला सांगितलं व एका बादलीमध्ये उलटी तळाला चिकटू नये म्हणून पाणी घालून पलंगाजवळ ठेवायला सांगितली. त्या सूचनांनी तो अतिशय उदास झाला व त्याने गोळी दोन तास उशिरा घेतली. नंतर त्याला एकदम आमचा संवाद आठवला. वाईट गोष्टींऐवजी चांगल्या गोष्टी आठवत त्याने सर्व गोळ्या घेतल्या, गाढ झोपला व दुसऱ्या दिवशी सकाळी काही त्रास न होता उठला. तो म्हणाला, "जर आपण या विषयावर बोललो नसतो, तर मी हे करू शकलो नसतो.''

एक चतुर्थांश रुग्ण केमोथेरपी घेत असताना त्यांच्या कार्यक्रमाच्या नकारात्मक आखणीमुळे पुढच्या उपचाराची सुरुवात करण्यापूर्वीच उपचाराचा बराचसा भाग फेकून द्यायला चालू करतात. इंग्लंडमध्ये एका रुग्णांच्या गटाला सलाईन दिले, पण केमोथेरपी दिली असं सांगितलं. साधारण ३० टक्के लोकांना केस गळण्याचा त्रास झाला. जे तज्ज्ञ नातेसंबंधावर अभ्यास करीत आहेत त्या तज्ज्ञांनी हे दाखवून दिलं आहे की, ज्या तंत्रांच्या साहाय्याने भीतीवर विजय मिळविता येतो, त्याच तंत्रांच्या साहाय्याने अपेक्षित असलेलं मळमळणं घालवता येतं. पण जेव्हा केमोथेरपी ही डॉक्टर व रुग्ण यांच्यातील नाते गृहीत धरून, रुग्णांच्या भावनिक प्रश्नांकडे लक्ष देत, रुग्णांचा सहभाग घेऊन दिलेली असते तेव्हा त्याची गरज पडत नाही. नियंत्रित वातावरण निर्माण करून स्वत:च्या उपचाराला मदत करण्यासाठी रुग्ण डॉक्टरांच्या केबिनमध्ये संगीत किंवा संदेश देण्यासाठी छोटासा वॉकमन आणू शकतो. एस्टेल नावाची एक महिला तिला झालेल्या साइड इफेक्ट्ससाठी माझ्याकडे आली होती. मी तिच्या उपचारांबद्दलचं चित्र काढायला तिला सांगितलं, तेव्हा तिने राक्षस तिला विष देतो आहे असं चित्र काढलं. याचाच अर्थ असा होता की, ती तिचे डॉक्टर व उपचार याबद्दल तिला मनातून जे वाटत होतं ते लपवत होती; पण

आम्ही ते व्यक्त करून घेऊ शकलो. तिच्या कुटुंबीयांवरच नव्हे, तर तिच्या स्वत:वर पुनश्च नियंत्रण मिळवित, तिच्या डॉक्टरांसोबतचं तिचं नातं सुधरवत आम्ही तिचे उपचार परत चालू केले.

ज्या रुग्णांना मी उपचाराच्या आधी पाहतो व उपचारांबद्दलचा निर्णय घ्यायला मदत करतो, त्यांना इतर रुग्णांपेक्षा उपचारामुळे निर्माण होणाऱ्या समस्या कमी असतात. मग मरिजुआना अगर मळमळ न होऊ देणाऱ्या औषधांची गरज पडत नाही. मारी, आमच्या रुग्णांपैकी एक. तिला उलट्या होतील असं सांगितलं होतं. तसं होणार नाही असं ती स्वत: म्हणत असतानासुद्धा डॉक्टर व परिचारिकेने तिला कॉम्पेझिनची गोळी घरी न्यावी असा आग्रह धरला. ती म्हणाली, "मी घरी गेले आणि साधारण तासाभरानंतर मला उचकी लागली. मला वाटलं, 'बाप रे! कदाचित उलटी होईल.' म्हणून ती कप्प्याकडे वळली, तिने गोळी घेतली व गिळली. लगेच तिला बरं वाटलं. काही तासांनी परत उचकी आली आणि ती तिच्या मुलीवर ओरडली, "कृपा करून माझी कॉम्पेझिनची गोळी माझ्या कप्प्यातून मला आणून देशील का?" १५ मिनिटांनी तिची मुलगी म्हणू लागली, "आई, कॉम्पेझिनची गोळी सापडत नाही. तिथे कॉमेडिन आहे." मारीने तिथे मोठ्या C अक्षराला गृहीत धरून गोळी घेतली. काही का असेना, तिला बरं वाटलं. कॉमेडिन ही रक्त गोठू न देणारी गोळी आहे, पण मारीसाठी तिने उत्तम प्लासेबोचं काम केलं. आता तिला जाणवलं की, तिच्या शरीरावर ती मनाला नेतृत्व करू देत होती. ते तिला मळमळ होण्याबाबत बोलत होते, पण तिला कोणत्याही गोळीचे साइड इफेक्ट्स झाले नव्हते.

मला लिलियन नावाची एक महिला आठवते. तिला सुरुवातीला आमच्या गटात सामील होणं जड गेलं. "मी अशा प्रकारच्या माझ्या काही गोष्टी लोकांना सांगू शकत नाही." असं तिने सांगितलं. नंतर ती गटात सामील झाली. एवढंच नाही, तर ती माझ्याबरोबर व इतर अनेक रुग्णांसोबत दूरदर्शनवर गेली. लिलियनचा सर्वांत मोठा प्रश्न हा केमोथेरपीचे साइड इफेक्ट्स हा होता. ती आजारी पडली व डॉक्टरांकडे जात असताना मळमळीवर थोडाफार ताबा मिळावा म्हणून मरिजुआना वापरत असे. आमच्या समुपदेशनानंतर ती डॉक्टरांशी त्या प्रश्नाबाबत बोलली. त्यानंतर एक दिवस तिने गटात आल्याआल्या विचारलं, "कोण बरं सांगू शकेल की, मला केमोथेरपी कधी मिळाली?"

"माहीत नाही."

मी पंचेचाळीस मिनिटांपूर्वी केमोथेरपी घेऊन आले" ती हर्षभरित होऊन म्हणाली, "आणि आता मला खूप छान वाटतं आहे."

दुसरी एक रुग्ण मॅक्झिन, स्तनांचा कर्करोग दुसऱ्यांदा उद्भवल्यानंतर माझ्याकडे आली. तिच्या बगलेतील एका गाठीवर शस्त्रक्रिया झाल्यानंतर मी तिला किरणोत्सार

व केमोथेरपी घेण्याबद्दल सुचविले. तिने गेल्या सतरा वर्षांत गोळी खाल्ली नव्हती. तिच्यासाठी तो सल्ला मान्य करणे अवघड होते. तिने तेथून पळ काढला व सरळ तिच्या आरोग्यवर्धक अन्नपदार्थांच्या दुकानात ती गेली. तिच्या मित्रमैत्रिणींकडून तिने सर्व साइड इफेक्ट्सबाबत ऐकले होते. केमोथेरपीमुळे होणारा भयंकर त्रास काय असतो याची तिला माहिती होती.

मी तिला हे समजावून सांगितलं की, हा उपचार अस्तित्वात नसलेल्या व सहन करता येण्यासारख्या साइड इफेक्ट्ससहित मदत करू शकतो; परंतु त्यासाठी त्याकडे ऊर्जेचा एक स्रोत म्हणून पाहणं व त्यावर विश्वास असणं गरजेचं आहे. मी तिला अशाच एका रुग्णाबद्दल सांगितलं. एक रुग्ण जिला तिचे कर्करोगतज्ज्ञ जेव्हा सर्व नको असलेल्या प्रतिक्रियांबाबत सांगू लागले, तेव्हा तिने त्यांना मध्येच अडवले, ''माझे शल्यचिकित्सक कोण आहेत हे तुम्ही विसरता आहात.'' तिच्या केमोथेरपीच्या सात दिवसांच्या कालावधीत साइड इफेक्ट्समध्ये बद्धकोष्ठतेशिवाय दुसरं काही नव्हतं. उपचाराच्या काळातही शिक्षिका म्हणून तिचा दिनक्रम सुरळीत चालू होता.

मॅक्झिनने दोन्ही प्रकारचे उपचार म्हणजे किरणोत्सार व केमोथेरपी याकडे शरीराची स्वत:ला बरं करण्यासाठी उपलब्ध असलेली ऊर्जा या भूमिकेत पाहावं यासाठी मी प्रयत्न केले. तिने सांगितले की, किरणोत्साराचा ती त्या पद्धतीने विचार करू शकेल आणि त्या उपचारांना खूप चांगला प्रतिसाद मिळाला. नंतर तिने केमोथेरपीकडेसुद्धा ऊर्जेच्या स्वरूपात पाहायला सुरुवात केली. त्याचेदेखील अनुकूल परिणाम मिळाले. तिने दुकानात नोकरीसाठी जाणं चालूच ठेवलं व ती मुलांची काळजी घेत राहिली. उपचाराच्या काळात तिला जे स्वप्न दिसे त्यातून तिचा झगडा प्रतिबिंबित होत होता. तिच्या स्वप्नात तिला एक माळी व एक स्त्री सफाई कामगार नैसर्गिक घटकांचा वापर करून सफाई करताना दिसले. ती कामगार त्यासोबत रासायनिक बी-बियाणे व सोडायुक्त स्वच्छता-घटकांचासुद्धा वापर करीत होती. चर्चा केल्याने तिच्या मनातील भीतीला धैर्याने सामोरे जात ती उपचार स्वीकारू शकली व उपचार उपयुक्त बनले. तिच्या सगळ्या मित्रमैत्रिणींनी ती स्वीकारत असलेल्या या विषाबाबत तिला सावध केले होते, पण तिच्या दुरुस्त होणाऱ्या तब्येतीने ते सगळे आश्चर्यचकित झाले व त्यांनी त्यांच्या श्रद्धादेखील बदलल्या.

कधी कधी एखादी साधी घटना आश्चर्यकारक पद्धतीने परिस्थिती बदलू शकते. अपवादात्मक कर्करोग्यांच्या गटातील एक सदस्य केमोथेरपी झाल्याझाल्या उलटी करत असे. तिचा नवरा त्यासाठी नेहमी कारमध्ये एक बॅग तयार ठेवत असे. एके दिवशी तिने बॅग उघडली आणि त्यात डझनभर गुलाब होते. त्यानंतर पुन्हा कधी केमोथेरपीनंतर तिला उलटी झाली नाही.

परिणामकारक श्रद्धा

श्रद्धा उपचाराच्या परिणामांचे सामर्थ्य बदलवतात, त्याप्रमाणेच औषधांच्या विपरीत परिणामांचा गंभीरपणादेखील बदलवतात. किरणोत्सार हे ठार करणारे किरणही असू शकतात, तर ते आजार दुरुस्त करण्यासाठी ऊर्जा देणारे सोनेरी किरणही ठरू शकतात. ज्या पेशींचा चयापचय दर जास्त असतो अशा पेशींवर केमोथेरपी हल्ला करते. उदाहरणार्थ, केसांच्या मुळाशी असलेल्या पेशी व कर्करोगाच्या गाठीतील पेशी. म्हणूनच केसांचे गळणे ही घटना औषध चांगल्या रीतीने काम करते आहे याचा पुरावा असू शकते, नव्हे असायलाच हवी. ज्यांना केस गमवायचे नसतील, त्यांनी एखादी सुंदर टोपी अगर तत्समदर्शक तंत्र वापरावं; पण त्याच वेळेस त्यांनी हे जाणून घेणंही गरजेचं आहे की, मग केसांचे गळणे हे त्यांच्यासाठी उपचाराचा परिणाम देणारे नसेल. एका परिचारिकेला तिच्या उपचारांवर इतका जास्त विश्वास होता की, ती स्वत:ला केमोथेरपी जंकी म्हणत असे. ग्रेटा नावाची दुसरी एक अपवादात्मक कर्करोग गटाची सदस्य. तिच्या मते केमोथेरपी म्हणजे 'घासणारे बुडबुडे'. ती केमोथेरपीकडे टीव्हीवरील बाथरूम स्वच्छ करणाऱ्या औषधाच्या रूपात पाही. तिने तिच्या डॉक्टरांना सांगितले की, त्यांनी शक्य असलेल्या सर्वच साइड इफेक्ट्सची माहिती तिला नाही दिली तरी चालेल. तिला काही त्रास झाला, तर ती त्यांच्याशी बोलेल, पण त्यांनी तिला नकारात्मक कार्यक्रम देऊ नये. तिला नको असलेला कुठलाही साईड इफेक्ट तिला झाला नाही.

ग्रेटा नंतर म्हणत होती, "माझा विश्वास आहे की, कर्करोग ही माझ्या बाबत घडलेली सर्वोत्तम गोष्ट होय. दुसऱ्या कुणाला कर्करोग झाला आणि त्यासाठी मी मदत करू शकले, तर ती सर्वांत आनंदाची बाब असेल. मला असं वाटतं की, मला त्यासाठीच कर्करोग झाला असावा." जे रुग्ण अशा किंवा तत्सम गोष्टी बोलतात त्यांचं आयुष्य दु:खाने भरलेलं असतं, पण आजारामुळे आयुष्याला मिळालेलं हे वळण त्यांच्या आयुष्यात अर्थ व प्रेम निर्माण करणारं ठरतं. याचा अर्थ असा नाही की, जर त्यांना आजारापासून एका मिनिटात सुटका मिळू शकत असेल तर ती नको आहे, पण आजारामुळे त्यांच्या आयुष्यात घडलेले हे बदल त्यांना सोडून द्यायचे नसतात. अशा अनुभवामुळे जे काही शिकायला मिळतं त्यातून दुसऱ्यांना मदत करण्याची इच्छा कोणताही उपचार सहन करण्याची क्षमता निर्माण करते. जसं डॉ. केनेथ कॉन यांनी लिम्फोमा (पांढऱ्या पेशींचा कर्करोग) या आजारातून बरं झाल्यानंतर लिहिलं – केमोथेरपीच्या काळात, व्यक्तिमत्त्व विकास होण्याच्या या संधीनंतर प्रत्येकाने हा अनुभव इतर रुग्णांसमोर व्यक्त केला पाहिजे. कारण हा गाठीमुळे निर्माण झालेला व उंचावलेला आत्मसन्मान रुग्णांची क्षमता

वाढवेल आणि वेळेपूर्वीच उपचार सोडून देण्याची शक्यता कमी होईल.

शारीरिक आरोग्य पुन्हा प्रस्थापित करण्यासाठी रुग्ण कोणती पद्धत अवलंबतो यामुळे काही फरक पडत नाही. त्याचं नियोजन करणं आवश्यक आहे, जेणेकरून मानसिक आरोग्य खराब होणार नाही. त्या त्या व्यक्तीच्या आयुष्यात महत्त्वाच्या वाटणाऱ्या घटनांच्या अनुषंगाने केमोथेरपीच्या औषधांचा क्रम बदलता येतो. एक तरुण मुलगा डेनी त्याच्या कर्करोगतज्ज्ञांकडून केमोथेरपीच्या साइड इफेक्ट्समुळे माझ्याकडे पाठवला होता. तो जेव्हा माझ्या दवाखान्यात आला, तेव्हा मला म्हणू लागला, "तसलं काही सांगू नका."

मी विचारलं, "ते काय?"

तो म्हणाला, "तुम्हाला माहीत आहे काय ते!"

"कॅन्सर?" मी विचारलं.

"होय." तो म्हणाला आणि बेसिनकडे गेला.

तो म्हणाला, "मला माझं औषध शुक्रवारी रात्री आणि शनिवारी दिलं जायचं, म्हणजे मला काही त्रास झाला तरी तो रविवारी व्हावा व मी सोमवारी कॉलेजला जावं, पण त्यामुळे मला मित्रांसोबत राहायला वेळच मिळाला नाही व खेळातही भाग घेता आला नाही."

मग मी त्याला हा उपचार तो सोमवारी का घेत नाही ते विचारलं. तो म्हणाला, "माझी आई आणि माझ्या कर्करोगतज्ज्ञांना वाटलं की, हे उत्तम राहील आणि माझा त्रास हा त्या ठरलेल्या कार्यक्रमाचाच एक भाग असेल."

मी म्हणालो, "ठीक आहे, हे तुझं आयुष्य आहे; पण मी तुझ्याजागी असतो तर आठवड्यांच्या शेवटच्या दिवसाऐवजी सोमवारी उपचार घेतले असते, म्हणजे मला माझ्या आयुष्यातील मजा घेता आली असती."

पुढच्या आठवड्यात शुक्रवारी डेनीची चौकशी करणारा फोन मला आला. काही तासांनी मॉन्ट्रियलहून त्याचा फोन आला. त्याने त्याच्या घरच्यांना घरगुती जुन्या गाडीने त्याच्या मैत्रिणीला भेटायला मॉन्ट्रियलला नेले होते. तो सोमवारी केमोथेरपी घ्यायला परत आला आणि त्याला साइड इफेक्ट्स झाले नाहीत. कोणताही प्रश्न निर्माण न होता त्याचे उपचार तो पूर्ण करू शकला आणि आजही तो छान आहे.

पुढच्या गुरुवारी अपवादात्मक कर्करोग्यांच्या सभेला डेनीची आई आली. सुरुवातीला तिच्या हातातलं पुस्तक पाहून मला ती माझा समाचार घेईल असं वाटलं, पण ती म्हणाली, "नाही. मला माहीत आहे, तुम्ही योग्य निर्णय घेत आहात." मी जेव्हा कशावरून असं विचारलं तेव्हा ती म्हणाली, "त्याने जुनी फॅमिली कार मॉन्ट्रियलला नेऊन स्वत: चालवत आणली. मी त्या गाडीने

कोपऱ्यापर्यंतसुद्धा जाऊन येऊ शकले नसते. तो सोमवारी परत आल्यानंतर मी कोपऱ्यापर्यंत जाऊन आले आणि ती तुटली. मला लगेच जाणवलं की, त्याला दैवी मार्गदर्शन मिळालं होतं!''

अपवादात्मक कर्करोग्यांच्या गटाचे मुख्य उद्दिष्ट रुग्ण व त्यांच्यावर प्रेम करणाऱ्या सर्व लोकांमध्ये अशा प्रकारची स्वायत्ततेची व जागरूकतेची भावना निर्माण करणे हे होय, ज्यामुळे आयुष्यातील घटनांशी समरस होण्यासाठी लागणारी मनाची शांती मिळविण्यासाठी मदत करता येईल. आम्हाला असा विश्वास वाटतो की, संघर्षातून निर्माण होणारे कंपन, आत्मविश्वासाची जाणीव, दैवी जाणीव व प्रेम यामुळे अविश्वसनीय ऊर्जा मुक्त होते, जी आजार दुरुस्त करण्याच्या जैवरासायनिक (Biochemistry) प्रकियेला वाढीस लावते.

हर्ब नावाचे एक चिकित्सक आमच्या गटात आले. ते सांगत होते की, प्रत्येक रात्री कुत्र्यासोबत चालताना ते ध्यान करीत. एके रात्री कुत्र्यासोबत चालत असताना देव त्यांना ''तू येशू आहेस.'' असं म्हणतो आहे असं त्यांना ऐकू आलं.

हर्ब म्हणाले, ''मी ज्यू आहे.'' देवांनी परत सांगितलं,''ते मला माहीत आहे. म्हणजेच येशू. येशूसुद्धा ज्यूच होता.'' हर्बर यांनी विचार केला, ''याचा अर्थ देव माझं मलाच पाठीवर हात थोपटून बरं होण्यास सांगत आहेत.'' त्यांनी रस्त्यावर ते जिथे उभे होते तेथेच पाठीवर स्वत:ला थोपटायला सुरुवात केली.

हर्ब जेव्हा गटात आले व ही गोष्ट त्यांनी सांगितली, तेव्हा मी त्यांना विचारलं, ''तुम्हाला असं वाटतं आहे का की, देव तुम्हाला आध्यात्मिक व प्रेमळ बनायला सांगत आहे? तुम्ही चिकित्सक आहात म्हणून यांत्रिक पद्धतीने प्रतिक्रिया दिली व स्वत:ला थोपटून यांत्रिक कृती केली; पण खरा संदेश असा होता की, 'तू स्वत:मध्ये बदल कर व आध्यात्मिक बन.' ''

अपवादात्मक कर्करोग्यांच्या गटात आठवड्याच्या सभांमधील दोन तास आम्ही असे बदल घडवून आणण्यासाठी प्रोत्साहन देण्यात घालवतो. हा गट म्हणजे नफा न घेता चालणारी सहकारी संघटना होय. आम्ही रुग्णांना पेलवेल इतपतच फी लावतो, जी एकदम कमीतकमी असेल. वैयक्तिक पातळीवर मला असं वाटतं की, कुणीही याला कमाईचं साधन मानू नये. मी रुग्णासोबत बराच वेळ घालवितो, पण मला त्यांच्या मनात त्यांना कधीच असा विचार येऊ द्यायचा नाही की, 'ह्याचे मला किती पैसे लागतील?'

मला इतर चिकित्सकांकडून संदर्भ घेऊन येणाऱ्या रुग्णांची कधीच गरज भासली नाही व अजून इथून कोणी सोडून गेलं नाही. मात्र इथे येण्यासाठी लोकांनी चित्रं काढणं आवश्यक आहे व त्यांनी एक चार प्रश्नांचा अर्ज भरून त्यांचा पूर्वेतिहास देण्याचीदेखील आम्ही विनंती करतो. प्रत्येक सदस्य स्वत:चं, आजार

व पांढऱ्या रक्तपेशी यामधील नातेसंबंधाचं व त्यांच्या उपचाराचं चित्र काढून सुरुवात करतो. त्यानंतर रुग्णांना एखाद्या विशिष्ट गटात सामील करण्यापूर्वी आम्ही त्यांच्याशी वैयक्तिक चर्चा करतो. सदस्यांना जास्तीतजास्त ज्ञान मिळविण्यासाठी प्रोत्साहन मिळावं म्हणून आम्ही एक ग्रंथालय चालवितो. सदस्यांना स्वत:ला मदत करणारे निरनिराळया प्रकारचे शैक्षणिक साहित्य आम्ही पुरवितो.

गटात होणाऱ्या सभांमध्ये आपल्या जीवनाशी निगडित सर्व पैलूंची चर्चा आम्ही करतो – उपचार करण्यामागची उद्दिष्टे व पर्याय, आहार आणि व्यायाम, आजाराची मानसिक उत्पत्ती, दुखणे व भीती यांचे व्यवस्थापन व ताण कमी करण्याचे तंत्र इ. आम्ही रुग्णांना त्यांच्या आयुष्याची उद्दिष्टे ठरविण्यासाठी, हसण्या व खेळण्याची संधी मिळविण्यासाठी, नवरा-बायको यांच्यातील प्रश्न सोडविण्यासाठी आणि मित्रपरिवार व कुटुंबात मानसिक आधार निर्माण करण्यासाठी मदत करतो. बहुतेक वेळा त्यांच्या विशिष्ट व्यक्तिमत्त्वाचा संपूर्ण उपयोग करीत, आयुष्यातील आनंद उपभोगत, विकास घडवत, आयुष्यातील परमोच्च आव्हान झेलता येण्याइतपत त्यांची क्षमता उंचावण्यासाठी आम्ही त्यांना मदत करतो. जशी एखादी अपरिचित दारू पिणारी व्यक्ती जिच्यामध्ये बदल घडला आहे, ती दुसऱ्या दारू पिणाऱ्या व्यक्तीच्या जीवनात बदल घडवून आणू शकते. उदा. त्याने स्वत:ची जबाबदारी स्वीकारावी, जीवन मूल्यांचे महत्त्व जाणून घ्यावे, एकमेकांमध्ये मिसळावे अशा अनेक गोष्टींसाठी प्रयत्न करू शकते. आम्ही असे कौटुंबिक वातावरण देतो जिथे कारणमीमांसा होणार नाही. थोडक्यात, आपण जिवंत का आहोत आणि या जगात कशासाठी आहोत याची चर्चा करतो. प्रत्येक सभा ध्यान व मार्गदर्शित कल्पनाचित्राने संपते. आम्ही ह्या तंत्राचा रुग्णांनी दैनंदिन जीवनात कसा वापर करता येईल हे सांगण्याचा प्रयत्न करतो. इतरांच्या तुलनेत अपवादात्मक कर्करोग्यांचे कुटुंबीय हे सहसा प्रेमळ व आधार देणारे असते.

एकदा कर्करोगतज्ज्ञांनी मला विचारलं, "तुम्ही मानसोपचारात प्रशिक्षित झालेला नाहीत, तरी तुम्ही ही खात्री कशी देऊ शकता की तुम्ही रुग्णांचे काही नुकसान होऊ देणार नाहीत म्हणून?" मी उत्तर दिलं, "मी त्यांच्यावर प्रेम करतो. मी कदाचित मदत करू शकणार नाही, पण मला खात्री आहे, मी त्यांचे नुकसान होऊ देणार नाही." अपवादात्मक कर्करोग्याला एखाद्या मानसोपचाराची भर परवडते, पण गंभीर आजाराला सामोरे जाणाऱ्यासाठी जास्त खोलात जाऊन प्रश्नांचा अभ्यास करणारी श्रीमंती परवडत नाही. फक्त स्वत:चा नाश करणाऱ्या प्रवृत्तींचे निराकरण करा हा काही जगण्यासाठीचा संदेश असू शकत नाही. आपलं आयुष्य सुखकर व्हावं अशा पद्धतींचा उपचार आपण स्वीकारायला हवा. मी रुग्णांना सांगत असतो, तुमच्या भावनांना सांभाळा आणि जणूकाही उद्याच तुमचा मृत्यू आहे या भावनेने

जगा. मग जर तुम्हाला अजून गरज भासली तर तुम्ही का आहात, कोण आहात? हे शोधायला तुम्हाला वेळ मिळेल, तेव्हा मग मागे वळून बघा.

अपवादात्मक कर्करोग्यांच्या कार्याच्या सात वर्षांच्या अनुभवात आम्ही काय करीत आहोत असं विचारणारी फक्त दोन पत्रं मिळाली व ती दोन्ही मानसोपचार तज्ज्ञांकडून आली होती. त्यांना बहुधा आपला रुग्ण हातचा जातो की काय याची काळजी वाटत असावी. त्यापैकी एकांनी त्यांच्या रुग्णाला आम्ही एक पुस्तक दिलं म्हणून हरकत घेतली आणि दुसऱ्यांनी त्यांच्या एका निराशाग्रस्त रुग्णाची औषधं बंद करण्याला आम्ही जो आधार दिला त्याबद्दल धिक्कार केला होता. दुसऱ्या डॉक्टरांचं शिक्षण काहीही असलं तरी अशा पद्धतींचा वापर करण्यासाठी शिफारस करण्याबाबत आमच्या मनात कोणतीही द्विधा नाही. रुग्णांची काळजी घेणं हे महत्त्वाचं. अभ्यासाने हे सिद्ध झालं आहे की, रुग्ण जर मानसोपचारतज्ज्ञांच्या कार्यालयात काम करणारे असतील, तर ते जास्त लवकर बरे होतात, अर्थात जोपर्यंत त्या कर्मचाऱ्याला योग्य रीतीने व्यक्त होण्याची संधी मिळेल तोपर्यंतच.

या पाठातील उरलेला भाग हा 'बाह्यरंगा'शी निगडित आहे – *तुम्ही जे सध्या करता आहात* ते बदलण्यासाठी आवश्यक असलेल्या पद्धती. पुढच्या पाठात आपण 'अंतरंगा'चा शोध घेऊ – तुमचे व्यक्तिमत्त्व बदलण्यासाठीचा मार्ग. कृपया बहुतांश चर्चा ही कर्करोगाशी संबंधित आहे, हे लक्षात ठेवा कारण शल्यचिकित्सक म्हणून मी कर्करोगाचे रुग्ण जास्त पाहतो. परंतु मला असा विश्वास आहे की, सर्वच प्रकारच्या आजारांचे भवितव्य अशा पद्धतीने सुधारू शकेल व अपवादात्मक कर्करोग्यांमध्ये कर्करोगासोबत असणाऱ्या मधुमेह, स्क्लेरोडर्मा, मल्टिपल स्क्लेरॉसिस, सांधेदुखी, चेतातंतूचे आजार, लठ्ठपणा, दमा, एड्स या आजाराबाबतदेखील सकारात्मक परिणाम दिसून येतात. एक रुग्ण कर्करोग बरा करण्यासाठी आला होता; परंतु त्याला दम्याचा त्रास जास्त होता. काही महिने ध्यान व कल्पनाचित्रे यासोबत जीवनपद्धतीतील बदलावर काम केल्यानंतर त्याला जवळपास कोणतेही औषध अगर स्टेरॉइड्स लागले नाहीत. आपण योग्य दिशेने काम करतो आहोत याची खात्री झाल्यावर त्याला बरं वाटलं. कारण त्याच्या घरात 'कॅन्सर' हा मारक आजार नसून दमा व एम्फायझेमा हे मारक आजार होते. सॅम बॉब्रो या कर्करोगतज्ज्ञांनी मला माझ्या रुग्णांमध्ये हा बदल कसा घडतो असं विचारलं होतं. त्यांनी बोस्टनच्या *ग्लोब* या वर्तमानपत्राच्या पत्रकाराला बोलताना सांगितलं, "बर्नीसोबत असलेले रुग्ण जास्त काळ जगतात की नाही हे मला माहीत नाही, पण ते जे काही आयुष्य जगतात ते जास्त चांगलं असतं व तेच महत्त्वाचं आहे." पण मी म्हणतो, मला जगण्याचा आनंद उपभोगणारा रुग्ण दाखवा. मग मी तुम्हाला जास्त काळ जगणारा रुग्ण दाखवेन.

आहार

उत्तम आहार हा कोणत्याही उपचाराचा आवश्यक भाग आहे, पण सर्वच रुग्णांना अगदी काटेकोर आहार लिहून देण्यावर मी विश्वास ठेवत नाही. मी रुग्णांना आहाराची दिशा देतो आणि माझ्या कार्यालयातून पूरक जीवनसत्त्वे उपलब्ध करून देतो. मला वाटतं लोकांनी स्वत:वर प्रेम करणं व शरीराची भाषा ऐकणं जास्त महत्त्वाचं आहे. जर लोक स्वत:ची काळजी घेत नसतील, तर ते व्यायाम, सात्त्विक आहार व धूम्रपान न करण्याचा माझा सल्ला ऐकणार नाहीत. योग्य आहाराबाबत अनेक प्रकारची माहिती उपलब्ध आहे. माझी लोकांना अशी विनंती आहे की, ती माहिती मिळवा व तज्ज्ञ बना. अनेक रुग्णांचा स्वत:च्या शरीराशी संपर्कच हरवलेला असतो, जणूकाही टिक्-टिक् करणाऱ्या घड्याळ्याच्या खोलीत त्याचा आवाज वाढत असला, तरी ऐकू न आल्यासारखं आपण बसलो आहोत. मी रुग्णांना त्यांचं मन व शरीर यातील संवाद परत एकदा निर्माण करण्यास मदत करण्याचा प्रयत्न करतो.

मग ते फक्त सकस आहार घेतात. इतकेच नाही, तर त्यांच्या मन:शक्तीचा दुरुस्त होण्यासाठी वापर करण्याचा प्रयत्न करतात.

सर्वसामान्यपणे मी आरोग्य संशोधक स्व. नॅथन प्रिटिकिन यांनी सुचविलेल्या पद्धतीचा आहार घेण्याचा सल्ला देतो – ज्या देशात लोक नेहमीच शंभरीपर्यंत जगतात त्या देशात जो आहार ग्रहण केला जातो तसा आहार. अमेरिकन इन्स्टिट्यूट फॉर कॅन्सर रिसर्च यांनी तयार केलेल्या व नॅशनल ॲकॅडमी ऑफ सायन्सने मान्यता दिलेल्या आहाराबाबतच्या खालील सूचनांवर आधारित आहार असा असतो :

१. आहारातील संपृक्त व असंपृक्त दोन्ही प्रकारचे मेदपदार्थ कमी करणे. मांसाहार हा एकूण कॅलरीजच्या ३० टक्के इतका मर्यादित करावा व जास्तीचे मेद पदार्थ कमी करावेत. तळलेले पदार्थ टाळून, तसेच लोणी व क्रिम कमी करून हे शक्य होईल.

२. ताजी फळे, भाज्या व कडधान्याचे सेवन जास्त करावे, जेणेकरून कर्करोगाच्या विरुद्ध संरक्षक अशा पाच अन्नघटकांचा त्यात आपोआपच समावेश होतो: क जीवनसत्त्व, बीटा कॅरोटिन (भाज्यांमधील 'अ' जीवनसत्त्वाचा पूर्वघटक), ई जीवनसत्त्व, सेलेनियम व तंतूमय पदार्थ.

३. खारावलेले व चारकोलने तव्यावर भाजून केलेले अन्न मर्यादित खावे. (किंवा अजिबात खाऊ नये.)

४. मद्यपेये मर्यादित घ्यावीत. (किंवा अजिबात घेऊ नयेत)

तसेच प्रिटिकिन पद्धतीच्या आहारातून काही पदार्थ वर्ज्य केले आहे :

अ. फक्त अन्नघटकात स्वत:मध्येच समाविष्ट असलेले सोडून सर्व मीठ.
आ. कॉफी अगर चहा यासारखी उत्तेजक पेये.
इ. सुधारित साखर व पीठ.
ई. हायड्रोजनेटेड मेद.
उ. काळे मिरे व इतर गरम मसाल्याचे पदार्थ
ऊ. ज्या अन्नांमध्ये कृत्रिम भर किंवा अन्न साठविण्यासाठीचे घटक वापरले आहेत असे अन्नपदार्थ.

या शेवटच्या सल्ल्यात नाईटाईटचा वापर करून सुरक्षित केलेल्या मांसाबद्दल सांगितलं आहे. जसे मांसाहारी सँडविच (सर्व बाजारू प्राण्यांचे मांस – या बाजारू प्राण्यांना संप्रेरके, अँटिबायोटिक्स व इतर वाढीव पोषकद्रव्ये देऊन त्यांचे वजन वाढविले जाते.).

सुरुवातीचे काही कर्करोगी त्यांच्या दुरुस्तीचे श्रेय आहाराच्या पद्धतीला देतात. उदा. डॉ. ॲन्थोनी सॅटिलारो फिलाडेल्फिया येथील मेथाडिस्ट हॉस्पिटलचे अध्यक्ष होते. त्यांच्या प्रोस्टेट ग्रंथीचा गंभीर स्वरूपाचा कर्करोग हाडांत पसरला होता. त्यावर मिळालेल्या विजयाचं श्रेय ते मॅक्रोबायोटिक्सना देतात. मॅक्रोबायोटिक्स म्हणजे जीवन जगण्याचा एक मार्ग, जो फक्त आहारावर जोर देत नाही, तर विचार व जीवनपद्धतीवर अवलंबलेला मार्ग. त्यांच्या टॉम मोन्टेसोबत लिहिलेल्या Recalled by Life या पुस्तकात त्यांनी त्यांच्या अनुभवाचा जमाखर्च मांडला आहे. त्यात एका शिक्षकाचं उदाहरण दिलं आहे. तो शिक्षक नेहमी त्याची सर्वांत जास्त गरज असे, तेव्हा जादूसारखा अचानक अवतरत असे. सॅटिलारोचे वडील कर्करोगाने थोड्या काळापूर्वीच वारले आणि आता तोदेखील मरणार आहे या माहितीने तो उदास झालेला होता. मुलाने जे आत्तापर्यंत कधीच केले नव्हते ते केले – वडिलांची प्रेतयात्रा संपवून परतीच्या मार्गावर त्याने दोन भटक्यांना सोबत आणले. त्यांच्यापैकी एक मॅक्रोबॉयोटिकचा आचारी होता. त्याने या डॉक्टरांना सांगितले की, त्यांचे मरण निश्चित आहे असे मानायची त्याला आता गरज उरलेली नाही. त्याने त्यांना रस्त्यावरच दुरुस्त करायला सुरुवात केली.

मी सुसंगतीवर किंवा अर्थपूर्ण योगायोगावर विश्वास ठेवतो. अर्थात मी रस्त्यावरच्या भटक्याला जागा देण्याचे सुचवू शकत नाही व रुग्णांना शाकाहारी बनण्याचाच आग्रह धरू शकत नाही. मला वाटतं, ठरावीक पद्धतीच्या आहारापेक्षा एखाद्याच्या

मानसिक व आध्यात्मिक दृष्टिकोनाला जास्त महत्त्व असतं. आकडेवारीनुसार शाकाहार घेणाऱ्या लोकांमध्ये कर्करोगाचे प्रमाण कमी असले, तरी मांसाहार घेणाऱ्या अमेरिकन लोकांमधील जे लोक विशिष्ट काळासाठीच शाकाहार घेतात त्यांच्यामध्येही इतर अमेरिकन लोकांपेक्षा आतड्याच्या व गुदाशयाच्या कर्करोगाचे प्रमाण कमी आहे. खरंतर या विशिष्ट काळात शाकाहार घेणारे उटाह मार्मोन्समधील लोक अमेरिकन लोकांपेक्षा गोमांस जास्त प्रमाणात खातात.

मला चार्ली नावाचा एक कर्करोगी आठवतो, ज्याला सलामी व हॉट डॉग्ज मनापासून आवडत होते. त्याला आजार असतानासुद्धा तो त्याच्या बायकोला प्रक्रिया केलेले मांस विकत आणायला लावत असे. ती ते आणत असे व त्याच्यासाठी चांगले नाही म्हणून कचऱ्यात टाकत असे. मग दोघांचेही भांडण होई. जेव्हा चार्लीने मला त्यांच्यापैकी कोणाचे म्हणणे बरोबर आहे असे विचारले तेव्हा मी त्याला म्हणालो, ''मला वाटतं मन प्रसन्न राहणं जास्त महत्त्वाचं.'' उपदेश व 'मरू नको' हा त्याच्या कुटुंबाचा संदेश त्याला मदत करत नव्हते, तर फक्त संघर्ष वाढवत होते. माझं मत असं आहे की, विचारपूर्वक खाणं महत्त्वाचं आहे. पण अन्न हे आनंददायी असावं व अरुची निर्माण करून ताप देणारं नसावं, हेही तितकंच महत्त्वाचं आहे. म्हणूनच मी चार्लीला म्हणालो, ''जर मला यकृतात पसरलेला गंभीर कर्करोग झाला असता आणि एखादं सँडविच खायचं असतं, तर मला कुणी अडवलं नसतं. पण जेव्हा तुला वाटेल की, आयुष्य जगण्याचा आनंद मला हवाय आणि हे अन्न माझ्यासाठी परिपूर्ण नाही, तर तू ते खायचं थांबवशील.''

व्यायाम

आपलं शरीर हालचाल व्हावी अशा रीतीने बनलेलं आहे आणि जर सगळा वेळ आपण झोपण्यात अगर बसण्यात घालवला तर निरोगी राहू शकणार नाही. जे लोक नियमित व्यायाम करतात त्यांना निव्वळ काम नसलेल्या व्यक्तीपेक्षा कमी आजार येतात. दवाखान्यात शस्त्रक्रियेनंतर एखादी व्यक्ती जितक्या लवकर उठते व चालते तितक्या लवकर बरी होते. व्यायाम करण्याने शरीराला प्रत्यक्ष व अप्रत्यक्षपणे फायदा होतो. व्यायामामुळे प्रतिकारशक्तीला प्रेरणा मिळते व तणावयुक्त परिस्थितीशी जुळवून घेण्यासाठी मदत होते. ज्या प्राण्यांना तणावयुक्त वातावरणात ठेवून शारीरिक काम करण्यास परवानगी दिली जात नाही त्यांचं शरीर लवकर कमकुवत बनतं हे प्रयोगांनी सिद्ध झालं आहे. हेच तणावयुक्त वातावरण व्यायाम करण्यास मोकळेपणा देऊन दिलं जातं, तेव्हा ते प्राणी निरोगी राहतात. पूर्वी एकदा १९३०च्या काळात दोन अभ्यासकांनी अशा रीतीने उंदरांमधील कर्करोगाचा दर

१६ ते ८० टक्क्यांमध्ये बदलवला. या अभ्यासात काही उंदरांना तणावयुक्त परिस्थिती, कमी ऊर्जा असलेला आहार व भरपूर व्यायाम दिला होता; तर इतरांना मर्यादित अन्न व शारीरिक कार्य करण्याची मर्यादित संधी दिली. १९६०मध्ये दुसऱ्या काही शास्त्रज्ञांच्या असं निदर्शनास आलं की, व्यायाम केलेल्या स्नायूंचा अंश जेव्हा कर्करोग असणाऱ्या उंदरांमध्ये टोचला, तेव्हा त्यांच्या कर्करोगाच्या गाठीची वाढ मंदावली, तर काही जणांची गाठ पूर्णपणे नाहीशी झाली. व्यायाम न केलेल्या स्नायूचा काहीच परिणाम झाला नाही.

व्यायामामुळे होणारा मानसिक फायदाही तितकाच महत्त्वाचा आहे. व्यायामासारख्या मूलभूत व तुम्हाला बक्षीस देणाऱ्या कृतीसाठी एक ठरावीक व नियमित वेळ बाजूला ठेवली, तर आत्मसन्मानाची जाणीव वाढीस लागेल व स्वतःच्या आयुष्यावर नियंत्रण मिळविण्यास फायदा होईल. शिवाय सर्व प्रकारचे व्यायाम तुम्हाला तुमच्या शरीराच्या गरजा जाणून घेण्यासाठी मदत करतात. ज्या वेळेस इतर सर्व मार्ग बंद झाले आहेत असं दिसतं, तेव्हा व्यायाम, विशेषतः पळणे, चालणे, पोहणे आणि इतर परत परत क्रिया करण्याचे व्यायाम यांमुळे तुम्हाला ध्यान करण्याची एक संधी मिळते, कारण त्या वेळेस आपल्याला आपल्या कृतीवर विचार करायची गरज पडत नाही. जर हा व्यायाम म्हणजे एखाद्याच्या प्रश्नापासून लांब जाण्याची पळवाट नसेल किंवा कुटुंबापासून दूर राहण्यासाठीचा पर्याय नसेल तर तो कोणाच्याही फायद्याचाच ठरेल. निराश मनावर ताबा मिळविण्यासाठी व्यायामाचा वापर होतो आणि म्हणूनच ते शारीरिक वेदनांवरील एक प्रभावी अस्त्रदेखील होय.

व्यायाम कोणत्या प्रकारचा असावा व किती प्रमाणात करावा ही व्यक्तिशः बदलणारी गोष्ट आहे. मी रोज अर्धा ते एक तास किंवा एक दिवसाआड, त्या व्यक्तीला जे सोयीचे असेल त्याप्रमाणे सुचवितो. फक्त आजारी व्यक्तीसाठी सल्ला देताना लक्षात ठेवणे गरजेचे आहे की, निरोगी व्यक्तीपेक्षा त्यांची गती कमी असावी. वेदना किंवा अतिरिक्त थकवा या धोक्याच्या लक्षणांकडे लक्ष दिले पाहिजे. परंतु ही लक्षणे व्यायाम संपूर्णपणे थांबवण्यासाठी नसून शारीरिक ताण हलका करण्याची आहेत. सर्वांत महत्त्वाची गोष्ट म्हणजे व्यायाम हा जर दररोजच्या कामाचाच एक भाग बनला, तर त्याचा हेतू सफल होत नाही. ज्या व्यायामाने मन व शरीर यांच्यातील योग्य संवाद साधला जात नाही तो व्यायाम उलट लोकांचा ताण वाढवतो. प्रत्येक व्यक्तिपरत्वे त्याच्या त्याच्या आवडीनुसार, सोयीनुसार कोणत्या प्रकारचा व्यायाम करायचा याची निवड करायला हवी. जेणेकरून व्यायामामुळे थकवा येईल व थोडासाच घाम येईल. तुम्ही व्यायाम करू शकत नाही तेव्हा तुम्ही स्वतःला व्यायाम करताना मनात आणू शकता. त्यामुळेसुद्धा तुमच्या शरीराला उत्तेजना मिळते. मी या तंत्राचा लांबच्या प्रवासात वापर करतो.

खेळ आणि हसणे

शस्त्रक्रियेच्या अगदी थोडा वेळ आधी एका महाविद्यालयाचे एक प्राध्यापक ऑपरेशन टेबलावर असहाय अवस्थेत पडले होते. एका परिचारिकेने त्यांना आठवून दिलं की, ती त्यांची पूर्वाश्रमीची विद्यार्थिनी आहे. ते हसत म्हणाले, "मला वाटतं मी तुला पास केलं होतं." हास्य, ज्याला सर ऑस्लर 'आयुष्याचं संगीत' म्हणतात, ज्यामुळे सहन न होणारी गोष्ट सहन करण्याची क्षमता येते. एखाद्या कधीतरी हसणाऱ्या मतिमंद व्यक्तीपेक्षा चांगल्या प्रकारचा विनोद करण्याची क्षमता असलेला रुग्ण आजारातून लवकर बरे होऊ शकतो.

अपवादात्मक कर्करोग्यांच्या गटातील अपवादात्मक विनोदबुद्धी असलेली सदस्य, जोसेले, मला आठवते. खूप जाडजूड असूनसुद्धा ती सभेला तंग शर्ट, छोटी पँट, उंच मोजे व एक विचित्र अशी टोपी घालून येत असे. सर्वकाही जणू नाटकातील एक विनोदी पात्र असल्यासारखे वाटे. एके दिवशी तिच्या एक्स-रेच्या रिपोर्टनुसार तिचा कर्करोग कमी होतो आहे असं तिनं सांगितलं.

मी म्हणालो, "मला माहीत आहे का ते!"

सगळे जण काहीतरी अभ्यासपूर्ण व महत्त्वाचं स्पष्टीकरण ऐकण्यासाठी पुढे वाकून बसले. "कारण की ज्या कर्करोगाचा कोणताच सन्मान झाला नाही तो कशाला तिथे राहील?"

लोक जर लहान मुलांसारखे चैतन्य बाळगणारे असतील, तर अशीच विनोदबुद्धी पुढेही दिसेल. म्हणजे निष्पापपणाची जाणीव व खेळ; आणि मला माहीत आहे की जोसेलेच्या विनोदबुद्धीमुळे आरोग्याची प्रगती होण्यास मदत झाली. जोपर्यंत लोक जिवंत आहेत म्हणजे अगदी मृत्यूशय्येवर असतानादेखील आयुष्य अजूनही आनंदी असू शकते आणि आपण त्यांना हसायला मदत करू शकतो.

आपण धक्क्याकक्क्या व्यक्तीला कमी ताण असलेला, हसवणारा 'सहृदयी' का म्हणतो याला शास्त्रीय कारणे आहेत. ते श्वासपटलाची संपूर्ण आरामदायी हालचाल निर्माण करतात ज्यामुळे फुप्फुसाला व्यायाम होतो, रक्तातील ऑक्सिजनचे प्रमाण वाढते आणि हळुवारपणे संपूर्ण रक्ताभिसरण संस्था सुस्थितीत येते. नॉर्मन कॉसिनने त्याला 'आंतरिक पळणे' म्हटले आहे, तर काहींना ते खोलवर केलेल्या मालिशसारखे वाटेल. जेव्हा एखादी गोष्ट किंवा परिस्थिती आपण आनंदी व विनोदी असेल असेल असे गृहीत धरलेले असते, पण तसे न होता त्यामुळे ताण वाढतो तेव्हा नाडीचा दर, त्वचेचे तापमान व रक्तदाब यांद्वारे तो व्यक्त होतो. अशा वेळी हसण्यामुळे हा ताण स्नायूंच्या आकुंचनामुळे मोकळा होतो. छाती, पोट व चेहऱ्याच्या सर्व

स्नायूंना थोडे काम मिळते आणि विनोद जर खरंच हसूनहसून पुरेवाट करणारा असेल, तर हातापायांनासुद्धा फायदा होतो. हास्याने हृदयासहित सर्व स्नायू तणावमुक्त होतात. नाडीचा दर व रक्तदाब तात्पुरता कमी होतो. शरीरक्रियाशास्त्राच्या (physiology) तज्ज्ञांच्या असं लक्षात आलं आहे की, स्नायूंचा शिथिलपणा व चिंता एकत्रित असू शकत नाहीत आणि चांगल्या हास्यानंतर अगदी पंचेचाळीस मिनिटांपर्यंत स्नायू शिथिल राहू शकतात, अशी नोंद झाली आहे.

काही शास्त्रीय अभ्यासांच्या आधारे असे दिसून आले आहे की, हास्यामुळे मेंदूतील कॅटॅकोलामाईन हे रासायनिक द्रव्य तयार होण्याचे प्रमाण वाढते. काही वेळा यामध्ये अशा संयुगांचा समावेश असतो जी 'लढा अगर पळा' या भावनेला उत्तेजित करतात व आजार बरा होण्यास प्रतिबंध करतात. पण अशा काही संयुगांच्या रक्तातील वाढलेल्या प्रमाणामुळे प्रतिकारशक्ती कार्यरत होते व मार लागल्यामुळे आलेली सूज कमी करण्यास मदत होते. तसेच एन्डॉर्फिन हे नैसर्गिक अफूसारखे द्रव्यदेखील तयार होते. हसण्यामुळे या दोन्ही प्रक्रिया घडतात असं दिसून आलं आहे. अशा पद्धतीने विनोदबुद्धी प्रत्यक्षरित्या अफूसारख्या द्रव्यामुळे व अप्रत्यक्षपणे शरीराच्या हसण्याच्या प्रतिसादाने दुसरीकडे लक्ष वेधून आणि शिथिलता आणून वेदना कमी करते. नॉर्मन कॉसिन्स यांना ॲन्कायलोझिंग स्पाँडिलायटिसचा (पाठीच्या कण्याला त्रास असणारा सांधेदुखीचा विकार) त्रास होत असताना त्यांनी कॅन्डिड कॅमेरा व मॅक्स बंधूंच्या चित्रफिती पाहिल्या. त्यामुळे ते झोपण्यापूर्वी दहा मिनिटे दिलखुलास हसत असत व त्यांना दोन तासांची वेदनारहित झोप लागत असे. आता साधारणत: सर्वच दवाखान्यांमध्ये एक तरी दूरचित्रवाणी संच असतोच. तर मला वाटतं, एक दिवस असा येईल जेव्हा 'रोगोपचारासाठी चॅनेल' असेल, ज्यामध्ये भरपूर विनोद, संगीत, ध्यान व दुरुस्तीसाठीच्या कल्पकतेचा समावेश असेल.

विनोदाचे सर्वांत महत्त्वाचं कार्य आहे, आपल्याला आपल्या मनाच्या ठरावीक चौकटीतून हिसके देत बाहेर आणणं आणि पुढील जीवनाच्या दिशेने प्रगत करणं. मानसशास्त्रतज्ज्ञांनी पूर्वीच असं नोंदवलं आहे की, मानसिक आरोग्य तपासण्याचं उत्तम प्रमाण म्हणजे एखाद्या व्यक्तीमध्ये सौम्य पद्धतीने चिडवत हसण्याची क्षमता असणं होय; जुन्या एका लोकप्रिय शाळा शिक्षिकेसारखं. फार वर्षांपूर्वीची माझी एक रुग्ण जिचं आतडं काढून टाकलं व त्याचं दुसरं टोक पोटावरून बाहेर उघडलं होतं (कोलोस्टोमी). तिने आतड्यांच्या दोन तोंडाला नावं दिली, हॅरी आणि लॅरी. ती मला बोलावून सांगे की, हॅरी पुन्हा त्रास देत आहे. तिच्या या हलक्याफुलक्या विनोदाने आम्हाला दोघांनाही परिस्थिती हाताळण्यास मदत झाली.

ज्युली, एक तरुण स्त्री, जी अपवादात्मक कर्करोग्यांच्या गटात मधुमेहामुळे

आलेल्या अंधपणासाठी आली, तिने हास्यामुळे आयुष्य जास्त सुंदर कसं बनवता येऊ शकतं ते दाखवून दिलं. एकदा तिला तिच्या कुटुंब व मित्रांसोबत एका हॉटेलमध्ये जेवणासाठी नेले होते. तिला एका खुर्चीत बसवलं. तिने खुर्ची थोडीशी पुढे सरकवली. ती खोलीची भिंत येईपर्यंत खुर्ची पुढे सरकवत राहिली. सर्व जण प्रतिसाद कसा द्यावा हे न समजल्यामुळे शांत होते. शेवटी ती दुसऱ्या एका टेबलावर आदळली. तिथे लोकांनी तिला विचारले, "तुम्ही आमच्या सोबत येऊ इच्छिता का?" जेव्हा तिच्या काय घडले आहे हे लक्षात आल, तेव्हा ती जोरजोरात हसू लागली आणि संपूर्ण हॉटेल हास्यात सामील झाले.

एके दिवशी ज्युली तिच्या मित्रासोबत चालत होती, जो सतत तिला सांगत होता, "काळजी घे, खाली जा, वर ये." इ. तो तिला सांभाळण्यात इतका गुंतला होता की, स्वत:चा तोल जाऊन पडला. तिने स्वत:ची काठी त्याला दिली व म्हणाली, "सध्या ह्याची माझ्यापेक्षा तुला जास्त गरज आहे." ज्युलीला आता तिची दृष्टी परत मिळाली आहे! खरोखरीच जादू झाल्यासारखी दुरुस्ती आणि आता तिला या आंधळेपणाची बिलकूलच भीती वाटत नाही. तिचे माझ्यासाठी वाक्य होते, "आंधळी झाले म्हणून मी पाहायला शिकले आणि मृत्यूने मला जगायला शिकविले." ती आता आमची सहउपचारिका आहे.

हास्य, व्यायाम आणि खेळ ह्यांचे परस्परांशी फार जवळचे संबंध आहेत. तिन्हींना साधारण सारख्या चैतन्यासहित सामोरे जावे लागते. तिन्ही मन व शरीर यांवर सारखा परिणाम करतात. आमच्या गटाचा असा अनुभव आहे की, विनोद हा आमच्या गटाचा आवश्यक घटक आहे. आम्ही कधीकधी रडू, पण आम्ही हसूसुद्धा. आम्ही त्यांच्यातील बालपण बाहेर आणण्यासाठी त्यांना मदत व्हावी म्हणून काम करतो, कारण आमच्या लक्षात आलं आहे की, कडक स्वभावाचे लोक स्वत:ला खेळू देत नाहीत. हे लोक आजार हाताळण्यासाठी व बरे होण्यासाठी स्वत:च्या आयुष्यात बदल करण्यास तयार नसतात. काही लोक असेही असतात ज्यांनी स्वत:ला खेळण्यासाठीचा वेळ नेमून दिला पाहिजे जेणेकरून खेळणे म्हणजे चुकीचे आहे ही भावना त्यांच्या मनात राहणार नाही.

जेव्हा एखादी व्यक्ती स्वत:च्या भावना छोट्या काळ्या पेटीच्या किंवा गच्च लाल वर्तुळाच्या रूपात चित्रात दाखवते तेव्हा स्वत:चे व्यक्त होणे हे त्या व्यक्तीने मर्यादित केले आहे हे अगदी सहज कळते. सकारात्मक विचारांबाबतसुद्धा हे खरे असते. अनेक लोकांना मोठे झाल्यावर आयुष्यभर अशा बंधनात्मक व नाशकारक संदेशावर मात करण्यासाठी झगडावं लागतं. जसे 'शूर व्हा', 'परिपूर्ण व्हा', 'घाई करा', 'खूप प्रयत्न करा', 'शक्तिमान बना' व 'मला आनंदी ठेवा' इ. परिणामी अनेक लोकांना खेळण्याच्या ठिकाणी खेळाऐवजी 'काम' करावे लागते. कार्ल

सिमॉन्टॉन ही एक अशी व्यक्ती होती. त्याने स्वत:ला खेळासाठीचा एक नियमित तास नेमून दिला होता. स्वत:मधील बालपण बाहेर पडू देण्यासाठी तो हातचलाखीचे प्रयोग शिकला. अशा पद्धतीने त्याने स्वत:ला बंधनमुक्त असे एक व्यक्तिमत्त्व बनवले. आता तो खेळाच्या ठिकाणी प्रयोग करू लागला.

आपण करमणुकीला आयुष्यातलं एक महत्त्वाचं स्थान द्यायला शिकलं पाहिजे. इतर सर्व सकारात्मक बदलांप्रमाणेच हाही पहिल्या टप्प्याचाच आवश्यक भाग आहे – स्वत:वर प्रेम करायला शिकणं. आपल्यापैकी प्रत्येकाने विनोदी पुस्तक किंवा सिनेमासाठी वेळ दिलाच पाहिजे. तुमच्यामधील लहान मुलासारखी जी आवड असेल त्या पद्धतीने तुम्हाला आवडतील असे खेळ खेळावेत, मित्रांना विनोद सांगावेत, रेघोट्या माराव्यात किंवा रंगवण्याच्या वहीत रंगवावे. खेळामुळे आपल्याला फक्त चांगलं वाटतं असं नाही, तर तो कृतिशीलतेचं दालन उघड करतो व नकाराचा सूर दूर ठेवतो. आंतरिक बदलाच्या आवश्यक घटकांबाबत आपण आठव्या प्रकरणात पाहू या. प्रेमाची ठिकाणे निवडा व दुसऱ्यांना आनंदी करा म्हणजे तुमचे आयुष्य बदलेल कारण असे करताना तुम्हाला आनंद व प्रेमाचा शोध लागेल. आंतरिक शांतीच्या दिशेने तुमचे पहिले पाऊल म्हणजे प्रेम मिळवणे नव्हे तर प्रेम देणे होय.

६

सत्याचा साक्षात्कार हा केवळ अचेतन मनाचा
आविष्कार नसून तो अचेतनावर नियंत्रणही करतो.
प्रकट रूपातील सर्व मानवी घटकांवर तो नियंत्रण ठेवतो
आणि त्यांना नवीन आकारही देतो; अवचित येणाऱ्या अनुभूतीचे
वास्तविक रूप म्हणजे साक्षात्कार होय.

– मार्टिन बुबर

मनाची एकाग्रता व आजारदुरुस्ती

सुप्त मनाशी संपर्क करणे व त्या शक्तीचा कामासाठी विनियोग करण्याचे मूळ तंत्र हे अनेक संस्कृतीतील, विशेषत: पूर्वेकडील व यंत्रयुगाच्या आधीच्या, आदिवासी वसाहतीतील लोकशिक्षणाचा आदर्श भाग राहिलेला आहे. पाश्चिमात्य देशांमध्ये तीन Rवर (Reading, Writing, Arithmatic) अवलंबून असणारी जी शिक्षणपद्धती प्रचलित आहे त्या तुलनेत या पौर्वात्य आदिवासी लोकशिक्षणाच्या पद्धतींकडे दुर्लक्ष झाले होते व त्यामुळेच लोकांना फक्त बाह्य घटकांतील बदल करण्यासाठी शिक्षित केले गेले. गेल्या दोन दशकांत, कसे कुणास ठाऊक, पौर्वात्य संस्कृतीच्या अभ्यासाबद्दल लोकांना वाटणाऱ्या आकर्षणासोबत अनेक दिवसांपासून मानसशास्त्रज्ञांना नकळत आवडत असलेल्या विषयाची जोड दिल्यामुळे आरोग्य सुधारणाऱ्या मनाच्या क्षमतेबाबत वैद्यकीय व्यवसाय जागृत झाला.

शारीरिक आजारांसाठी लागू केलेल्या अनेक मानसशास्त्रीय तंत्रापैकी सर्वांत जास्त वापरात आलेले व यशस्वी झालेले तंत्र म्हणजे कल्पकता किंवा कल्पनाचित्रे अभ्यासणे होय. मी हे तंत्र कसे काम करते ते आधी स्पष्ट करीन आणि मग आरोग्याच्या प्रश्नावर केंद्रित करीत काही उदाहरणे सादर करीन. त्यासाठी एक शांत खोली, एक मित्र आणि एक टेपरेकॉर्डर याव्यतिरिक्त कशाचीही गरज नाही. मी मनावरचा ताण हलका करणे, संमोहनाचा वापर करणे, ध्यान व कल्पना रेखाटनांवर स्वतंत्रपणे चर्चा करणे या सर्वांचा वापर करीत असतो. खरंतर ह्या सर्व गोष्टी एकाच प्रक्रियेचा भाग आहेत, हे त्यांचा अभ्यास करताना तुम्हाला कळेलच.

तणावमुक्त होणे

येथे तणावमुक्त होणे याचा दूरचित्रवाणी पाहणे किंवा मित्रासोबत विश्रांती घेणे असा अर्थ मला अभिप्रेत नाही. मी जे सांगतो आहे ते म्हणजे मनाला आकर्षित करणाऱ्या घटकांपासून मन व शरीर अलिप्त करणे व मानसिक कृतीत शांतता आणणे होय. हे करताना सर्व ऐहिक गोष्टी मनाच्या अंतरात्म्याशी संपर्क करण्याची तयारी करतात; जणूकाही 'फळा पुसणे'. इथे आपले उद्दिष्ट सौम्य समाधी अवस्था प्राप्त करण्याचे आहे. काही वेळा याला 'अल्फा स्थिती' म्हणतात. कारण या स्थितीत मेंदूमध्ये प्रामुख्याने अल्फा लहरी निर्माण होतात. अल्फा लहरी म्हणजे ज्या लहरींचे प्रमाण सेकंदाला ८ ते १२ आवर्तने असे असते व सर्वसामान्यपणे या लहरी मनाच्या शांततापूर्ण अशा शिथिलतेच्या अवस्थेत निर्माण होतात. ही अवस्था निर्माण करणे ही संमोहन, यौगिक ध्यान, जैविक प्रतिसाद व मनाचा शोध घेणाऱ्या निरनिराळ्या अवस्थांशी निगडित पहिली पायरी होय.

तणावमुक्त अवस्था निर्माण करण्याच्या अनेक पद्धती असून त्या सर्व जवळपास सारख्याच आहेत. डॉ. हर्बर्ट बेन्सनच्या उत्तम विकल्या गेलेल्या The Relaxation Response या पुस्तकात वैद्यकीय भूमिकेतून या विषयाकडे कसे वळावे यासंबंधी संपूर्ण माहितीसह चर्चा केली आहे व त्यासाठी काही क्रिया सुचविल्या असून त्यांचा शरीरातील संस्थावर कसा परिणाम होतो, हे सांगितले आहे.

एक पद्धत या इतर अनेक पद्धतींपेक्षा थोडी वेगळी आहे. ऑस्ट्रेलियातील मेलबोर्न येथील डॉ. ॲन्सले मेयर्स यांना असा विश्वास वाटतो की, आजाराच्या अगदी सुरुवातीच्या काळातील तोंडी सूचनांमुळेदेखील शास्त्रोक्त पद्धतीने विचार करण्यास प्रोत्साहन मिळते. त्यांनी नि:शब्द पद्धतीने शांत करणाऱ्या काही गोष्टींच्या साहाय्याने कर्करोगाचा आजार जाणीव होण्याइतपत कमी झाल्याची नोंद केली आहे. अशा पद्धतींमध्ये उबदार स्पर्श किंवा उपचार करणाऱ्यांचे आश्वासक आवाज या गोष्टींचा समावेश होतो. त्यांचा असाही विश्वास आहे की, रुग्णाने काही छोट्याछोट्या गैरसोयींवर मात करण्याची तयारी दर्शविली, तरी बरे होण्यासाठी मदत होते. जसे एखाद्या छोट्या स्टुलावर बसावं लागणं किंवा खुर्चीत सरळ बसणं इ. आजार बरं करणारा स्पर्श हा खूप अर्थपूर्ण ठरतो. रुग्णाला जर कुणीतरी नियमितपणे असा स्पर्श देणारा असेल, तर रुग्ण तणावमुक्त राहू शकतो. मनावरचा ताण हलका करणाऱ्या इतर पद्धतींद्वारेदेखील उत्तम परिणाम मिळतात.

सुरुवातीला तणावमुक्त होण्याची प्रक्रिया कठीण वाटत असली, तरी धैर्य सोडू नका. तणावमुक्त होणे व ध्यान करणे, हे विशेषत: अमेरिकनांसाठी अवघड

आहे. आपल्या मनाला जाहिराती, आवाज, हिंसा आणि प्रसारमाध्यमे यांमुळे सतत मिळणाऱ्या विचारांच्या उत्तेजनाने अगदी थोड्या वेळासाठीसुद्धा शांत राहणे अगर अलिप्त राहणे अवघड वाटते. हा महापूर अडविण्यासाठी आपण आपल्याभोवती एक भिंत तयार केली आहे. या प्रक्रियेत आपण भावनाशून्य बनतो आणि शांतता भीतिदायक बनते. तणावमुक्त राहण्याने आपल्याला विचार करायला व पुन्हा एकदा जाणीव निर्माण करण्यासाठी वेळ मिळतो.

ध्यान

एकदा कुणीतरी म्हणालं, 'प्रार्थना म्हणजे बोलणे; ध्यान म्हणजे ऐकणे.' प्रत्यक्षात मात्र कुणाचेतरी विचार दबावाने न स्वीकारता दैनंदिन जीवनाकडून मन दुसरीकडे नेणे व इतर गोष्टी म्हणजेच आपल्या अंतर्मनातील विचार व जाणिवा, सुप्त मनातील कृतिशीलता, जागृत मनाची खरी शांतपूर्ण अवस्था आणि आध्यात्मिक जाणीव इ. ऐकण्यासाठी मनाची क्षमता वाढविण्याची एक पद्धत आहे.

ध्यान म्हणजे ऐकणे म्हटल्यास तो पूर्णत: एक निष्क्रिय आवाज बनतो. पण ध्यान ही कृती होय. जरी शाब्दिक अर्थाने नसली, तरी ध्यान म्हणजे तणावमुक्त होण्याची जाणीवपूर्वक अशी स्थिती ज्याद्वारे मनाला उजाळा देता येणे शक्य आहे. कारण मनाची ही अवस्था आकर्षित करणाऱ्या घटनांकडे दुर्लक्ष करू शकते, तसेच ज्या गोष्टीवर नेहमीपेक्षा जास्त लक्ष देण्याची गरज आहे त्यावर लक्ष केंद्रित करते. उदाहरणार्थ, बरे करणारी प्रतिमा. हे करण्याच्या अनेक पद्धती आहेत. काही शिक्षक तुम्हाला एखाद्या सूचक आवाजावर किंवा शब्द (मंत्र) किंवा एखादी प्रतिमा जसे मेणबत्तीची ज्योत किंवा मंडल यावर लक्ष केंद्रित करायला सांगतात किंवा जे विचार मनात सहज तरळून जातात त्यापासून मनाला दूर ठेवण्याचा प्रयत्न करायला सांगतात. सर्व पद्धतींचा शेवट एकच : मनाच्या खोल व समाधानी रिक्तपणाची अवस्था किंवा समाधी अवस्था जी मनाला नेहमीच्या गोंधळपूर्ण अवस्थेतून मुक्त करते व बळकट बनवते.

मार्गदर्शन आणि सरावाने ध्यान हे इतके सहजपणे होऊ शकते की, जणू तुमची श्वास घेण्याची प्रक्रिया, ज्याद्वारे हे विश्वची माझे घर ही भावना अनुभवता येईल व अद्‌भुत प्रकाशाचा अनुभव होईल. पण सुरुवातीला होणारे बदल हे ठरावीक प्रकारचे, सौम्य आणि सूक्ष्म असतात. जसजसे तुम्ही ध्यान करायला सुरुवात करता, तसतसे तुमच्या लक्षात येईल की, तुमची एकाग्रता सुधारते आहे. हळूहळू तुम्ही स्वत:मध्ये केंद्रित होता. त्यामुळे आता बाह्य तणावाला तीव्रतेने प्रतिक्रिया दिली जात नाही. तुमची व दुसऱ्या कुणाचीतरी मोठ्या हमरस्त्यावर

ताटातूट होते तेव्हा निराशेपोटी अचानक उफाळून येणारा राग आणि पर्यायाने रक्तदाबात होणारी वाढ तुम्ही कमी करू शकता किंवा टाळू शकता. इतर लोकांच्या बावळटपणामुळे होणाऱ्या त्रासापासून मनाच्या शांतपणामुळे तुम्ही मुक्त राहू शकता.

आयुष्यात इतक्या मोठ्या प्रमाणात सुधारणा घडवून आणू शकणारी अशी कोणतीही दुसरी कृती मला माहीत नाही. ज्या महिलांनी स्वत:च्या स्तनांचा आकार वाढविण्यासाठी ध्यान सुरू केले होते अशा एका गटाकडून मला एक पत्र मिळाले. त्या फक्त तसं करण्यात यशस्वी झाल्या असं नाही, तर त्यांचं आयुष्य इतक्या मोठ्या प्रमाणात सुधारलं की, स्तनांचा आकार ही गोष्ट त्यांच्यासाठी दुय्यम बनली. त्यांच्यात निर्माण होत असलेल्या नवचैतन्याने त्यांना जास्त स्वस्थ वाटू लागलं.

अलीकडेच पाश्चिमात्य वैद्यकीय संशोधक डॉ. हर्बर्ट बेन्सन यांनी ध्यानामुळे होणाऱ्या भौतिक फायद्यांची उत्तम रीतीने नोंद केली आहे. ध्यानामुळे रक्तदाब, नाडीचा दर व तणावातील संप्रेरक यामुळे होणारे इतर परिणाम योग्य प्रमाणात राहिले किंवा त्यांचे प्रमाण कमी झाले. तसेच मेंदूच्या लहरींचा अभ्यास केला असता त्यादेखील मेंदू कमी उत्तेजित अवस्थेत असतानाचे बदल दर्शवतात. हे भौतिक बदल तुमच्या भूमिकेत झालेला बदल दर्शवतात. अशा कसोट्यांनी टाइप 'ए' प्रकारचे व्यक्तिमत्त्व, ज्यामध्ये हृदयविकाराचा धोका जास्त असतो व स्पर्धेला महत्त्व दिलं जातं त्या व्यक्तिमत्त्वात बदल घडतो व स्पर्धा करण्याचं प्रमाण कमी होतं. ध्यान करण्याने वेदना जाणवण्याचा स्तरदेखील उंचावतो. त्यामुळे वेदना सहन करण्याची शक्ती वाढते व त्या व्यक्तीला स्वत:चे वय कमी झाल्यासारखे वाटते. नियमितपणे व्यायाम केल्याने ध्यानाचे फायदे गुणित होतात. थोडक्यात, ध्यान करण्याने शरीराची व मनाची झीज कमी होते व लोकांना जास्त चांगले व दीर्घ जीवन जगण्यासाठी मदत होते.

हे परिणाम कदाचित मेंदू, अंत:स्रावी ग्रंथी व प्रतिकारशक्ती यांच्या परस्परसंबंधातून दिसत असावेत, ज्याचे वर्णन तिसऱ्या प्रकरणात केले आहे. पाश्चिमात्य विज्ञानाने आजारावर ध्यान आणि कल्पनाचित्रांच्या परिणामाचा अभ्यास करायला कदाचित अलीकडेच सुरुवात केली असावी. बोस्टनच्या कुंडलिनी अभ्यासमंडळाचे संस्थापक गुरुचरणसिंग खालसा यांनी १९७६मध्ये केलेला पायलट स्टडी हा सर्वांत प्रत्यक्षरित्या केलेला अभ्यास होय. हा अभ्यास त्यांनी अनुभवी लोकांनी चालविलेल्या ला जोला, कॅलिफोर्निया येथील दवाखान्यात केला व त्यांनी दाखवून दिले की, नियमित योग आणि ध्यान करण्याने प्रतिकार करणाऱ्या तीन संप्रेरकांचे रक्तातील प्रमाण १०० टक्क्यांनी वाढले. दुर्दैवाने हा अभ्यास खूपच कमी प्रयुक्तांवर केला गेला ज्यामुळे त्याचे पालन करण्याची परवानगी देण्यात आली नाही.

सॅनफ्रान्सिस्को स्टेट कॉलेजमधील मानसशास्त्रतज्ज्ञ अल्बर्टो वालोल्डो यांनी १९८०मध्ये दाखवून दिले की, नियमित ध्यान व स्वत:ला दुरुस्त करणाऱ्या कल्पनाचित्रांच्या साहाय्याने पांढऱ्या रक्तपेशींचा प्रतिसाद योग्य प्रमाणात मिळाला. शारीरिक तणावाची आदर्श कसोटी म्हणजे बर्फासारख्या गार पाण्यात हात बुडविणे होय. ज्या व्यक्तींना ध्यान कसे करावे याचे प्रशिक्षण दिले होते ते या कसोटीतील वेदनेच्या संवेदना ज्यांनी ध्यान केले नव्हते त्यांच्यापेक्षा जास्त चांगल्या रीतीने सहन करू शकले. त्यांच्यापैकीच दोन तृतीयांश लोकांना त्यांचे मन शिरेवर केंद्रित करायला सांगून रक्त तपासणीनंतर सुई काढल्यावर होणारा रक्तस्राव रोखता आला. हे करणे सोपे आहे. मी तर असं म्हणेन की, तुमच्यापैकी प्रत्येक जण पुढच्या वेळेस रक्त घेताना याचा उपयोग करू शकता. बोस्टनच्या बेथ इस्रायल दवाखान्यात काम करत असलेले डॉ. जोन बोरिसेन्को यांनीसुद्धा दाखवून दिलं की, मन व शरीराची तणावमुक्त अवस्था आणि ध्यान यामुळे मधुमेह असणाऱ्या रुग्णांची इन्सुलिनची गरज कमी झाली.

'ए' प्रकारच्या व्यक्तिमत्त्वाचे लोक सर्वसाधारणपणे नेहमी स्पर्धा करतात. त्यांना नियंत्रणात राहण्याची खूप गरज असते. जे लोक भावना व वर्तणुकीच्या बाबतीत विशिष्ट आदर्श बाळगून असतात ते अशा 'ए' प्रकारच्या लोकांना प्रतिबंध करतात आणि ते स्वत:चे सामर्थ्य सिद्ध करू शकत नाहीत तेव्हा आजारी पडतात. ते सहसा बाह्य गोष्टींनी स्वत:च्या गर्वाला खतपाणी घालण्याचा प्रयत्न करतात, पण त्याच वेळेस ते स्वत:च्या मूलभूत शारीरिक गरजा कमी करण्याचा प्रयत्न करत राहतात. कारण ते सर्वसामान्यपणे गर्वहीन प्रेमाला व आंतरिक शांतीला कमी दर्जाचे लेखतात. खरंतर या भावना आपण निरोगी असल्याची जाणीव करून देतात.

'बी' प्रकारचे व्यक्तिमत्त्व असलेल्या लोकांना सामर्थ्यापेक्षा सहकार्याची जास्त गरज असते. या प्रकारच्या व्यक्तिमत्त्वांना फारसा विरोध होत नाही व पर्यायाने ते आजाराला योग्य प्रतिरोध करतात. ज्या लोकांचे प्राथमिक उद्दिष्ट काहीतरी मिळविण्याचे नसून देण्याचे असते, ते लोक विकासाच्या ह्या अवस्थेपर्यंत पोहोचू शकतात. उदाहरणार्थ, जे पालक स्वत:च्या गरजांना प्राथमिक महत्त्व न देता त्यांच्या मुलांच्या गरजांना प्राधान्य देण्याच्या दिशेने स्वत:ला बदलवतात. विरुद्ध बाजूला नि:स्वार्थीपणा - जो त्यांच्या स्तुतीशी अगर बक्षिसाशी निगडित नसून बिनशर्त प्रेमावर आधारित असतो, ज्यामुळे त्यांचा आत्मसन्मान बळकट होतो व ते स्वत:ची योग्य रीतीने काळजी घेऊ शकतात. प्रेमाने राहण्याने प्रेम देणारा व घेणारा या दोघांनाही फायदा होतो.

आजपर्यंतच्या अभ्यासातून असं निदर्शनास आलं आहे की, जो शक्तीच्या

बळावर चालतो तो सतत उत्तेजित स्थितीत राहतो. त्यामुळे चेतासंस्थेतील एक भाग (सिम्पॅथेटिक सिस्टिम) कार्यरत होते व पॅरासिम्पॅथेटिक सिस्टिम कार्यहीन बनते. त्यामुळे 'लढा अगर पळा' हा तणाव निर्माण करणाऱ्या ॲड्रिनॅलिनचा प्रतिसाद नेहमी बटन दाबल्यासारखा चालू ठेवला जातो. त्यामुळे पर्यायाने शरीराची इतर तणावांना उदा. आजारपणाला प्रतिसाद देण्याची क्षमता कमी होते. हॉर्वर्ड येथील मानसशास्त्राचे प्राध्यापक डेव्हिड सी. मॅकलिंड यांच्या अलीकडेच असं लक्षात आलं की, ज्या लोकांचे स्वत:च्या इच्छाशक्तीद्वारे मनपरिवर्तन झालेले असते, त्यांच्यापेक्षा जे लोक दुसऱ्यांच्या मताने बदललेले असतात, त्यांच्या लाळेत 'इम्युनोग्लोबिन ए'चे प्रमाण कमी असते. या बाबत मॅकलिंड यांनी लिहिले आहे, यावरून असं लक्षात येतं की महत्त्वाकांक्षेमुळे निर्माण होणारा ताण आणि आजार टाळायचे असतील, तर ती महत्त्वाकांक्षा इतरांना मदत करण्यासाठी वापरावी. सामंजस्य, प्रेम, अलिप्तपणा यांमुळे शरीरातील सिम्पॅथेटिक सिस्टिम (जी उत्तेजक असते) कमी प्रमाणात कार्यरत राहील आणि पर्यायाने त्याचे आरोग्यावर होणारे दुष्परिणामही मर्यादित राहतील. अशा पद्धतीने स्वत:ला विकसित करण्यासाठी आवश्यक असलेला दूरदर्शीपणा व शांती मिळवण्यासाठी ध्यान करण्यासारखे चांगले दुसरे कोणतेही साधन नाही.

कल्पनाचित्रे आणि संमोहन

मानववंशशास्त्राचे अभ्यासक क्लाईड लेविस्ट्रॉस यांनी अशी नोंद केली की, जगभरातील बहुतांश पारंपरिक औषधशास्त्रे ही 'आजारी असलेल्या अवयवाला अगर व्यक्तीला मानसशास्त्रीय पद्धतीने उपचार करण्यावर' आधारित आहेत. त्या शास्त्रांद्वारे रुग्ण जेव्हा समाधी अवस्थेत असे, तेव्हा एखादी अतिशय प्रभावी तेज:पुंज प्रतिमा मनात आणून त्याच्या मदतीने उपचार केला जात असे. कार्ल आणि स्टेफनी सिमॉन्टॉन यांनी सिल्वा माईंड कंट्रोल यांच्याकडून शिकून तशाच तंत्राचे पालन केले. प्रत्यक्ष परिणामापेक्षा एखाद्या प्रतिमेद्वारे होणारा संवाद एखाद्या अवयवाला अगर कार्याला जास्त परिणामकारकरित्या पुनश्च उत्तेजित करू शकतो, हे त्याच्या लक्षात आले. उदाहरणार्थ, एका स्त्रीने एक मुलगी अंगणात तालबद्ध झोका खेळताना कल्पना करून स्वत:च्या हृदयाच्या ठोक्यातील अनियमितपणावर नियंत्रण केलं.

मेनीन्जर क्लिनिकचे एलमर व एलिस ग्रीन यांनी एखाद्या घटनेला मिळणाऱ्या सर्वसामान्य प्रतिसादापेक्षाही भिन्न असा स्वत:चा अनुभव वर्णन केला. एका व्यक्तीला कर्करोगामुळे त्याच्या ओटीपोटात दुखत होते. वेदना कमी करण्यासाठी

मदत करायला जेव्हा त्यांना बोलावलं तेव्हा त्यांनी त्या व्यक्तीला संमोहित केलं. त्या रुग्णाला सांगण्यात आलं की, 'तिथे जी गाठ आहे त्याला रक्तपुरवठा नियंत्रित करणारी एक झडप आहे, ती बंद कर.' त्यानं तसं केलं. त्याला सुट्टी दिली तेव्हा ती गाठ मूळ आकाराच्या एक चतुर्थांश आकारापर्यंत जिरली होती. त्याचं दुखणं पळालं आणि त्याचा मृत्यू टळला. तो घरी गेला. कालांतराने तो जेव्हा शस्त्रक्रियेच्या गुंतागुंतीमुळे वारला तेव्हा डॉक्टरांच्या असं लक्षात आलं की, त्याचा कर्करोग जो सगळीकडे पसरला होता व त्याची गाठ जी द्राक्षाच्या घडाइतकी मोठी होती ती गोल्फच्या चेंडूएवढी सीमित झाली होती.

जॉर्ज वॉशिंग्टन मेडिकल सेंटर, वॉशिंग्टन येथील डॉ. निकोलस हाल यांनी १९८४ मध्ये झालेल्या एका अभ्यासाच्या अहवालात असं निदर्शनास आणून दिलं की, कल्पनाचित्रांच्या साहाय्याने रक्तप्रवाहातील पांढऱ्या रक्तपेशी आणि थायमोसिन अल्फा वन या संप्रेरकाची पातळी वाढवता येते. थायमोसिन अल्फा वन हे संप्रेरक खास करून हेल्पर टी पेशींसाठी महत्त्वाचे असते. थायमोसिन अल्फा वन हे संप्रेरक रुग्णांमध्ये आजार दुरुस्त झाल्याची भावना जागृत करते. यावरून असं लक्षात येतं की, प्रतिकारसंस्था ही एखाद्याच्या मनाच्या अवस्थेवर परिणाम करते, त्याचप्रमाणे मनाची अवस्थासुद्धा प्रतिकारसंस्थेवर परिणाम करू शकते.

सिमॉन्टॉन यांनी १९७१मध्ये कर्करोग्यांवर कल्पनाचित्रांचा उपयोग पहिल्यांदा केला तेव्हा ते यशस्वी ठरले. त्यांचा सुरुवातीचा रुग्ण हा अपवादात्मक काल्पनिक आणि शिस्तबद्ध होता आणि त्याचे परिणामही अपेक्षेपेक्षा खूपच चांगले होते. घशाचा कर्करोग असलेल्या एका रुग्णाला त्याच्या विशेषज्ञांनी जरी दोन महिने किरणोत्साराचा उपचार दिला होता, तरी त्याचा फारसा फायदा होईल असं त्यांना वाटत नव्हतं. त्याने उपचाराबद्दल व पांढऱ्या पेशींबद्दल सकारात्मक कल्पनाचित्र उभं केलं. त्याला काहीही साईड इफेक्ट्स झाले नाहीत व त्याचा आजार आश्चर्यकारकरित्या नाहीसा झाला. नंतरच्या चार महिन्यांच्या काळात तो कल्पनाचित्रांच्या साहाय्याने सांधेदुखी व नंपुसकत्व बरं करत होता. नंतरच्या रुग्णामध्ये जरी फारसे चांगले परिणाम दिसले नसले, तरी त्यामुळे रुग्णांचे आयुष्य वाचू शकते या माहितीमुळे व अशा चमत्कारिक परिणामांमुळे सिमॉन्टॉनने त्यांची ही पद्धत निर्माण केली. नेहमीच पहिल्यांदा उपचार घेणारा चांगला प्रतिसाद देतो, कारण त्याच्यामध्ये प्लासेबो इफेक्ट्सचे प्रमाण जास्त असते. अभ्यासकांमध्ये असलेली आवड, इच्छा व आशा यामुळेही आपोआपच तसं घडतं.

कल्पनाचित्रे ही ज्याला साधारणतः शरीराचा 'कमकुवतपणा' म्हणता येईल त्याचा फायदा घेतात : कल्पनाचित्रे ही काही प्रत्यक्ष शारीरिक अनुभव आणि तेजस्वी मानसिक अनुभव यात फरक करू शकत नाहीत. सॅनफ्रान्सिस्को येथील

युनिव्हर्सिटी ऑफ कॅलिफोर्निया मेडिकल सेंटर येथे मानसशास्त्रतज्ज्ञ चार्ल्स गारफिल्ड यांनी कर्करोगातून वाचलेल्या रुग्णांचा अभ्यास केला. या अभ्यासातून असा निष्कर्ष निघाला की, त्या रुग्णांपैकी बहुतांश रुग्णांमध्ये मनाची एखाद्या मैदानी खेळाडूसारखी, सर्वसामान्यांपेक्षा चांगली कामगिरी करण्यासाठी जी क्षमता लागते तशी अवस्था प्राप्त करण्याची क्षमता होती, ज्याद्वारे ते चांगले काम करू शकतील. गारफिल्ड यांना कर्करोगातून जे रुग्ण वाचले, त्यांनी वापरलेल्या पद्धती आणि गेल्या दशकात सोव्हिएत व पूर्व युरोपियन खेळाडू ज्यांनी ऑलिंपिक खेळामध्ये यश संपादन केले त्यांच्या पद्धतींमध्ये विलक्षण साम्य आढळून आले. हे तंत्रज्ञान मुख्यत्वे बल्गेरियात तयार झाले. अलीकडेच शिला ऑस्ट्रँडर आणि लिन श्रोडर यांनी त्या पद्धतींचे त्यांच्या Superlearning या पुस्तकात तपशीलवार वर्णन केले आहे.

पूर्व युरोपियन प्रशिक्षकांचे विद्यार्थी आणि खेळाडू नेहमी खाली आरामशीर पडून मनाला शांतता देणारे संगीत ऐकतात. विशेषत: बार्क वाद्यसंगीताच्या लार्गो हालचाली, त्याच्या बासवरील तालबद्ध पण ठेका द्यायला लावणारे, साधारणत: प्रति मिनिटाला ६० ठोके असणारे संगीत ते ऐकतात. थोड्याच वेळात ऐकणाऱ्याचे ठोके संगीताच्या ठोक्यांबरोबर जुळू लागतात व त्यांना शांत वाटते. नंतर ते खेळाडू विजय मिळाल्याचे चित्र संपूर्ण बारकाव्यांसहित मनात रंगवतात. ते असे तोपर्यंत करत राहतात जोपर्यंत त्यांची कल्पना प्रत्यक्षात अवतरत नाही. सोव्हिएत संशोधकांच्या असे निदर्शनास आले आहे की, जे मैदानी खेळाडू स्वत:च्या शरीराला मजबूत करण्यावर भर देतात, त्यांच्यापेक्षा जे स्वत:च्या वेळेतील तीन चतुर्थांश भाग मनाला मजबूत करण्याच्या अभ्यासावर खर्ची घालतात, ते जास्त चांगल्या रीतीने यश संपादित करतात.

रशियनांनी जरी बार्को लागोजच्या संगीताला प्राधान्य दिले असले, तरी इतरही अनेक प्रकारचे संगीत अशा रितीचे चांगले काम करते. जसे अनेक प्रकारचे शास्त्रीय संगीत, सुगम संगीत किंवा कोणत्याही काळातील अगर संस्कृतीतील आध्यात्मिक संगीत. निसर्गातील आवाजांचे केलेले रेकॉर्डिंग, जसे समुद्राच्या लाटांचा आवाज किंवा जंगलातील पक्ष्यांचे गाणे किंवा झऱ्यांचा मंजूळ नाद हेसुद्धा प्रभावी ठरतात. महत्त्वाचं हे आहे की, तो आवाज उत्तेजित करणारा नसावा, तर शांतता देणारा व ऐकणाऱ्याला आनंद देणारा असावा. संगीताचा वापर ध्यान करताना तर आम्ही करतोच, पण प्रत्येक वर्गाची सुरुवातदेखील एखाद्या शांतता निर्माण करणाऱ्या संगीताने करतो. असे करण्याने आपल्याला जे साध्य करायचे आहे त्या 'प्रेमळपणे सामोरे जाण्याच्या' अवस्थेला प्राप्त करणे सोपे जाते. संगीतामुळे आपण नको असलेल्या सत्याला सामोरे जाण्यासाठी एकमेकांना मदत करतो, तसेच मनावरचा ताणदेखील हलका करण्यास मदत होते. असे करत असताना आपण खरोखरीच

एकमेकांची काळजी घेतो आहोत ही मानसिकता संगीतामुळे आपोआप तयार होते.

कल्पनाचित्रांसाठी जरी संगीताची तुम्हाला मदत होऊ शकत असली, तरी तुम्हाला त्याची गरज नाही. जसजशी तुमची एकाग्रता वाढेल तसतसे तुम्ही ध्यान कुठेही कल्पित करू शकाल, अगदी हमरस्त्यावरसुद्धा. पर्यावरणातील आवाज व कल्पनाचित्रे किंवा संमोहित अवस्था यांचे एकत्रित विणकाम केल्यास अत्यंत खोल अशी समाधीची अवस्था प्राप्त होण्यास मदत होईल. कल्पनाचित्रांसाठी आवश्यक असलेली एकमेव गोष्ट म्हणजे तुमची कल्पना करण्याची क्षमता. जर तुम्हाला काही अडचण असली, तर एखाद्या शिक्षित उपचारकाकडून विशेष मदत घ्या. सर्वांकडेच ही दृष्टी नसते.

ग्लेनला मेंदूत गाठ आली होती. तो लहान मुलगा होता. ग्लेनसोबतच्या अनुभवामुळे काल्पनिकतेतील तेजस्वी शक्ती मला स्पष्टपणे जाणवली. डॉक्टरांनी पुढच्या तपासण्या आणि उपचारांचा काहीच उपयोग होऊ शकणार नाही असं सांगून त्याच्या नकारात्मक भवितव्यासह त्याला घरी पाठविलं होतं. त्याच्या पालकांनी त्याला मायो क्लिनिक सेंटर येथे आणले. तिथे दर आठवड्याला एक जण त्याच्याशी संवाद करीत असे. सिमॉन्टॉनच्या कल्पनाचित्रांच्या तंत्राचीसुद्धा चर्चा तिथे करण्यात आली. सुरुवातीला ग्लेन काहीच न ऐकून घेण्याच्या मन:स्थितीत होता, पण शेवटी त्याला अवकाशयानाची कल्पना आवडली. त्याने व्हिडिओ गेममधील यान त्याच्या डोक्याभोवती घिरट्या घालीत गाठीला गोळ्या मारीत आहे हे चित्र कल्पित केले. त्याने कर्करोग 'मोठा, मुका आणि भुरा' आहे असे कल्पनाचित्र मनात निर्माण केले आणि त्यावर नियमित बॉम्बवर्षाव केला.

काही महिन्यांनंतर तो त्याच्या वडिलांना म्हणाला, "मी अवकाशयानातून मेंदूत आत्ता एक चक्कर मारून आलो आणि तुम्हाला सांगू मला कर्करोग कुठेच दिसला नाही."

ग्लेनचे वडील "अरे वा! उत्तम!" असे काहीसे बोलले; परंतु ग्लेनने दुसऱ्या सी.टी. स्कॅनचा आग्रह धरला. डॉक्टरांनी ही गाठ दुरुस्त होणारी नाहीच, मग पैसे कशाला वाया घालवता असे सांगून स्कॅन करू दिला नाही. ग्लेनला आता चांगले वाटत असल्यामुळे तो परत शाळेत जाऊ लागला. शाळेत एक दिवस तो पडला आणि लगेच डॉक्टर म्हणाले, "बघा! मी म्हणालो होतो. हे त्या मेंदूतील गाठीमुळेच घडले." त्यासाठी त्याचा स्कॅन केला आणि त्याचा कर्करोग नाहीसा झालेला होता.

जर प्रत्येकाला आपण फक्त 'ते अवकाशयान बाहेर काढा' असे सांगू शकलो, तर प्रश्न एकदम सोपा होईल. पण दुर्दैवाने हे तंत्र नेहमी काम करत नाही. आम्हाला ती प्रक्रिया व्यक्तीमध्ये कशी रुजवावी व मनाचा आंतरिक पातळीवर बदल कसा

करावा याची अजून पुरेशी माहिती झालेली नाही.

अनेक वर्षांच्या कल्पनाचित्रांच्या तंत्रांचा जो काही वापर झाला आहे, त्या अनुभवावरून अशी प्रतिमा ही प्रत्येक व्यक्तीने स्वत: निवडायला हवी हे आता निष्पन्न झाले आहे. प्रतिमा ही फक्त डोळ्यांना दिसणारी नसावी, तर मनश्चक्षूला दिसणे गरजेचे आहे. प्रतिमेला पाहून अगर कल्पून रुग्णाला संपूर्णपणे समाधानी वाटावे अशी ती प्रतिमा असावी. सिमॉन्टॉनच्या पुस्तकात आजार नीट होण्यातील आध्यात्मिक बाजूचा अभाव आहे असं मला वाटतं. त्यांच्या सुरुवातीच्या गटातील रुग्ण भांडखोर असल्यामुळे प्रत्येक जण हल्ला करुन कर्करोगाला ठार मारण्यात समाधानी राहतील, असे त्यांनी गृहीत धरले; परंतु बऱ्याच लोकांना कशालाही, अगदी आजार निर्माण करणाऱ्या जीवाणूलासुद्धा ठार मारण्याच्या चित्राने खूप त्रास होतो. अशा लोकांना युद्धाची कल्पना प्रचलित औषध म्हणून विलक्षण निराश करणारी ठरते, जरी वरकरणी ते त्या बाबत फारसे जागरूक दिसत नसले तरी. वैद्यकीय परिभाषेत जसे खून, अपमान, स्फोट, विष आणि ठार मारणे असे शब्द रुग्णाकडून नकळत नाकारले जातात. उदा. अपवादात्मक कर्करोग्यांच्या गटातील एक तरुण रुग्ण इयान याने त्याच्या कर्करोगतज्ज्ञांना त्यांच्या उपचार-पद्धतीमुळे त्याच्या पांढऱ्या रक्तपेशी कर्करोगाला ठार करतील असे म्हणताना ऐकले. इयान उभा राहिला आणि बाहेर पडला. बाहेर पडताना तो म्हणाला, ''मी मित्र संघाचा सदस्य आहे. मी सदसद्‌विवेकबुद्धीने युद्धाला विरोध करणारा आहे आणि मला कुणालाही ठार मारायचे नाही.''

इयानने वैयक्तिक आणि सांघिक मानसोपचार देणाऱ्या वर्गात प्रवेश घेतला. सदसद्‌विवेकबुद्धीची स्पष्टता यावी यासाठी त्याने प्रयत्न केला. त्याने दररोज वीस ग्रॅम 'क' जीवनसत्त्व घेतलं, ध्यान केलं, साधारणत: त्याच्यासाठी त्याला जे जे योग्य वाटलं ते ते निवडलं. त्याने प्रतिकारसंस्थेतील पेशी त्याच्या कर्करोगजन्य पेशींना ठार मारण्याऐवजी हळुवारपणे ओढत शरीराच्या बाहेर काढत आहेत अशी कल्पना केली. त्याचा आजार हळूहळू परंतु चार वर्षांत सुधारला. नंतर एका हिवाळ्यात तो बर्फावर पडला आणि त्याच्या डोक्याला मार लागला. तेव्हा त्याला मेंदूला खरचटल्यासारखी जखम झाली. डॉक्टरांनी त्याला महिनाभर आराम करायला सांगितलं. तो महिना त्याने पूर्णपणे ध्यान करण्यासाठी वापरला. तसेच त्याने कल्पनाचित्रांचाही वापर केला. त्यानंतरच्या त्याच्या नियमित तपासणीत आत्तापर्यंतच्या सर्व तपासण्यांपैकी सर्वांत चांगला रिपोर्ट आला, असे त्याच्या डॉक्टरांनी सांगितले. त्याची पत्नी गमतीने म्हणाली, ''आपण दर महिन्याला जर एकदाच त्याच्या डोक्याला मारू शकलो, तर कदाचित तो पूर्ण बरा होईल.''

फक्त कर्करोगाबद्दल विचार करायचा म्हटलं, तर इयानची दृष्टी ही युद्धाच्या

कल्पनेपेक्षा जास्त वास्तविक आहे कारण कर्करोगाच्या (घातकी) पेशी या आपल्या स्वत:च्या शरीराच्या पेशीच आहेत, फक्त त्या चुकीच्या मार्गाने जाणाऱ्या पेशी असतात. एका अर्थाने मग प्रत्यक्ष हल्ला हा स्वत:वर केलेला हल्लाच ठरतो. तरीदेखील काही लोकांना ठार करण्याची प्रक्रिया प्रेमापोटी कुटुंब व मुले यांचा बचाव करण्यासाठी सोयीची वाटते. मानसशास्त्रीय अभ्यास सांगतो की, फक्त पंधरा टक्के सैनिकांना शत्रूला ठार मारण्यात धन्यता वाटते. अर्थात स्वत:च्या साथीदाराबद्दल किंवा देशाबद्दल त्यांना जोपर्यंत प्रेम वाटत नाही किंवा तसे करण्याने आपण आपल्या देशाचे संरक्षण करतो आहोत असा विचार येत नाही तोपर्यंतच.

कर्करोग्यांना स्वत:च्या बचावासाठी आयुष्यभर सतत स्वत:वर पुरेसे प्रेम करण्याच्या भूमिकेत पाहणे अवघड जाते. म्हणून काही रुग्ण त्यांच्या पांढऱ्या रक्तपेशींना शार्क किंवा पांढऱ्या अस्वलाच्या रूपात पाहून चांगली प्रगती करतात, तर काही रुग्ण तसे करू शकत नाहीत. अपवादात्मक कर्करोग्यांनी केलेल्या काही यशस्वी कल्पनांपैकी एक कल्पना म्हणजे गाठ म्हणजे अन्न, जे पोकेमॉनसारखे वेषांतर करून किंवा एखाद्या तशाच परोपकारी ग्राहकाप्रमाणे पांढऱ्या पेशींकडून खाल्ले जाते.

प्राचीन काळातील आजार बरे करणाऱ्या व्यक्ती जसे शक्तिमान प्राण्यांचा वापर करण्यास लोकांना सांगत, तसेच मी रुग्णांना प्राण्यांच्या चिन्हांचा वापर करण्याचे सुचवितो. एका मुलाने त्याच्या कर्करोगाकडे मांजराचे अन्न म्हणून पाहिले आणि प्रतिकार करणाऱ्या पेशींना पांढरे मिशीदार मांजर (पुसीकॅट) म्हणून पाहिले, तर दुसऱ्या एका रुग्णाने पक्षी व पक्ष्यांचे दाणे अशी त्याची कल्पना केली. एक स्त्री जिला ओट सेल कॅन्सर (कर्करोगाचा एक प्रकार ज्यात पेशी ओट्स नावाच्या धान्यासारख्या दिसतात) होता, तिने कर्करोगाकडे गाढवाच्या रूपात पाहिले. ते गाढव तिचे ओट खात होते. कर्करोग अन्नाच्या भूमिकेत पाहण्याचा अर्थ आहे, 'गाठ माझे पोषण करेल आणि मला बरे होण्यासाठी मदत करेल.' पांढऱ्या रक्तपेशींचे अशा पद्धतीचे चित्र हे तिच्या खऱ्या स्वभावासारखे सत्य असेल आणि स्वत:च्या वाढीसाठी मानसिक अन्न म्हणून आजाराचा विचार करण्यासाठी एक भूमिका तयार होईल. दुसरी सोयीस्कर प्रतिमा म्हणजे आजार हा एक कामचुकार माणूस किंवा चुकीचे वागणारे मूल किंवा चुकीचे वागणारा शरीराचा भाग. उपचाराच्या आणि शिस्तीच्या मदतीने चुकीच्या भागाला किंवा आजाराला निरोगीपणाच्या व परिपक्व कार्याच्या दिशेने परत आणता येते.

७

तुम्ही एखादी गोष्ट एखाद्याला शिकवू शकत नाही, तर त्याला फक्त त्याच्या अंतर्मनात ती गोष्ट शोधण्यासाठी मदत करू शकता.

- गॅलिलिओ

आजारातील आणि आजार-दुरुस्तीसाठी प्रतिमा

मी सिमॉन्टॉन यांनी तयार केलेल्या पद्धतीप्रमाणे कल्पनेतील प्रतिमा व कर्करोगावर काम करण्यास सुरुवात केली. त्यांच्या जेनी अॅटरबर्ग आणि फ्रँक लेविस या सहकाऱ्यांनी Imagery of Cancer (ज्याला नंतर Imagery of diseases असे नाव दिले गेले) यात या पद्धतींचे रेखाटन केले आहे. हे तंत्र वापरत असताना रुग्णांनी तयार केलेल्या कोणत्या प्रतिमा चांगला परिणाम साधू शकतात व कोणत्या नाही यांतील फरक मलासुद्धा कळू लागला आहे. ह्या फरकामुळे अशा चित्रांच्या साहाय्याने कर्करोगाचे जसेजसे जास्त रुग्ण पाहत गेलो तशीतशी पांढऱ्या रक्तपेशींतील हल्ल्याची तीव्रता किती आहे आणि उपचार-पद्धतीकडे रुग्णाचा पाहण्याचा नेमका दृष्टिकोन कसा आहे हे मला ओळखता येऊ लागले.

प्रत्यक्षात मी एका वर्षापर्यंत रुग्णांना दुरुस्त करण्यासाठी ह्या पद्धतीचा अतिशय यांत्रिक पद्धतीने वापर केला. जेव्हा एलिझाबेथ कुबलर रॉस यांनी १९७९च्या दरम्यान 'जीवन-मृत्यू संक्रमण कार्यशाळा' आयोजित केली होती, त्यात मी सहभाग घेतला. या कार्यशाळेचा भाग म्हणून मी जे चित्र काढले, त्यामुळे एखाद्या व्यक्तीच्या भावनिक जीवनाचे आणि त्याच्या सुप्त मनाचे परस्परांशी एक जबरदस्त शक्तिशाली नाते संबंध असतात, या जाणिवेच्या मुळाशी पोचण्यासाठी मदत झाली.

अनेक दशकांपूर्वी सुप्त मनाचा शोध घेण्यासाठी चित्र वापरण्याचे हे तंत्र कार्ल युंगचे विद्यार्थी सुसान बक, ग्रेम फर्थ व इतर काही जणांनी तयार केले. मी ते डॉ. कुबलर-रॉस यांच्याकडून शिकलो. तेव्हापासून मी ते माझ्या व्यवसायात वापरत आहे. माझ्या असे लक्षात आले आहे की, त्यात रंगाचा सूचक वापर केला जातो व त्याद्वारे भूत, वर्तमान आणि भविष्य यांत एक साखळी तयार होताना दिसते. अर्थात माझ्या असंही लक्षात आलं आहे की, चिन्हांचे आजाराशी अशा

पद्धतीचे असलेले संबंध हे स्वप्नांसारखेच गुंतागुंतीचे आणि माहिती पुरविणारे असतात.

फार पूर्वी, १९३३मध्ये युंग यांनी रुग्णाबद्दल त्यांना कोणतीही माहिती दिलेली नसताना स्वप्नाचे योग्य स्पष्टीकरण केले. ते स्वप्न असे होते :

> 'माझ्यामागून सतत कुणीतरी मला कोणत्यातरी यंत्राला तेलपाणी घालण्यास सांगत होते. दूध हे उत्तम वंगण म्हणूनही मला सुचविले गेले. मला तो गळणारा चिकट स्राव (lime) अधिक चांगला असे वरकरणी वाटत होते. नंतर एका तळ्यातलं पाणी काढून टाकण्यात आलं व दोन स्रावांच्या मध्ये दोन प्राणी दिसले. एक हत्तीसारखा (Mastodon) पण छोटा प्राणी होता. दुसरा प्राणी कोणता होता ते मी विसरलो.

युंगने अगदी योग्य निदान केले की, मेंदूतील द्रव्याचा प्रवाह कदाचित एखाद्या गाठीमुळे अडला आहे. त्यांचे हे स्पष्टीकरण ज्या माहितीवर आधारित होते ती माहिती अशी की, 'एक प्रकारचा स्राव' यासाठी लॅटिन शब्द म्हणजेच slime आणि हत्तीसारखा अजस्त्र प्राणी म्हणजेच Mastodon हा शब्द दोन ग्रीक शब्दांपासून आला आहे; ते म्हणजे 'स्तन' आणि 'दात'. त्यावरून त्यांनी अनुमान काढले की, हत्तीसारखा प्राणी ही प्रतिमा सस्तन प्राण्याचा संदर्भ देते. स्तनासारखी एक गाठ मेंदूतील तिसऱ्या पोकळीच्या (Third Ventricle) तळाशी स्थित असून मेंदूतील द्रव ज्याला 'तळे' म्हटले आहे ते मेंदूच्या बुडाजवळ आहे.

UCLAचे संशोधक मानसतज्ज्ञ रसेल लोखार्ट यांनी 'कर्करोग - कल्पनेतील आणि स्वप्नातील' या लेखात युंगने दिलेलं स्पष्टीकरण फार खबरदारीने लगेच सादर केलं. कर्करोगाचे योग्य निदान ते कसे काय करू शकले, असे विचारले असता युंगनी स्वतःच उत्तर दिले :

> त्या स्वप्नातून हाच शारीरिक आजार असेल असा अर्थ का काढला, याची जेव्हा कारणमीमांसा सुरू होईल तेव्हा तुम्ही मला खूपच प्रतिगामी म्हणून आरोपी ठरवाल. जेव्हा मी मूळ रचनेबाबत बोलतो तेव्हा ज्यांना या गोष्टींची माहिती असेल, त्यांना ते समजेल, पण जर तुम्हाला त्याबद्दल माहीत नसेल तर तुम्ही म्हणाल, "हा माणूस ठार वेडा आहे. कारण तो हत्तींसारख्या मोठ्या प्राण्यांविषयी बोलतो आहे आणि साप आणि घोडा यांपासून असलेल्या त्यांच्या वेगळेपणाबद्दल सांगतो आहे." आधी मला आमच्या सूचक चिन्हांच्या एका सत्राच्या अभ्यासक्रमाबाबत माहिती द्यावी लागेल म्हणजे मग मी जे सांगतो आहे ते तुम्हाला पटेल.

लोखार्डने निष्कर्ष काढला, ''शारीरिक अवयव आणि क्रियांमध्ये आध्यात्मिक प्रतिमा तयार करण्यासाठी प्रेरणा देण्याची क्षमता त्यांच्यामध्ये असते, ज्यांच्या शारीरिक आजाराचा व अवयवाचा अर्थपूर्ण संबंध असतो.'' असे कदाचित शरीरातील आजारी भागातून विद्युत् आणि/किंवा रासायनिक संदेश निघून मेंदूपर्यंत पोहोचवण्याच्या प्रक्रियेतून घडत असावे व हे संदेश मनाद्वारे प्रतिमांच्या भूमिकेतून व्यक्त होत असावेत. जसे सरड्याच्या पायाचे चेतातंतू कापले असतील, तर सरड्याला नवीन पाय येऊ शकत नाही. त्याचप्रमाणे आपली चेतासंस्थाच खराब झाली किंवा आपले मन शरीराच्या पेशी वा आत्म्याशी जाणीवपूर्वक संवाद साधू शकत नसेल, तर ते संदेश आपल्यापर्यंत पोहोचू शकणार नाहीत.

स्वप्नांचे योग्य स्पष्टीकरण करण्यासाठी भाषा आणि दंतकथा यांचं ज्ञान असणं खूप गरजेचं आहे, हे तुमच्या लक्षात आलंच असेल. युंगप्रमाणेच माझाही विश्वास आहे की, मनाला त्याच्या पूर्वीच्या आयुष्याचा पूर्ण अनुभव उपलब्ध असतो. त्यामुळेच लोक कधी कधी त्यांना येत नसलेल्या भाषेत किंवा सर्वांना माहीत असलेल्या सूचक भाषेत अशी स्वप्नं पाहतात की, ज्याचा अर्थ जागेपणी त्यांना माहीत नसतो. चित्राचा अर्थ लावणं सोपं असतं, कारण त्यातून जे सुचवायचं असतं ते सहसा साधंसरळ असतं व रोजच्या जीवनाशी निगडित असतं, ज्यातून एखादी विशिष्ट संकल्पना सहज कळते.

मी माझ्या रुग्णांना स्वत:चं, त्यांच्या उपचाराचं, आजाराचं आणि पांढऱ्या रक्तपेशी त्यांचा आजार नाहीसा करतानाचं चित्र काढायला सांगत असतो. त्यांच्या सुप्त मनातला दिशाहीन आणि माहीत नसलेला भाग जाणून घेण्यासाठी मी प्रत्येक रुग्णाला कमीतकमी एक जास्तीचे स्वत:च्या आवडीचे निसर्गचित्र काढायला सांगतो. त्यांचा संघर्ष नेमका ज्या क्षेत्राशी निगडित आहे त्या अनुषंगाने मी कधीकधी त्यांना त्यांच्या नोकरीच्या अगर कामाच्या ठिकाणचे किंवा कुटुंबातील सर्वांसोबत स्वत:चे, ऑपरेशन थिएटरमधील त्यांचे किंवा इतर ठिकाणचे चित्र काढायला सांगतो.

रुग्णांच्या मनातील संघर्षांपैकी एक संघर्ष हा नेहमी उपचाराकडे पाहण्याच्या दृष्टिकोनाबाबत असतो. उघडउघड जरी बौद्धिक पातळीवर रुग्ण सहसा म्हणत असले की, 'हा उपचार खरोखरीच माझ्यासाठी खूप चांगला आहे.' तरी सुप्त मनात कुठेतरी उपचार म्हणजे विष वाटत असतो. अशा वेळी या गोंधळातून बाहेर पडण्यासाठी एकच मार्ग उरतो – रुग्णाला जर विष घेतल्यासारखे वाटत असेल तर उपचार थांबविले पाहिजेत. अर्थात, चित्रांमधून जर उपचाराला विरोध आहे असे वाटले, तर उपचाराबाबतचा दृष्टिकोन बदलणे आवश्यक आहे. त्या बाबत त्यांना

जागृत करावं लागेल आणि मग तो प्रश्न हाताळावा लागेल. त्यासाठी यशस्वी उपचाराच्या कल्पनाचित्रांची गरज असते, ज्याद्वारे सुप्तमनाच्या पातळीवर मनाची ठेवण बदलता येईल.

अपवादात्मक कर्करोग्यांच्या प्रथम सत्रापूर्वी किंवा रुग्णांच्या शस्त्रक्रियेपूर्वी सल्लामसलतीचा भाग म्हणून मी प्रत्येक रुग्णासोबत कधीकधी चित्रांवर तासन्‌तास चर्चा करतो. चित्र हे लोकांना व्यक्त होण्यासाठी किंवा एरवी ज्या गोष्टी त्यांनी कुणाला कळू दिलेल्या नसतात त्या बाबत बोलण्यासाठीचा एक सर्वांत उत्तम मार्ग आहे. सरतेशेवटी त्यांनी एक चित्र काढलं आहे आणि आता त्यांचा संघर्ष आणि दृष्टिकोन कागदावर उतरलेला आहे जो डॉक्टर आणि रुग्ण दोघेही पाहू शकत आहेत. आता त्यानंतर रुग्णाने माझी किती व्याख्याने ऐकली आहेत अगर त्याला किंवा तिला चित्र काढण्याच्या तंत्राचं किती ज्ञान आहे या गोष्टींमुळे काहीच फरक पडत नाही. सुप्त मनात नेहमी खूप वेगवेगळ्या चिन्हांची माहिती असते आणि एखाद्याने जाणीवपूर्वक जी गोष्ट झाकलेली असते ती शोधून काढण्याचं तंत्र सुप्त मन शोधून काढतं.

सुसान बकने जवळपास तीस वर्षं असा दृष्टिकोन जोपासत काम केले आहे. त्या दरम्यानचा जास्तीतजास्त काळ तिने लहान मुलांच्या दवाखान्यात घालवला. या दवाखान्यात चित्रांचा वापर करण्यास प्रोत्साहन दिलं जात असे. तिच्या असं लक्षात आलं की, विशिष्ट आजार ठरावीक पद्धतीने पुन्हा पुन्हा परावर्तीत होतात. ती लिहिते :

> चित्रांवरून असं आकलन होतं की, मानवजात अशा चित्रांच्या शब्दहीन संवादाच्या साहाय्याने आणि स्वतःच्या वाक्‌संप्रदायामार्फत स्वतःच्या शारीरिक आणि मानसिक अवस्थेची परिस्थिती व्यक्त करू शकते. शारीरिक पातळीवर अशी चित्रे भूतकाळातील संबंधित घटनांना उजाळा देतात, निदान लवकर होण्यासाठी मदत करतात आणि पुढचं आरोग्य कसं असेल त्याबद्दल अंदाज व्यक्त करतात. मानसिक पातळीवर खोल अंतर्मनात काय घडतं आहे, काय घडणार आहे हे आपण पाहतो. उदाहरणार्थ जुन्या त्रासदायक घटना आणि चित्रांच्या साहाय्याने आशा, भीती आणि भविष्यातील घटना जाणून घेण्यासाठी मदत होते. ह्या चित्रांच्या साहाय्याने डॉक्टर व रुग्ण, कुटुंब आणि इतर जग यांमध्ये एक दुवा निर्माण होतो. खरे म्हणजे, चित्रांमधून जो काही अर्थ व्यक्त होतो तो आजार बरा करणाऱ्या व्यावसायिकांना, खासकरून गंभीर आजारी असलेल्या रुग्णांना दुरुस्त करताना अगर ती व्यक्ती मृत्यूच्या दारात असली, तरी

तिच्या गरजा जाणून तिच्या शक्य तितके जवळ जाऊन जगण्यासाठी मदत करता यावी यासाठी मार्गदर्शन करतो.

शेवटी, कदाचित आपल्याला प्रश्न पडेल की, अचानक काढलेल्या चित्रांमुळे स्वप्नांसारखी व्यक्तींची संपूर्ण परिस्थिती कशी काय परावर्तीत होऊ शकते. गेल्या दशकातील रुग्णांबाबतच्या या कामातून माझ्या असं निदर्शनास आलं आहे की, अचानक काढलेल्या या चित्रांमधून आणि स्वप्नांच्या माध्यमातून एक प्रकाश चमकत असतो ज्याला मी 'अंतर्ज्ञान' म्हणतो. अशा रीतीने एक नवीन पैलू आपल्यासमोर येत आहे.

मानसशास्त्रज्ञ जोन केलॉगने तिच्या स्वतःच्या पद्धतीने दाखवून दिले की, रुग्णांनी काढलेले मंडलाचे चित्र, प्राचीन भारतीय पद्धतीचे गोलाकार चिन्ह, जे जीवनातील समग्रता किंवा एखाद्याचे संपूर्ण आयुष्य सादर करते. या चिन्हाद्वारे सुप्त मनाच्या जीवनाकडे पाहण्याच्या दृष्टिकोनाबाबत बरीच माहिती मिळते. ती व्यक्ती वर्तुळाकार आराखड्यात रंगीत भौमितिक आकृत्या अगर चित्र काढते, ज्या बाबत त्यांना दुरुस्त करणाऱ्या किंवा उपचार करणाऱ्या व्यक्तीसोबत चर्चा करून स्पष्टीकरण केले जाते.

८

आशेला पंख असतात व त्याद्वारे आशा आत्म्यात प्रवेश करते आणि शब्दांशिवाय गाणे गुणगुणत राहते व गुणगुणतच राहते.

- एमिली डिकिनसन

अपवादात्मक बनणे

मानसशास्त्रतज्ज्ञ अल सायबर्ट एकदा कॉलेज सोडून तंबूतल्या सैनिकांसोबत राहू लागले. त्या वेळी युद्धातून वाचलेल्या व्यक्तिमत्त्वांबद्दल त्यांना आकर्षण वाटू लागलं. त्यांच्या प्रशिक्षण संघात एका गटातील युद्धातून वाचलेले काही लोक होते. ते त्यांच्या मायभूमीपासून दूर कोरियात फेकले गेले होते. सायबर्ट यांच्या असं लक्षात आलं की, हे सैनिक मनाने टणक परंतु त्याच्या अपेक्षांपेक्षा खूप शांत होते. चूक झाल्यानंतर ते चिडण्याऐवजी नेहमी विनोद करीत असत. त्यापेक्षाही महत्त्वाची गोष्ट सायबर्टने लिहिली, ''मी पाहिलं की, त्यांच्यातील जाणिवा सहज स्वरूपातील आहेत. प्रत्येकाजवळ जणू स्वत:चे एक स्वतंत्र रडार आहे ज्याद्वारे ते सतत बारकाईने तपासणी करीत असतात.'' हे लोक युद्धातून केवळ त्यांचं नशीब चांगलं होतं म्हणून वाचले नव्हते, तर त्यांच्यात अजूनही काहीतरी गोष्ट असल्याची जाणीव सायबर्टना झाली.

सायबर्ट त्यांच्या संपूर्ण कारकिर्दीत त्या वाचलेल्या लोकांचा अभ्यास करीत राहिले. या अभ्यासात असं लक्षात आलं की, या लोकांचं महत्त्वाचं वैशिष्ट्य म्हणजे त्यांच्यातला दुहेरी गुणविशेष होय. तो गुणविशेष म्हणजे एखाद्या व्यक्तिमत्त्वामधील गुंतागुंत व विरोधाभास असणाऱ्या अनेक गोष्टींचे एकत्रिकरण होय. ते गंभीर *आणि* खेळकर, कठीण *आणि* सौम्य, तात्त्विक *आणि* अंतर्ज्ञानी, कामसू *आणि* आळशी, लाजाळू *आणि* चिडखोर, बहिर्मुख *आणि* अंतर्मुख इ. दोन्ही असतात. हे दोन विरुद्धधर्मी लोक असतात, जे सर्वसामान्यपणे मानसशास्त्राच्या कोणत्याही गटात चपखल बसत नाहीत. त्यामुळे इतर बहुतांश लोकांपेक्षा ते जास्त मनमिळाऊ व लवचीक बनतात. त्यांच्याकडे व्यक्त होण्याची विस्तृत साधने उपलब्ध असतात.

सायबर्टना संकटातून वाचलेल्या अशा व्यक्तिमत्त्वाच्या व्यक्ती स्वत:ला

त्यांच्या अशा विरोधाभास असलेल्या स्थितीपासून विचलित न होता कसे राहू शकतात, याचे आश्चर्य वाटत होते. रूथ बेनेडिक्ट आणि अब्राहम मास्लोव यांच्या तत्त्वांवर आधारित, तसेच अनेक प्रकारच्या संकटातून वाचलेल्या शेकडो लोकांच्या मुलाखती घेतल्यावर सायबर्ट यांच्या लक्षात आले की, संकटातून बचाव झालेल्या या लोकांच्या गरजा श्रेणी ठरवून पुरवल्या जातात. तसेच ते इतर लोकांप्रमाणे नसून स्वत:चं मन वळवण्याची क्षमता त्या सर्वांमध्ये असते. मूलभूत गरजांपासून जर याची यादी करायची ठरविल्यास या गरजा आहेत : जगणे, सुरक्षितता, इतरांनी केलेला स्वीकार, आत्मसन्मान आणि वास्तवतेशी जुळवून घेण्याची क्षमता. एक विशेष गरज या वाचलेल्या लोकांना इतरांपासून वेगळे बनवते. खरंतर ते वास्तविक परिस्थितीशी स्वत:ला जुळवून घेण्याच्याही पार पुढे गेले आहेत. ती गरज म्हणजे त्यांच्यात स्थित असलेल्या दोन विरोधी घटकांच्या परस्परपूरकतेची गरज. सायबर्टने परस्परपूरकतेच्या गरजेची परिभाषा स्वत:साठी तसेच दुसऱ्यांसाठीही चांगले काम करणाऱ्या गोष्टींची गरज, अशी केली आहे.

संकटातून वाचलेले लोक या अनुभवानंतर कठीण अशा परिस्थितीतदेखील फक्त स्वत:च्या फायद्याचे न पाहता इतरांना मदत करतात. ते सर्व पसारा आवरतात आणि गोष्टी सुरक्षित व अधिक कार्यक्षम बनवतात. थोडक्यात, परिस्थिती जशी आहे त्यापेक्षा जास्त चांगली बनवत ते स्वत:ला कामामध्ये झोकून देतात. मन जागृत अवस्थेत असताना जी सहजता आणि विश्वास त्यांना वाटतो त्यामुळे स्वत:ची ऊर्जा महत्त्वाच्या कामासाठी राखून ठेवण्याची संधी त्यांना मिळते. सर्वकाही सुरळीत चाललेले असते तेव्हा विकास व्हावा म्हणून किंवा कठीण समस्यांना सामोरे जाण्यासाठी उत्सुक न राहता ते कुणाच्याही अध्यातमध्यात पडत नाहीत. ते कधी कधी सर्वांमध्ये मिसळत नाहीत असे वाटते, पण ते 'कठिण परिस्थितीत तुमचे मित्र' असतात. जेव्हा काही समस्या निर्माण होते तेव्हा ते स्वत:चे अस्तित्व दाखवतात.

आजारातून बचावलेले

सायबर्ट यांनी ज्यांचा अभ्यास केला त्या संकटातून वाचलेल्या लोकांमधील गुणविशेष व सिमॉन्टॉनच्या अभ्यासातील आणि अपवादात्मक कर्करोग्याच्या गटातील जे रुग्ण प्रगती दाखवतात त्यांच्यातील गुणविशेष यांत विलक्षण साम्य आहे. सिमॉन्टॉनच्या अपवादात्मक रुग्णांची मानसशास्त्रीय रुपरेषा कशी असते ते पाहा : त्यांना ज्यात आवड आहे त्या व्यवसायात ते सहसा यशस्वी होतात आणि आजाराच्या काळातही ते स्वत:ला गुंतवून घेतात किंवा कामावर परत लवकर रूजू

होतात. ते सांगितलेले ऐकतात आणि कृतीशील असतात, पण काही वेळा ते विरोधक असतात. त्यांना तीव्र गर्व असतो व आपण स्वत: परिपूर्ण आहोत ही जाणीव असते. ते आत्मसन्मानाबद्दल जागृत असतात व त्यांचं स्वत:वर प्रेम असतं. नवीन काही शिकण्याची त्यांची तयारी नसते. त्यांचं स्वत:वर म्हणजेच जीवनावर योग्य नियंत्रण असतं. ते वास्तवाचं भान ठेवतात व बुद्धिमान असतात. त्यांचा स्वत:वर योग्य असा विश्वास असतो. जरी ते एखाद्याच्या मताला महत्त्व देत असले, तरी त्यामध्ये अडकून राहण्याची त्यांना गरज वाटत नाही. जरी ते स्वत:च्या सुखाचा विचार करणारे असले, तरी ते सोशिक असतात व दुसऱ्यांचाही विचार करतात. ते निधर्मी असले, तरीही नीतिमत्तेने राहणारे असतात. ते पूर्वग्रहदूषित नसतात आणि ते इतर लोकांमधील विरोधाभास समजून घेणारे असतात.

रुग्ण म्हणून ज्यांच्यामध्ये जगण्यासाठीचे विशेष गुण असतात किंवा ज्यांना ते निर्माण करायचे असतात त्यांचा स्वत:वर विश्वास असतो व निराशेत अडकून न पडता ते निर्माण झालेल्या समस्यांचे निरसन करतात. ते समस्यांकडे अपयश म्हणून न पाहता परत एकदा मिळालेली संधी म्हणून पाहतात. हे ते लोक असतात जे प्रतीक्षागृहात एकाकीपणे अवकाशात टक लावून बघत बसण्याऐवजी वाचन करणे पसंत करतात. अपवादात्मक कर्करोग्यांच्या गटातील एका सदस्याने एकदा असे मत मांडले की, 'निराशावाद ही चैनीची बाब आहे. मला ती परवडत नाही.' तिच्या किरणोत्साराच्या उपचाराच्या वेळेस तिला खूप उलट्या होत असत. स्वत:चे योग्य पोषण होईल इतकेसुद्धा अन्न शोषले जात नव्हते. म्हणून तिने रोज पहाटे चारचा गजर लावला. ती चार वाजता नाश्ता करत असे. मग झोप. पुन्हा सकाळी ८ वाजता जेवण करी. त्यामुळे उपचार घेण्याआधी तिची दोन जेवणे तिला पचलेली असत व अशा रीतीने आता तिचे जीवन पुनश्च संचित झाले.

आमचा उद्देश अपवादात्मक कर्करोग्यांच्या गटातील रुग्णांमध्ये मानसिक स्थैर्य आणणे, परिस्थितीशी जुळवून घेणे, बचाव झालेल्या व्यक्तिमत्त्वांमध्ये असतो तसा विश्वास निर्माण करून जगण्यासाठी मदत करणे हा आहे. माझ्या एका रुग्णाने तिच्या डॉक्टरांना विचारले होते की, तिला जो आजार झाला आहे असा आजार झालेला दुसरा एखादा रुग्ण बरा झाला आहे का? मी तिला प्रतिप्रश्न केला की, तू जर यातना शिबिरात असतीस, तर तू रखवालदाराला विचारले असतेस का, की इथून कुणी परत बाहेर येतात का? मला जे सांगायचं होतं ते तिला बरोबर कळलं.

नकारात्मक प्रवृत्ती नकारात्मकतेचे पोषण करते, त्याच पद्धतीने सकारात्मक दृष्टिकोनदेखील सकारात्मकतेचे पोषण करतो. शरीराद्वारे मनाचे भाव प्रतिबिंबित होत असतात. १९७९च्या एप्रिलमध्ये मी एकदा अपवादात्मक कर्करोग्यांच्या

गटातील तीन सदस्यांसोबत फिल डोनह्यूच्या शोला गेलो होतो. एक रंगभूषा करणारा माणूस आमच्या वेशभूषा चालू असलेल्या खोलीत आला, त्याने इकडेतिकडे पाहिले आणि विचारले, ''इथे कर्करोग झालेले कोण कोण आहेत?'' मला वाटतं त्याने तीन हिरव्या कपड्यांमधील महिलांची अपेक्षा केली असावी. त्याला अगदीच ओळखता आले नाही आणि हा आत्तापर्यंत दिलेल्या मानसोपचाराच्या धड्यांपैकी सर्वांत उत्तम धडा होता, ज्यामुळे त्या रुग्णांच्या बरे वाटण्याच्या जाणिवेला मोठा हातभार लावला होता.

या तिघींपैकी एकीला तिचा शिकागो येथील एक जुना मित्र भेटला. तो तिथेच राहिला, त्याने तिच्याशी लग्न केले. तिने स्वत:च्या स्तनाच्या कर्करोगासाठी किरणोत्साराचे उपचार न घेण्याचा निर्णय घेतला. ती आजही छान आहे आणि मला वाटतं की पुनर्विवाह व आयुष्याला मिळालेली कलाटणी यामुळे तिचं आयुष्य वाचणयास मदत झाली. दुसरी एक जण, जिला दोनदा कर्करोग झाला, तीसुद्धा आज आजारापासून मुक्त आहे.

तिसरी रुग्ण मेलोनी नंतर वारली; परंतु कर्करोगामुळे नाही तर अस्थिमज्जा रोपणानंतर (Bone Marrow transplantation) जंतूंच्या प्रादुर्भावाने म्हणजे उपचाराच्या गुंतागुंतीमुळे वारली. तिची कथा फारकत होण्यापासून सुरू होते. एकदा तिच्या नवऱ्याने तिला विचारलं, ''तुला कसं वाटतं आहे?'' ती म्हणाली, ''सध्याचा काळ खरोखरीच फार कठीण काळ आहे.'' तेव्हा तिच्या नवऱ्याची प्रतिक्रिया होती, ''बाप रे! तू म्हणजे कठीणच आहेस!'' त्यानंतर मात्र तिने विचार केला, ''मी यापुढे माझ्या कुठल्याही गोष्टीत त्याला सहभागी करून घेणार नाही.'' तिने स्वत:च्या सर्व भावना मनात दाबून ठेवल्या आणि तिला पांढऱ्या रक्त पेशींचा कर्करोग झाला. मग तिने स्वत:च्या जीवनपद्धतीत विलक्षण बदल केला. अनेकदा जेव्हा जेव्हा तिच्या चिकित्सकांना वाटलं की, आता ही जगणार नाही, तेव्हा ती जगली. हे इतक्यांदा झालं की, नंतर जेव्हा खरोखरीच ती जगणार नाही असं दिसलं, तेव्हा तिच्या चिकित्सकांनी तू बरी होणार याची आम्हाला खात्री आहे असं सांगून तिचा विश्वास बळकट केला आणि ती बरी झाली.

मेलोनीचा आजार अनेकदा कमी झाल्यामुळे केमोथेरपीचा पर्याय सोडून दुसरा पर्याय आजमावण्याची संधी तिला मिळाली. शेवटी तिने अस्थिमज्जा रोपण करण्याचे ठरवलं. साधारणत: तिच्या वयाच्या रुग्णांमध्ये ते सहसा केलं जात नव्हतं. तिचं वय अजून तिशीचंच होतं. मी त्या दवाखान्याला तिच्यामधील अपवादात्मक रुग्ण बनण्यासाठी असलेल्या गुणांची माहिती देणारं एक पत्र पाठवलं. त्यांनी तिला स्वीकारलं आणि तिच्याकडून त्यांना शिकायला मिळालं की, वय हा महत्त्वाचा घटक नसून तुमची जगण्याची इच्छा व बचावासाठीचे गुणविशेष

हे महत्त्वाचे आहेत.

अपवादात्मक कर्करोग्यांच्या कामातील सर्वांत आनंदाची बाब म्हणजे सर्व सदस्यांची एकमेकांना मदत करण्याची प्रवृत्ती असणे ही होय. अलीकडेच माझ्या एका रुग्णाने मला सांगितलं की, तिचा एक भाऊ गंभीर शस्त्रक्रियेला सामोरा जाणार आहे, त्याच्याकडून तिला निमंत्रण आलं आहे. तिने त्याला अपवादात्मक रुग्ण कसं बनावं याची शिकवण दिली. काही दिवसांनी त्यानं तिला कळवलं की, डॉक्टरांनी त्याला १२ ते २० दिवसांत सुट्टी होईल असं सांगितलं होतं, परंतु तो सहाव्या दिवशी घरी आला.

सायबर्ट यांच्यादेखील हे लक्षात आलं होतं की, आजारातून अगर संकटातून स्वत:चा बचाव करणारं व्यक्तिमत्त्व कसं बनावं, ते बीजगणित किंवा रसायनशास्त्रासारखं 'शिकवता' येत नसलं, तरी समजून घेता येतं. तशा प्रकारचे व्यक्तिमत्त्व म्हणजे त्यांच्या दृष्टीने मानसिक व संवेदनशील पद्धतीने जडणघडण होणे, ज्यामध्ये एकीकडे ती व्यक्ती समजूतदार असते, तर दुसरीकडे मात्र लहान मुलासारखी अबोध असते. याचा अर्थ लहान मुलांसारखं विचार असणं, पण लहान मूल बनून राहणं नव्हे. स्वत:ला असे व्यक्तिमत्त्व बनविण्यासाठी सायबर्ट यांनी खालील गुणांची यादी दिली आहे.

- एखाद्या लहान, आनंदी मुलासारखा मनात कोणताही हेतू न बाळगता स्वत:साठी उपयुक्त ठरणारा खेळकरपणा.
- एखाद्या कामात इतके जास्त मग्न होण्याची क्षमता की, वेळेचे, बाह्य घटनांचे, कोणत्याही चिंतांचे भान राहणार नाही. सतत काहीतरी गुणगुणत, शीळ वाजवित किंवा स्वत:शीच बोलत तंद्रीत राहण्याची क्षमता.
- मुलांसारखी निरागस उत्सुकता.
- एक निरीक्षणात्मक, परंतु निर्णय न घेता येण्याची शैली.
- बावळट दिसण्याची, चुका करण्याची व स्वत:लाच हसण्याची इच्छा बाळगणारा.
- स्वत:वर झालेल्या टीकेला मोकळया मनाने स्वीकृती देणारा.
- एक सकारात्मक कल्पकता, दिवास्वप्न पाहण्याची क्षमता, मनाचा खेळ आणि स्वत:शीच संवाद करण्याचं कौशल्य.

सायबर्ट यांनी एखाद्या व्यक्तीने कार्याची परस्परपूरक पातळी गाठल्याची खालील काही लक्षणे ओळखली आहेत.

- इतरांना अगदी विरोधकालासुद्धा समजून घेण्याची प्रवृत्ती.

- एखादं साधन किंवा संघटना यांमधील परस्परसंबंध समजून घेण्याची क्षमता.
- व्यक्त न करता झालेले आकलन किंवा अंतर्मनातील जाणिवा यांना माहितीचे साधन म्हणून मान्यता देणे.
- हजरजवाबीपणा, विशेषत: एखादी तात्त्विक कृती प्रत्यक्षात उतरवताना किंवा त्या बाबत सांगताना.
- भविष्यातील सुधारणांबाबत छोट्या छोट्या क्लृप्त्या शोधणं व योग्य ती कृती करण्याची तयारी.
- एकत्रित असहकार : कायदा जर योग्य नसेल किंवा समाजावर जे बेकायदेशीर नियंत्रण केले जाते त्याला नकार देणे; बऱ्याचदा तरीही दुसऱ्यांच्या हितासाठी त्यांना साथदेखील द्यावी लागते कारण त्यांना बदलवण्याचा प्रयत्न करायचा असतो.
- इतरांना भीती वाटते किंवा त्यांची मति गुंग होते अशा अवघड व गोंधळलेल्या परिस्थितीतदेखील सहजतेने वावरणारे.
- विपरीत परिस्थितीतही सकारात्मक दृष्टिकोन आणि विश्वास बाळगणारे.
- नवे, अनपेक्षित किंवा नको असलेले अनुभव सहन करण्याची व त्याचप्रमाणे बदल करण्याची क्षमता.
- ईश्वरी देणगीसाठीचे उपजत कौशल्य : दुसऱ्यांसाठी जी परिस्थिती आपत्कालीन किंवा दुर्दैवी असते त्यातही काहीतरी चांगले निर्माण करण्याची क्षमता.
- जसजसे तुम्ही मोठे होता तसतसे तुम्ही हुशार बनत आहात ही जाणीव असणे व आयुष्याचा आनंद घेणे.

जर असा उद्दिष्टांचा संच म्हणून हे सादर केले, तर ही यादी कठीण वाटू शकते, पण यातील महत्त्वाच्या गोष्टींवर प्रकरणातील उर्वरित भागात चर्चा केली असल्यामुळे मला हे सांगायचे आहे की, त्यांचे स्वत:वरचे व इतरांवरचे प्रेम व्यक्त करण्याच्या दिशेने व्यक्तिगत वाढ झाली की, आपोआप विकास होतो. जरी व्यक्तिमत्त्वांमधील बदल अवघड असला, तरी यातील प्रत्येक गुणविशेष तुमचा तुम्ही स्वत: निर्माण करू शकता. अर्थात फक्त सदिच्छा बाळगून हे घडू शकत नाही, त्यासाठी दोन मोठ्या पद्धती आहेत ज्या सहजपणे बदल घडवून आणू शकतात. तुम्हाला आधार देणाऱ्या उपचारपद्धतीला साथ देऊन किंवा तुमचा ज्यांच्यावर सर्वांत जास्त विश्वास असून तुम्ही ज्यांच्यावर प्रेम करता अशा व्यक्तींना सोबत घेऊन तुम्ही प्रामाणिकपणाने आजाराला सामोरे जाऊ शकता. एका मित्राने या प्रक्रियेला 'काळजी घेत सामोरे जाणे' असे म्हटले आहे, म्हणजेच (Care-

Confrontation) ज्यात प्रेम व सामोरे जाणे (Love & confrontation) हे दोन्ही शब्द एकत्रित केले आहेत. हे बदल सोपे करण्याची दुसरी पद्धत म्हणजे नियमित ध्यान, ज्याद्वारा तुम्हाला जे बनायचे आहे त्याप्रमाणे स्वत:ला कल्पित करणे. त्यामुळे तिथे फक्त ज्ञानाच्या जागृत अवस्थेच्या पातळीवरच काम होत नाही, तर सर्व अर्थपूर्ण बदल सुप्त मनाच्या पातळीवर घडतात.

आत्मसन्मान आणि सृजनशीलता

"तुम्ही स्वत:बद्दल काय विचार करता यावर बरंच काही अवलंबून असतं. तुमच्याशी जुळणारी जीवनातील भूमिका तुम्ही शोधून काढा आणि दिखावा करणं सोडून द्या; आता तुमचं काम आहे काहीतरी बनण्याचं!" असं इंग्रजी लेखक क्वेंन्टिन क्रिप्स म्हणतात. ते प्राध्यापक आहेत व निवृत्तीच्या कालावधीत ते स्वत:ला 'निवृत्त भटक्या' असे म्हणत असत. त्यांनी स्वत:ला स्वीकारण्यासाठी केलेला दीर्घ प्रवास *The Naked Civil Servant* या पुस्तकात काळानुरूप मांडला आहे. ते जेव्हा तरुण होते, तेव्हा त्यांच्या भावडांना फुटबॉल खेळाडू किंवा जहाजाचं कप्तान बनायचं होतं. त्यांना मात्र असं काहीच बनायचं नव्हतं. जोपर्यंत क्रिप्स यांनी 'नाटकं करणं' सोडलं नाही तोपर्यंत खरोखरीच दीर्घ काळापर्यंत ते काहीच करू शकले नाहीत. जेव्हा त्यांनी स्वत:ची विचित्र वेशभूषा, बायकी पद्धत, भडक रंगविलेले केस आणि सौम्य पण विध्वंसक मत याबद्दल लोकांना काय वाटत असेल याचा विचार करणं सोडून दिलं तेव्हा ते धट्टेकट्टे निरोगी बनले. वयाच्या सत्तरीला त्यांनी दूरदूरच्या व कठीण अशा व्याख्यानांच्या सहली काही त्रास न होता पार पाडल्या.

विज्ञानाने पुरावे द्यायला सुरुवात केली आहे की, मनाच्या प्रामाणिकपणामुळे तसेच स्वत:चा आपण जसे आहोत, तसा स्वीकार करण्याने शारीरिक आरोग्य चांगले बनते. उदाहरणार्थ, १९७९मध्ये डॉ. वाल्टर स्मिथ व डॉ. स्टीफन ब्लूमफिल्ड यांच्या लक्षात आलं की, जे लोक पटकन रडतात, त्यांना जे लोक त्यांचे अश्रू डोळ्यात साठवून ठेवतात, त्यांच्यापेक्षा सर्दी कमी होते. अशा प्रकारचं सत्य हे पुरुषांपेक्षा महिला जास्त चांगल्या रीतीने समजू शकतात, कारण महिला स्वत:च्या भावना सहज स्वीकारतात व काम करायला तयार होतात. परंतु पुरुषांचे जीवन त्यांच्या कामाभोवती फिरत राहते. त्यामुळेच यात शंका नाही की, अपवादात्मक कर्करोग्यांच्या गटात प्रामुख्याने महिलाच दिसतात. महिला व पुरुष दोघांना जर एकाच प्रकारचा कर्करोग झाला असेल, तर अपवादात्मक गटातील पुरुषांपेक्षा महिलांचा जगण्याचा दर जास्त आहे.

मानसशास्त्रज्ञांनी अंदाज वर्तविला आहे की, २० टक्क्यांपेक्षा कमी लोकांचा 'नियंत्रणाचा आंतरिक बिंदू' म्हणजेच स्वत:वर एक प्रकारचा ताबा असतो. असे नियंत्रण करताना ते दुसऱ्यांना काय वाटते यापेक्षा स्वत:च्या तत्त्वांनी स्वत: घडतात. अशा प्रकारचा समन्वय हा बचाव झालेल्या व्यक्तिमत्त्वाचा सर्वांत मोठा भाग होय; आणि याचं अपवादात्मक रुग्णांमधील प्रमाणही साधारण इतकंच असतं असं सर्वसामान्य रुग्ण पाहताना माझ्या लक्षात आलं आहे. एलिडा इव्हान्स यांनी १९२६ साली कर्करोगांच्या व्यक्तिमत्त्वाचा जो अभ्यास केला तो 'हादरवून टाकणारा' होता. त्या निरीक्षणात असं दिसून आलं की, वैयक्तिक जीवनाचा विकास हा जीवन व आरोग्यासाठी सुरक्षित घटक आहे. त्यामुळे सरसकट नियमांच्या बंधनातून व्यक्ती बाहेर पडते. ग्रामीण व आदिवासी भागात अपवादात्मक रुग्णांचं प्रमाण जास्त आहे असं मला दिसलं. ते सुरुवातीपासूनच स्वतंत्र व आत्मविश्वास बाळगणारे लोक असतात.

आपणच आपली स्वत:ची काळजी घेणारी व्यक्ती बनलो, तर आपल्या आत दडून बसलेली सृजनशील ऊर्जा बाहेर पडते. दुसऱ्यांना काय वाटेल ही भीती आणि रुढी-परंपरेच्या बंधनातून मुक्त झालं की, मन समस्यांची नवीन उत्तरे शोधून काढत, नवीन उद्दिष्टे ठरवत आणि सौंदर्य व शांतता अंतर्मनातून येते, ही जाणीव करून देत प्रतिसाद देतं. स्वत:च्या आयुष्यात प्रयोग करण्याचा धोका स्वीकारण्याची क्षमता तुमच्यामध्ये निर्माण होते.

रॉबर्ट मूलरने संकटात व कठीण परिस्थितीत दबाव असतानादेखील सक्रिय राहण्याचा विचार करता येण्याची क्षमता कशी निर्माण करावी हे Most of All, They Taught Me Happiness या पुस्तकात स्वत:च्या उदाहरणातून व्यक्त केलं आहे. १९४३मध्ये मूलर हा फ्रेंच विरोधकांच्या गटाचा सदस्य होता. पॅरिझॉट हे नाव धारण करून तो विची शासनाच्या एका संघटनेत घुसला. तिथे त्याने जर्मन सैन्याच्या तुकडींच्या हालचालींची माहिती गोळा केली. नाझी त्याला पकडण्यासाठी निघाले आहेत ही धोक्याची सूचना मिळताच त्याने माळयावरच्या खोलीत पोबारा केला. अर्धा डझन पोलीस तो तिथे आहे हे खात्रीने माहीत असल्याने ठरावीक पद्धतीने त्या परिसराची छाननी करीत आहेत असं त्यांना आपसात बोलताना त्यानं ऐकलं.

डॉ. इमिले क्यू यांच्या स्वत:चा स्वत:ला सल्ला व सकारात्मक विचारसरणी या कार्यक्रमाचा मूलर हा अनुयायी होता. या कार्यक्रमाची ओळख त्याला त्याच्या क्षयरोग झालेल्या एका मित्राकडून झाली. त्या मित्राला तो आजारातून वाचणार नाही असं सांगण्यात आलं होतं. त्याने मूलरला क्यू यांची पुस्तकं आणायला सांगितली. ती मूलरनेसुद्धा वाचली. तो मित्र क्षयरोगातून मुक्त झाल्यामुळे मूलरचा क्यूच्या

पद्धतींवर विश्वास बसला व तो उत्साहाने त्या कार्यात सहभागी झाला.

परिस्थितीकडे रोमांचक व साहसी घटना म्हणून पाहा, असं स्वत:लाच पुन्हा पुन्हा सांगत त्याने स्वत:ला शांत केलं व नाझी लोकांनी त्याच्याकडून ज्या गोष्टींची कधीच अपेक्षा केली नसती, ती गोष्ट करण्याचं मनाला बजावलं – त्यांना भेटण्यासाठी तो पायऱ्या उतरून खाली गेला!

त्याने चष्मा काढून टाकला, केस पाण्याने गुळगुळीत करून चपटे केले, रिकाम्या कप्प्यातली एक फाईल पटकन घेतली, एक सिगारेट पेटवली. स्वत:चं रूप पालटवण्यात पॅरीझॉट कसाबसा यशस्वी झाला आणि शांततेची एक झुळूक त्याने अनुभवली. पायऱ्या उतरून तो खाली त्यांच्या सचिवाकडे आला, कारण तिची कसून चौकशी झाली होती. त्याने तिला ही सगळी घाईगडबड कशासाठी चालली आहे ते विचारलं. त्याच्याशी डोळा न मिळविता ती म्हणाली, "ते लोक मि. पॅरीझॉटला शोधत होते."

"पॅरीझॉट?" तो उद्गारला. "मी तर आत्ता काही मिनिटांपूर्वी त्याला चौथ्या मजल्यावर पाहिलं!" नाझीचे लोक वर गेले आणि मूलर त्याच्या मित्रांच्या मदतीने सुरक्षित ठिकाणी पोहोचला.

आपल्यापैकी काही लोकांनाच अशा प्रत्यक्ष चाचणीला सामोरे जावे लागते, पण आपल्या सर्वांना संशोधक वृत्तीने जगण्याची संधी मिळत असते. ज्या लोकांचं व्यक्तिमत्त्व पूर्णत्वाकडे झुकलेले असते, ते सारखी त्यांना कंटाळवाणी वाटणारी पण सुरक्षितता देणारी नोकरी बदलत राहतात. ते ज्या नोकरीमुळे जीवनाला अर्थ येईल आणि ज्या नोकरीपासून काहीतरी मिळवण्यापेक्षा काहीतरी देता येईल अशा नोकरीकडे वळतात. उदाहरणार्थ, इडाहोचे सिनेट सदस्य स्व. फ्रँक चर्च यांना १९४७मध्ये जेव्हा बरा न होणारा कर्करोग झाला आहे असं कळलं तेव्हा ते हार्वर्डच्या कायदा महाविद्यालयात होते. नंतर त्यांनी दुसरा डॉक्टर शोधला, ज्याने त्यांना वेगळा उपचार सांगितला. किरणोत्साराच्या उपचाराने त्यांचा आजार दुरुस्त व्हायला सुरुवात झाली.

चर्च यांनी तीन दशके उलटल्यानंतर लोकांसाठी समाजकार्य करावे म्हणून राजकारणात प्रवेश करण्याचा निर्णय घेतला. ज्याचे त्यांनी पुढीलप्रमाणे वर्णन केले : "मी पूर्वी जास्त जागरूक राहत असे. २३व्या वर्षी मृत्यूच्या दाढेत जाऊन आल्यानंतर मला जाणवलं की, जीवन हे इतक्या योगायोगाचं गणित आहे की, ते जगण्यासाठीचा एकमेव मार्ग म्हणजे मोठमोठ्या संधी स्वीकारत राहणे." म्हणूनच सार्वजनिकरित्या व्हिएतनाम युद्धाला विरोध करायला, CIA व FBI या संघटनांतील गुन्ह्यांची तपासणी करायला आणि राजकीयदृष्ट्या धोकादायक असलेल्या नागरी हक्क व पर्यावरणविषयक नियमांसाठी मदत करण्याची त्यांना भीती वाटत नव्हती.

त्यांचा स्वतःचा पराभव आणि १९८०च्या पुराणमतवाद्यांच्या घसरणीच्या काळात त्यांच्या आदर्शांचा लोकांकडून झालेला अस्वीकार हे त्यांच्या १९८४ साली कर्करोगामुळे झालेल्या मृत्यूसाठी कारणीभूत घटक ठरतात; सुरुवातीच्या आजारातून बरे झाल्यानंतर सदतीस वर्षांनी!

आरोग्यासाठी तुमच्या कामातील समाधान ही महत्त्वाची बाब आहे यात शंकाच नाही. तणाव या विषयावर अभ्यास केलेल्या जगातील सर्वांत मोठ्या व्यक्ती, हॅन्स सेले यांनी या बाबत म्हटलं आहे, "तुम्हाला जे काम आवडते ते तुम्ही करत असाल तर खऱ्या अर्थाने तुम्ही कधीच काम करत नाहीत. कारण तेव्हा तुमचे काम हीच तुमची करमणूक असते." जॉर्ज हाल्स यांच्या कार्यालयात एकदा एका शनिवारी शिकागो बेअर्स फुटबॉल टीमचे मालक येऊन बसले. त्यांनी हाल्स हे ऐंशीच्या घरातले असल्यामुळे त्यांना विचारलं, "जॉर्ज, आता इतक्या म्हातारपणी तुम्ही कशाला यात अडकून पडला आहात?" हाल्स यांनी उत्तर दिले, "मी इथे आनंदी आहे. तुला दुसरे कोणते ठिकाण योग्य वाटत असेल तर तिथे तू जाऊ शकतोस."

ज्या व्यक्तींना त्यांचं काम असमाधानकारक वाटतं त्या नेहमी कारणं देत राहतात की, त्यांच्यासाठी योग्य, आवडीची अशी एखादी कामाचं समाधान देणारी नोकरीच नाही. कदाचित हे खरं असेलही, परंतु जे लोक संधी शोधतात, त्यांनाच संधी सापडते या भावनेने फार कमी लोक त्यासाठी प्रयत्न करतात. कोणतीही गोष्ट प्रयत्नांशिवाय मिळविता येत नाही. विल्यम जेम्सने निरीक्षण केल्याप्रमाणे बहुतांश लोक स्वतःच घालून घेतलेल्या मर्यादेमुळे सगळ्या गोष्टींपासून खूप दूर जातात.

इथे एक विरोधाभास जाणवतो, ज्यात अनेक लोक अडकतात. आपल्यापैकी बहुतेक लोकांना असं शिकविलेलं असतं की, स्वतःवरचं प्रेम आणि दुसऱ्यांवर करत असलेलं प्रेम यांची बरोबरी होऊ शकत नाही, कारण स्वतःच्या गरजा आपण भागवू शकत नसतानाही स्वतःला क्षमा करतो. जर आपण अवघड परिस्थितीतून बचाव झालेले व्यक्तिमत्त्व बनलो, तर अंतर्मनातून तीव्रतेने आपल्याला जाणवतं की प्रेम करणं, मनःशांती मिळणं आणि आपलं मन स्वार्थीपणाकडे न वळता आध्यात्मिकतेकडे किंवा अलिप्तपणाकडे झुकणं या आपल्या गरजा आहेत. एक ना एक दिवस आपण मरणार आहोत या जाणिवेसहित जगायचं ठरवलं, तर आपण जगाला काहीतरी देण्याचं ठरवू शकतो. आंतरिक श्रेष्ठत्वाची जी अनुभूती आपण असे करताना घेतो त्यामुळे आपल्या आयुष्याची गुणवत्ता वाढविणारी उद्दिष्टे मिळण्यासाठी आपल्याला मदत होते. स्वतःला अशा बचाव करू शकणाऱ्या विरोधाभासित उद्दिष्टांसाठी आसुसलेले आपण पाहतो म्हणजेच स्वतःसाठी व दुसऱ्यांसाठी करण्यासारखं काहीतरी चांगलं काम असावं याचा शोध आपण घेत असतो.

ज्या लोकांना नोकरी किंवा काम करताना त्यात समाधान मिळत नाही, ते स्वत:कडे दुर्दैवी बळी या भूमिकेत पाहतात. अशा वेळी त्यांनी स्वत:च स्वत:ला जर मदत केली नाही, तर दुसरं कोणीच त्यांना मदत करू शकणार नसतं. खूपकाही निर्माण करणे म्हणजेच काम किंवा नोकरी होय. लोक जेव्हा माझ्या दवाखान्यात येतात आणि बऱ्याचदा मला म्हणतात, "मला लोकांची सेवा करायला आवडते. पण मला हे काम कुठे मिळेल?" मी तुम्ही सध्या कुठे काम करीत आहात असं विचारल्यानंतर ते त्याबद्दल माहिती देतात. मी त्यांना म्हणतो, "ठीक आहे, आता तुम्ही तुमच्या अवतीभोवती शोधा म्हणजे तुम्हाला दिसेल की, दवाखान्यात असलेल्या प्रत्येक व्यक्तीला दु:ख आहे. त्यांना मदत करा आणि झाली तुमची सेवा चालू." माझ्या एक तेड नावाच्या रुग्णाला आठ वर्षांपूर्वी मेंदूत दोन गाठी झाल्या होत्या. एक साधी व दुसरी कर्करोगाची. तो या शब्दात भावना व्यक्त करतो : मी हडळीचा एक दुर्दैवी मुलगा होतो. मी गालिचा बनवत असे आणि लोकांना सांगत असे, 'मला फक्त पैसा हवाय'. आता मी (दवाखान्यातील स्वयंसेवकाचे) विनामूल्य काम करतो आणि माझं त्या कामावर खूप प्रेम आहे.

स्टेफिन मॅथ्यूज म्हणाला होता, "सर्वांत मोठा अडथळा जो आपल्याला पार पाडावा लागतो तो म्हणजे लोकांच्या मनातील आयुष्याबद्दलची एक संकल्पना. काही लोकांसाठी आयुष्याचा अर्थ म्हणजे त्यांचं काम किंवा काही स्त्रियांसाठी त्यांची मुलं एवढाच असतो." हे अजून एक महत्त्वाचे क्षेत्र आहे जेथे ध्यान आणि काल्पनिकतेचे तंत्र मोठ्या प्रमाणावर मदत करू शकते. एखादी व्यक्ती सध्या असलेला व्यावसायिक दबाव आणि दु:ख यापासून थोड्या काळासाठी परावृत्त होऊन जास्त सुखकर भविष्याची कल्पना करू शकते. अशी कल्पना करण्याने आंतरिक ऊर्जा इच्छित परिणाम साधण्यासाठी कामाला लागते आणि जेव्हा तुम्ही तुमच्या या नव्या जाणिवांवर काम करता, तेव्हा तुम्ही स्वत:साठी नवे मार्ग कळत-नकळत मोकळे करता.

आपण काय विचार करतो, रोज काय करतो यावरून आपलं भविष्य घडवलं जातं. रुग्णांनी त्यांच्या मनात आलेले विचार दैनंदिनीत लिहून ठेवावेत अशी मी त्यांना शिफारस करतो. ते जेव्हा ती दैनंदिनी पुन्हा वाचतील, तेव्हा आपलं भविष्य आपल्याच विचारांनी कसं घडलं हे त्यांना कळेल व त्यांची नंतरची पावलं योग्य दिशेने पडतील. युंग म्हणतो, "भविष्य हे नकळतपणे फार आधीच तयार होत असतं आणि म्हणूनच ज्यांना दूरदृष्टी असते ते भविष्याबद्दल आधीच अंदाज व्यक्त करू शकतात."

अपवादात्मक कर्करोग्यांच्या गटातील रुग्णांमध्ये आजाराची अनिश्चितता असतानासुद्धा त्यांना चांगलं जीवन जगता यावं यासाठी आम्ही मदत करतो. जीवन जगण्यासाठी त्यांना एक निमित्त देतो. उद्दिष्टे प्रत्यक्षात साकारता येतील की नाही,

त्यासाठी ते जिवंत असतील की नाही, हे माहीत नसल्यामुळे कशाला त्याच्या नादी लागायचं? या भावनेने अनेक रुग्ण तसा प्रयत्न करत नाहीत. जेव्हा जीवन आनंदी असतं, पण होणारा तोटा फार मोठा आहे असं वाटत असतं तेव्हा तसं करण्यासाठी निश्चित फार मोठं धैर्य अंगी असावं लागतं. लोकांनी आयुष्याकडे एक विशेष आव्हान, भेट किंवा नवं काहीतरी करण्याची संधी या दृष्टीने पाहण्याचा प्रयत्न करावा यासाठी आम्ही प्रयत्न करतो.

हॉर्वर्ड नावाचे एक सद्‌गृहस्थ होते. त्यांना त्यांच्या डॉक्टरांनी तीन महिन्यांनी ते मृत असतील असं सांगितलं. ते घरी गेले व बैठकीत बसले. त्यांनी त्यांच्या पत्नीला दंत चिकित्सकांची भेट रद्द करावी असं सांगितलं. त्यांची पत्नी म्हणाली, "तीन महिने रोज रोज असे झिजत मी तुम्हाला बैठकीत बसू देणार नाही." यापूर्वी संपूर्ण डोंगराळ भाग पालथा घालण्याचा अनुभव त्यांना होता. आता ते माझ्याकडे आले होते. मी त्यांना म्हणालो, "एक व्यक्ती जी डोंगराळ भाग फिरून आली आहे, ती तीन महिन्यात मरत नसते. तू वेगळा आहेस. तू लढवय्या आहेस." अठरा महिने होऊन गेले; हॉर्वर्ड अजून जिवंत आहे.

गरम पाण्याच्या टबात ध्यान करत असतानाचं त्यांचं वृत्त गावाकडील एका वृत्तपत्रात आलं. त्यांचे डॉक्टर म्हणाले, "तुम्ही नशीबवान आहात!" त्यांनी उत्तर दिलं, "हे नशीब नव्हे, परिश्रम आहेत." तसंच त्यांनी हेही सांगितलं की, ते या दिशेनं वळण्याचं कारण त्यांचा माझ्याशी झालेला संवाद होय. उद्दिष्टांच्या दिशेने वळण्याची ही प्रक्रियाच अत्यंत महत्त्वाची आहे, हे लोकांना जाणवून देण्यासाठी मदत करण्याचा मी प्रयत्न करतो. जसंजसं आपण बदलत जातो, संताच्या भूमिकेतून काम करतो; शरीराला फायदा होतो. म्हणूनच प्रक्रिया हीच फलित बनते.

आम्ही जेव्हा अपवादात्मक कर्करोग्यांसाठी उद्दिष्टे ठरवत असतो, तेव्हा काळाच्या चौकटीत चिटकून न राहण्याचा प्रयत्न करतो. त्यामुळे ठरलेल्या काळात उद्दिष्टे गाठता न आल्यास येणाऱ्या अपयशासाठी त्यांची मानसिक तयारी असते. आमचे उद्दिष्ट आहे की, रुग्णांना वास्तववादी लक्ष्य ठरविण्यासाठी मदत करणे. मग लक्ष्य साध्य झाल्यामुळे आपण सर्वोत्तम असल्याची व कार्यकुशल असल्याची भावना वाढीस लागते व उद्दिष्टे स्वतःच लगेच सांभाव्य तेजस्वी भविष्य बनतात. जसे निशेने लिहिले आहे, "ज्याच्याकडे जगण्यासाठी 'निमित्त' आहे ती व्यक्ती कोणताही प्रश्न हाताळू शकते." अंतिम ध्येय हे फक्त स्वतःसाठी अलिप्तपणे जगणे हे होय.

रुग्णांनी संतुलित उद्दिष्टांच्या दिशेने काम करण्यासाठी आम्ही मदत करतो, ज्यामुळे त्यांना त्यांच्या सर्व गरजांकडे योग्य प्रमाणात लक्ष देता येईल. अनेक जण उद्दिष्टे ठरविताना स्वतःच्या गरजा बाजूला ठेवतात. खास करून पुरुषांमध्ये त्यांच्या

कामाशी संबंधित ध्येयाचा विचार करण्याची वृत्ती असते, तर अनेक महिला इतरांशी निगडित ध्येय ठरवतात. जसे - मुलांचे महाविद्यालयीन अभ्यासातील यश किंवा सामाजिक कामाची पूर्तता.

लोकांना आम्ही त्यांचे काम करण्यासाठी, शारीरिक विकास करण्यासाठी, भावनिक व आध्यात्मिक गरजा भागविण्यासाठी, इतरांना मदत करण्यासाठी, ध्येय निश्चित करताना मनापासून प्रयत्न करण्यासाठी प्रोत्साहित करतो. दुसऱ्या शब्दांत सांगायचं झालं, तर त्यांच्या जीवनातील सर्व पैलूंना पूर्णत्वाला नेण्याचा प्रयत्न करतो. आजाराऐवजी आजारामुळे निर्माण झालेल्या गरजांची पूर्तता करता येणारं ध्येय कसं ठरविता येईल हे जाणून घेणं विशेष महत्त्वाचं आहे.

परत एकदा ध्यान, कल्पनाचित्रं ही तुमच्या खऱ्या गरजा ओळखणारी व त्यांची पूर्तता करणारी शक्तिशाली साधने आहेत. स्वत:च्या मनश्चक्षूने स्वत:च्या गरजांकडे पाहिल्यास त्या शक्य होतील याची सुप्त मनाच्या पातळीवर खात्री होते आणि आशेचा एक किरण निर्माण होतो.

तुमच्या आयुष्याची पुनर्बांधणी करण्याची प्रक्रिया तसेच स्वत: एक विश्वसनीय व्यक्तिमत्त्व बनण्याची प्रक्रिया म्हणजे स्वत:कडे फक्त एक वस्तू म्हणून पाहणं नव्हे. स्वत:कडे वस्तू म्हणून पाहणे म्हणजे स्वत:च्या सामाजिक प्रतिमेचे गुलाम बनणे होय. एका अर्थाने आधीच मृत असल्यासारखं राहणं.

होय. त्याऐवजी आम्ही रुग्णांना अष्टपैलू, सतत बदलत राहणारी व्यक्तिमत्त्वं बनण्यासाठी मदत करतो. आपण सर्वच जण पूर्णत: अपूर्ण असतो हे जाणून घेतलं, तर तसं बनता येतं. आपणा सर्वांचा मृत्यू अटळ आहे आणि काही विशिष्ट आवडी-निवडींमुळे जीवनातील नाशकारी घटना कदाचित वेळेआधीच घडू शकतात. आपल्यापैकी कुणालाच आपण नेमकं कधी मरणार आहोत हे माहीत नाही आणि या अनिश्चिततेच्या काळात आपल्याकडे अमर्याद पर्याय आहेत.

जॉर्ज टी.लॉक लॅन्ड यांनी त्यांच्या *Grow or Die* या पुस्तकात आपण सर्व सजीव पेशींबाबत जे शिकलो साधारण त्यासारखीच आपली मानवी स्थिती कशी आहे, ते शास्त्रीय भूमिकेतून पुढीलप्रमाणे दाखवून दिलं आहे :

> पेशीची मूळ प्रवृत्ती म्हणजे अगदी 'मानवी स्वभावा'प्रमाणेच विशेष काही नसली, तरी जडणघडणीच्या प्रक्रियेतील एक स्थायी घटक होय. त्याचं स्वरूप ठरावीक पद्धतीचं नसतं, तरी स्वत:चे ठरावीक स्वरूप घडविण्यात त्याचा मोठा सहभाग असतो. जसजसा माणूस पेशींच्या जीवनक्रमात पुन्हापुन्हा घडणाऱ्या घटनांचं सिंहावलोकन करत जातो तसतसं त्या माणसाचं वर्तन विकासासाठी उपलब्ध असलेल्या इतर

पर्यायांनुसार बदलत जातं. जर पोषणाची अवस्था व घटनांचा प्रतिसाद नवीन वाढ होण्याच्या पद्धतींना परवानगी देत असेल, तर परिणाम हा निर्मिती करणारा व जबाबदारीच्या वर्तणुकीचा असेल. जर तसं नसेल, तर इतर गोष्टींच्या अभावी मूळ विकासाच्या अपेक्षांपेक्षाही कमी विकास होईल.

रॉबर्ट हेन्रीने अशाच प्रकारचा विकास कलात्मक दृष्टिकोनातून *The Art Spirit* मध्ये वर्णन केला आहे.

> जेव्हा एखाद्या व्यक्तीमधील कलाकार जागृत असतो, तेव्हा त्याच्या कामाचं स्वरूप काही का असेना, तो एक संशोधक, शोध घेणारा, धाडसी व स्वत:च्या अभिव्यक्तीचा निर्माता बनतो. तो दुसऱ्यांना आवडेल असे व्यक्तिमत्त्व बनतो. तो विचलित होतो, निराशही होतो, स्वत:चे अज्ञान दूर करतो आणि जास्त चांगल्या रीतीने ज्ञान मिळवण्यासाठी दारे उघडी ठेवतो. तर जे कलाकार नाहीत, ते पुस्तक बंद करण्याचा प्रयत्न करतात, अशा वेळी तो पुस्तक उघडून तेथे अजून बरीच पाने शिल्लक आहेत हे दाखवतो.

स्वावलंबन आणि ठामपणा

जे लोक नेहमी स्मितहास्य करत असतात व स्वत:चा त्रास दुसऱ्यांना कळू देत नाहीत, तसंच स्वत:च्या गरजांकडे दुर्लक्ष करतात, असे लोक आजारी पडण्याची शक्यता सगळ्यात जास्त असते. अशा लोकांनी अपराधी वाटून न घेता नाही म्हणायला कसं शिकावं हाच एक मुख्य प्रश्न असतो. काही लोक फक्त स्वत:साठी म्हणजे आजाराचे निदान ऐकल्यावर मनाला जो धक्का बसतो, तेव्हा मनातून त्यांना काय वाटलं हे इतरांना सांगण्यासाठी जगतात. एक रुग्ण होती. तिने कोणत्याही गोष्टींबद्दल कधीच नाराजी व्यक्त केली नव्हती. तिने जेव्हा एकदा तिच्या नवऱ्याला त्यांचा पाळीव कुत्रा तिला आवडत नाही हे सांगण्याचं धाडस केलं तेव्हा तिची तब्येत सुधारायला सुरुवात झाली. थेल्मा, जिचा दुसऱ्या प्रकरणात उल्लेख केला आहे, तिच्या आयुष्यातील विकासाचा पहिला टप्पा ती जेव्हा घरातील फोन वाजत असताना घराबाहेर पडली तेव्हा आला, तर शेवटचा टप्पा तिचा नवरा तिला घाबरवत असताना तिने पोलिसांना बोलावलं त्या वेळी आला.

डॉक्टरांसोबत निर्णय प्रक्रियेतील सहभागाचे नाते प्रस्थापित करताना रुग्ण

त्यांचा सर्वांत महत्त्वाचा ठामपणा दाखवतात. त्यांना जो बरं 'करणार' आहे त्या व्यक्तीला राग येण्याच्या भीतीने अनेक रुग्ण त्यांच्या डॉक्टरांशी बोलत नाहीत अगर फारसे प्रश्न विचारत नाहीत. खरंतर तुम्हाला कुणीच बरं करत नसतात. तुम्ही स्वत:च बरे होता. अनेक लोक पर्यायी उपचार-पद्धतीचा अवलंब करूनदेखील नीट होतात. याचा अर्थ उपचार उपयुक्त होता असा नसतो; पण लोक ज्यावर विश्वास ठेवतात अगर ज्यामुळे त्यांच्या मनात आशा निर्माण होते तसे केल्याने ते दुरुस्त होतात. हेच अपवादात्मक कर्करोग्यांच्या गटात शिकविण्यासाठी आम्ही मदत करतो आणि याचाच अर्थ हाच धडा डॉक्टरांनाही शिकविण्यासाठी मदत करतो.

एके दिवशी सकाळी वॉर्डात असताना एका रुग्णाने मला विचारलं,

"का बरं? काय झालं?"

"काही नाही." मी म्हणालो.

"मग तुमच्या कपाळावर या आठ्या का पडल्या आहेत?"

"असू द्या, तुम्हाला जो काही विचार करायचा असेल, तो बाहेर गेल्यावर करा. इथे मात्र प्रसन्न राहा." अशा रितीने रुग्ण हे आमचे उत्तम शिक्षक बनतात.

जेव्हा एखादी परिचारिका मला सांगते की, काही रुग्ण सहकार्य करीत नाहीत, दवाखान्याचा ठरलेला गणवेश घालण्यास नकार देतात किंवा एखाद्या तपासणीसाठी जाण्यापूर्वी खूप वेगवेगळे प्रश्न विचारतात, तेव्हा मी म्हणतो, "छान! तो जास्त काळ जगेल!" चिकित्सकांना ज्या रुग्णांचा दृष्टिकोन 'कमकुवत' आहे असं वाटतं, ते रुग्ण जास्त काळ जगतात असं लिओनार्ड डेरिगेटीस यांच्या अभ्यासातून दिसून आलं. मी वॉर्डात जे निरीक्षण केलं आहे त्याद्वारेदेखील हे सिद्ध होतं. हा 'रुग्ण' ज्याला एक प्रकारची 'समस्या' म्हणून गृहीत धरलं जातं, तो लवकर बरा होणारा, जास्त काळ जगणारा असतो आणि त्याची प्रतिकार संस्था अत्यंत उत्कृष्टरित्या कार्यरत असते. म्हणूनच मी लोकांना दवाखान्यात प्रवेश करताना सर्वसामान्य व्यक्तीसारखा प्रवेश केला पाहिजे असं सांगत असतो. मी व माझी बायको ज्याला 'चांगला रुग्ण, वाईट रुग्ण' असे म्हणतो, त्या गोष्टींची सूची दवाखान्यात प्रवेश करताना अवलंबावयास सांगतो :

१. तुमच्या दवाखान्यातील वास्तव्यासाठी जे सहज, व्यक्तिगत आणि वापरण्यास सोपे असतील तसे कपडे घ्या. जास्तीतजास्त चाला.
२. खोलीचे सुशोभीकरण मनाला प्रोत्साहन देणारे, तसेच स्वत:च्या सोयीचे असावे. तुमच्या खोलीच्या देखाव्यात आकाश व बाहेरच्या जगासारखा देखावा असावा. विटांच्या भिंतीसमोर असलेली खोली स्वीकारू नका.
३. तुमच्या चाचण्यांबद्दल अधिकाऱ्यांना प्रश्न विचारा. तुमच्या स्वत:बद्दल,

गरजांविषयी, परिसरातील सोयी, चाचण्यांच्या आधी व चाचण्या झाल्यानंतर त्याबद्दल तुम्ही स्वत: बोला.

४. तुमच्या महत्त्वाच्या गरजा व इच्छांबाबत डॉक्टरांना माहिती द्या. पुस्तके, टेप, संवाद इ. गोष्टींत सहभाग घेण्यासाठी त्यांना विचारा.

५. टेपरेकॉर्डर व इअरफोन घ्या. तुमच्या ध्यानासाठी तसेच आवडत्या संगीतासाठी टेप सोबत ठेवा. तुमचा चिकित्सकासोबतचा संवाद परत ऐकण्यासाठी अगर कुटुंबात वापरण्यासाठी टेपचा वापर करा.

६. तुमचा टेपरेकॉर्डर शस्त्रक्रियेच्या वेळेस किंवा नंतर ध्यान संदेश अगर संगीत ऐकण्यासाठी वापरा. डॉक्टरांनी दिलेल्या सूचना आठवून देण्यासाठी एखाद्याला सतत टेप वाजविण्यास सांगा.

७. जर तुमची शस्त्रक्रिया असेल, तर शल्यचिकित्सक व भूलतज्ज्ञांना तुम्हाला परत परत सकारात्मक संदेश देण्यास सांगा. त्यामुळे तुम्ही सहज भूक व तहान लागलेल्या अवस्थेत जागे व्हाल.

८. शस्त्रक्रियेच्या वेळेस शल्यचिकित्सकांना तुमच्याशी प्रामाणिकपणे व आशादायी बोलायला सांगा आणि पुन्हापुन्हा सकारात्मक संदेश देण्याससुद्धा सांगा; पण नकारात्मक संदेश टाळायला सांगा.

९. तुमच्या स्वत:च्या शरीराशी बोला. विशेषत: शस्त्रक्रियेच्या आदल्या रात्री, स्वत:ला असा सल्ला द्या की, आजार शस्त्रक्रियेच्या मार्गाने रक्तातून निघून जाईल व तुम्ही लवकर दुरुस्त व्हाल.

१०. जे तुमच्यावर प्रेम करतात व तुमचे पोषण करतात त्यांच्या भेटी व फोन तुम्हाला घेता यावेत याची व्यवस्था कशी होईल ते पाहा. तसेच तुमची योग्य ती काळजी घेणारे कुणीतरी जवळ असू द्या.

११. शस्त्रक्रिया झाल्यावर शक्य तितक्या लवकर हालचाल करा. गटचर्चेत जाण्यासाठी दवाखाना लवकर सोडा, चाला किंवा मित्रांसोबत जेवण घ्या.

तुमच्या भावना प्रामाणिकपणे व्यक्त करण्याने तुम्हाला मिळणाऱ्या शुश्रूषेत फार मोठा फरक पडतो. एम्मा ही माझी अपवादात्मक गटातील एक रुग्ण कर्करोगतज्ज्ञांच्या वेटिंग रूममधील करड्या रंगाने निराश झाली. एक दिवस ती तिथे उभी असताना म्हणाली, "ही जागा रोगट आहे. इथे कोणीही दुरुस्त होऊ शकणार नाही. ही जागा सुशोभित केल्याशिवाय माझ्याकडून कोणी विम्यावर सही करून घेऊ नये." तिथला सचिव बाहेर आला आणि म्हणाला, "असं कसं करता येईल?"

एम्माने सहज उत्तर दिलं, "ते काम झालं समजा." आणि दवाखान्याला निळा

रंग दिला. आता एम्मा म्हणजे ही अशी स्त्री आहे जिने आमच्या कार्यालयाला परत सुशोभित केलं व तिच्यावर माणूस म्हणून उपचार केले जातात; आजार म्हणून नाही.

एम्माच्या फुफ्फुसात गोल आकाराच्या गाठी झाल्या होत्या. ज्या जंताच्या (Heart worm) नसून कर्करोगाच्या होत्या.

डॉक्टरांनी सांगितले, "नव्याण्णव टक्के त्या कर्करोगाच्या गाठी आहेत."

तिने परत विचारलं, "कशावरून?" जेव्हा डॉक्टरांनी सांगितलं की, ते खात्री देऊ शकत नाहीत, तेव्हा तिने अजून काही तपासण्या करण्याची मागणी केली. रक्ताच्या चाचण्यांवरून त्या गाठी जंताच्या असण्याची शक्यता वाढली. ती ज्या शहरात राहत होती त्या वेळच्या आकडेवारीनुसार तेथे जंतांचे प्रमाण जास्त होते.

आता एम्माचे डॉक्टर तिच्या मताला प्राधान्य द्यायला लागले होते. त्यांनी एका छातीच्या शल्यचिकित्सकांना बोलावून त्या गाठी कर्करोगाच्या आहेत की जंताच्या हे विचारलं.

शल्यचिकित्सकाने उत्तर दिलं, "नव्याण्णव टक्के त्या कर्करोगाच्या आहेत." या बाबत अजून काही तपासण्या करण्याचा आता डॉक्टरांनीच आग्रह धरला. एम्माच्या आग्रही स्वभावामुळे जास्त मजबूत नाते तयार झाले.

चार श्रद्धा

फिलिस नावाची एक रुग्ण होती. तिला स्वादुपिंडाचा कर्करोग झाला होता, जो शरीरात बराच पसरला होता व कोणत्याही उपचाराला प्रतिसाद देत नव्हता. ती जणूकाही मरण्यासाठी घरी गेली. काही महिन्यांनी ती दवाखान्यात परत आली. माझ्या एका सहकाऱ्याने तिला तपासलं. खोलीचं दार उघडून मला आत बोलावलं आणि म्हणाला, "बर्नी, तुला पसंत पडेल अशी केस आहे."

मी आत गेलो आणि तो म्हणाला, "तिचा कर्करोग नाहीसा झाला आहे."

मी म्हणालो, "फिलिस, हे कसं काय घडलं ते सगळ्यांना सांग."

ती म्हणाली, "ओह! काय घडलं ते तुम्हाला माहीत आहे?"

"मला माहीत आहे." मी म्हणालो,

"पण माझी इच्छा आहे की, इतरांना माहीत व्हावं." फिलिसने तेव्हा सांगितलं की, तिने शंभर वर्षं जगायचं ठरवलं आणि स्वत:चा आजार देवावर सोपवून दिला. मी पुस्तक इथे संपवू शकतो, कारण ही मनाची शांतता काहीही बरं करू शकते. माझा असा विश्वास आहे की, श्रद्धा अत्यंत आवश्यक आहे. एक अतिशय सोपं उत्तर, परंतु अंमलात आणण्यासाठी अनेक जणांसाठी कठीण आहे.

ही सत्यता पडताळून पाहण्यासाठी मी देवाकडे गेलो (शल्यचिकित्सकांना हा विशेष हक्क असतो) आणि विचारलं, "मी माझ्या वेटिंगरूममध्ये 'तुमचे त्रास देवावर सोडून द्या, तुम्हाला माझी गरज नाही" हे सांगणारा फळा का लटकवू शकत नाही." देव म्हणाला, "का, ते मी तुला सांगतो. मी तुला शनिवारी सकाळी १० वाजता दवाखान्यात भेटेन." (देवाला डॉक्टरांच्या भूमिकेत जाऊन बघायचं होतं) शनिवारी देव मला म्हणाला, "तुझा जो रुग्ण सगळ्यात जास्त आजारी आहे त्याच्याकडे मला घेऊन चल." मी त्याला एका महिलेबद्दल सांगितलं. तिला कर्करोग झाला होता आणि तशा अवस्थेत तिचा नवरा दुसऱ्या बाईसोबत पळून गेला होता.

देव म्हणाला, "अरे वा! छान केस आहे." आणि आम्ही तिच्या खोलीपर्यंत गेलो. मी तिला सांगितलं, "मॅडम, देवाची तुम्हाला भेटायची इच्छा आहे. तुमचा आजार दुरुस्त कसा करायचा हे सांगायची त्याची इच्छा आहे." मी प्रत्येक वेळेस देवाची ओळख करून दिली, जेणेकरून रुग्णांनी मोकळेपणाने बोलावे. तिने प्रत्युत्तर दिले, "अरे वा! किती छान!"

देवाने खोलीत प्रवेश केला. त्याने तिला सांगितलं, "बरे होण्यासाठी तू फक्त प्रेम कर, स्वीकार कर, विसरायला शिक व आनंदी राहा." तिने त्याच्या डोळ्यात पाहिलं आणि म्हणाली, "तुम्ही कधी माझ्या नवऱ्याला भेटले आहात का?"

आपल्यापैकी बहुतेकांना आपल्या बाह्य गोष्टी देवाने बदलाव्यात असं वाटत असतं, जेणेकरून आपली स्वतःला सुखी ठेवण्याच्या जबाबदारीपासून सुटका व्हावी. आपल्याला नेहमी रागराग करणं, एखाद्या गोष्टीला बळी पडलेली व्यक्ती म्हणून त्रास सहन करणं हे परिस्थितीचा सहज स्वीकार करणं, विसरणं, प्रेम करणं, किंवा मनाची शांती मिळविण्यापेक्षा सोपं वाटतं. जसं डब्ल्यू. एच. ऑडेन यांनी लिहिलं आहे,

आम्ही नाश पावू पण बदलणार नाही
आम्हाला आमच्या दहशतीच्या वातावरणात मृत्यू आला तरी चालेल,
पण प्रसंगी आपण क्रॉसवर चढण्यापेक्षा आपल्या आभासी कल्पनांचा
मृत्यू होऊ देऊ.

तरीही आपण जेव्हा प्रेमाची निवड करतो तेव्हा आपल्या शरीरात आजार बरं करणाऱ्या ऊर्जेचा स्रोत निर्माण होतो. ऊर्जा ही मूलतःच प्रेम करणारी आणि बुद्धिमान असते. ती आपल्या सर्वांसाठीच उपलब्ध असते.

आता मला कळलं की माझी द्विधा मनःस्थिती आहे : जर देवाच्या प्रेमाने लोक

बरं होऊ शकतात, तर माझ्या शल्यचिकित्सक असण्याची गरजच काय? म्हणून मी परत एकदा देवाकडे गेलो आणि म्हणालो, "देवा, तुला माहीत आहे की माझ्या रुग्णांपैकी एकीने तिचा त्रास तुझ्यावर सोपवला आणि ती बरी झाली. मग माझं काम काय? त्याऐवजी मी लोकांना फक्त प्रेम करायला का शिकवू नको?" तेव्हा देवाने त्याच्या सुंदर, गोड व मंजूळ आवाजात मला सांगितलं, "बर्नी, शल्यचिकित्सकाच्या भूमिकेतून तू बाहेर ये आणि शल्यचिकित्सक म्हणजे काय याचा विचार कर. तसेच देवाच्या भूमिकेच्या बाहेरून देव म्हणजे काय ते बघ." (मला जाणवलं की देवाचं सामर्थ्य खूप जास्त आहे - तो उपदेशात्मक कथेतून बोलतो आणि आपल्याला गोंधळात पाडतो.) त्यानंतर माझ्या लक्षात आलं की, देव आणि मी आमच्या दोघांच्याही आजार दुरुस्त करण्यात वेगवेगळ्या भूमिका आहेत.

इथे मला खूप आवडलेली एक जुनी गोष्ट सांगून माझ्या दृष्टीने त्या कथेचा अर्थ स्पष्ट करायचा आहे. एका कर्करोग झालेल्या माणसाला एका चिकित्सकांनी सांगितलं की, तो एका तासात मरणार आहे. त्याने खिडकीकडे धाव घेतली, वर आकाशाकडे पाहिलं आणि म्हणाला, "देवा, मला वाचव." त्या निळ्या रंगातून एक मंजूळ गोड आवाज आला, "माझ्या मुला, काळजी करू नकोस. मी तुला वाचवीन." तो माणूस खात्री झाल्यासारखं वाटून पुन्हा पलंगावर चढून बसला. त्याच्या चिकित्सकांनी मला बोलावला. मी खोलीत जाऊन त्याला सांगितलं, "मी तासाभरात तुझं ऑपरेशन करून तुला वाचवू शकेन."

"नको. आभारी आहे." तो माणूस म्हणाला, "देव मला वाचवणार आहे."

थोड्या वेळाने एक कर्करोगतज्ज्ञ, एक किरणोत्सार करणारा उपचारक आणि एक आहार उपचारक या सर्वांनी त्याला दुरुस्त करण्याची खात्री दिली.

प्रत्येक वेळेस त्याने "मला तुमची गरज नाही. देव मला वाचवणार आहे." असंच उत्तर दिलं.

एका तासानंतर तो माणूस वारला. तो स्वर्गात गेला आणि देवाला म्हणाला, "का? काय झालं? तू तर मला वाचवणार होतास. मग मी मेलो कसा?"

देवाने सांगितलं, "मी तुझ्याकडे एक शल्यचिकित्सक, एक कर्करोगतज्ज्ञ, एक किरणोत्सार उपचारक आणि एक आहार चिकित्सक पाठवला होता. तू मुका राहिलास." उपचार जेव्हा रुग्णाच्या पसंतीने केले जातात तेव्हा तेथे एका तंत्रज्ञाचे काम असते. औषधींबाबत बायबलमध्ये जसे सांगितले आहे त्याचप्रमाणे मी म्हणजेदेखील देवांकडून मिळालेली भेट किंवा साधन असू शकतो.

आमच्या असं निदर्शनास आलं आहे की, गंभीर आजारातून बरं होण्यासाठी अपवादात्मक रोगी बनायचं असेल, तर चार श्रद्धांना महत्त्वाचं स्थान आहे : आत्मविश्वास, डॉक्टरांवरची श्रद्धा, उपचारांवरची श्रद्धा व स्वतःच्या आध्यात्मिकतेवरचा

विश्वास. पहिल्या तीन गोष्टींची चर्चा आपण केली आहे, पण शेवटची श्रद्धा आपल्यापैकी अनेकांना क्वचितच संपूर्णपणे अनुभवता येते. पण बऱ्याच जणांसाठी ती एक प्रकारची महत्त्वाची किल्ली ठरते.

आध्यात्मिक जीवन याला अनेक अर्थ आहेत. यातून कोणत्याही संघटित धर्माच्या वचनांचं परावर्तन व्हावं असं अपेक्षित नाही. उलट आपल्या सर्वांनाच हे माहीत आहे की, वरकरणी जे लोक अत्यंत धार्मिक प्रवृत्तीचे वाटतात, त्यांच्यामध्ये आध्यात्मिकतेची जाण फारच कमी असते. माझ्या एका कार्यशाळेत सहभागी झालेल्या रुग्णाने स्वतःच्या शब्दात सांगितलं की, हे लोक दुसऱ्यांना 'आध्यात्मिक जखमा' करणारे असतात. मी जेव्हा दुरून याकडे पाहतो तेव्हा आध्यात्मिकता म्हणजे जगात सामावलेला एक जीवनक्रम किंवा अर्थ आहे, ज्यामध्ये श्रद्धादेखील समाविष्ट आहेत. निर्मितीच्या पाठीशी असलेली शक्ती मला प्रेमळ व बुद्धिमान ऊर्जेच्या स्वरूपात दिसते. काही जण त्याला देव असं संबोधतात, तर इतरांसाठी ती फक्त बरे करणारी ऊर्जा अगर स्रोत असते. त्या ऊर्जेद्वारे एखाद्याच्या भावना व वास्तविकता, अंतर्मन व बहिर्मन यांमधील उघडउघड विरोधाभास कमी करून मन:शांती मिळविता येण्याची क्षमता निर्माण होते.

आध्यात्मिकता म्हणजे वास्तविकतेचा स्वीकार करणे होय. (म्हणजे राक्षस या संकल्पनेला नकार अगर स्वीकार असा गोंधळ करून घेऊ नका) येशूने आपल्याला शत्रूवर प्रेम करायला सांगितलं आहे; शत्रूसारखं बनायला नाही; तुम्हाला शत्रूच नसतील असं नाही. दुसऱ्या महायुद्धाच्या शेवटी एका घरावर अनिर्बंध बॉम्ब फेकले गेले होते व ते घर संपूर्ण नष्ट झालं. त्यात बळी पडलेल्या लोकांनी मरताना त्या घराच्या पायावर अशा प्रकारचा विश्वास व्यक्त करणारे जाहीर विधान कोरलेले सापडले.

> माझा सूर्यावर विश्वास असतो - अगदी जेव्हा तो चमकत नसतो तेव्हासुद्धा.
> माझा प्रेमावर विश्वास असतो - अगदी जेव्हा ते व्यक्त केलेले नसते तेव्हासुद्धा.
> माझा देवावर विश्वास असतो - अगदी जेव्हा तो बोलत नसतो तेव्हासुद्धा.

अध्यात्म म्हणजे या परिपूर्ण नसलेल्या जगात शांती व आनंद शोधण्याची क्षमता व आपले स्वतःचे व्यक्तिमत्त्व अपूर्ण असतानाही स्वीकारण्याची तयारी होय. मनाची ही जी शांततायुक्त अवस्था आहे त्यातूनच निर्मिती आणि नि:स्वार्थ प्रेम करण्याची क्षमता येते. या दोन्ही गोष्टी नेहमी हातात हात धरून पुढे जात असतात. अध्यात्माची जी व्याख्या मी केली आहे त्यात परिस्थितीचा स्वीकार,

श्रद्धा, विसरण्याची कला, शांती व प्रेम हे गुणविशेष समाविष्ट आहेत. गंभीर आजारातून अपेक्षित नसलेली दुरुस्ती मिळविणाऱ्यांमध्ये ही सर्व वैशिष्ट्ये नेहमी दिसतात.

अनेक चिकित्सक रुग्ण जोपर्यंत मृत्यूच्या जवळ जात नाही तोपर्यंत 'देवा'ला (या श्रद्धेचा) शरण जाण्याचा मार्ग स्वीकारत नाहीत. अशा प्रसंगी कधी-कधी ते आशा ठेवा व प्रार्थना करा असे औषध लिहून देतात बहुदा. मला अशी खात्री वाटते की, जेव्हा हे काम सोपे असते तेव्हाच रुग्णांच्या आध्यात्मिक श्रद्धांशी जुळवून घेणे जास्त हितावह ठरते. जरी जग ही देवाची निर्मिती नसून निसर्गाची निर्मिती असली, तरी जग ही मूलत: सुंदर जागा आहे यावर ज्या कुणाचा विश्वास आहे त्याला जगात राहण्यासाठी एक निमित्त उपलब्ध आहे. ज्या व्यक्तीचा परोपकारी अशा उच्च शक्तीवर विश्वास आहे त्याच्याकडे आशेवर जगण्यासाठी एक ठोस कारण असते आणि आशा ही नैसर्गिक आहे.

अर्थातच, धर्माचा 'वैद्यकीय अर्थ' व्यक्तिपरत्वे बदलतो. जे लोक केवळ त्यांच्या पालकांची श्रद्धा आहे म्हणून किंवा त्यामुळे त्यांचे सामाजिक स्थान उंचावते म्हणून उघडउघड श्रद्धेचा दिखावा करतात अशा लोकांचा आजार सहसा श्रद्धेमुळे बरा होऊ शकतो यावर विश्वास नसतो. कधी कधी धर्म हा घटक नकारात्मकसुद्धा ठरू शकतो. जसे काही लोक विचार करतात, ‟जर देवाने मला हा आजार दिला आहे, तर या आजारातून बरा होणारा मी कोण?'' ज्या श्रद्धा स्वत:ला दोषी मानतात; किंवा मुळातच पापी मानतात किंवा विधिलिखित गोष्टींवर अवलंबून असतात, त्या श्रद्धांचा आजार बरा करण्यासाठी क्वचितच उपयोग होतो. त्याचप्रमाणे मृत्यू म्हणजे ज्यांना अर्थहीन शेवट वाटतो किंवा पृथ्वीवरचे अस्तित्व म्हणजे निरर्थक वाटते त्यांच्यासाठी जीवनात शांती आणणे अवघड असते. म्हणून तर काही ठरावीक तात्त्विक मर्यादा टाळण्यासाठी मी धर्माबाबत बोलण्याऐवजी अध्यात्माविषयी बोलतो आहे. देवाचे अशा पद्धतीचे ठरावीक स्वरूप लादू नये. अपवादात्मक रुग्णांच्या गटातील प्रत्येक रुग्णाच्या श्रद्धांमध्ये सकारात्मक काय आहे ते उपयोगात आणण्यापेक्षा त्याचा शोध घेण्याचा आम्ही प्रयत्न करतो.

इथे मला ज्यासाठी प्रयत्नपूर्वक काही करण्याची गरज नाही अशा शुभेच्छा व जी जाणीवपूर्वक निर्माण करावी लागते ती आशा यांमधील फरकावर जोर द्यायचा आहे. आशा बाळगणे म्हणजे स्वत:ला हव्या असलेल्या परिणामांची अपेक्षा करणे व त्यासाठी प्रयत्न करणे होय. शुभेच्छा देणे म्हणजे फक्त निळ्या आकाशातून काहीतरी चमत्कार घडेल याची वाट पाहत बसून राहणे होय. युंग म्हणाले, ‟त्यामुळे प्रत्येक समस्या जागृतावस्था विस्तारित करता येण्याची शक्यता निर्माण करते; पण त्याचबरोबर लहान मुलांसारख्या अजाण अवस्थेला निरोप द्यायला हवा

व निसर्गावर विश्वास ठेवायला हवा.'' जसे माणसाला दैवी उद्यान सोडावे लागले, तशीच ही एक प्रक्रिया आहे. मी रुग्णांना देवावर विश्वास ठेवण्यास प्रोत्साहित करतो, पण देवानेच सर्व काम करावे ही अपेक्षा करू देत नाही.

देव म्हणजे आजार दुरुस्त करणारी एकमेव प्रभावी शक्ती आहे, असं मला वाटतं; तुमच्या-आमच्या सर्वांच्या आयुष्यातील एक बुद्धिमान प्रेमळ ऊर्जा किंवा प्रकाश. आता शास्त्रज्ञसुद्धा ऊर्जेला बुद्धिमत्ता असते असे आपल्याला सांगत आहेत. पदार्थविज्ञानाचे अभ्यासक कार्ल प्रिब्रम म्हणाले होते, ''चराचर सृष्टी ही मैत्रीपूर्ण असावी. आपल्या पूर्वीच उपलब्ध असलेले हे ज्ञान आपण समजू शकलो कारण सृष्टीकडूनच आपण पदार्थविज्ञान शिकतो.''

इथे मला सल्ला द्यावा वाटतो की, रुग्णांनी आजार म्हणजे देवाची इच्छा न मानता, देवाचा इच्छित मार्ग सोडून आपण भटकलो आहोत हे ओळखले पाहिजे. माझ्या मते आजार म्हणजे देवाची इच्छा मानणे म्हणजे आध्यात्मिकतेचा अभाव होय. त्यामुळे परिस्थिती अवघड बनते. अनेक रुग्ण जेव्हा त्यांना आजार होतो किंवा बरा झालेला आजार पुन्हा उद्भवतो तेव्हा देवावर राग काढतात. यहुदी धर्माच्या रीतीरिवाजात जसे आहे, तसे देवांसोबत वादविवाद करण्याची क्षमता असणे ही फार महत्त्वाची गोष्ट आहे. चराचर सृष्टीवरील सततचा असहाय क्रोध सर्वसामान्यपणे आरोग्याच्या दिशेने जाऊ शकत नाही. देव काही कागदपत्रं हातात घेऊन, ''बघू बरं, आज कुणाला त्रास देता येईल ते.'' म्हणून बसलेला नाही. त्या उलट देव म्हणजे तुमचा आधार होय. आशा व श्रद्धेच्या रूपातील ऊर्जा नेहमीच उपलब्ध असते. एक ना एक दिवस हे जग सर्वांनाच सोडायचे आहे, पण आपण जेव्हा जगण्याचा मार्ग निवडतो तेव्हा आयुष्य सुंदर बनविण्यासाठी आध्यात्मिक मार्ग सगळ्यांसाठी उपलब्ध आहे. जसे जर्मन नाटककार क्रिस्टियन फ्रेडरिक हेबेलने एकदा लिहिले, ''आयुष्य हे काहीतरीच नसून आयुष्य हे चांगलं काम करण्याची संधी होय.''

बिनशर्त प्रेम

अनेक लोक, विशेषतः कर्करोग झालेल्या रुग्णांना वाटत असतं की, त्यांच्या अस्तित्वाला बरोबर मध्यभागी एक मोठा तडा गेला आहे आणि लोकांचं प्रेम मिळवायचं असेल, तर तो दोष झाकायला हवा. आपल्यावर प्रेम करणारे कुणी नाही याची जाणीव आणि एकटेपणाबद्दलची नापसंती यामुळे स्वत:च्या खऱ्या अस्तित्वाची जर त्यांना जाणीव झाली, तर अशा व्यक्ती स्वत:च्या अंतर्मनातील विचार दुसऱ्यांना सांगायचे टाळतात व त्याविरुद्ध बचावात्मक धोरणाचा अवलंब करतात. त्यांना आपली प्रेम करण्याची क्षमता आटत चालल्याची जाणीव होते व

ते अजूनच हताश होतात. डीस्टोव्हेस्किने स्वत:च्या भावना व्यक्त करताना लिहिलं : "मला खात्री आहे की, जर नरक नावाची एखादी जागा अस्तित्वात असेल, तर ती म्हणजे फक्त प्रेम न करता येण्याची क्षमता होय." कारण अशा लोकांना आतून एक पोकळी जाणवत असते व ते प्रत्येक नात्याकडे किंवा व्यवहाराकडे नीट न कळलेली ही आंतरिक पोकळी भरण्याचे साधन म्हणून पाहतात. ते काहीतरी म्हणजे कदाचित सुख, सुरक्षितता, शुभेच्छा किंवा प्रेम मिळण्याच्या अटीवरच दुसऱ्यांवर प्रेम करतात. हे 'जर तरचे' प्रेम थकणारे असते आणि तुमचे खरे अस्तित्व व्यक्त होऊ देत नाही. त्यामुळे अजूनच खोल खोल पोकळी जाणवत राहते व एक साखळी चालूच राहते.

मला वाटतं सर्व प्रकारचे आजार प्रेम न करण्याशी किंवा जे प्रेम फक्त अटी घालून केलेलं असतं त्याच्याशी संबंधित असतात; कारण त्यामुळे प्रतिकारशक्तीला आलेला थकवा किंवा निराशा यामुळे शरीर आजारी पडण्यास सहज प्रवृत्त होते. मला असेसुद्धा वाटते की, आजार दुरुस्त होणे हे बिनशर्त प्रेम देण्याच्या अगर स्वीकारण्याच्या क्षमतेशी संबंधित आहे. ही गोष्ट माझी एक रुग्ण शेरी हिच्या अनुभवातून प्रकर्षाने समोर आली. तिला गर्भाशयाच्या पिशवीच्या तोंडाचा कर्करोग झाला होता.

लहानपणी लहान म्हणून शेरीला तिच्या सावत्र आईकडून प्रेम मिळाले नाही. कुमारवयात तिने तिच्या एका शिक्षिकेसोबत चांगले संबंध प्रस्थापित केले. एके दिवशी शाळेतील जिममध्ये शेरीने तिच्या काही मित्रमंडळींना तिचे श्रीमती जॉन्सन यांच्यावर प्रेम आहे म्हणून सांगितले. त्यातील काही मुलांनी शेरीचे तुमच्यावर प्रेम आहे ही गोष्ट संबंधित शिक्षिकेला सांगितली. त्या शिक्षिकेने शेरीला स्वत:च्या कार्यालयात बोलाविले.

"शेरी, तुझे माझ्यावरचे प्रेम लांबूनच आहे की जवळून?" श्रीमती जॉन्सनने विचारले. शेरीला त्यांच्या बोलण्यातला अर्थ कळला नाही. ती म्हणाली, "जवळून."

श्रीमती जॉन्सन यांनी शेरीच्या सावत्र आईला बोलावून सांगितलं की, तिची मुलगी स्त्रियांकडे जास्त आकर्षित होणारी आहे. त्या दिवशी शेरी घरी आल्यानंतर तिच्या आईने तिला त्याबद्दल विचारलं. हे सर्व शेरीने मला सांगितलं. "मला त्या शब्दाचा अर्थ माहीत नव्हता, पण प्रेम करण्याने प्रश्न निर्माण होऊ शकतात हा संदेश माझ्यापर्यंत पोहोचला आणि मी प्रेम करणे थांबवले."

शेरीला मित्र राहिले नाहीत. ती अत्यंत एकाकी व निराश झाली. ती तयार होऊन रस्त्यावर चालत जाई व आशा करत राही की लोक त्यांच्या खिडकीतून डोकावतील व तिला हाताने खूण करतील. जेव्हा तिचे लग्न झाले, तेव्हा ती नवऱ्याच्या प्रेमावर विश्वास ठेवू शकली नाही. एकसारखे त्याचे तिच्यावर प्रेम आहे

की नाही असे ती विचारत असे. ''मला माहीत आहे की, मला जर कर्करोग झाला नसता, तर त्याने मला सोडून दिले असते.'' ती म्हणाली.

आजारामुळे झालेला परिणाम व अपवादात्मक कर्करोग्यांच्या गटातील चर्चेच्या उपचारामुळे शेरीचा जीवनाकडे पाहण्याचा दृष्टिकोन बदलला. तिने स्वत:च्या हृदयाचे दार प्रेम करण्यासाठी खुले केले व लग्न पुनर्जीवित करून तिने स्वत:च्या आजाराविरुद्ध एक स्तंभ उभारला.

तिचे व्यवस्थित चालले होते. ती तिच्या वाढदिवसापर्यंत पुन्हा कामावर जाऊ लागली. तिचा नवरा, सासरा सगळे सहा मुलांसहित एकाच घरात राहत होते; पण शेरीसाठी कुणीही हजर नसायचं. प्रत्येकाकडे कारण होते. आतून मात्र ते सर्व जण म्हणत होते, ''आम्ही सर्व जण तू गेल्यानंतरच्या परिस्थितीला सामोरे जाण्याची तयारी करीत आहोत.'' तिने तिचे हताश मन व वेदना प्रत्येकापासून लपवल्या. दोन महिन्यात तिचा कर्करोग परत वाढायला सुरुवात झाली.

नंतर मी तिची भेट घेतली, तेव्हा तिने सांगितले, ''मरणाच्या विचाराने मी खूप निराश आहे, कारण तुम्ही जे प्रयत्न करत आहात ते योग्य आहेत हे मला सिद्ध करायचे आहे.'' ती अजूनही चुकीच्या कारणांसाठीच जिवंत राहण्याचा प्रयत्न करीत होती. स्वत:चा आनंद सोडून दुसऱ्यांच्या आनंदासाठी. ह्या सर्व गोष्टी केवळ तिच्या पूर्वायुष्यातील प्रेमाच्या अभावामुळेच घडत होत्या. मी बराच प्रयत्न करूनही ते दोघे एकमेकांच्या भावना जाणून घेऊ शकले नाहीत. एकदा शेरीच्या घराजवळच माझे एक व्याख्यान होते. तिचे सर्व कुटुंबीय येतील अशी माझी अपेक्षा होती. मी ते व्याख्यान शेरीला समर्पित केले. तिच्या नवऱ्याने एक चिठ्ठी पाठविली, ''क्षमस्व. व्याख्यानाच्या वेळी मी कामात आहे, पण जर मी यायची गरज असेल तर मला बोलवा.'' अर्थात त्यात कोणताही पत्ता अगर फोन नंबर किंवा नाव नव्हते. नकळत तो संदेश सुचवत होता, ''मला बोलवू नका.''

जेव्हा एखादी व्यक्ती स्वत:चे व्यक्तिमत्त्व जसे आहे तसे स्वीकारून स्वत:वर प्रेम करते व मला भेटताना मनातून बोलते, ती व्यक्ती स्वत:च्या आंतरिक सामर्थ्याने इतरांना सर्वकाही देण्याचे काम करते. त्यांच्या हे लक्षात आलेले असते की, बिनशर्त प्रेम केल्याने त्यांच्याजवळ जो मर्यादित स्वरूपातील भावनिक साठा आहे त्यातले काहीही कमी होत नसते; उलट त्याऐवजी ते गुणित होत असते. देणाऱ्याला देताना जे छान वाटते, ते घेणाऱ्यालाही छान वाटते व त्याची लगेच किंवा काही काळातच परतफेड होत असते. जसे वॉल्ट व्हिटमनने लिहिले :

कधी कधी जेव्हा एखाद्यावर मी प्रेम करतो,
मला माझाच राग येतो,

परत न मिळणाऱ्या प्रेमाने मी अस्ताव्यस्त होईन या भीतीने,
पण आता मला खात्री आहे,
प्रेमाची परतफेड होणारच नाही असे नाही,
ती अनिवार्य आहे, एका आगळ्या वेगळ्या रूपात.
(मी एका व्यक्तीवर मनातून प्रेम केले, परंतु माझ्या प्रेमाची परतफेड
झाली नाही; पण तरीही मी हे गीत लिहिले आहे.)

प्रेम करण्याने शरीराला मिळणारा 'जगण्याचा संदेश' म्हणजेच तात्काळ मिळणारे बक्षीस होय. बिनशर्त केलेले प्रेम हे प्रतिकार संस्थेसाठीचा सर्वांत शक्तिमान असा प्रेरक घटक आहे. जर मी रुग्णाला त्यांच्या रक्तातील किलर टी पेशी किंवा इम्युनोग्लोब्युलीनची पातळी वाढवायला सांगितली, तर ती कशी वाढवायची हे कुणालाच माहीत नसते; परंतु जर मी त्यांना स्वत:वर व दुसऱ्यांवर पूर्णत: प्रेम करायला शिकविले तर हेच बदल आपोआप घडतात. यातले सत्य हे आहे की प्रेम करण्याने बरे होण्याची क्रिया घडते.

या सत्याची जाणीव मला अनेक वर्षांपूर्वी, माझ्या शिक्षणाच्या काळातच झाली. एका सद्गृहस्थांना स्टेफिलोकॉकाय या जीवाणूमुळे न्यूमोनिया व छातीत पू झाला होता. त्यांचे हृदय बंद पडले. मी त्यांना तोंडाने कृत्रिम श्वासोच्छ्वास दिला. मी खोलीतून बाहेर पडलो आणि सर्व परिचारिका त्यांची नकारार्थी मान हलवित मला म्हणाल्या, "तुम्ही असे कसे केले? आता तुम्हाला आजार होणार." त्या वेळीदेखील माझ्या मनात हाच विचार आला की, मी त्या माणसाच्या प्रेमापोटी ते केले. त्यामुळे माझे शरीर त्या जंतूंना प्रतिरोध करेल आणि मी आजारी पडलो नाही.

त्यानंतर अनेक दिवसांनी साधारण अशाच पद्धतीचा डॉ. जेरी जॅम्पालस्की यांच्याबाबतचा अनुभव ऐकण्यात आला. डॉ. जेरी व्यक्तींच्या दृष्टिकोनांबद्दल अभ्यास करणाऱ्या कॅलिफोर्नियातील संस्थेत होते. त्यांच्या प्रशिक्षणाचा एक भाग म्हणून जेरी यांना क्षयरोग्यांच्या दवाखान्यात काम करण्यासाठी पाठवले होते. आपल्याला आजाराचा संसर्ग होईल की काय अशी भीती त्यांना वाटत होती. एका रात्री ते एका स्त्री-रुग्णाला बघायला गेले. तिचा क्षयरोग संसर्गजन्य स्थितीतला होता. तिच्या फुप्फुसात तीव्र स्वरूपाचा रक्तस्राव झाल्यामुळे तिचे हृदय बंद पडले. त्यांनी तिला तोंडाने कृत्रिम श्वासोच्छ्वास दिला. तेव्हा परिचारिकेने त्यांना विचारले, "तुम्ही असे कसे केले? आता तुम्हाला क्षयरोग होणार!" त्यांना क्षयरोग कधीच झाला नाही. तिला वाचविण्यासाठी त्यांनी जे काही केले ते प्रेमापोटी केले, त्यामुळे त्यांना क्षयरोग होण्याची शक्यता नाही याची त्यांना जाणीव होती. त्यांच्या या विचारांनी मला मजबूत केले. आता मला कळले की, मदर टेरेसा आणि सहकारी

परिचारिका इतक्या हजारो आजारी व्यक्तींसोबत राहूनदेखील आजारी कशा पडत नाहीत ते. जसे मेडिवेल जर्मन जादूगार मिएस्टर एखार्टने लिहिले आहे :

> जे अन्न आपण ग्रहण करतो, ते आपल्या शरीरात मिसळून जाते. आध्यात्मिक अन्न मात्र स्वत:च्या गुणधर्मानुसार आपणात बदल घडवून आणते, त्यामुळे दैवी प्रेम आपल्या आत सामावले जात नाही आणि ते प्रेम व आपण हे दोन्ही वेगवेगळेच राहतो. पण दैवी प्रेम आपल्याला स्वत:मध्ये सामावून घेते आणि आपण त्या प्रेमाशी एकरूप होतो.

विज्ञान आणि रोगनिवारक चैतन्य

प्रेम हा विषय शास्त्रीयदृष्ट्या अभ्यास करण्यासाठी जरी अवघड असला, तरी वैद्यकीय संशोधनाने त्याच्या परिणामांची खात्री करण्यास सुरुवात केली आहे. जे लोक कल्पनेतील प्रणयकथेच्या पद्धतीने प्रेमात पडतात त्यांच्या बाबत मेनिन्जर फाऊंडेशन टोपेका, कान्सास येथे केलेल्या एका अभ्यासात असे निदर्शनास आले की, अशा व्यक्तींच्या रक्तात लॅक्टीक ॲसिडचे प्रमाण कमी असते, त्यामुळे ते कमी थकतात, तसेच एन्डॉर्फिन्सचे प्रमाण जास्त असते त्यामुळे त्यांना वेदनेची संवेदना कमी होते व ते उत्तेजित अवस्थेत राहतात. त्यांच्या पांढऱ्या पेशी जीवाणूयुक्त वातावरणास योग्य प्रतिसाद देत सामोऱ्या जातात व त्यांना सर्दी-पडसे कमी प्रमाणात होते.

ओहिओ स्टेट युनिव्हर्सिटी कॉलेज ऑफ मेडिसिनच्या डॉ. फ्रेड कार्नेहिल व म्युरिना लेवेस्क यांनी दिलेल्या अहवालानुसार ज्या सशांना जास्त प्रमाणात कोलेस्टेरॉल खाऊ घातले, पण 'काळजीयुक्त प्रेमळ सुश्रूषा' दिली त्यांच्या रक्तवाहिन्या कठीण बनण्याचे व हृदयविकाराच्या धोक्याचे प्रमाण ५० टक्क्याने कमी झाले. आम्हाला हेसुद्धा माहीत आहे की, अगदी उत्तम आहार व स्वच्छता असतानासुद्धा ज्या लहान बालकांना प्रेम मिळत नाही ती कुपोषित बनतात व त्यांच्यातील मृत्यूदर जास्त असतो. स्टॅनफोर्ड येथील डॉ. क्रिस्तोफर यांनी याचे कारण शोधताना हे सिद्ध केले की, माकडाच्या नवजात पिल्लांना त्यांच्या आईपासून दूर ठेवले असता त्यांच्या प्रतिकार संस्थेची काम करण्याची क्षमता कमी होते.

हॉर्वर्डचे मानसशास्त्रतज्ज्ञ डेव्हिड मॅकलिंड आणि कॅराल क्रिशनेट यांनी १९८२ साली दाखवून दिले की, सर्दी व इतर विषाणूंमुळे होणाऱ्या आजाराविरुद्ध प्राथमिक स्तरावरील संरक्षण असलेल्या लाळेतील इम्युनोग्लोब्युलिन 'अ'ची पातळी प्रेम या विषयावरील चित्रपट पाहण्यामुळे वाढते. नाझीचा प्रसार करण्यासाठी

वापरली जाणारी चित्रफीत व बागकामावरील एक छोटी फिल्म याचा कोणताही परिणाम दिसला नाही. मदर टेरेसा यांच्या कामावरील माहितीपटामुळे मात्र इम्युनोग्लोब्युलिनमध्ये एकदम वाढ झाली. विशेषत: जे लोक दुसऱ्यांच्या विचारांचा आदर करतात व त्यानुसार बदल करण्याची तयारी ठेवतात त्या लोकांमध्ये हा बदल दिसून आला. अर्थात हा परिणाम त्या व्यक्तीला मदर टेरेसा आवडतात की नाही याच्याशी निगडित नव्हता, तर त्यांच्या सुप्त मनाच्या पातळीवर प्रेमाचे जे रूप कोरले गेले होते त्याच्याशी निगडित होता. ही सुधारणा जरी अल्प काळापुरतीच असली, तरी हा कालावधी त्या व्यक्तीच्या आयुष्यात ज्या काळात दुसऱ्यांकडून छान, प्रेमाने काळजी घेतली गेली त्या काळाची आठवण करून वाढवता येऊ शकतो.

इस्राएल येथील जॅक मेडिले आणि युरी गोल्डबर्ट यांनी आवर्जून उल्लेख व्हावा असं काम केलं आहे. या दोन संशोधकांनी हृदयाला रक्त पुरवठा कमी होत असणाऱ्या दहा हजार माणसांचा संभाव्य धोक्याच्या घटकांसाठी अभ्यास केला. उदा. हृदयाचे अनियमित पडणारे ठोके व चिंता करणे इ. अशा रितीने मेडिले आणि गोल्डबोर्ट यांनी मानसशास्त्रीय चाचण्या व प्रश्नावलीचा वापर करून प्रत्यक्ष छाती दुखण्याचा त्रास ज्या घटकांमुळे होण्याची शक्यता आहे असे घटक शोधले. ''तुमची पत्नी तुमच्यावरचं प्रेम व्यक्त करते का?'' या प्रश्नाला 'नाही' हे उत्तर हा सर्वांत योग्य दर्शक होता. विमा कंपन्यांच्या असं निदर्शनास आलं आहे की, पत्नी जर सकाळी आपल्या नवऱ्याला प्रेमाने निरोप देत असेल, तर त्यांच्या रोडवरील अपघातांची संख्या कमी आहे आणि त्यांचं आयुष्य पाच वर्षांनी जास्त आहे. लिओ बस्काग्लाय यानेदेखील या गोष्टींकडे लक्ष वेधले आहे.

आध्यात्मिक बदल किंवा पांढऱ्या रक्तपेशींची संख्या व आजारातून बरे होणे यामध्ये दुर्दैवाने कोणतेही प्रत्यक्ष परस्परसंबंध नाहीत. संकल्पना अशी आहे की, तुम्हाला चांगले वाटते म्हणून प्रेम करा; अमरत्व मिळविता यावे म्हणून नाही. प्रेम करणे हाच शेवटचा टप्पा होय. तो मार्ग नाही. प्रेमामुळे जीवन जगण्यात आनंद मिळेल, मग ते जास्त किंवा कमी का असेना. त्यामुळे शारीरिक आजार दुरुस्त होण्याची शक्यतादेखील वाढेल, पण ते दुरुस्त होणे हे बोनस असेल - जसे केकवर केलेले साखरेचे आइसिंग.

आयुष्यात आरोग्य चांगले असणे हीच गोष्ट जरी जास्त महत्त्वाची असली, तरी लोकांना दीर्घ आयुष्य हवे असते. ज्यांचा या पानावर उल्लेख झालेला आहे ते आणि त्यांच्यासारखे इतर अनेक हजारो लोक आहेत जे डॉक्टरांच्या अपेक्षांपेक्षा जास्त जगले आहेत कारण आजाराला त्यांनी दिलेला प्रतिसाद म्हणजे त्यांच्या आयुष्यात घडवून आणलेला बदल होय. त्यांच्या स्वत:च्या आयुष्याने त्यांनी हे

सिद्ध केले आहे की, प्रेम व खरी आध्यात्मिकता एखाद्याचा जीवनकाळ व जीवनाचा आनंदसुद्धा वाढवते. शेवटच्या या पृथक्करणात एका व्यक्तीचा दुसऱ्या व्यक्तीसाठी असलेला हा पुरावा महत्त्वाचा प्रकार ठरतो. अर्थात काही थोडे विकसित होत असलेले संशोधक अतिशय अवघड अशा या संशोधनाला शास्त्रीय आधार देत आहेत. त्यांचे परिणाम जरी प्राथमिक अवस्थेत असले, तरी अपवादात्मक रुग्णांनी जे प्रशिक्षण घेतले त्याद्वारे अशा परिणामांचे समर्थन केले जाते.

ज्या रुग्णांना आदर्श वैद्यकीय उपचार मिळाले त्यांचा सर्वसामान्य जीवनकाळ हा त्यांच्याचसारख्या सिमॉन्टॉन यांनी प्रशिक्षित केलेल्या रुग्णांच्या जीवनकाळाशी तुलना केली असता अडीच पटीने कमी आहे असे दिसून आले. सिमॉन्टॉन यांच्या रुग्णांपैकी साधारण १० टक्के रुग्ण कर्करोग दुरुस्तीच्या शिस्तबद्ध व्याख्येनुसार ५ वर्षे आजारापासून मुक्त असतात. सर्वसाधारणपणे 'शेवटच्या टप्प्यातील' कर्करोग झालेल्या किंवा गंभीर आजार असलेल्या रुग्णांपैकी जे स्वत:च्या प्रयत्नांनी दुरुस्त झाले त्यांचे इतर रुग्णांपेक्षा प्रमाण निश्चितच जास्त आहे. हे रुग्ण गटात सामील होण्याचा निर्णय स्वत: घेतात व खूप अंतरावरून या कार्यक्रमासाठी चालत येतात. ते त्यात स्वत:चा जीव ओततात. मला असा विश्वास वाटतो की, आध्यात्मिक वाढीवर भर दिला व उपचार आखण्यासाठी अजून काही गोष्टी उपलब्ध केल्या, तर अशा स्वत:त बदल घडवलेल्या रुग्णांमधील आजारातून बरे होण्याचा दर याहीपेक्षा जास्त असू शकेल.

डॉ. केनेथ पेलेटियर यांनी परिस्थिती विषम असतानासुद्धा दुरुस्त झालेल्या रुग्णांचा मानसशास्त्रीय अभ्यास केला. त्या सर्वांमध्ये खालील पाच लक्षणे समान आढळली.

१. ध्यान, प्रार्थना किंवा इतर आध्यात्मिक साधनांद्वारे अंतर्मनाच्या जडणघडणीत त्यांनी मोठ्या प्रमाणात बदल घडवला.
२. इतर व्यक्तींसोबत आपापसातील संबंधात बराच बदल केला. त्यामुळे त्यांचे इतरांशी जे नाते होते ते एका मजबूत पार्श्वभूमीवर आधारलेले बनले.
३. आहारात बदल केला. या लोकांनी काळजीपूर्वक त्यांचे अन्न योग्य पोषण करणारे निवडले.
४. जीवनाच्या भौतिक व आध्यात्मिक दोन्ही बाजू जाणून घेतल्या.
५. आपली दुरुस्ती म्हणजे बक्षीस किंवा अचानकपणे थोड्या काळासाठी होणारी आजाराची दुरुस्ती नसते याचे भान राखले व तो एक दीर्घ व कठीण लढा मानून तो स्वत:साठी जिंकण्याचा मानस केला.

डॉ. एडवर्ड गिलबर्ट यांनी मार्गदर्शन केलेल्या एका संशोधक गटाने १९७७मध्ये डेन्वर्स प्रेसबायटेरीन मेडिकल सेंटर येथे कर्करुग्णावरील मानसशास्त्रीय उपचारांबद्दलची पहिली नियंत्रण चाचणी पूर्णत्वाला नेली. गिलबर्ट व त्यांच्या सहकाऱ्यांनी प्रत्येक चिकित्सकांना स्वतंत्रपणे ४८ रुग्णांचा गट तपासायला सांगितला व आदर्श पद्धतीच्या वैद्यकीय उपचारांनी ते किती काळ जगतील याचा अंदाज विचारला. नंतर या रुग्णांना आठ आठवड्यांचे व्यक्तिगत व सांघिक प्रशिक्षण दिले. त्यामध्ये एखाद्या गोष्टीवरील परिणामाचा अभ्यास, ध्यान व कल्पनाचित्र यावरील प्रशिक्षण दिले. त्या प्रशिक्षणानंतर मानसोपचारतज्ज्ञांनी स्वतःच्या आयुष्यात सर्वांत जास्त सकारात्मक बदल कोणी कोणी केले आहेत हे पाहण्यासाठी तपासण्या केल्या. पाच रुग्णांच्या श्रेणीत मोठा बदल झाला. त्यांपैकी चार जण वैद्यकीय अपेक्षांच्या पार पुढे गेले. गटात राहिलेल्या इतर पंचवीस जणांपैकी फक्त एक जण सुरुवातीला वर्तविलेल्या अंदाजानुसार जगला.

जॉर्ज गॅलेर्ट व येल इपिडेमिऑलॉजिस्ट हाल मॉर्गेन्स्टर्नच्या वैद्यकीय विद्यार्थ्यांनी अपवादात्मक कर्करोग्यांमधील स्तनांचा कर्करोग असणाऱ्या रुग्णांचा आकडेवारीशी निगडित अभ्यास केला. त्या वेळी असं लक्षात आलं की, आजार दुरुस्त झाल्यानंतरच्या काळात तुलनात्मक गटातील सदस्यांपेक्षा अपवादात्मक गटातील रुग्णांचा सरासरी जीवनकाळ हा नोंद घेता येईल इतपत जास्त होता. अर्थात, अपवादात्मक कर्करोग्यांच्या गटातील ठरावीक सदस्यांनी गटात सामील होण्याआधीच अपेक्षा पार केलेल्या होत्या, त्यामुळे तेथे स्वतःच्या निवडीने जाण्याची प्रक्रिया होते व त्यामुळे परिणांमांची सरमिसळ टाळणे अवघड जाते. मॉर्गेन्स्टर्नच्या अभ्यासाच्या शेवटी त्याने नोंदवले की, अपवादात्मक कर्करोग्यांच्या गटात जेव्हा नवीन रुग्ण प्रवेश करतात तेव्हा ते लगेचच सुधारणा दाखवायला सुरुवात करतात. त्यासाठी काळजीपूर्वक निरीक्षण व योग्य संपर्क आवश्यक आहे, ज्यासाठी आम्ही आता तयारी करीत आहोत.

सूक्ष्म जीवाणूंप्रमाणे प्रेमाचे सूक्ष्मदर्शित्राखाली बघून निरीक्षण करणे हे काही शक्य नसते. त्यात पुन्हा मी पडलो व्यावसायिक चिकित्सक; लोकांना इथे आणि आत्ताच मदत करण्याचा प्रयत्न करावा लागतो. त्यांना व्यक्तिशः व परिणामकारक अशा तंत्राच्या साहाय्याने हाताळण्याचा प्रयत्न करावा लागतो. म्हणून आकडेवारी मी दुसऱ्यांवर सोपवून देतो. अशा पद्धतीच्या संशोधनासाठी पैशाच्या मदतीचीदेखील कमतरता असते. पण मानस-चेता-प्रतिकारशास्त्र जसजसे मोठ्या प्रमाणात स्वीकारले जाईल, तसा त्यात निश्चित बदल होईल. अशा प्रकारच्या संशोधनामुळे वैद्यकीय काळजी घेण्यात हळूहळू सुधारणा होईल. मला निश्चित खात्री आहे की, एक दिवस आपल्याला प्रेम शरीरावर कशा रीतीने परिणाम करते हे शरीरक्रियाशास्त्र व मानसशास्त्राच्या दृष्टिकोनातून इतक्या चांगल्या पद्धतीने समजेल की, आपली

संपूर्ण ऊर्जा प्रामाणिकपणे आजाराच्या दुरुस्तीसाठी वळविता येईल. एकदा शास्त्राचा आधार मिळाला की, ते आपोआप स्वीकारले जाईल.

जेव्हा डॉक्टर व रुग्णांना प्रेमाच्या दुरुस्त करणाऱ्या शक्तीचे ज्ञान होईल, तेव्हा वैद्यकशास्त्रात आपल्याला अजून एक परिमाण लावता येईल. मग आपण आपल्या वाटेवर वैभवशाली आविष्काराने निरोगी राहू, ज्याचे टिलहार्ड द चार्दिन यांनी खालील शब्दांत भाकित केले आहे:

> आपण वाऱ्यावर, लाटांवर, तरंगांवर आणि गुरूत्वीयावर विजय मिळविल्यानंतर एक दिवस देवांसाठी प्रेमाची ऊर्जा जुंपून काम करू या. मग जगाच्या इतिहासात माणसाने दुसऱ्यांदा अग्नीचा शोध लावलेला असेल.

भावनिक आधार

आम्ही रुग्णांचा जोडीदार, नातेवाईक व मित्र यांना अपवादात्मक कर्करोग्यांच्या सभेला येण्याचा आग्रह धरतो कारण एखाद्या व्यक्तीवर प्रेम करणारी माणसे जुन्या पद्धतीनेच वागत असतील, तर त्या व्यक्तीसाठी बदलणे अवघड असते. आदर्श भूमिकेत विचार केला, तर संपूर्ण कुटुंब अगर विस्तारीत कुटुंबालासुद्धा एक गट म्हणून विचारात घेतलं पाहिजे. जेव्हा कुटुंबातील एकाला आजाराने पछाडले असेल, तेव्हा सगळ्यांनाच आजार झाला आहे असे एका अर्थाने आपण समजले पाहिजे. गट पद्धतीमुळे त्रासदायक वाटणारी वागणूक एकमेकांना मजबूत करण्यास कशी कारणीभूत ठरते व प्रेमाने दुरुस्ती कशी होते हे लोकांना दाखविण्यासाठी आपण मदत करू शकतो.

ज्यांची दृष्टी फक्त स्वत:ला मदत करण्यापुरतीच मर्यादित न राहता त्याच्या पलीकडे जाते, ते अवघड परिस्थितीतून स्वत:चा बचाव करू शकतात हेदेखील सर्वांना माहीत आहे. लंडनचे समाजशास्त्राचे अभ्यासक जॉर्ज डब्ल्यू ब्राऊन यांनी १९७५मध्ये मानसशास्त्रीय चाचण्यांच्या आधारे अहवाल दिला की, ज्यांनी अलीकडच्या काळात एखादा तीव्र स्वरूपाचा तणाव अनुभवला होता, पण ज्यांचे त्या काळात 'नवरा किंवा मित्रांसोबत (एक जिवलग आणि विश्वासार्ह, परंतु लैंगिकच असे नाही) चांगले नातेसंबंध' होते त्या महिलांमध्ये निराशेचे प्रमाण कमी होते. एल. एफ. बर्कमन व एस. एल. साईम यांनी १९७९मध्ये कॅलिफोर्निया अलमोडा काउन्टी येथील ४७२५ व्यक्तींच्या दीर्घकालीन अभ्यासाचा अहवाल सादर केला. त्यांनी धूम्रपान, लठ्ठपणा व इतर आरोग्याचे प्रश्न यांच्यासोबत लग्न, चर्च, क्लब

सदस्यत्व, मित्र यांच्या परिणामांचा तुलनात्मक अभ्यास केला. संशोधकांच्या पाहणीत असे लक्षात आले की, ज्यांचे सामाजिक संपर्क जास्त आहेत, त्यांच्यापेक्षा ज्यांचे सामाजिक संपर्क कमी आहेत अशा लोकांमधील मृत्यूदर अडीच पटीने जास्त आहे. हृदयविकाराच्या झटक्यानंतर ज्यांना प्राणी पाळण्याचा छंद आहे ते लोक ज्यांना तो छंद नाही त्यांच्यापेक्षा जास्त काळ जगतात. जवळपास प्रत्येकाला एक तरी अशी व्यक्ती माहीत असते की, ज्यांच्यामुळे त्यांचा मृत्यू ख्रिसमसनंतर किंवा स्नेहमिलन अगर वाढदिवस होईपर्यंत पुढे ढकलला गेला.

लोकांनी तुमच्यावर केलेले प्रेम हा दीर्घ काळ टिकणारा घटक आहे. जोपर्यंत लोक विश्वासाने स्वत:साठी जगायला शिकत नाहीत, तोपर्यंत शस्त्रक्रिया किंवा केमोथेरपीसारखी साधने वेळ खर्ची घालणारी ठरतात. कारण एका अर्थाने दुसऱ्यांसाठी जगणे ही 'मुद्दाम स्वीकारलेली लकब' असते.

आपल्या सर्वांना माहीत आहे की, आपल्या मूलभूत गरजांपैकी एक गरज म्हणजे आपल्याला अशा एका व्यक्तीची मैत्री हवी असते ज्यावर संपूर्ण विश्वास टाकता येईल. अलीकडच्या काळात झालेल्या एका संशोधनात असे सिद्ध झाले आहे की, चूक कबूल करणे हे शरीर व आत्मा दोन्हींसाठी चांगले असते. आकडेवारीनुसार केलेल्या अनेक अभ्यासात असे दिसले आहे की, जे लोक मानसोपचारतज्ज्ञांचा सल्ला घेत नाहीत, त्यांच्यापेक्षा जे लोक मानसोपचारतज्ज्ञांची मदत घेतात त्यांच्यावर चिकित्सकांना भेटण्याची वेळ क्वचित येते.

१९८०च्या सुरुवातीच्या काळातील काही प्रयोगांमध्ये सदर्न मेथॉडिस्ट युनिव्हर्सिटी येथील एक मानसतज्ज्ञ जेम्स पेनीबेकर यांनी दाखवून दिले की, काहीतरी गमावल्यामुळे जो ताण निर्माण होतो तो दुसऱ्यांच्या दु:खात सहभागी झाल्यामुळे कमी होतो. ज्या स्त्री व पुरुषांच्या जोडीदारांनी आत्महत्या केली होती किंवा ऑटोरिक्षाच्या अपघातात मृत्यू पावले होते त्यांचा पेनीबेकरने अभ्यास केला. त्यांच्या असं लक्षात आलं, की ज्यांनी त्यांचं दु:ख एकट्यानेच सहन केलं, त्यांच्यातील आजारी पडण्याचा दर जास्त होता, तर जे स्वत:च्या त्रासाबद्दल दुसऱ्या कुणाशीतरी बोलू शकले त्यांच्या आरोग्याच्या समस्यांमध्ये वाढ झाली नाही. दुसऱ्या एका प्रयोगात पेनीबेकरने स्वेच्छेने प्रयुक्त सामील करून घेतले व टेपरेकॉर्डर किंवा तशाच प्रकारच्या जाहीरपणे बोलण्याच्या ठिकाणी त्यांना त्यांच्या आयुष्यातील अपघाती प्रसंगांबद्दल बोलायला सांगितले. जेव्हा त्यांना एखाद्या महत्त्व नसलेल्या प्रसंगाचे वर्णन करायला सांगितले, तेव्हा काही मोजमापाच्या तंत्रांद्वारे ते तणावपूर्ण स्थितीत आहेत असे दिसले; पण त्यानंतर शेवटी जेव्हा त्यांच्या आयुष्यातील वाईट घटनेबद्दल व्यक्त होण्यास सांगितले तेव्हा जरी अनेक जण रडले होते किंवा आवेशयुक्त भावना व्यक्त केल्या होत्या तरीही त्यांचे शरीर मात्र तणावमुक्त होते.

आपल्या मनातल्या भावना लिहून काढल्यानेदेखील असाच परिणाम दिसतो. सहा महिन्याच्या काळात ज्या विद्यार्थ्यांनी कमी महत्त्वाच्या विषयांबाबत लिहिलं त्यांच्यापेक्षा ज्यांनी त्यांना मार लागलेल्या घटनांबाबत लिहिलं, त्या विद्यार्थ्यांना चिकित्सकांना कमी वेळा भेटावं लागलं. रोजनिशी लिहिण्यामुळे आपण आपल्या स्वत:च्या विचारांच्या संपर्कात राहतो. हे खरोखरीच एक प्रकारचे ध्यानच होय. जेव्हा मी रोजनिशी लिहिण्याचा सल्ला देतो, तेव्हा त्याचा अर्थ तुम्ही त्या दिवशी काय केले, कुठे गेलात हे लिहिणे अभिप्रेत नसून तुम्ही त्या दिवशी कोणता विचार केला हे व्यक्त करणे हा आहे. रोजनिशी लिहिण्याने आपल्याला जेव्हा आपण आपल्या विचारांकडे लक्ष देत नसतो तेव्हादेखील आपण किती सक्रियपणे विचार करतो याची आपल्याला जाणीव होते. उदा. जेवताना, आंघोळ करताना, इ. दैनंदिनीमुळे मनातल्या सर्व कल्पना खऱ्या उतरवण्यास व त्यापासून काहीतरी शिकण्यास मदत होते.

जे लोक रुग्णांना भावनिक आधार देण्याचे काम करतात त्यांनासुद्धा शिक्षित करण्याची नेहमी गरज असते. अनेक लोकांना ज्या व्यक्तीला काहीतरी गंभीर आजार असतो त्यांच्याशी कसे वागावे हेसुद्धा माहीत नसते. खऱ्या अर्थाने प्रामाणिक आशावाद हाच जीवनातील आवश्यक भाग होय. रुग्णांना त्यांचे जीवन आहे तोपर्यंत त्यांच्या आशेची दृष्टी व आनंद कायम ठेवण्यासाठी मदत करतील असे लोक हवे असतात; पण जेव्हा तसे नसेल तेव्हा रुग्णांनी मित्र व ज्यांनी पूर्वी त्यांच्यावर प्रेम केले आहे त्यांची आठवण करणे आवश्यक आहे; जेणेकरून परिस्थिती कितीही वाईट का असेना, मनाचा खंबीरपणा खोटा का असेना, टिकून राहावा. जे तंदुरुस्त आहेत त्यांच्यामध्ये आजारामुळे काहीतरी व्यंग अगर मृत्यूची भीती उफाळून येते. ती एक नैसर्गिक प्रतिक्रिया आहे; पण तिला सामोरे गेले पाहिजे आणि हे एक क्षेत्र आहे जिथे गटचर्चेची मोठ्या प्रमाणात मदत होऊ शकते. १९७८मध्ये एकतिसाव्या वर्षी कर्करोगाने जिचा मृत्यू झाला त्या बेहेन लॉमन हिने Spirit Soars नावाची एक पुस्तिका कर्करोग्यांसाठी लिहिली, जी अशा पद्धतीच्या आव्हानाला सामोरे जाताना एक उत्कृष्ट मार्गदर्शक म्हणून काम करते. त्यामध्ये रुग्णांच्या प्रामाणिकपणाच्या गरजेबाबत तिने जे लिहिले आहे ते अतिशय मर्मभेदी आहे :

> जरी माझ्या अवतीभोवतीचा प्रत्येक जण त्याच्या परीने अतिशय मोकळ्या मनाने व आशावादी राहण्याचा प्रयत्न करीत होता, तरी माझ्यावर होणारा परिणाम मात्र उलट होता. मी अचानकपणे अशा परिस्थितीत अडकल्यामुळे आजूबाजूचे सर्व जण माझ्याशी फक्त चांगलेच वागत होते. म्हणूनच ते

माझे या जगातील अस्तित्व किती मर्यादित आहे याची जाणीव करून देत होते.

माझी काळजी घेणारी परिचारिका व डॉक्टर यांचा दिवस नेहमीच चांगला असेल असे नसते. ते पलंगावर इकडून तिकडे कुशी वळविण्याला व माझ्या तक्रार करण्याला निश्चितच कंटाळले होते, पण ते मला कधी दिसले नाही. माझे रक्त घेणारे लॅबचे कर्मचारी नक्कीच निराश असावेत कारण माझ्या शिरा सापडत नव्हत्या, पण ते नेहमी स्मितहास्य करीत असत. वैद्यकीय कर्मचाऱ्यांना अनेकदा माझ्या दरवाज्याच्या बाहेर कंटाळवाण्या व मोठ्या आवाजात बोलताना मी ऐकले आहे, पण माझ्या खोलीत येताना नेहमी ते असे अवतरायचे जसे काही ते सराव करून रंगमंचावर अभिनय करीत आहेत.

माझे मित्र व कुटुंबीयांबाबतही हेच घडत होते. प्रत्येक जण मी किती अद्‌भुत व धैर्यवान आहे हे सांगून मला मदत करण्याचा प्रयत्न करत होता. अगदी माझ्या आयुष्यातील सर्वांत जवळची व्यक्तीदेखील मला वेगळ्या पद्धतीने वागवित होती. माझ्या लक्षात आलं की, त्याला मरणाऱ्या स्त्रीमध्ये गुंतवून घेणे औचित्यपूर्ण वाटलं नसावं - एक नवीन प्रसंग ज्यासाठी त्याने कुठलाही सौदा केला नाही. तरीही त्याने तसे कधी मला दाखविले नाही. अर्थात त्याचा हेतू मला सुरक्षित बनविण्याचा होता, पण त्याला सांगण्यासाठी माझ्याकडे खूपकाही होते, ज्यामुळे जगण्याच्या या प्रक्रियेत मला स्वत:चा समावेश करता आला असता, परंतु त्याच्या त्या शांत वृत्तीमुळे माझा माझ्या जगण्याशी काहीच संबंध नाही असे मला वाटू लागले.

आजारामुळे सहसा रुग्णांच्या मानसिक गरजा पूर्ण होत असतात. त्यामुळे बदल घडविण्यासाठी प्रोत्साहन देणं खूप महत्त्वाचं आहे, त्यामुळे आजार आहे तसाच न राहता चांगल्या निरोगी जीवनाचे बक्षीस मिळेल.

सिमॉन्टॉनने दिलेल्या सूचीप्रमाणे त्यात खालील गोष्टींचा समावेश होतो :

१. रुग्णांस सक्रिय राहण्यास प्रोत्साहित करा व त्यांच्यासाठी काहीतरी करा.
२. जेव्हा रुग्णांत सुधारणा होते, तेव्हा त्यावर मत प्रदर्शित करा. स्वत:ला प्रश्नांमध्ये इतके अडकवून घेऊ नका की, आजाराची लक्षणे सोडून दुसरे काही तुम्हाला दिसणारच नाही.
३. आजाराशी संबंध नसलेल्या गोष्टींसाठीदेखील थोडासा वेळ द्या.

४. जसजशी रुग्णांत सुधारणा होईल तसतसा त्याच्याशी नवीन बाह्य व आंतरिक पातळीवर नातेसंबंध टिकवून ठेवा.

दाम्पत्यांसाठी कोणत्यातरी स्वरूपात शारीरिक जवळीक आजारातही ठेवणे तितकेच महत्त्वाचे आहे. अनेक वयस्क लोकांप्रमाणे आजारी रुग्ण नेहमी 'स्पर्शाच्या अभावाने' पीडीत असतात. स्पर्श न अनुभवल्याने ते खरोखर त्यांच्या आयुष्यातून उठल्यासारखे होतात. जर अशा वेळी प्रेम करणे अवघड असेल, तर दाम्पत्यांमध्ये शारीरिक अवस्था व कल्पकतेनुसार लैंगिक समाधानाचे इतरही मार्ग शोधता येतात. मिठी, चुंबन आणि हस्तांदोलन हे कधीही शक्य असते. माझ्या एका रुग्णाच्या पोटात खूप मोठ्या प्रमाणात पाणी झाले होते. त्यामुळे नवऱ्याला असे करणेदेखील देणे शक्य नव्हते, पण तिने पोटावर दाब न पडू देता नवऱ्याशी जवळिक केली. माझ्या असे लक्षात आले आहे की, शस्त्रक्रियेनंतर किंवा आजारातून बरे होत असताना तुमच्या जोडीदाराने तुमच्यावर प्रेम करणे हा खूप महत्त्वाचा घटक होय. अशा वेळी लैंगिक क्रिया घडायलाच हवी असे नाही. खास करून स्तन काढून टाकण्याच्या शस्त्रक्रियेनंतर. दाम्पत्यांना आपल्या प्रेमीच्या शरीरातील अशा प्रकारच्या बदलाशी जुळवून घेण्यासाठी नेहमी समुपदेशनाची गरज असते. या अजून एका समस्येसाठी अपवादात्मक कर्करोग्यांच्या गटाचे मूल्य न सांगता येण्यासारखे आहे. जेव्हा एखादे जोडपे अशा अवघड परिस्थितीतून जात असेल तेव्हा अशा प्रकारच्या समुपदेशनामुळे दोघांनाही अशी खात्री वाटेल की, पुढच्या आयुष्याची बांधणी ज्यावर उभारता येईल असा एक भक्कम पाया त्यांच्यासाठी जोडीदाराच्या रूपात उपस्थित आहे. रिचर्ड सेल्झरने Lessons from the art of surgery या निबंधात या भावनिक बंधाविषयी प्रभावीपणे मांडणी केली आहे :

तरुण स्त्री बोलत असते. "माझा चेहरा नेहमी असाच राहील का?" ती विचारते.

"होय." मी स्पष्ट केले, "तसाच राहील, कारण त्याचा चेतातंतू काढून टाकला आहे."

ती मान हलवते व निराश होते; पण तो तरुण मनुष्य स्मितहास्य करतो.

"मला ते आवडले." तो म्हणाला, "ते फारच सुंदर आहे."

मला एकदम उमगले तो कोण आहे. माझ्या लक्षात आले आणि मी माझी नजर खाली वळविली. देवाशी दोन हात करण्याइतकं धाडस एखाद्या व्यक्तीमध्ये नसतं. मनात कोणताही किंतु न आणता तो तिच्या

> बिघडलेल्या तोंडाचे चुंबन घेण्यासाठी खाली गुडघ्यावर वाकला आणि मी इतक्या जवळ आहे की, त्याने स्वत:चे ओठ तिला सामावून घेण्यासाठी कसे वळवले हे पाहू शकत होतो. तो हे दाखवून देत होता की, त्यांच्या चुंबनाचे अस्तित्व अजून कायम आहे. त्या वेळी प्राचीन ग्रीकमध्ये देव मरणासन्न अवस्थेत असतानासुद्धा अवतरले होते ते मला आठवले आणि मी माझा श्वास रोखून धरला व आश्चर्यचकित झालो.

रुग्णांच्या त्यांच्यावर प्रेम करणाऱ्या व्यक्तींकडून थोड्या जास्त अपेक्षा असतात. कदाचित सर्वांत अवघड वाटणारी अपेक्षा – भीती, दीर्घकालीन संताप अगर झगडा हाताळण्याची गरज ही होय. एलिझाबेथ कुबलर रॉस त्याला 'न संपणारा उद्योग' म्हणते. हे साधारणत: एकमेकांशी संबंधित दोन विरुद्ध गोष्टींच्या माध्यमाने घडते. जे या प्रकरणात निरनिराळ्या पद्धतीने सांगितले गेले आहे – स्वत:वरील व दुसऱ्यांवरील प्रेम, कणखरपणा व विसरण्याची कला.

साम्राज्य करणारी भीती

प्रेमाचा झरा आटू न देण्यासाठी तसेच निर्मिती करणाऱ्या आध्यात्मिक विकासाच्या मार्गावर प्रवेश करण्यासाठी आपण आपली भीती काढून टाकली पाहिजे (आपला त्रास देवावर सोपवून द्यावा.); पण हे खूप अवघड आहे. विशेषत: जेव्हा आपण उद्या मरणार नाही असे दिसत असते तेव्हा. जेव्हा आपल्याला अशी वेळेची मर्यादा नसते, तेव्हा सोडून देणे हे नेहमीच कठीण असते. हा 'साधा' बदल यशस्वीपणे पूर्णत्वाला नेण्यासाठी आपण आपल्या नकारात्मक भावनांच्या वरच्या पातळीवर, तसेच त्यापलीकडे जाऊन काम करावे. जोपर्यंत आपल्याला दु:ख देणारा अगर आनंद देणारा हा दुसरा तिसरा कोणी नसून ते स्वत:वर अवलंबून आहे हे कळत नाही तोपर्यंत हे शक्य नाही. दुसरे कोणीतरी आपल्या भावना ठरवत नसतो, तर आपण त्यांची निवड करत असतो. वास्तविक आपण आपले स्वत:चे विचार, भावना आणि कृती या गोष्टींवरच नियंत्रण करू शकतो. इसवी सनानंतर पहिल्या शतकातील ग्रीक तत्त्ववेत्ता इपिक्टेटसने त्याचे तत्त्व पायाभूत सत्य म्हणून स्वीकारले. त्याने असे जाहीर केले की, परिस्थिती व इतर लोकांवर नियंत्रण ठेवण्यात दु:खाचे मूळ दडलेले आहे, ज्यावर खरेतर दुसऱ्याचा अधिकार नसतो. आपली भीती व चीड यातून निर्माण झालेला असाच एक निष्फळ प्रयत्न शरीराला कमकुवत बनवतो व आजार निर्माण होतो.

एका ठरावीक पातळीनंतर भीती वाटण्यासारखे काहीच नसते, पण अर्थात हे

अक्षरश: खऱ्या स्वरूपात व गांभीर्याने घेतले जाऊ शकते. उदाहरणार्थ, धोकादायक परिस्थितीत भीती नैसर्गिक असते. जसे उंच ठिकाणी मोठ्या आवाजामुळे वाटणारी भीती; पण इतर कोणतीही भीती ही अनैसर्गिक असते. जी गोष्ट आपण हाताळू शकत नाहीत, ती आपण कधीच स्वीकारू शकत नाही, हे मला व्याख्या म्हणून माहीत आहे कारण कोणत्याही रुग्णाला आजाराची देवाणघेवाण करायची नसते. आपण प्रत्येक जण स्वत:ला समस्या आहेत म्हणून जास्त समाधानी असतो. माझ्याकडे आमच्या स्वयंपाकाच्या ओट्यावर बोलल्या गेलेल्या सकारात्मक गोष्टींची एक सूचीच आहे. आमची छोटी मुलगी कॅरोलिन हिने मला शब्दांत अडकून राहण्यात निष्फळपणा असतो हे शिकविले. जेवणाच्या टेबलावरील आमच्या मुलांच्या वादविवादात एकदा मध्येच मी प्रत्येकाला विचारलं, ''तुम्हाला शांतता हवी आहे की भांडण?'' सूचीतला पहिला घटक. आमची मुलगी जिला ऐकण्याचा थोडा त्रास आहे, तिनं उत्तर दिलं, ''मला पिझ्झा हवा.'' आम्ही सर्व हसलो व वाद मिटला. इथे माझा उद्देश वागण्यातील कडक शिस्त दाखविण्याचा नाही, तर शब्दांच्या अपरिपूर्ण माध्यमाचा नवीन मानसशास्त्रीय सत्याकडे लक्ष वेधण्याकरिता वापरण्याचा आहे. बाह्य परिस्थितीवर अवलंबून न राहता आपण आनंदाची निवड करू शकतो.

आयुष्यात तुम्ही जे काही करता त्याच्या साहाय्याने जसे सकारात्मक दृष्टिकोनाला खतपाणी घालता येऊ शकते तसे नकारात्मक दृष्टिकोनदेखील बिंबवता येतात. खरंतर मानसशास्त्रज्ञांनी फार पूर्वीच हा शोध लावला आहे की, निव्वळ चेहऱ्यावरच्या भावना विरुद्ध पद्धतीने व्यक्त करून तुम्ही तुमच्या मनातल्या भावना बदलवू शकता. सॅन फ्रान्सिस्को येथील कॅलिफोर्निया विद्यापीठातील डॉ. पॉल एकमन यांनी अलीकडेच शरीररचनेनुसार वेगवेगळ्या प्रकारच्या अठरा स्मितहास्यांचे वर्णन केले आहे. त्यांच्या असे लक्षात आले आहे की, एखाद्याला चेहऱ्यांवरच्या ऐच्छिक स्नायूंवर नियंत्रण करायला शिकविले, तर चेहऱ्यावरच्या स्मितहास्याने भावनांचे नैसर्गिक आवेग आवरता येतात.

जोपर्यंत एखादी व्यक्ती दु:ख आहे हे नाकारत नाही, तोपर्यंत दु:ख हे आरशात पाहून स्मितहास्य करण्याने कमी करता येऊ शकेल. फक्त कृती करण्याने काम होणार नाही, तर मनापासून स्मित करण्याने चेतासंस्थेला एक वेगळा संदेश पाठविला जाईल. तुम्ही एखाद्याच्या जाण्याचे दु:ख करू शकता, पण त्याच वेळी स्वत:ला त्या विशिष्ट परिस्थितीपासून आयुष्यातील उरलेल्या दुसऱ्या चांगल्या गोष्टींचा स्वीकार करीत दूर ठेवू शकता.

तणावाला कोण कसा प्रतिसाद देतो याचा ज्या शास्त्रज्ञांनी अभ्यास केला त्यांच्या असं लक्षात आलं आहे की, वांझोटा राग हा सर्वात हानिकारक ठरतो. जर

शुद्ध मनाने परिस्थितीचा स्वीकार केला, तर आरोग्याचा विकास होतो. तसेच मनात एखाद्या गोष्टीची स्पष्टता असेल व ती परिस्थिती बदलायची गरज असेल, तर तसा बदल करताना सोपे जाते. म्हणून जसे डॉ. वेलेस एलरब्रोकने लिहिले आहे, आपण आपल्या डोक्यात आनंददायी विचार ठेवले पाहिजेत तसेच चेहऱ्यावर आनंदी भाव असावेत; आपण आपल्या स्वत:च्याच अंत्यविधीला जात आहोत का काय असे कधीच वागू नये.

जे आजाराशी झगडत आहेत त्यांनी सकारात्मक संदेश देत स्वत:ला सतत खंबीर ठेवणे आवश्यक आहे. रुग्णाने रोज "मला कर्करोग आहे. मी खूपच अशक्त अगर निराश आहे त्यामुळे मी काही करू शकेन की नाही कुणास ठाऊक?" असं म्हणत उठणं बंद करावं. त्याऐवजी "आजचा दिवस सुंदर असेल. कर्करोगामुळेच आजचा दिवस वेगळादेखील ठरू शकतो." असं म्हणायला सुरुवात करावी. आजार हा बदल घडविण्यासाठी दिशादर्शक बनू शकेल. लोई बेकरने तिच्या एका पत्रात लिहिले,

> मी कर्करोगाचा रोज विचार करते, पण माझे शरीर मजबूतसुद्धा आहे याचाही मी विचार करते. बऱ्याचदा त्यामुळे खूप उत्साहित वाटते. मी माझ्या अंतर्मनाशीदेखील बोलते. मला मन, शरीर व कदाचित चैतन्य यांचा तो समन्वय जाणवतो जो मी यापूर्वी कधीच अनुभवला नव्हता.

अनेक लोक भीती काढून टाकणे या मुद्द्यांवरच अडकून पडतात. जर प्रत्येक देवाणघेवाण तुम्ही विनंती किंवा प्रेम देण्याच्या रूपात पाहिली, तर भीती काढणे सोपे होते. एक घाबरलेली व्यक्ती खरंतर म्हणत असते, "माझ्यावर प्रेम करा." पण आपण त्या व्यक्तीला नाकारतो आणि चिडतो. मग तो किंवा ती अजून घाबरते आणि राग हा सतत तोपर्यंत साठत जातो जोपर्यंत तो संताप किंवा तिरस्काराच्या रूपात पक्का होत नाही. तिरस्कार करणं सोपं असतं, पण प्रेम करणं हे आरोग्यास हितकारक असतं. तुम्हाला जेव्हा घाबरल्यासारखं वाटतं, तेव्हा जर तुम्ही एखाद्याला आलिंगन देण्यास अगर प्रेम करण्यास सांगितलं, तर भीती हळूहळू शांत होईल.

एका रात्री, इमर्जन्सी कक्षात मी एका रुग्णाला तपासत होता. नेमका त्याच वेळेस एक माणूस मानसोपचार कक्षातून भटकत बाहेर आला. तो सरळ माझ्याकडे आला. माझ्या पूर्वजांचा उद्धार करीत त्याने माझ्या टकलावर मारायला सुरुवात केली. जे रुग्ण पलंगावर होते ते बघतच राहिले, तर इतर काही जण लाकडी कपाटाच्या आड जाऊन लपले. तो माझ्यासमोर किंचाळत उभा असतानासुद्धा मला माझ्या रुग्णाला शांतपणे तपासायचे आहे हे माहीत होते. आता मी परिस्थिती कशी

हाताळणार याचे मलाच आश्चर्य वाटत होते. मी माझ्या धर्मग्रंथांमधील सर्व शिकवणी आळवल्या, त्याच्या डोळ्यात पाहिले आणि म्हणालो, 'माझे तुझ्यावर प्रेम आहे.' तो जणूकाही त्याच्या डोक्यात लाकडी दंडुक्याने मारल्याप्रमाणे थांबला आणि वळला. तो शांतपणे त्याच्या खोलीत गेला आणि खाली बसला. इमर्जन्सी कक्षातील प्रमुख म्हणाले, ''तुम्ही हे फार चांगल्या रीतीने हाताळले.'' मी म्हणालो, ''धन्यवाद!''

हा संघर्ष चालू असतो तेव्हा आंतरिक प्रेम हे खात्रीने शक्तिशाली ठरते. अनेक कुटुंबांमधून 'मी तुझा द्वेष करतो.' असं म्हणणारी माणसं मिळणं मला फार अवघड वाटत नाही. 'मी तुझ्यावर प्रेम करतो' हे अवघड आहे. रुग्णांनी हे नेहमी समोरासमोर प्रत्यक्ष भेट होण्यापूर्वी फोन करून अगर पत्र पाठवून म्हणावे, कारण 'माझं तुझ्यावर प्रेम आहे' ह्यात खरं भावनिक सामर्थ्य आहे.

खरंतर तुम्ही हाताळू शकणार नाही अशी कोणतीच गोष्ट नसते, हे अजून तुम्हाला माहीत नसलं, तरी मला माहीत आहे. एखादा मला म्हणत असेल, ''माझ्यावर खूप दडपण आहे. माझा नवरा दुसऱ्या स्त्रीसोबत पळून गेला आहे. आता मला कर्करोग झाला आहे आणि माझी पाच मुले आहेत. मला काही कळत नाहीये की मी काय केले पाहिजे?'' दुसऱ्या रुग्णांच्या अनुभवातून आता मी त्या व्यक्तीला सांगू शकतो, ''यापुढे एक वर्षात काय घडणार आहे हे तुला माहीत आहे. आता तू मला विचारशील की, असा प्रश्न असलेली दुसरी कोणी व्यक्ती तुम्हाला माहीत आहे का?'' जर तसं असतं, तर मी त्यांना इथे बोलावून तुम्हाला मदत केली असती. तुम्ही त्या सगळ्या गोष्टीतून पार पडण्याइतके शक्तिशाली आहात.

मला एक एमिली नावाची बाई माहीत आहे. तिला भयंकर भीती वाटत असे त्यामुळे ती पावसात बाहेर पडत नसे. चेकवर सहीदेखील करत नसे. तिने आयुष्यातील जवळपास सर्वच आनंद व जबाबदाऱ्या टाळल्या. तिच्या नवऱ्याने शेवटी तिला सोडले आणि तुम्ही त्यालाही दोष देऊ शकत नाही. नंतर तिला रक्ताचा कर्करोग झाला व ती बदलाच्या निरनिराळ्या अवस्थांमधून आश्चर्यकारकरीत्या बाहेर पडली. जेव्हा शेवटचे पाहिले, तेव्हा ती एका राजकीय मिरवणुकीत बेबीच्या देठापासून ओरडत होती. ते एक वेगळेच व्यक्तिमत्त्व होते. तिच्या नवऱ्याने पुनर्विवाह केला; पण कर्करोगाने तिला जागे केले व जगायला मदत केली. अशा वेळी अनेक लोकांना यापुढे आपण जगणार नाही हे कळते. मग प्रेम करायला का भ्यावे?

साम्राज्य करणारा तिरस्कार

अनेक लोकांसाठी भावनिक व्यवहारातील गुंतवणूक कमी करताना व दुसऱ्यांसमवेत

जुळवून घेताना संताप व तिरस्कार या दोन गोष्टींचा अडथळा असतो. तुमच्या मनावर साम्राज्य करणाऱ्या भीतीमुळे ज्या लोकांनी तुम्हाला चुकीची वागणूक दिली त्यांना तुम्ही विसरू शकता व त्यांच्याबद्दल मनात प्रेम निर्माण होऊ शकते. त्यामुळेच परिस्थितीला प्रतिकार करण्याची क्षमता वाढते. इतरांवर प्रेम करण्याने व जीवनातील मूल्यांवर ठाम राहण्याने परिस्थिती कशीही असली तरी जीवन जगण्यासाठी जास्त संधी उपलब्ध होतात. नाझींच्या अत्याचारांतून वाचलेले एक मानसोपचारतज्ज्ञ व्हिक्टर फ्रँकल यांनी स्वत:च्या अनुभवांचा इतिहास Man's search for meaning या पुस्तकात सांगितला आहे. त्यांनी लिहिले आहे की, ज्या कैद्यांच्या डोळ्यांत जीवन जगण्याची चमक पहारेकऱ्याला दिसली, त्यांच्यापेक्षा जे मरण्यासाठी तयार आहेत असे त्यांना वाटलं त्यांना मारणे पहारेकऱ्यांना सोपे गेले. प्रेम करण्यामुळे एका प्रसंगी फ्रँकल यांचे प्राण वाचले. त्यांना व त्यांच्या सोबत असलेल्या कैद्याला एक रेल्वे जिथे सध्यापेक्षा जरा बरी परिस्थिती आहे अशा ठिकाणी चालली आहे असं सांगण्यात आलं होतं. त्यांनी स्वत:ची जागा दुसऱ्या व्यक्तीला तिथे जाता यावं म्हणून दिली, पण ती रेल्वे एका ठरलेल्या गॅस चेंबरकडे गेली.

दुसरा एक मरणाच्या तावडीतून वाचलेला माणूस जॅक श्वाझ्री याने फटक्यांच्या शिक्षेतून त्याचा बचाव कसा झाला ते सांगितलं व त्या वेळी त्याला येशू ख्रिस्ताचे दर्शन कसे झाले त्याचीदेखील माहिती दिली. तो त्याला त्रास देणाऱ्या व्यक्तीला प्रेमाने म्हणाला, "देव तुझे कल्याण करो." तो पहारेकरी एकदम थबकला आणि स्वत:समोरच्या कैद्यांच्या जखमा जेव्हा त्याने नीट होताना पाहिल्या आणि तो एकदम चकित झाला.

मानसोपचार जॉर्ज रिची, जे Return from Tomorrow चे लेखक आहेत व नाझींच्या शिबिरातून वाचलेल्या एका व्यक्तीसोबत त्यांनी स्वातंत्र्यानंतर काम केले. त्या 'जंगली बिल'ची कथा त्यांनी त्या पुस्तकात सांगितली आहे :

> जंगली बिल हा नाझी कॉन्सन्ट्रेशन कॅम्पमधील एक शिबीरार्थी होता. पण हे तर उघडच आहे की, तो तेथे जास्त काळ राहिला नव्हता. तो सतत उभा असायचा. त्याच्या डोळ्यात एक प्रकारची चमक होती. एक न संपणारी शक्ती. तो इंग्रजी, फ्रेंच, रशियन, तसेच पोलिश सफाईदारपणे बोलत असल्यामुळे आपोआपच तो एक दुभाष्या बनला.
>
> जंगली बिल हा दिवसाकाठी १५ ते १६ तास काम करत असे, तरी कंटाळा आल्याचे कोणतेही लक्षण त्याच्या चेहऱ्यावर दिसत नसे. आमच्यापैकी इतर लोक जेव्हा दमून वाकलेले असत, तो जणूकाही आताच ताजातवाना होऊन आल्यागत वाटायचा.

एके दिवशी जंगली बिलची स्वत:ची माहिती आमच्या समोर आली आणि तो १९३९पासून वुप्पेर्टमध्ये होता हे जाणून मी चकित झालो. सहा वर्षं तो अर्धपोटी आहार घेत जगला होता. हवाबंद, आजारग्रस्त जागेत जिथे सर्व जण होते, तिथेच त्या बराकीत तोदेखील होता, पण शरीराने अगर मनाने न खचता.

जंगली बिल ही आमच्या गटातील एक महत्त्वाची व्यक्ती होती, जी अनेक गटांशी चर्चा करीत असे व विसरण्याची क्षमता प्रत्येकामध्ये असली पाहिजे याचे समुपदेशन करीत असे.

"यांच्यापैकी काही जणांना मात्र काही गोष्टी विसरणे सोपे नाही." एकदा सहज मी त्याच्याशी बोलत होतो. "अनेक जण आपल्या कुटुंबातील काही लोकांना पारखे झाले आहेत."

"आम्ही युद्धातील ज्यू लोकांच्या विभागात राहिलो." त्याने हळुवारपणे सांगायला सुरुवात केली. पहिल्यांदाच त्याला स्वत:बद्दल एखादा शब्द बोलताना मी ऐकले, "माझी पत्नी, आमच्या दोन मुली आणि आमची छोटी तीन मुले. जेव्हा जर्मन तिथे आमच्या रस्त्यावर पोहोचले, त्यांनी प्रत्येकाला भिंतींसमोर उभे केले आणि मशिनगनने धडाधड गोळ्या घातल्या. मी माझ्या कुटुंबीयांसमवेत मला मरण्याची परवानगी द्यावी अशी भीक मागितली, पण मी जर्मनमध्ये बोलल्यामुळे त्यांनी त्याऐवजी मला काम करणाऱ्यांच्या गटात ठेवले."

"मला तेव्हा ठरवावेच लागले." त्याने पुढे सांगितलं, "ज्यांनी हे केलं त्या सैनिकांचा खरंतर मी तिरस्कार करायला हवा आणि हा निर्णय सोपा होता. मी एक वकील होतो. पण तिरस्कारामुळे लोकांच्या मन व शरीराचे काय होऊ शकते हे मी सतत अनुभवले होते. माझ्याशी संबंधित सहा लोकांना तिरस्कारामुळे ठार केले गेले होते. त्याच वेळेस मी ठरवलं की, माझ्या आयुष्यातील उर्वरित भाग मग ते कमी दिवस असो वा अनेक वर्षं, मी माझ्या संपर्कात आलेल्या प्रत्येकावर प्रेम करण्यासाठी खर्ची घालीन. हीच ती शक्ती होती जी सर्व प्रकारच्या उपासमारीतदेखील त्याला सांभाळत होती.

मला असं म्हणायचं नाही की, ज्यांचा त्यातून बचाव झाला ते सर्व जण नाझींवरती माणूस म्हणून प्रेम करू शकत होते म्हणून तसं घडलं. मला निश्चितच असंही म्हणायचं नाही की, इतर सर्व लोक पुरेसे प्रेम न करू शकल्यामुळे मेले. अनेक जण आयुष्याला चिकाटीने धरून राहू शकले, ते या घटनांसाठी व अनुभवासाठी

साक्षीदार म्हणून जिवंत राहिले. काहींनी 'तिरस्काराचे ऊर्जेत' परिवर्तन घडवून तसे केले; जसे ही घोषणा देऊन व्हिएतनामसारखा देश जपान, फ्रान्स, व अमेरिकेविरुद्धच्या युद्धात स्वतःचा चाळीस वर्षे बचाव करू शकला; पण हे करताना आपण आपल्या शत्रूसारखे बनणार नाही याची खबरदारी घ्यायला हवी. जंगली बिल ज्या पद्धतीने प्रेम करू शकला, तसे करण्याचा एखाद्याने केवळ कुणीतरी तो योग्य आहे असे म्हटले म्हणून करू नये. तो एक प्रकारचा कीव करण्यासारखा ढोंगीपणा ठरेल. अशा प्रकारचं प्रेम एखाद्या व्यक्तीच्या जीवनात फारसं महत्त्वाचं नसलं, तरी ते वैश्विक सत्याच्या संदर्भात अतिशय महत्त्वाचं असून ते वेदनेच्या माध्यमातून माणसाला ईश्वरत्व किंवा चांगुलपणा प्राप्त करून देतं.

प्रेमाच्या साहाय्याने तुम्ही स्वतःचा बचाव करू शकता. तुम्ही एखाद्या खुनी माणसाकडे प्रेमाच्या दृष्टीने पाहू शकता कारण त्याची आजची ही अवस्था कशामुळे आहे ते तुम्हाला माहीत असतं. मी तुम्हाला दुष्कृत्यांवर प्रेम करण्याचा सल्ला देणार नाही, तर वाईट मार्गाला लागलेल्या माणसाला प्रेमाचा आधार मिळाल्यामुळे तो एखाद्या निरागस मुलासारखं आपलं जीवन नव्याने सुरू करू शकतो हे मला सांगायचं आहे. आपण सर्व जण आपल्या पालक व समाजाकडून घडविले गेलो आहोत हे लक्षात ठेवलं पाहिजे. जर त्यांच्याकडून आपल्याला योग्य दिशा मिळाली नसती, प्रेम मिळालं नसतं, तर आपल्यापैकी कोणीही हिटलरच्या भूमिकेत जाऊ शकला असता. हा राक्षसी वृत्तीचा स्वीकार नसून तितक्या खालच्या पातळीपर्यंत खालावण्यास नकार आहे. जसे मार्टिन ल्युथर किंग म्हणतात, "तिरस्कार करून माझे कुटुंबीय परत येणार नाही." तुम्ही तुमच्यावर जुलूम करणाऱ्याला कदाचित बदलू शकणार नाही किंवा प्रेमाद्वारे आयुष्य वाचवू शकणार नाही, पण तिरस्कार करणाऱ्यांपासून तुमचं आयुष्य, मन व हृदय वाचवू शकता कारण त्यांनी स्वतःचं हे सर्व वाया घालवलं आहे.

माझ्या रुग्णांमध्ये अनेकदा मी अशा व्यक्तींना भेटतो जे 'अशक्य' अशा साथीदाराला हाताळत असतात. अशा वेळी दोनच मार्ग असतात. तुम्ही तुमच्या हिटलरसारख्या साथीदाराला घटस्फोट देऊ शकता किंवा सोबत राहून त्याला किंवा तिला प्रेमाने बदलण्याचा प्रयत्न करू शकता. रूथ नावाची एक महिला मला आठवते. तिने एकदा सांगितलं, "जर हे लग्न मला मारक ठरणार असेल, तर मी ते सफल करूनच दाखवीन." तिला स्तनाचा कर्करोग झाला, जो शरीरात इतरत्र पसरला होता, ज्यामुळे ती अत्यंत निराश झाली होती. तिने आत्महत्या करायचं ठरवलं. नंतर एके दिवशी ती माझ्या एका व्याख्यानाला श्रोता म्हणून उपस्थित होती. आत्महत्येचा विषय निघाल्यावर श्रोत्यांपैकी एका तरुण स्त्रीने सांगितलं की, तिच्या वडलांनी आपलं स्वतःचं जीवन संपवल्यामुळे पूर्ण कुटुंबाची वाताहत

झाली. या सर्वांचं कारण म्हणजे ती आपल्या वडलांमध्ये असलेल्या धैर्याचा अभाव नीट हाताळू शकली नाही. तिच्या या कथेने रूथ इतकी बदलली की, तिला स्वत:मध्ये धैर्य आणता आलं. तिने जगण्याचं ठरविलं आणि नवऱ्याला सोडून दिलं.

अर्थात, जर तुम्ही आणि तुमचा 'हिटलरसारखा साथीदार' हे दोघेही माणूस आहेत याची तुम्हाला जाणीव असेल, तर एकमेकांना बदलवण्यासाठी मदत करीत कदाचित तुम्ही एकत्र राहू शकाल. एखाद्या व्यक्तीला आहे त्यापेक्षा चांगलं बनण्यासाठी शक्यता गृहीत धरण्यापलीकडे जास्त काहीच मदत करता येऊ शकत नाही. जसं गटेनं लिहिलं, "जर एखाद्या व्यक्तीला तुम्ही तो जसा आहे तसं वागवत राहिलात, तर तो तसाच राहील, पण जर तो कसा असावा त्याप्रमाणे वागवलंत, तर कदाचित तो तसा बनू शकेल." येशूच्या शत्रूवर प्रेम करण्याच्या आदेशाबद्दल मार्टिन ल्यूथर किंग ज्युनिअर यांनी जे लिहिलं त्याची उजळणी करणं आपल्याला उपयोगी पडेल असं वाटतं.

विसरण्याची क्षमता म्हणजे जे काही एखाद्याने केले त्याकडे दुर्लक्ष करणे नव्हे किंवा एखाद्या वाईट कृत्याला खोटे नामकरण करणेसुद्धा नव्हे. त्याचा अर्थ असा आहे की, दुष्ट कृत्य हे नातेसंबंधामधील पडदा बनू नये. शेजारच्या शत्रूने केलेले वाईट कृत्य म्हणजेच ज्या गोष्टीमुळे तुम्हाला त्रास झाला आहे ती गोष्ट तुम्हाला ओळखता आली पाहिजे. कधीच ती व्यक्ती तुम्हाला कशी वाटली हे लगेच व्यक्त करू नये. आपल्या अगदी सर्वांत वाईट शत्रूतदेखील चांगुलपणाचा अंश सापडू शकतो.

प्रेमाचा अर्थ भावनाप्रधान गोष्टी व्यक्त करणे असे समजून गोंधळ होऊ देऊ नका. प्रेम म्हणजे भावनिक निरर्थक बडबडीपेक्षा खूपकाही वेगळी खोल अशी आंतरिक जाणीव आहे.

> इथे आपण येशूने जे सांगितलं की, "तुमच्या शत्रूवर प्रेम करा" याचा अर्थ काय ते समजून घेऊ शकतो. आपल्याला आनंद या गोष्टीचा वाटला पाहिजे की, त्याने "तुमचा शत्रू तुम्हाला आवडू द्या." असं सांगितलं नाही. काही व्यक्ती आवडणं हे अगदीच अशक्य आहे. 'आवडणे' हा भावनाप्रधान व प्रेमळ शब्द आहे. ज्या व्यक्तीचा उघडउघड उद्देश हा तुमचे सर्वस्व दाबून टाकणे हा असेल व तुमच्या वाटेत विघ्न आणणे हा असेल त्याच्यासाठी कुणीही दया कशी दाखवू शकेल? जी व्यक्ती तुमच्या मुलांना भीती घालत असेल किंवा तुमच्या घरावर बॉम्ब टाकत असेल ती आपल्याला कशी आवडेल? ते अशक्य आहे; परंतु येशूने प्रेम हे तुमच्या आवडीनिवडींपेक्षा श्रेष्ठ असते हे ओळखले आहे.

> जेव्हा येशू आपल्याला शत्रूवर प्रेम करायला सांगतो (आज्ञा करतो) तेव्हा तो सर्व लोकांना जाणून घेण्याबद्दल व पापातून मुक्त करणाऱ्या व कृतीशील सदिच्छांबाबत बोलत असतो. हा मार्ग स्वीकारला व अशा प्रकारच्या प्रेमाला प्रतिसाद दिला, तरच आपण आपल्या आकाशस्थ पित्याची मुले बनू शकू. मानवतेला वाचविण्यासाठी आपण क्रूसावर चढतो की नाही ही तुम्ही प्रेम करू शकता की नाही याची खरी चाचणी नाही, तर एखाद्या घोरणाऱ्या व्यक्तीसोबत आपण जगू शकतो की नाही ही खरी चाचणी होय.

तुम्ही कुणालाही बदलवू शकत नाही, हे लक्षात ठेवणं आवश्यक आहे. तुम्ही फक्त स्वत:मध्येच बदल घडवू शकता. पण लक्षात ठेवा की, तुम्ही स्वत:च्या व्यक्तिमत्त्वाच्या माध्यमातून दुसऱ्यांचे व्यक्तिमत्त्व घडवू शकता. उदा. आपल्या वागण्यातून तुम्ही पत्नीला सबळ बनवू शकता. माझी एक रुग्ण एलिनॉर तिच्या नवऱ्यासोबत त्यांच्या वारसाहक्कांतून मिळालेल्या व्यवसायात काम करत असे. तिच्यामध्ये मिलियन डॉलर्सचे व्यवहार सांभाळण्याची क्षमता आहे; पण तिचा नवरा सारखा तिच्या कपड्यांवर टीका करीत असे. कुठे कार्यक्रमाला जाण्यासाठी तयार झाले की, तो कपडे बदलण्यासाठी पुन्हा घरी पाठवत असे. मी तिला सांगितलं, ‘‘ठीक आहे, आता तू त्याला म्हण की तो निर्णय घेऊ शकत नाही. तू कपडे धुऊ नकोस, साफसफाई करू नकोस, पुस्तके नीट ठेवू नकोस, तुझ्याकडून ज्या ज्या गोष्टींची तो अपेक्षा करतो त्या कोणत्याच गोष्टी तू करू नकोस. जर त्याने विचारले, ‘‘आज जेवायला काय केले आहे?’’ तर तू त्याला म्हण की, तू सुपर मार्केटमधून काय खरेदी करायचे ते ठरवू शकला नाहीस, कोणता साबण घ्यायचा हेही ठरवू शकला नाहीस म्हणून मी कपडे धुऊ शकले नाही. तो किती संदिग्ध आहे याची त्याला जाणीव करून दे. मग त्याच्या लक्षात येईल की, तू किती काम करतेस आणि तुझी क्षमता काय आहे ते!’’

कदाचित भविष्यात एक दिवस विस्कळीत असा उद्योग सांभाळणे म्हणजे सर्वांत उत्तम वेदनाशामक औषधासारखे असेल किंवा शस्त्रक्रियेपूर्वीची तयारी असेल. मला कॅरेन नावाची एक वैद्यकीय विद्यार्थिनी आठवते. तिच्या मित्राच्या वडिलांना फुफ्फुसांचा कर्करोग झाला व त्याची शस्त्रक्रिया करायची होती. हे जेव्हा तिला कळले तेव्हा तिने अपवादात्मक गटाला भेट दिली. शल्यचिकित्सक चांगला आहे की नाही हे पाहण्यासाठी तिने एक आठवडा खर्ची घातला. नंतर दवाखान्यात जात असताना मी माझ्या सदस्यांना अनेकदा जे विचारतो ते तिला आठवले. ती तिच्या मित्राला म्हणाली, ‘‘जर तुला कळले की, उद्या तुझे वडील मरणार आहेत

तर तू त्यांना काय सांगशील?''

तो तरुण मित्र त्याच्या दारू पिणाऱ्या वडिलांकडे गेला आणि म्हणाला, ''बाबा, एक काळ होता जेव्हा तुम्ही मला बेदम मारीत होतात, गाडीच्या डिक्कीत कोंडत होतात, अजूनही बरेच काही; पण तरीही माझे तुमच्यावर प्रेम आहे हे मला तुम्हाला सांगायचे आहे व जुने सर्व विसरायचे आहे.'' त्यांनी मुलाला मिठी मारली व ते रडले.

स्वाभाविकपणे वडील शस्त्रक्रियेतून कोणतीही अडचण न येता बाहेर आले. जेव्हा कॅरेन पुढच्या बैठकीसाठी आली तेव्हा तिने सर्व हकिकत सांगितली. ती म्हणाली, ''माझं शल्यचिकित्सक शोधण्यात वेळ खर्ची घालणं हे तितकं महत्त्वाचं नव्हतं जितकं त्यांना 'माझं तुमच्यावर प्रेम आहे' हे सांगणं महत्त्वाचं होतं.''

कार्यशाळेत बोलत असताना मी नेहमी विचारत असतो, ''तुम्ही घरी जाताना मरणार आहात हे जर तुम्हाला माहीत असेल, तर तुम्हाला फोन वापरायची गरज पडेल का?'' उत्तर जर 'हो' असेल तर मी म्हणत असतो, ''ठीक आहे. जर तुम्ही फोन घेण्यासाठी घरी पोहोचणार व इतर सर्व जण फोन करणार याची तुम्हाला खात्री असेल, तर तुमच्या सुरक्षित घरी पोहोचण्याची मी हमी देतो.''

तुम्ही जर एखाद्या नको असलेल्या वाईट भवितव्यातून मार्गक्रमण करीत असाल, तर परिस्थितीशी कसे जुळवून घ्यावे यासाठी तुमच्याकडे निरनिराळे पर्याय असतात. त्यातून तुम्ही आनंद निर्माण करणाऱ्या गोष्टी किंवा जास्त दुःख यांपैकी काहीही निवडू शकता. रॅब्बी कुश्नर हे त्यांच्या मुलाच्या मृत्यूच्या सत्त्वपरीक्षेतून पार पडले तेव्हा त्यांनी आपोआपच एक पुस्तक लिहिले, When Bad Things Happen to Good People. या पुस्तकाने तशा प्रकारचे दुःख असलेल्या हजारो लोकांना मदत केली. अशा रीतीने जे आयुष्य वाया गेले होते, त्यात दुःखातून जी निर्मिती झाली त्याद्वारे अर्थ निर्माण झाला.

विपरीत परिस्थितीतदेखील काहीतरी चांगले पाहण्याची क्षमता हा रुग्णांसाठी आवश्यक असलेला महत्त्वाचा गुणविशेष होय. व्हिक्टर फ्रँकलने जसं लिहिलं : ''जगणे म्हणजे सहन करणे होय. बचाव होणे अगर वाचणे म्हणजे सहन करण्यातून अर्थ शोधणे होय.'' मृत्यू व मृत्यूची भीती हा अंतिम शिक्षक असतो, कारण त्या भीतीमुळे आजच्या दिवशी आपण जास्तीतजास्त काय केले व करू शकतो ही जाणीव करून देत आयुष्य पुढे नेले जाते.

जेव्हा माझा मुलगा किथ आठ वर्षांचा झाला तेव्हा त्याच्या मेंदूतील गाठ कर्करोगाची आहे असं वाटलं. तेव्हा मी व माझी पत्नी हा धडा शिकलो. त्याने त्याचा पाय दुखण्याची तक्रार केली तेव्हा एक चांगला डॉक्टर या नात्याने मी त्याला सांगितलं, गरम पाण्याचा शेक घे. नंतर एक दिवस त्याच्या स्केटिंगच्या

बुटाची दोरी बांधत असताना अजूनही त्याचा पाय दुखतो आहे हे त्याने सांगितले. मी त्याचा एक्स-रे काढला. माझा विचार त्याला धडा शिकविण्याचा होता, कारण बहुतेक त्याच्या एक्स-रेवर हाडाला वरवरचा मार लागलेला दिसेल आणि मग एक्स-रे काढल्याबद्दल तो सॉरी म्हणेल अशी माझी अपेक्षा होती. त्याचा पाय जर फ्रॅक्चर झाला असता, तर तो असाच दुरुस्त झाला असता, पण एक्स-रे काढल्यावर उगाच प्लास्टर करावं लागलं असतं. पण त्याऐवजी एक्स-रे मध्ये हाडाला पोखरणाऱ्या पेशींची वाढ दिसली. माझ्या सर्व वैद्यकीय पुस्तकांच्या आधारे तो कर्करोग होता व माझं सुंदर मूल एक वर्षात मरण पावणार होतं. पाच दिवसांनंतर त्याला एका शस्त्रक्रियेसाठी दवाखान्यात राहावं लागणार होतं हा विचारही भयंकर वाटत होता. त्यात एका पालकाला वाटावी अशा अपराधीपणाची भर पडली. विचार करणे, प्रेम करणे, एकाग्र होणे किंवा बोलणे अशक्य होते. सुदैवाने ती गाठ कर्करोगाची नव्हती व हाडाच्या थोड्याशा भागासोबत सहज काढून टाकता आली.

अर्थात हा अनुभव आमच्यासाठी खूप महत्त्वाच्या धड्यांपैकी एक होता. त्यामुळे आम्हाला रुग्ण व त्याच्या कुटुंबीयांशी कसं वागावं हे कळलं. त्यापेक्षाही त्याने मला व माझ्या पत्नीला जगण्याबद्दल शिकविलं. एके दिवशी आमची मुलगी कॅरोलिन नाश्त्याच्या वेळेस म्हणाली, "बाबा तुम्ही कधी आधी कोण मरणार याचा विचार केला आहे का?" मी म्हणालो, "ती काही महत्त्वाची बाब असू शकत नाही. आपल्यापैकी उरलेल्या सर्वांनी जो आधी मरेल त्याचे जीवन अर्थपूर्ण बनविण्यासाठी जगाला खूप काही देत जीवन जगायला शिकणं हे जास्त महत्त्वाचं आहे."

दुर्दैवाने आपल्यापैकी बहुतेक लोकांना स्वत:मध्ये बदल घडवून आणण्यापूर्वी काहीतरी त्रास सोसावा लागतो. कचऱ्यामुळे स्वयंपाकघराची नाली बंद झाली तेव्हा मी आणि माझी पत्नी बॉबी तिथे बसलो होतो. मी म्हणालो, "मी काय मदत करू?" ती म्हणाली, "फक्त सेटिंगचे बटन दाब." म्हणून मी देवाकडे गेलो आणि विचारलं, "तू तर एवढा मोठा निर्माता आहेस. मग आम्हाला पुनश्च सेटिंगचं बटन का बरं दिलं नाहीस?" देवाने उत्तर दिले, "मी तुला पुनश्च सेटिंगचे बटन दिले आहे बर्नी. त्या बटनाला वेदना आणि त्रास असे म्हणतात." केवळ त्या वेदनेद्वारेच आपण बदल घडवू शकतो. आपण ज्यांच्यावर प्रेम करतो ते लोक त्यांना त्रास झाला तरीही बदलत नाहीत हे स्वीकारायला अवघड असतं. आपलं काम आहे, त्यांच्यावर प्रेम करणं. त्यांच्यात बदल घडवून आणण्याची क्षमता त्यांच्याच वेदनांमध्ये असते; उपदेशात नाही.

प्रेम करण्याची क्षमता निर्माण करण्यासाठी भीती, अपार दु:ख व आशाभंग या गोष्टींचा त्याग करणे आवश्यक आहे; परंतु लोक त्याचे संवर्धन करतात. अनेक लोकांच्या मनात न संपणारा, धुमसत राहणारा राग आयुष्यभर राहतो व प्रत्येक वेळेस

त्याच्या आठवणीने ताण निर्माण होतो. अशा वेळी त्या लोकांशी सामना करणे आणि विसरणे यांपैकी त्या समस्येअंतर्गत प्रामाणिकपणे तुमची काय भूमिका आहे ती निभावणे व ज्यांचा तुम्हाला राग येतो अगर भीती वाटते त्यांना व स्वत:ला विसरणे गरजेचे आहे. तुम्ही जर विसरला नाहीत, तर तुम्ही तुमच्या शत्रूसारखे बनता.

जेम्पोलस्कीने काही मुलांसोबत काम केले तेव्हा त्यांनी एकत्र लिहिलेल्या पुस्तकामध्ये आगाऊ श्रेष्ठत्वाचा भाव उत्कृष्टरीत्या मांडला आहे. त्या पुस्तकाचे नाव There is a Rainbow Behind Every Dark Cloud असे आहे :

> सर्वसामान्यपणे, आपल्याला वाटत असते की, आपले मन काहीही करू शकते. जरी बाह्य परिस्थिती कशीही असली, तरी स्मितहास्य करणाऱ्या हृदयासह तुम्ही तुमच्या मनावर ताबा ठेवून मनातून आनंदी राहू शकता.
>
> तुम्ही आजारी असताना अगर चांगले असताना जर दुसऱ्यांना प्रेम व मदत दिलीत, तर ते प्रेम तुम्हाला ऊब व आंतरिक शांतीची जाणीव करून देते. यातून आम्ही शिकलो की, तुम्ही जेव्हा प्रेम करता, त्याच वेळी तुम्ही प्रेम परत मिळवतादेखील.
>
> भूतकाळातल्या गोष्टी सोडून देण्याने व एखादी व्यक्ती व गोष्ट योग्य रीत्या विसरण्यामुळे तुमची भीती नष्ट होण्यास निश्चितच मदत होते.
>
> लक्षात ठेवा की, तुम्ही म्हणजे प्रेम. म्हणून तुमच्या प्रेमाचा विस्तार होऊ द्या आणि स्वत:वर व सर्वांवर प्रेम करा. तुम्ही जेव्हा प्रेम करता व प्रत्येक व्यक्ती, परिस्थिती, देव यांच्याशी समरस होण्याची भावना बाळगून जगता, तेव्हा तुम्ही अंतर्मनातून आनंद व सुरक्षितता अनुभवता. आणि विसरू नका की, जेव्हा तुम्हाला पूर्ण विश्वास असतो की, तुम्ही एकमेकांशी प्रेमाने बांधलेले आहात, तुम्हाला काळ्या ढगाच्या पलीकडे निश्चित एक इंद्रधनुष्य सापडेल.

स्वत:च्या नकारात्मक भावना समर्पित केल्यास एक प्रकारची इंद्रियस्थित नैसर्गिक ऊर्जा निर्माण होऊ शकते, असे डेनिसेने मला लिहिलेल्या एका पत्रात वर्णन केले. डेनिसेला स्तनाचा कर्करोग झाला होता. ती विश्वासावर दुरुस्ती करणाऱ्यांच्या वर्सेस्टर मॅसेच्युसेट्स येथील चर्चासत्रात सहभागी झाली होती. तिने लिहिले :

त्यांच्या प्रवचनानंतर त्यांनी सांगितले की, इथे आलेल्यांपैकी ज्यांचा मी उल्लेख करतो आहे त्यांना अंत:करणातून आपोआप जाणवेल. ते त्यांच्या जवळपास १५०० श्रोत्यांकडे वळले आणि म्हणाले, "ज्याचा गुलाबाच्या फुलाशी संबंध आहे अशा व्यक्तीबद्दल मला तीव्रतेने अनुभव येतो आहे. तिला तिच्या छातीच्या भागात आजार झालेला आहे." तेव्हा मला आदल्या दिवशीच्या रात्रीची आठवण झाली. मला हृदयात हलल्यासारखे वाटले. मी रात्रीच्या जेवणासाठी बसले होते तेव्हा फुलदाणीतून गुलाबाचे फूल काढले व वास घेतला. कुणीतरी मला म्हणाले होते, तुझ्या जीवनरूपी फुलाचा वास घ्यायला तुला थोडे थांबावे लागेल. तरीही मी उभी राहिले नाही. मला वाटले, ते माझ्याबद्दल नसावे.

ते नंतर एका उभ्या राहिलेल्या स्त्रीकडे गेले. तिचे नाव रोझी होते आणि तिला स्तनाचा कर्करोग झाला होता. त्यांनी तिला आशीर्वाद दिला. पण म्हणाले, "तू ती नाहीस, जिचा मी उल्लेख केला आहे."

ते म्हणाले, "तिलासुद्धा स्तनांचा कर्करोग आहे आणि तिने करड्या रंगाचा लोकरी शर्ट घातला आहे. मी लांब बाह्याचे काळे ब्लाऊज घातले होते व त्यावर बिनबाह्यांचे करड्या रंगाचे जाकिट घातले होते. मला वाटले मी खूप जाड दिसते आहे की काय म्हणून मी ते काढून टाकले होते, पण नंतर पुन्हा ते अंगात घातले.

त्या क्षणी मी उभी राहिले आणि त्यांनी मला सगळ्या श्रोत्यांसमोर खाली बोलावले. त्यांनी मला माझ्या आजाराविषयी विचारले आणि माझे डोळे भरून आले व भावनावेग न आवरता येणाऱ्या स्थितीत मी उभी राहिले. त्यांचा चेहरा कसा दिसत होता ते मी कधीच विसरू शकत नाही. त्यांना डोळेच नव्हते, फक्त एक शांतीचा अमर्याद असा डोह दिसत होता. त्यांनी माझ्या डोक्यावरून हात फिरविला आणि म्हणाले, "तुला तुझे अपार दुःख सोडून द्यावे लागेल." आणि त्याच वेळी माझ्या शरीरातून ऊर्जेचा एक बाण सुटला आहे असे मला जाणवले. माझ्या तोंडातून एक किंचाळी बाहेर पडली असेही मला वाटले आणि मी जमिनीवर माझ्यामागे उभ्या असलेल्या स्त्रीच्या बाहूत पडले.

हा अनुभव डेनिसेच्या आयुष्यातील बदल घडविणारा क्षण होता. तिने स्वत:साठीच्या गरजांना प्राधान्य देण्यास सुरुवात केली आणि स्वत:च्या गरजेनुसार ती राहू लागली. तिने मानसोपचार व केमोथेरपी घेतली व तिला त्रासदायक असलेले नातेसंबंध संपवले. तणावाचे मोठे कारण ठरलेला तिचा व्यापार तिने विकून

टाकला. शेवटी तिने आयुष्यभरचा कोंडलेला राग, निराशा व दुःख व्यक्त करण्यास वाव दिला. ती अनेक दिवस रडली आणि तिच्या लक्षात आले की, तिने पहिल्यांदाच स्वत:मधील बालसुलभ निरागसतेचा अनुभव घेतला. तिच्या पत्राच्या शेवटी तिने लिहिले, ''ही पहिलीच वेळ होती की, मी माझ्या स्वत:च्या वेदना व व्यथा व्यक्त करण्यासाठी स्वत:हून विशेष महत्त्व आणि प्राधान्य दिले होते. आता माझ्या आत्म्यातील सर्व क्लेश मी काढून टाकले आहेत. माझ्यातील लहान मूल (अंतरात्मा) आणि मी एकरूप झालो आहोत. मी संपूर्ण एकत्व, स्वत:बद्दल प्रेम व विसरण्याची कला अनुभवते आहे. मला दुसऱ्यांची पारख करण्याची गरज नाही कारण आता मला स्वत:ची पारख करण्याचीदेखील गरज राहिली नाही.''

आध्यात्मिकता, बिनशर्त प्रेम, वेदना व समस्या म्हणजे विकास करणाऱ्या व दिशा दाखवणाऱ्या उपलब्ध संधी आहेत हे समजून घेण्याची क्षमता आपल्याला उपलब्ध परिस्थितीत चांगल्यात चांगले कार्य करण्याची संधी देते. मग आपल्याला जाणवते की, आपल्यासाठी उपलब्ध काळ म्हणजे वर्तमान काळ होय, जो मोजता येणार नाही इतका अमर्याद आहे. तेथे कोणताही भूत अगर भविष्यकाळ काही नाही, हे आपल्याला माहीतच आहे आणि जेव्हा आपण भूत आणि भविष्याचा विचार करायला सुरुवात करतो – जसे वाईट वाटणे किंवा शुभेच्छा देणे – आपण आपली निर्णायक विचारक्षमता हरवून बसतो. जेथे लोक नित्यनेमाने शंभर वर्षांपर्यंत जगतात, अशा एका देशात, एक म्हण आहे, ''कालचा दिवस गेला. उद्या अजून उगवला नाही. मग चिंता करण्यासारखे असे काय आहे?''

अनेक लोक जेव्हा मृत्यूच्या खूप जवळ असतात तेव्हाच फक्त त्यांची भीती व संताप सोडू शकतात. डॉ. एलरब्रोक यांनी अशी एक घटना अनेक वर्षांपूर्वी खालीलप्रमाणे वर्णन केली :

> तिचे कंबरेचे हाड, मलाशय व मूत्राशय काढून टाकले होते. आता ती म्हणजे हाडाच्या सांगाड्याला झाकणारी, मांसाच्या गोळ्याची पिशवी, जी फक्त आतील अवयवांना झाकत होती असे नाही, तर कर्करोगाच्या पसरणाऱ्या गाठीला आश्रय देणे इतकेच तिचे अस्तित्व राहिले होते. तिने एका स्थानिक तळ्याकाठी मरण्यासाठी परवानगी मागितली. त्या शांत परिसरात काहीतरी घडले आणि तिने तिचा राग व निराशा त्यागल्या. तिच्यातील चैतन्य अनावश्यक वजन कमी करत फुग्याप्रमाणे तरंगत राहिले आणि तिची गाठ कमी व्हायला सुरुवात झाली. ती बरी झाली होती.

नंतर एलरब्रोकने त्या आणि तशा प्रकारच्या घटनांचे खालील शब्दात चिंतन केले :

> हा माझा प्राथमिक विश्वास आहे की, आपण जेव्हा वयाने लहान असतो, आपण वस्तूंच्या बिलाप्रमाणे विकले गेलेलो असतो. लहानपणी आपल्याला शिकविले गेलेले असते की, काही ठरावीक परिस्थितीतच राग व्यक्त करणे योग्य असते, परंतु इतर कोणत्याही परिस्थितीत फक्त निराश होणेच योग्य असते. मी येथे हे सांगू इच्छितो की, माझ्या वैयक्तिक, एकट्याच्या मतानुसार आणि मला माहीत असलेल्या जवळपास सर्वच मानसोपचारतज्ज्ञांच्या विश्वासाच्या अगदी उलट हा माझा विश्वास आहे की, राग व निराशा या दोन्ही आजार निर्माण करणाऱ्या भावना आहेत. त्या भावना कॅन्सरसहित बहुतांश मोठे आजार निर्माण होण्यास लगेचच कारणीभूत ठरतात. कर्करोगात आश्चर्य म्हणजे जी व्यक्ती अगदी नक्की मरणार असे गृहीत धरले जाते, ती न मरणे. व्यवस्थित नोंदी केलेल्या ५७ आश्चर्यांची माहिती मी गोळा केली आहे. काही ठरावीक काळाच्या आत या रुग्णांनी ठरविले की, राग व निराशा हे कदाचित फार चांगले मार्ग नाहीत व आपल्याकडे फारच कमी वेळ उरलेला असल्यामुळे हे सोडून देऊन सर्वांवर प्रेम करायचे, काळजी घ्यायची, अजिबात चिडायचे नाही व निराश व्हायचे नाही. त्यांचे ज्यांच्यावर प्रेम होते त्या लोकांना ते भेटले. या ५७ लोकांनीदेखील हीच पद्धत अवलंबली. त्यांनी या प्रमाणेच वागायचे ठरविले व राग व निराशा यांचा पूर्णपणे त्याग केला आणि तत्क्षणी गाठी कमी होण्यास सुरुवात झाली.

(मी रागाऐवजी 'संताप' हा शब्द वापरतो कारण राग ही भावना जेव्हा जाणवली तेव्हाच व्यक्त झाली व संपली तर तो राग म्हणजे नैसर्गिक भावना आहे. एखाद्याने ती झाकून ठेवली, तर ती संताप व तिरस्कारात वाढत जाते. तो संताप किंवा तिरस्कार लवकर किंवा उशिरा एक तर दुसऱ्याचा नाश करतो किंवा स्वत:ला नष्ट करीत उफाळून येतो.)

युंग यांनी धार्मिक अनुभवांचा जो सारांश 'Psychology and religion' यात सांगितला आहे तो व एलरब्रोक यांनी सांगितलेला इंद्रियातीत अनुभव सारखाच आहे :

> ते त्यांच्या स्वत:जवळ आले, त्यांनी स्वत:चा स्वीकार केला, ते स्वत:शी समरस झाले आणि अशा रीतीने ते कठीण प्रसंग व परिस्थितीशीदेखील

समरस होऊ शकले. पूर्वीच्या एका लोकोक्तीत जसे म्हटले आहे बरेचसे तसेच हेपण आहे : देवाच्या सान्निध्यात त्यांनी स्वत:ची मन:शांती मिळवली, त्याने स्वत:च्या इच्छा समर्पित केल्या व तो देवाला शरण गेला.

जे बुद्धिवादी लोक असा आरोप करतात की, अशा प्रकारचा कोणताही अनुभव म्हणजे स्वत:चा संभ्रम असतो, त्यांच्यासाठी युंगने मुद्देसूद उत्तर देऊन त्यात भर घातली :

जगण्यासाठी तुम्हाला मदत करणाऱ्या या अंतिम सत्यापेक्षा दुसरे कोणते चांगले सत्य तुम्हाला माहीत आहे का? याच कारणामुळे माझ्या सुप्त मनात तयार झालेल्या चिन्हांचा मी बारकाव्याने विचार करतो. आधुनिक लोकांच्या चिकित्सक मनाला फक्त याच गोष्टी पटू (convince) शकतात. ते फार जुन्या पद्धतीच्या कारणासाठी या गोष्टी पटवतात. न्युरोसिस हा आजार दुरुस्त करणारा घटक हा न्युरोसिस या आजाराइतकाच खरा आहे. ज्या अर्थी आजार ही सत्यता आहे त्या अर्थी आजाराला दुरुस्त होण्यासाठी मदत करणारा अनुभवदेखील सत्यच असतो. जर हे तुम्हाला नैराश्यपूर्ण पद्धतीने सादर करायचे असेल, तर ती संपूर्णत: एक वास्तव कल्पना असायला हवी. पण खऱ्या भ्रामक कल्पनेत व दुरुस्त करणाऱ्या धार्मिक अनुभवात काय फरक आहे? हा निव्वळ शब्दातला फरक आहे. तुम्ही थोड्या वेळासाठी असे म्हणू शकता की, आयुष्य म्हणजे अतिशय वाईट भवितव्य असलेला आजार आहे, जे अनेक वर्षांपर्यंत मृत्यूने शेवट होण्यासाठी रेंगाळत राहते किंवा सामान्यत्व हा सहसा साम्राज्य करणारा अधिकृत दोष होय किंवा माणूस म्हणजे नाशास कारणीभूत ठरेल अशी मेंदूची अतिरिक्त वाढ झालेला प्राणी होय. अशा प्रकारची विचारसरणी म्हणजे सवयीने कुरकुरत राहण्याचा विशेष हक्क. तो पचायला जड आहे. अंतिम सत्य काय आहे हे कुणालाही माहीत नाही. त्यामुळे आपल्याला जो अनुभव येतो तो स्वीकारला पाहिजे आणि जर अशा प्रकारचे अनुभव तुमचे आयुष्य तुमच्या स्वत:साठी व तुम्ही ज्यांच्यावर प्रेम करता त्यांच्यासाठी आरोग्यदायी, जास्त सुंदर, जास्त पूर्णत्वाकडे जाणारे व जास्त समाधानी बनविण्यास मदत करत असतील, तर तुम्ही सुरक्षितपणे म्हणू शकाल : "ही तर देवाची कृपा."

एलखब्रोकने असा निष्कर्ष काढला की, तीव्र स्वरूपाचा कर्करोग असलेला रुग्ण स्वत:च्या आयुष्यात संपूर्ण बदल घडवून आणण्यापूर्वी निश्चितच मृत्यूच्या खूप जवळ जाऊन आलेला असतो; पण मी माझा अनुभव सांगतो की, लोक कधीही बदलू शकतात. आजार झाल्यानंतर जितके लवकर ते घडेल तितके आजार दुरुस्त होण्याची संधी जास्त! एखाद्या व्यक्तीने आजारी पडण्यापूर्वीच जर आध्यात्मिक मार्ग निवडला, तर तो किंवा ती मानसशास्त्रीयदृष्ट्या आणि बहुतेक वेळा शारीरिकदृष्ट्यासुद्धा प्रत्यक्षात आजार किंवा दुर्दैवी परिस्थितीला बळीच पडणार नाहीत. जसे नॉर्मन कुसिनने त्याच्या ॲन्कायलिझिंग स्पाँडिलायटिसमधून सुधारणा झाल्यावर लिहिले, ''अगदी भवितव्य दरिद्री वाटत असेल तेव्हासुद्धा मानवी मन व शरीराच्या पुनर्निर्मितीच्या क्षमतेला कमी लेखू नये हे मी शकलो.''

होलिस्टिक हेल्थ केअर सेन्टर ज्यामध्ये डॉक्टर, परिचारिका व राज्यकर्ते एक संघ म्हणून काम करतात, त्याचे संस्थापक डॉ. गॅन्जर वेस्टबर्ग यांचा विश्वास आहे की, साधारणत: एकूण रुग्णांपैकी अर्धे ते पाऊण रुग्ण शरीराच्या पडझडीपेक्षा आत्म्याच्या समस्येतून निर्माण होतात. त्यांच्या शब्दांत सांगायचे म्हणजे, शारीरिक लक्षणे ही नेहमी आत्मशोध घेण्यासाठीच्या आणि आध्यात्मिक बदल घडवून आणण्यासाठीच्या अभ्यासक्रमाचे एक प्रकारचे तिकिट असते. अशा पद्धतीच्या खऱ्या दुरुस्तीची सुरुवात म्हणून आपल्याला श्रद्धेच्या पल्याड गेले पाहिजे, जसे फ्रेंच कवी गुलेम ॲपोलिनिरने वर्णन केले आहे. तो लिहितो :

टोकाजवळ ये
    नको, आपण पडणार.
टोकाजवळ ये.
    नको, आपण पडणार.
टोकाजवळ ये.
    त्यांनी त्यांना झोकून दिले आणि ते उडू लागले.

९

अशी एकही समस्या नाही, ज्यावर प्रेमाने विजय मिळविता येणार नाही; असा एकही आजार नाही, जो प्रेमाने बरा होणार नाही; असे एकही दार नाही, जे प्रेमाने उघडता येणार नाही; अशी एकही खोल दरी नाही, जी प्रेमाने जोडता येणार नाही; अशी एकही भिंत नाही जी प्रेमाने तोडता येणार नाही; असे कोणतेही पाप नाही ज्याची प्रेमाने भरपाई करता येणार नाही.

दुःख कितीही खोल दडलेले असले, तुमचा दृष्टिकोन कितीही आशाहीन असला, गुंतागुंत कितीही किचकट असली, चूक कितीही मोठी असली, तरी त्याने काहीही फरक पडत नाही. प्रेमाची पुरेशी जाणीव या सर्व गोष्टींना विरघळवून टाकते. तुम्ही जरी फक्त पुरेसे प्रेम करू शकलात, तरी तुम्ही जगातील सर्वांत आनंदी व सर्वांत शक्तिमान बनू शकता.

– एम्मेट फॉक्स पर्वतावरील उपदेश

प्रेम व मृत्यू

विलियम सरोयान १९८१मध्ये वारले. मृत्यूच्या पाच दिवसांपूर्वी त्यांनी पत्रकारांना बोलावून सांगितलं की अमर कोणीच नसतं, पण तरीही माझ्या बाबतीत अपवाद घडणार आहे, असा विश्वास मी बाळगला. पण आता काय? त्यांच्या या विनोदी पद्धतीने व्यक्त होण्यावरून आपल्याला कळू शकतं की, एखादी व्यक्ती मृत्यूला सामोरे जातानासुद्धा आनंदी राहू शकते.

नीलला स्वादुपिंडाचा कर्करोग झाला आहे असे सुरुवातीला निदान करण्यात आले होते. आता तो फार तर एक किंवा दोन वर्षे जगेल असे डॉक्टरांना वाटत होते. अनेक वर्षांनी बायोप्सीच्या आधारे तो स्वादुपिंडाचा कर्करोग नसून लिम्फोमा आहे हे जाणून घेण्यासाठीच जणूकाही त्याने त्या अपेक्षा पार केल्या होत्या. आता तो अजून बरीच वर्षे जगेल अशी ग्वाही डॉक्टर देत होते. प्रत्यक्षात मात्र तो व त्याचे कुटुंबीय त्याच्या मृत्यूची आखणी करीत होते. त्यामुळे या बातमीने तो नाराज झाला. जणूकाही धोक्याची घंटा वाजल्यासारखे त्याने मला बोलावले. डॉक्टरांनी तो जास्त काळ जगू शकेल हे सांगितल्यापासून तो खूप निराश आहे असे त्याने सांगितले. मी त्याला म्हटलं, ''तुला खरं सांगू का, डॉक्टरांचा अंदाज नेहमीच

बरोबर असेल असं नसतं. तू लवकरही जाऊ शकतोस.'' तेव्हा तो म्हणाला, ''पण मी आनंदी राहण्यासाठी नेहमी डॉक्टरांवर अवलंबून असतो.'' मी त्याच्यात बदल घडविण्यासाठी हळूहळू प्रयत्न केले. थोड्याच महिन्यात आपल्याला अनेक वर्षं जगायचं आहे या गोष्टीशी तो समरस झाला.

अनेक वर्षांनी नीलला खूप जास्त ताप आला म्हणून तात्कालिक उपचार कक्षात आणावं लागलं. त्या वेळी स्वत:च्या शरीराच्या हृदयाचे बंद पडलेले ठोके परत चालू करण्याचा डॉक्टरांचा प्रयत्न शरीराच्या बाहेर राहून पाहण्याचा योग त्याला आला. त्याने डॉक्टरांना म्हणताना ऐकलं, ''आपण आता त्याच्या बायकोचीच काळजी करावी, कारण नाहीतरी तो काही बरा होणार नाही.'' तेव्हा तशाही अवस्थेत त्याने विचार केला, 'तुम्हाला माझ्या बायकोची काळजी करायची काही गरज नाही. मी राहणार आहे तिच्यासाठी!'' आणि तो बरा झाला.

कालांतराने परत एकदा नीलला दवाखान्यात भरती व्हावं लागलं. अनेक वर्षं लिम्फोमाशी धीराने लढा देता देता तो थकून गेला होता. आता तो मरण्यासाठी तयार झाला होता. त्याची बायको दवाखान्यातीलच ग्रंथालयात काम करीत होती त्यामुळे त्याच्या जवळ थांबू शकत होती. परिचारिकांसाठी तो मरण्यासाठी तेथे आला आहे, हे पटवून घेणे अवघड जात होते. त्या रोज खोलीत येत आणि म्हणत असत, ''ताटातलं सगळं संपवलं पाहिजे. मन लावून जेवलं पाहिजे नाहीतर तुम्ही बरे कसे व्हाल?'' नीलला जे योग्य वाटतं ते करता यावं यासाठी त्याच्याशी जुळवून घ्यायला त्यांना थोडा वेळ लागत असे.

एके दिवशी त्याने परिचारिकांना बोलवलं व साश्रू नयनांनी 'बायकोला बोलावून आणा' असं सांगितलं. त्यानं बायकोला सांगितलं, ''प्रिये, मी तिथे गेलो होतो. ती खूप रंगीबेरगी, सुंदर व उबदार जागा होती. त्यांनी मला सांगितलं, 'तुझी वेळ आली आहे.' पण मी म्हणालो, 'नाही, मी अजून माझ्या बायकोला निरोप दिलेला नाही.' ते म्हणाले, 'पण तुझी वेळ आली आहे.' मी त्यांच्याशी वाद घालत राहिलो, 'मी अजून बायकोला निरोप दिला नाहीये' अखेर ते म्हणाले, 'ठीक आहे'.'' आणि ही ती वेळ होती जेव्हा तो खोलीत परत आला व त्याने परिचारिकांना बोलवलं. नील आणि त्याच्या पत्नीने एकमेकांचा निरोप घेतला आणि चोवीस तासाच्या आत शांतपणे त्याला मरण आलं.

समाधानी मृत्यू

आपला आपल्या मृत्यूवर कसा जबरदस्त पगडा असतो हे मी अपवादात्मक गटातील रुग्णांकडून शिकलो. अलीकडेच मोठ्या प्रमाणात झालेल्या एका अभ्यासात कित्येक हजार रुग्णांच्या मृत्यूबाबत अभ्यास झाला. त्यांचा अहवाल सांगतो की,

जवळपास निम्म्या लोकांचा मृत्यू त्यांचा वाढदिवस झाल्यानंतर पहिल्या तीन महिन्यांच्या काळात होतो. फक्त ८ टक्के लोकांचा मृत्यू हा नंतरच्या प्रत्येक तीन-तीन महिन्यांच्या काळात होतो. याचा अर्थ मला असं म्हणायचं नाही की, आपण आपल्याला इच्छा असेल तितके जगू शकतो, पण जोपर्यंत आपली मरण्याची तयारी होत नाही तोपर्यंत आपण जगू शकतो. याचा अगदी सहज-साधा पुरावा म्हणजे इस्पितळातील लोकांच्या मृत्यूच्या वेळा होय. सर्वांत जास्त लोक प्रात:समयी म्हणजेच ज्या वेळी त्यांचा जीव वाचविणारे डॉक्टर व कुटुंबीय हे गाढ झोपलेले असतात तेव्हा मरतात. तेव्हा हे जग सोडून जाण्यासाठी कोणत्याही प्रकारचा अडथळा नसतो किंवा तेव्हा हे जग सोडून जाणं त्यांना अपराधीपणाचं वाटत नाही. आपण सर्वच जण, खास करून जे रुग्ण गंभीर आजार किंवा दुखापतींसोबत जगत असतात, ते जीवनाकडून मिळणारा आनंद व 'जगण्यासाठी मोजावी लागणारी किंमत' यातला समतोल राखण्याचा प्रयत्न करीत असतो. माझी एक रुग्ण म्हणते, जोपर्यंत दिवसातली आनंद देणारी पाच मिनिटे तिला मिळत राहतील तोपर्यंत ती जगत राहील. संघर्ष व न संपणारे व्यवहार लोकांमध्ये मृत्यूची भीती आणि वेदनांची जाणीव निर्माण करतात व आपले कुटुंब 'अपयशी' ठरू नये म्हणून टांगत्या तलवारीसारखे रुग्णांच्या मानगुटीवर बसतात. आपल्या गरजांना प्राधान्य देत, प्रेमाचे आदानप्रदान करीत प्रत्येक दिवशी आपण एक संघटना बनून जगू शकतो, जेणेकरून मृत्यूला कधीही सामोरे जाणे शक्य होईल. जसे एक रुग्ण मला म्हणाला होता, "मृत्यू म्हणजे काही सर्वांत वाईट गोष्ट नव्हे, तर प्रेमविरहित जीवन जगणे ही सर्वांत वाईट गोष्ट होय." दिवसेंदिवस जीवन जगण्याच्या कलेत प्रावीण्य मिळवून आपण आपल्यासमोर एक विशिष्ट ध्येय ठेवले, तर दिवसाच्या चोवीस तासांचे योग्य नियोजन करता येईल.

अशा रीतीने आयुष्य वाढविण्याचा कालावधी कितीही मोठा असू शकतो. या विषयावर मेलोनी जिला स्तनाचा कर्करोग झाला होता, तिच्याशी मी उत्साहात बोलत होतो. ती म्हणाली, "हे तुम्ही मला सांगायची गरज नाही. मी सोळा वर्षांची असताना एकदा माझी आई बाहेरून घरी आली आणि म्हणाली, 'मुलींनो, मला रक्ताचा कर्करोग झाला आहे असं डॉक्टरांनी सांगितलं आहे. आता मी एक वर्षात मरणार आहे असंही त्यांनी सांगितलं आहे; पण जोपर्यंत तुमच्या सगळ्यांची लग्ने होऊन तुम्ही आपापल्या घरी जात नाहीत तोपर्यंत मी मरणार नाही'." आठ वर्षांनंतर तिच्या सगळ्यात लहान मुलीच्या लग्नातही ती हजर होती.

जे लोक आतून प्रेम करायला शिकले आहेत अशा लोकांच्या मृत्यूचा मी अनेकदा साक्षीदार बनलो आहे. त्यांचा मृत्यू म्हणजे शांत, वेदनारहित हळूच सटकणे असते. त्यांचा मृत्यू होण्यासाठी काहीच वेळ लागत नाही. अर्थात असे

घडण्यापूर्वी दोन अटींची पूर्तता करणे आवश्यक आहे : एक – डॉक्टरांनी जीव वाचविण्याची भूमिका निभावताना कधी थांबायला हवे हे त्यांना सांगणे व दुसरे – रुग्णावर प्रेम करणाऱ्या लोकांनी रुग्णाला मृत्यूसाठी परवानगी देणे. एकमेकांचे सुख अगर दुःख जाणून घ्या, पण मरणाऱ्या व्यक्तीला हे लक्षात येऊ द्या की, त्यांच्या शिवायही इतर सर्व जण जगायला शिकतील. दुसऱ्या शब्दांत सांगायचे म्हणजे मरणाऱ्या व्यक्तीला कुटुंबाकडून 'मरू नका' हा संदेश मिळू नये. प्रत्येकाला प्रेम व आधार मिळालाच पाहिजे, पण त्याबरोबर प्रेमाचा आधार घेऊन तुम्ही आजारातून बरे होऊ शकता ही जाणीवदेखील त्यांना करून द्या. ज्यामुळे मृत पावणाऱ्या व्यक्तीचा अनुभव हा इतरांना आयुष्य हे जरी संपणारे असले तरी ते सुंदर आहे हे दाखवून देणारा ठरेल.

आज मला हे कळलं आहे की, मृत्यू म्हणजेदेखील आजारातून बरे होण्याचाच एक प्रकार असू शकतो. ज्या रुग्णांचे शरीर जीर्ण व जर्जर झाले आहे, पण ते स्वतःसोबत व त्यांच्यावर प्रेम करणाऱ्या कुटुंबीयांसमवेत समाधानी आहेत ते मृत्यूचा उपचार म्हणून स्वीकार करू शकतात. त्यांना मृत्यूसमयी वेदना होत नाहीत कारण त्यांच्या आयुष्यात आता कोणत्याही प्रकारचा संघर्ष उरलेला नसतो. ते शांत आणि समाधानी असतात. अशा वेळी नेहमी एक 'छोटेसे आश्चर्य' घडते आणि थोड्या काळासाठी सुधारणा घडते कारण ते एका अभूतपूर्व शांततेचा अनुभव घेत असतात. पण ते जेव्हा मरतात तेव्हा स्वतःच्या शरीराचा त्याग करणे त्यांना योग्य वाटत असते कारण आता इतरांवर प्रेम करण्यासाठी त्या शरीराचा ते उपयोग करू शकणार नसतात. माझे वडील माझ्या आजोबांची एक गोष्ट सांगत असत. आजोबा एकदा त्यांच्या एक्क्याण्णवव्या वर्षी म्हणाले, "माझ्या सर्व मित्रांना बोलवा आणि मला एक शॅम्पेनची बाटली द्या." कुटुंबाने त्यांचा हट्ट पूर्ण केला. त्या रात्री पार्टी झाल्यानंतर ते गच्चीवर गेले, झोपल अन् वारले.

आपल्या सर्वांकडे असा पर्याय असतो. दुसरा कुणीतरी मरण्याचे निवडत असताना मी कदाचित जगण्याची निवड करीत असेन, पण हे सर्व आपल्याला अजून जीवनात काय काय करायचे आहे आणि जगावर किती प्रेम करायचे शिल्लक राहिले आहे त्यावर अवलंबून असते. मृत्यू म्हणजे अपयश नव्हे, तर एक नैसर्गिक पर्याय होय आणि जेव्हापासून मी माझी स्वतःची पुन्हा शिक्षक आणि आजार बरा करणारा अशी नवीन प्रतिमा तयार केली आहे, तेव्हापासून मी रुग्णांना मृत्यूची निवड करण्यासाठी व त्यांचा मृत्यू येईपर्यंत जगण्यासाठी मदत करू शकतो. आपण हे लक्षात घेतले पाहिजे की, लोक जगत किंवा मरत असतात. एखाद्याला शेवटच्या टप्प्यातील रुग्ण म्हटले की, त्याला मृत म्हणून वागवले जाते. असे करणे चुकीचे आहे. जर तुम्ही जिवंत असाल, तर अजूनही तुम्ही

जगावर प्रेम करत, हसत व आनंदाने जीवन जगण्यात सहभागी होऊ शकता. ज्याच्या दोन्ही हात व पायातील शक्ती गेलेली आहे अशा व्यक्तीला मृत्यूचा निर्णय स्वीकारण्यापूर्वी मी त्यांना दुसऱ्या एका अशा व्यक्तीकडे महिनाभर घेऊन जाईन जो तोंडात ब्रश धरून चित्रे रंगवतो.

एक वयस्क सद्गृहस्थ पायऱ्यांवरून पडले. त्यांना बेशुद्धावस्थेतच दवाखान्यात दाखल करावे लागले. ते व त्यांची पत्नी यांचा सहजीवनाचा कालावधी साठ वर्षांचा होता. दुसऱ्याच दिवशी पत्नीला हृदयविकाराचा झटका आला व वैद्यकीय सेवेसाठी दवाखान्यात दाखल करावं लागलं. ते बेशुद्धावस्थेत होते, तर पत्नीला कृत्रिम श्वसन यंत्र (रेस्पोयरेटर) लावले होते. दोघांनाही दोन वेगवेगळ्या मजल्यांवर ठेवलेले होते. त्या दोघांचा आपापसांत प्रत्यक्ष संवाद शक्य नसल्यामुळे मी तेथील इंटर्नला सांगितले की, त्या दोघांना एकमेकांच्या स्थितीबद्दल कळव. मी त्याला सांगितले होते "दोघांपैकी एक जण जरी वारला तर दुसऱ्यास कळविले पाहिजे." त्या इंटर्नला हा भुताटकीचा प्रकार वाटला. तरीही मी त्या दोघांच्याही कानांत एकमेकांना काय झाले आहे ते कुजबुजलो.

दुसऱ्या दिवशी मी दवाखान्यात आलो आणि तो इंटर्न म्हणाला, "तुम्हाला कळले काल रात्री काय घडले?" मी म्हणालो, "का? काय झाले?" तो म्हणाला, "मि. स्मिथ वारले. त्यांच्या पुतणीचा फोन नं. विचारण्यासाठी मी जेव्हा खालच्या मजल्यावरच्या इंटर्नला फोन करण्यासाठी फोन उचलला, तेव्हा तो मला म्हणाला, "अरे! मी तुलाच फोन करत होतो. तुला कशासाठी हवाय नंबर?" मी त्याला सांगितले, "मि. स्मिथ वारले." आणि पलीकडून तो इंटर्न सांगत होता, त्यांची पत्नी आत्ताच वारली. त्यांची पत्नी त्यांच्यानंतर पाच मिनिटांनी वारली. खरंच काय सभ्य गृहस्थ आहे! तो गेला, त्याने बायकोला उचलले आणि दोघांनी एकत्र जग सोडले.

जेव्हा भावना व्यक्त करण्यासारख्या नसतात, संघर्ष संपण्यासारखा नसतो अशा वेळेस आपण जिवंतपणी मृत्यू झाल्यासारखे रेंगाळत राहतो व जीवन फक्त दुसऱ्यासाठी जगत राहतो. जेव्हा मरणाऱ्याला 'मरू नको' असे संदेश मिळत असतात तेव्हा असे घडते कारण तेव्हा मृत्यूची व्याख्या अपयश अशी केली जाते. अशा वेळी डॉक्टर्स व नातेवाईक जेव्हा रुग्णांजवळ नसतील तेव्हा खाजगीरित्या काहीतरी करायला हवे.

जेव्हा लोक स्वत:साठी व इतरांबरोबरही शांतीचा अनुभव अनुभवतात, तेव्हा ते वातावरण मरण्यासाठी योग्य असते. जसे माझा एक रुग्ण म्हणतो, "मुक्त व्हा व मजा लुटा." तर त्या उलट डॉ. एलब्रोक यांच्या पाहणीत असे दिसून आले की, अशा पद्धतीचा मृत्यूचा स्वीकार आजार बरा करणारा ठरू शकतो. व्हेलरीचा मृत्यू येत्या अठ्ठेचाळीस तासात कधीही होऊ शकतो असं मला वाटत होतं. तिच्या

नवऱ्याची ही परिस्थिती स्वीकारण्याची तयारी नव्हती, म्हणून मी सर्व कुटुंबाला एकत्र आणण्याचं ठरविलं. मंगळवारी रात्री मी तिच्या नवऱ्याला परिस्थिती समजावून सांगितली व त्यांच्या मुलींना महाविद्यालयातून घरी बोलावून घ्यायला सांगितलं. तो 'ठीक आहे' असं म्हणाला.

बुधवारी रात्री व्हेलरी मला सांगत होती, "तुम्हाला सांगू का, तुम्ही इथून गेल्यानंतर तो काय म्हणतो? तो सारखे मला म्हणत राहतो, 'तू मरू नकोस, तू मरू नकोस.' "

मी तिला विचारलं, "तू तुझ्या आयुष्यात कधीतरी स्वत:साठी काही केलं आहेस का?"

"नाही."

"मग आता तुला मरायला हरकत नाही," मी म्हणालो, "पण मरण्यापूर्वी मला तुझे तुझ्या नवऱ्यासोबतचे संबंध सुरळीत झालेले पहायचे आहेत."

मी त्या रात्री परत आलो तेव्हा व्हेलरी तिच्या पलंगावर नव्हती. तिचा नवरा खिडकीशी उभा होता, त्याच्या दिशेने खुणावत ती म्हणाली, "मी आत्ताच त्याला अनेक गोष्टी सांगितल्या, त्यांपैकी काही गोष्टी ऐकण्याची त्याची तयारी नव्हती."

गुरुवारी सकाळी ती एकदम छान दिसत होती. ती म्हणाली, "मला दोन प्रश्न पडले आहेत. ही सर्व ऊर्जा येते कुठून? आणि आता उगाचच या परिचारिका सतत माझ्या खोलीत काय करीत आहेत?"

मी म्हणालो, "तू मरत नाहीस म्हणून या परिचारिका इथे तुझ्या खोलीत आहेत आणि ही ऊर्जा तुझा नवऱ्यासोबतचा संघर्ष संपल्यामुळे निर्माण झाली. मला वाटतं कदाचित एखादं आश्चर्य घडणार असेल आणि म्हणून तू उठावंसं आणि घरी जावंस."

"पण मला जरा त्याची भीती वाटतेय." ती म्हणाली, "मला तर वाटलं होतं की, मी आज मरावं असं ठरलं होतं!"

शेवटच्या टप्प्यातील रुग्णांसाठी परिचारिका संथ गतीने प्रतिसाद देतात असं निरीक्षणाअंती दिसून आलं आहे. अर्थात, हे परिचारिकांबाबतचे मानहानीकारक विधान समजू नये. त्यांनी 'मरणाऱ्या' असे नाव दिलेल्या रुग्णाच्या खोलीत प्रवेश करण्यापूर्वी स्वत:चा एखादा गंभीर स्वरूपाचा रुग्ण अनुभवायला हवा, कारण ही एक अशी समस्या आहे, जी जोपर्यंत आपण असा आपल्या जवळच्या एखाद्याचा मृत्यू अनुभवत नाही तोपर्यंत सर्वांसाठीच अवघड असते.

व्हेलरीचा आजार कमी असण्याचा काळ (Remission Period) दोन ते तीन महिन्यांचा होता. त्या काळात कुटुंबीयांसोबत जुन्या स्मृतींना उजाळा देत ती प्रसन्न चित्ताने घरी राहिली. अशा रीतीने अवतीभवतीच्या प्रेमळ वातावरणात तिचा मृत्यू झाला. या उदाहरणाने कित्येक व्याख्यानांच्या साहाय्याने जे शिकवता आले नसते

त्याहीपेक्षा खूपकाही जास्त परिचारिकांना शिकायला मिळाले. जेव्हा एखाद्याच्या मनातील संघर्ष संपतो आणि रुग्णाला आजारातून बरे करणाऱ्या नवीन ऊर्जेचा शोध लागतो तेव्हा काय घडू शकते, हे त्या सर्वांनी अनुभवले. आपल्या सर्व रुग्णांबाबत सुरुवातीलाच आपण जर असा बदल घडवून आणू शकलो, तर कदाचित आजारातून मुक्त होणाऱ्यांची संख्या आश्चर्यकारकरीत्या वाढू शकेल.

दवाखान्यातील कर्मचारी हे सहसा मृत्यूच्या समीप असणाऱ्या रुग्णांना कमी वेळा पाहतात ही विचार करायला लावणारी गोष्ट आहे. आपण जर दारेच बंद करून घेतली तर कोणी आत कसे येईल?

मृत्यूला सामोरे जाण्याची अनेकांना भीती वाटते. त्यामुळेच एकदा एका व्यक्तीच्या मृत्यूला मी जबाबदार आहे असे गृहीत धरून त्याबद्दल मला विचारणा करण्यात आली होती. मरियल कर्करोगाने आजारी होती. तिचा कर्करोग शरीरात इतरत्र पसरलेला होता; तिला श्वास घेणे अशक्य झाले होते. जेव्हा मला मरियलकडून बोलावणे आले तेव्हा मी एका सभेला गेलेलो होतो. ती म्हणाली, ''तुम्ही म्हणता मरणे सोपे आहे. मी वर आकाशाकडे पाहिले आणि म्हणाले, 'मी तयार आहे' आणि काहीच घडले नाही.''

मी तिला म्हणालो, ''तू खूप व्याकूळ झाली आहेस, त्यामुळे तसे झाले. मी पाच वाजेपर्यंत येऊ शकणार नाही, पण त्यानंतर मी तुला मदत करीन.'' रुग्णांची जर वाट पाहण्याची तयारी असेल, तर ते निश्चित वाट पाहतात. मी जेव्हा तिच्याकडे गेलो, तेव्हा तिला भीती तर वाटत होतीच पण ती भयंकर चिडलेली होती. तिला गुंगी आणणारे औषध दिलेले नव्हते. मी तिला भीती व राग मनात असताना मरणे कठीण आहे हे सांगण्याचा आटोकाट प्रयत्न केला. ह्या दोन्ही गोष्टींमुळे शरीराचे अस्तित्व कायम राहते. तुम्ही मन शांत ठेवा आणि हे जग सोडा. मी तिच्या वेदना कमी करण्यासाठी व मन शांत करण्यासाठी मॉर्फिनचे औषध द्यायला सांगितले.

मरियलचे वय कमी असल्यामुळे परिचारिकांसाठी तिच्या मृत्यूचे हे चित्र भीती निर्माण करणारे होते. त्यांच्या मनात आपल्यापैकी कुणीही त्या पलंगावर असू शकतो असा विचार तरळत होता. फक्त एक धाडसी वैद्यकीय विद्यार्थिनी माझ्या व रुग्णाच्या कुटुंबीयांसोबत काम करत होती. मॉर्फिनचा परिणाम सुरू झाल्यानंतर तिला श्वास घेणे थोडे सोपे झाले. काही तास आम्ही प्रेमळ संवाद करीत हसत खेळत घालविले. ती अक्षरशः पुन्हा जिवंत झाली आणि एकदा तर म्हणाली, ''मी महिला राष्ट्राध्यक्ष बनून पुनर्जन्म घेणार आहे.''

सात वाजता मरियल इतकी छान दिसू लागली की, मला वाटलं कदाचित तिचे मन बदलत आहे. मी तिला विचारलं, ''मी रात्रीचे जेवण करून येऊ का?''

ती चालेल म्हणाली. मी अर्ध्या-एक तासात परत आलो तेव्हा ती वारली होती. मला कळलं की, माझ्यासाठी हे सर्व सोपे करण्याचा हा तिचा मार्ग होता.

परिचारिकांनी ती मृत झाल्याचं घोषित केलं होतं, पण मी जेव्हा खोलीत गेलो, तेव्हा मरियलचे डोळे उघडे होते, सलाईन अजूनही चालूच होते, इतरही तिला जोडलेली सर्व यंत्रे चालूच होती, जणूकाही ती अजून जिवंत होती. परिचारिकांना तिचा मृत्यू हाताळताना त्रास होत होता.

नंतर रात्री मला कळलं की, एका परिचारिकेने दवाखान्याच्या संचालकांना बोलावून मी मॉर्फिन देऊन रुग्णाला मारलं, असं सांगितलं होतं. संचालकांनी मला बोलवलं नाही कारण ते एम.डी. नव्हते. प्रकरण वैद्यकप्रमुखांपर्यंत गेले. ते एका पार्टीत होते.

वैद्यकप्रमुखांची व माझी छान ओळख होती. दुसऱ्या दिवशी त्यांनी मला बोलावलं तेव्हा काय घडलं याची मी त्यांना कल्पना दिली. मला मात्र परिचारिकांच्या रुग्णाला सामोरे जाण्याच्या अक्षमतेचे वाईट वाटले. मरियलने शेवटचे काही तास किती छान घालविले हे त्या पाहू शकल्या असत्या. हे काही तास म्हणजे प्रेमाची भेट होय, ज्यायोगे आजारातून जे रुग्ण स्वत:चा बचाव करू इच्छितात त्यांना जीवन जगण्यासाठी मदत होते. अलीकडच्या काळात माझी एक रुग्ण वारली, तिने माझ्यासाठी एक चिठ्ठी लिहून ठेवली. तिने लिहिले होते, "तुम्ही दिलेल्या प्रेमाबद्दल आभारी आहे. ते मी माझ्यासोबत घेऊन जाऊ शकेन." तिने मला, तिच्या कुटुंबीयांना व ज्यांनी तिला स्पर्श केला त्या सर्वांनाच आजारमुक्त केले होते.

ज्युलिएट बर्च हिच्या एका कवितेत शांतपणे संपणाऱ्या जीवनाकडून वाहणारे प्रेम फारच सौंदर्यपूर्ण शब्दांत व्यक्त झाले आहे. ज्युलिएट सध्या सेन्ट जॉन कॉलेजची विद्यार्थिनी आहे. ती कविता तिने वडिलांच्या पलंगाशेजारी बसून लिहिली होती, जे दोन दिवसांनी वारले.

मी बाबांजवळ बसले आहे
ती व्यक्ती माझे बाबा होती / आहे
त्यांचा दमछाक करणारा तालबद्ध श्वासोच्छ्वास
आता त्यांचे कृश झालेले व्यक्तिमत्त्व
त्यांचा उबदार हात मी हातात घेतला आणि
इथे खोलीत भीतीचा
लवलेशदेखील नाही
म्हणूनच खोली सध्या शांतीपूर्ण आहे.

मरण्यासाठी ही एकदम
शांत जागा आहे.
शेवटी
मला
त्यांचा हात धरण्यास अजिबात भीती वाटत नव्हती, जी व्यक्ती
अत्यंत सामर्थ्यशाली होती.
ध्यान
एक खोली जिथे
पोहोचणे अवघड,
तिथून बाहेर पडणेही अवघड.
त्यांचे डोळे उघडेच होते.
ते तेथे आहेत
पण त्यांच्या शरीरात काय घडले?
श्वासाच्या लयीतील एक खंड
एकदम माझे लक्ष गेले.
आणि तालबद्धता
थकलेल्या घड्याळाप्रमाणे
मग पुन्हा आली.
मी स्वत:शीच विचार केला
कदाचित ते आतल्या आत
रडत तर नसतील. ते घाबरले
असतील का ?
मला काळजी वाटत नाहीये
कारण माझे मलाच लक्षात आले की,
आता जो हात मी
धरला आहे तो
माझाच आहे.

शांततापूर्ण नैसर्गिक मृत्यू व लांबवलेला, मान्य नसलेला अनैसर्गिक मृत्यू यामधील विरोधाभास जॉन नीट जॉर्ज यांच्या अशाच प्रकारच्या एका कवितेत व्यक्त झाला आहे.

आजी, तुझे मूल वारले तेव्हा.

आजी, तुझे मूल वारले तेव्हा
तुमच्या अरुंद पलंगावर
तुझ्या पलीकडे तापाने फणफणलेला तो होता.
त्याच्या थकलेल्या श्वासाने
तू अस्वस्थ होत होतीस
आणि अचानक जेव्हा त्याचा श्वास रोखला गेला
व पुन्हा त्याने दीर्घ श्वास घेतला
तुला जाग आली.

त्या कडवट पहाटे तुम्ही तग धरून त्याला जपत होतात,
आणि सकाळी
त्याला न्हाऊ घातले, त्याचे गंधपाणी केले, कपडे घातले,
सतत डोळ्यांतून अश्रू वाहात होते, पण तुमचे
डोळे तोपर्यंत कोरडे होते
जोपर्यंत शेवटी तुमच्या डोळ्यांच्या त्या जंगली बाहुल्यांमध्ये
त्याला खड्ड्यात पुरलेले दिसले नाही.
त्याचा आत्मा स्पष्टीकरण न देताच देवाकडे गेला,
तथास्तु.

पण आजी, जेव्हा माझे मूल वारले,
हे येशूख्रिस्ता, तो फार कठीण मृत्यू होता.
त्याच्या निर्जंतुक पलंगाच्या
पलीकडे एक मोटार
कण्हली, हुसहुसली, आणि घरघरली
औषधांच्या ढगातून घसरत
जेव्हा तो त्याच्या वेदनेचे गाणे गायला
कधी हळू आवाजात तर कधी मोठ्या आवाजात
संथ गतीने.
माझे अश्रू, जरा गरजेपेक्षा जास्तच
हळू घरंगळले
जसे बॉटलमधून
ग्लुकोज किंवा रक्त.
आणि जेव्हा तो मेला

माझे डोळे कोरडे होते
आणि पांढऱ्या कोटातले ते देव
दूर निघून गेले.

जीवन व मृत्यूचा नवा अर्थ :

दोन व्यापाऱ्यांची गोष्ट आहे ही. दोघेही एका महत्त्वाच्या सभेला स्वत:च गाडी चालवत निघाले होते. जर एका ठरावीक ठिकाणी ते दोघे एका तासात पोहोचले असते, तर त्या दोघांनाही ५०,००० टॅक्स फ्री डॉलर मिळणार होते. रस्त्यात दोघांच्याही गाडीची चाके पंक्चर झाली. पहिला व्यापारी बाहेर आला, त्याने अवजार पेटीत पाहिले आणि त्याच्या लक्षात आले की, त्याच्याकडे जॅक नाही. त्याने घड्याळ पाहिले, तर इच्छित स्थळी पोहोचण्यासाठी फक्त दहा मिनिटेच शिल्लक राहिली होती हे कळल्यानंतर त्याला जागेवरच हृदयविकाराचा झटका आला. दुसऱ्या व्यापाऱ्याने त्याच्या अवजार पेटीत पाहिले, तर तिथेही जॅक नव्हता. तो कारच्या शेजारी उभा राहिला. त्याला पाहून रस्त्यावरून जाणारी एक गाडी थांबली. त्याने टायर बदलले आणि तो मुलाखतीच्या वेळेला पोहोचला.

युंगियन यांच्या अर्थपूर्ण योगायोग किंवा एकमेकांसाठी पूरकत्वाच्या कल्पनेशी मी सहमत आहे. मला असं वाटतं की, योगायोग अचानक घडत नाहीत. एकदा माझ्या एका व्याख्यानानंतर एका माणसाने माझ्या हातात एक कार्ड दिले, ज्यावर लिहिले होते, 'योगायोग हा देवाचा शिल्लक राहिलेला निनावी मार्ग आहे.' एखाद्याच्या आयुष्यात जीवनातील घटनांमध्ये सुसंगती नसते; आणि मग या घटना चुकीच्या घडण्यासाठीच आहेत असे वाटून त्रास होतो, पण त्याच म्हणण्यानुसार जेव्हा तुम्ही तुमचे शाश्वत सुख अनुभवायला शिकता, तुम्ही अत्यंत कौशल्याने एक जाळे विणायला सुरुवात करता. तुम्ही जेव्हा यशाची शिडी चढून शिखरावर पोहोचाल तेव्हा स्वत:ला चुकीच्या भिंतीसमोर झुकलेले पाहण्यासाठी चढू नका. तुम्हाला मनातून जे करावंसं वाटतं ते करण्याची जोखीम स्वीकारा. आता जेव्हा तुम्ही तुमचे जीवन जगण्यास सुरू करता तुम्हाला दिसेल की, वस्तू या आपोआप जागेवर पडल्यासारख्या येतात आणि तुम्ही योग्य घडीला योग्य ठिकाणी *आपोआप पोहोचता.* अगदी लिफ्टची दारेदेखील तुम्ही येताच आपोआप उघडायला लागतात.

दुसऱ्यांसाठी जी माती नापीक आहे त्याच मातीतून तुम्ही सोनेदेखील उगवू शकता, हे पटवून देण्याची ही एक वेगळी पद्धत आहे. अशा वरकरणी अपयशाला मी 'हवा गेलेले एक आध्यात्मिक चाक' म्हणतो, कारण तुम्ही ज्या प्रकारे प्रतिसाद

द्याल त्यावर त्याचा सकारात्मक किंवा नकारात्मक परिणाम अवलंबून असतो. उदाहरणार्थ, अर्धा तास उशीर झाल्यामुळे एखाद्या अपघातातून तुमचा बचाव होऊ शकतो किंवा ज्या व्यक्तीला पंक्चर झालेले चाक बदलण्यासाठी तुम्ही थांबवता ती व्यक्ती म्हणजे ज्या व्यक्तीला तुम्हाला भेटायचे असते तीच असू शकते. अशा प्रकारचे प्रसंग तुम्हाला चांगला अगर वाईट, योग्य किंवा अयोग्य असे विश्लेषण करू नये व त्याऐवजी जीवन सहज व प्रवाही बनू द्यावे असे शिकवितात. ज्यांना कर्करोग झाला आहे असे पालक त्यांच्या मुलांचे कसे होईल याची काळजी करीत असावेत. जर एखाद्या लेखकाच्या लेखणीचा स्रोत हे दुःखी बालपण असेल, तर त्याच्या वेदना भविष्यात त्याला उत्तम विक्रेता बनवतील. त्यामुळे इतरांना मदतही होईल व आर्थिक यशही मिळेल. आपल्या दुःखाचे काय करायचे हेच फक्त आपल्या हातात असते. आपल्याकडे तेवढा एकमेव पर्याय उरतो.

मला जे सांगायचे आहे त्याचे अजून एक उदाहरण मी तुम्हाला देतो. माझ्या सोबत रोज काम करणारी एक विद्यार्थिनी एके दिवशी सकाळी शस्त्रक्रियागारात माझ्या मदतीला येण्यासाठी तिच्या कारमध्ये बसली. तिची कार खराब झाली म्हणून ती दुचाकीवर निघाली, तर तीदेखील खराब झाली. त्या क्षणी ती स्वतःशीच म्हणाली, "बर्नीच्या दृष्टिकोनातून मी माझ्या घरी परत जावं हेच ठीक." ती परत गेली तेव्हा तिच्या घरचा फोन वाजत होता.

तो फोन तिच्या भावाचा होता. तिचा भाऊ पूर्वी नशा करणाऱ्या औषधांची इंजेक्शन्स घेत होता. तो माएनहून बोलत होता. तो म्हणाला, "बरं झालं, तू फोनवर भेटलीस. मी आत्ता न्यूयॉर्कला येणार होतो. कारण मी परत नशेची औषधे घ्यायला चालू करणार होतो." ते दोघे जवळपास एक तास बोलले. तिने त्याला शांत केलं व त्यांच्या घरचे कोणीतरी येईपर्यंत उगाचच वेडेपणा करू नये असं सुचवलं.

ती बाहेर कारकडे आली आणि स्वतःशीच म्हणाली, "मला इंजिनबाबत काहीच माहीत नाही. मी हे का करते आहे कुणास ठाऊक?" तिने कारचे इंजिन उघडले. त्याच वेळेस तिचा दुसरा एक भाऊ गाडी घेऊन तिथे आला आणि म्हणाला, "मी बागेच्या दिशेने चाललो होतो, पण अचानक आतून मला एक आवाज आला, 'ताईच्या घराकडून जा'." त्याने तिची कार दुरुस्त केली आणि तशीच विस्फारित नेत्रांनी ती दवाखान्यात आली. तिला इतर कोणत्याही प्रवचनाची आता कधीच गरज पडणार नव्हती.

एक विश्वसनीय, आध्यात्मिक व्यक्ती बनणे म्हणजे आपल्या अंतर्मनातील जाणिवा ओळखून तसे जगणे होय. या जाणिवा म्हणजे आपल्याला माहीत असलेला आपलाच अविभाज्य घटक असतो. कुबलर रॉस म्हणतात, "जे निर्णय

निव्वळ वरवरच्या गोष्टींवर आधारित असतात ते सहसा दुसऱ्यांना समाधान वाटावे म्हणून घेतलेले असतात. अंतर्ज्ञानाने घेतलेले निर्णय जरी दुसऱ्यांना मूर्खपणाचे वाटले तरी स्वत:ला समाधान देणारे असतात. पण जसजसे आपण विश्वसनीय व्यक्ती बनतो तसतसे इतरांना काय वाटेल याचा विचार करणे आपोआपच कमी होते.''

आमच्या मुलांच्या शाळेतील गणिताची शिक्षिका कोनी हिला हॉजकिन्स डिसीज (लसिका ग्रंथीशी निगडित कर्करोग) झाला. तिच्या नवऱ्याने तिला घटस्फोट दिला. तिच्या नावावर कर्ज होते. कोनीकडे फक्त शिक्षिकेची नोकरी होती आणि कुठलेही पाऊल उचलण्याचे किंवा काही बदल करण्याचे धाडस तिच्यात नव्हते. मी तिच्याशी बोललो, तिला पुस्तके पाठविली आणि तिला नवीन दिशा दाखवण्याचा प्रयत्न केला. एका रात्री, आता जरी ती आमच्या मुलांना शिकवत नव्हती तरी मी बोलायचे ठरविले. ती म्हणाली, ''मी तुम्हालाच शोधत होते.'' मी म्हणालो, ''मला ते कळले म्हणून तर मी इथे पोहोचलो.''

आम्ही बोलत बसलो तेव्हा ती म्हणाली, ''तुम्हाला सांगू, तुम्ही जे मला सारखे सांगत होतात ते करायचे मी ठरविले. मला आवडणारी एक गोष्ट म्हणजे विमान उडवायला शिकणे. म्हणून मी शिकू लागले. एका रविवारी दोन वाजता मी विमानतळावर गेले आणि तो सुंदर तरुण दुसऱ्या विमानाच्या पायऱ्या उतरला. मला एकदम वाटले, मी या मुलासोबत राहू शकेन! आणि मी त्याच्यासोबत लांब चालले आहे.''

मी म्हणालो, ''रविवारी तुला दोन वाजताच विमानतळावर काय काम होते? तू शिकायला विमानतळावर एक वाजता का बरं गेली नाहीस?'' आणि आम्ही दोघेही हसलो. तुम्हाला जे योग्य वाटते ते करण्याने तुमच्या आयुष्यात साफल्य येते. तसे करण्याने तुम्हाला ते सर्व लोक भेटतात ज्यांच्यावर तुम्ही प्रेम करावे व ज्यांनी तुमच्यावर प्रेम करावे, तसेच ज्या लोकांना तुम्ही पूर्वी कधीच पाहिले नव्हते, परंतु ते नेहमी तुमच्यासोबत होते असा विश्वास तुम्हाला वाटतो.

एकदा माझे व्याख्यान ऐकून ॲरॉन नावाचा एक माणूस माझ्याकडे आला आणि म्हणाला की, त्याच्या आयुष्याला दिशा देणारा कुणीतरी आध्यात्मिक मार्गदर्शक आहे यावर तो विश्वास ठेवू शकत नाही. तसंच त्याला जसं वाटतं तसं करण्याची फक्त तयारी दाखवण्याने कामं होऊ शकतात यावरही त्याचा विश्वास नव्हता. तो त्याच्या नोकरी व घरामुळे अत्यंत दु:खी होता. त्याला ह्या दोन्ही गोष्टी मनापासून बदलायच्या होत्या, पण जुने हातचे जाईल व नवे उगाचच शोधत बसावे लागेल या भीतीमुळे तो घाबरत होता. मी त्याला खात्री दिली, ''तू आत्ता जरी तुझे काम सोडलेस तरी तुला नवीन काम लगेच मिळेल.'' ''ठीक आहे,'' तो म्हणाला,

''बघू!'' आणि निघून गेला. रविवारी तो क्वचितच चर्चमध्ये जात असे, पण त्या रविवारी तो गेला आणि त्याच्या शेजारी बसलेला माणूस म्हणाला, ''मी ऐकले की, तू तुझी नोकरी सोडून दिली आहेस.'' ॲरॉन म्हणाला, ''हो.'' आणि तो पूर्वी काय काम करत होता ते त्याने सांगितले. तो माणूस म्हणाला, ''मला तुझ्यासारखाच एखादा माणूस हवा होता.'' आणि त्याने ॲरॉनशी करार केला.

''बरोबर आहे,'' तो मला म्हणाला, ''पण तुम्हाला हे मान्य करावंच लागेल की हा निव्वळ एक योगायोगही असू शकतो.''

म्हणून त्यानंतर मी त्याला सांगितलं, ''तू तुझं घर विक. बघ तुला दुसरं मिळेल.'' त्याने घर विकायला काढले, पण ते कुणी घेतले नाही. त्याने किमती लावून काही फर्निचरची विक्री करायचं ठरवलं. त्याला तेही रद्द करावं लागलं, कारण त्या घराबाबत फारसं कोणी उत्सुक दिसलं नाही. मी त्याला फर्निचरची विक्री थांबवण्यास सांगितलं. विक्री का बरं थांबवली हे विचारायला एक ग्राहक ॲरॉनकडे आला.

ॲरॉनने उत्तर दिलं, ''मला हे घर विकायचं आहे आणि दुसरं घर घ्यायचं आहे.'' ते गिऱ्हाईक म्हणाले, ''अरे वा! मी एक घर विकत घेतलं आहे. बघा, कदाचित तुम्हाला ते आवडू शकेल.'' ॲरॉन ज्याच्या शोधात होता तशीच संधी त्याला मिळाली. त्याने घर विकले व लगेच ते घर घेतले.

पण तरीही, परत एकदा तुम्हाला हे स्वीकारावे लागू शकते की, हाही निव्वळ एक योगायोग असू शकतो. जर एखाद्याचा विश्वासच नसेल, तर अर्थातच असे अनुभव हे कायमच योगायोग असतात. तुमचा विश्वास आहे की नाही याचे स्पष्टीकरण मी फक्त अशा पद्धतीने देऊ शकतो की, एक माणूस कड्यावरून खाली पडला, पण अचानक त्याला एका अगदी लहानशा झुडूपाचा आधार मिळाला व तो तिथे आशेवर लटकत राहिला. हळूहळू त्या झुडूपाची मुळे खिळखिळी होताना त्याला दिसत होती. तत्क्षणी त्याने स्वर्गाकडे वर पाहिले आणि म्हणाला, ''देवा, तू मला वाचवले पाहिजेस.'' एका मधुर सुंदर आवाजाने त्याला सांगितले, ''काळजी करू नकोस. माझ्या मुला, मी तुला वाचवीन.'' त्या वेळी त्या माणसाने मागे वळून पाहिले आणि विचारले, ''अरे, तिकडे दुसरे कुणी आहे का?'' तुम्ही जर हा नंतरचा प्रश्न विचारणार नसाल, तर तुमचा विश्वास आहे असं मानावं.

आजारातून बरे करणारा या भूमिकेत मी ज्या लोकांचा स्वत:च्या जीवनावर व जीवनाच्या संपूर्ण प्रक्रियेवर विश्वास आहे अशी माणसे मिळविण्याच्या प्रयत्न करीत आहे. तुम्ही या विश्वासाच्या साहाय्याने काम करून तुमचे उरलेले आयुष्य साधे, सरळ बनवू शकता किंवा चिकित्सा करीत राहून तुमचे उरलेले आयुष्य किचकट बनवू शकता. एखादी चांगली घटना घडली, तरी तुम्ही सतत असे म्हणू शकता की, ''हा एक योगायोग असावा कदाचित!'' आणि अशा रीतीने देवाच्या कृपेचा

आनंद तुम्ही कधीच मिळवू शकत नाहीत. त्याऐवजी मी असा सल्ला देईन की, तुमची दिशा तुम्ही स्वत: निवडा, विश्वासाने उडी मारा आणि हवेत उडा. या हवा गेलेल्या आध्यात्मिक चाकांना कधी कधी तुमच्या आयुष्याला कलाटणी देऊ द्या. जे लोक आजारातून नीट होतात ते असंच करतात. त्यांना अपयश येत नाही. त्यांना उशीर होतो किंवा नवी दिशा सापडत असते.

माणसांचे मन व आत्मा हे एकमेकांशी जुळलेले असतात ही गोष्ट आपल्या दैनंदिन जीवनात अस्पष्ट असते. जर आपण आध्यात्मिक मार्गदर्शनाची निवड केली, तर ती गोष्ट स्पष्टपणे समोर येण्यास मदत होते. आत्मा व मन वेगवेगळे असल्याची जाणीव आपल्यापैकी बहुतेकांना असते, जी काल्पनिक असते; परंतु या जाणिवेतूनच जर आत्मा व मन यांच्यातील जोड पाहिला, तर आयुष्य अजूनच अर्थपूर्ण बनते. रूपर्ट शेल्ड्रेक या वनस्पतीशास्त्रज्ञाने सर्वसामान्यपणे काही ठरावीक प्रयोग जे समजायला कठीण आहेत, त्यांचं स्पष्टीकरण करण्यासाठी 'गुणसूत्ररचनेच्या क्षेत्रावर' आधारित संवादाची पद्धत असावी, असं अलीकडेच सुचवलं आहे. एका प्रयोगशाळेतील उंदीर ठरावीक चक्रव्यूहातून पार पडायला जर का एकदा शिकले, तर जगातील दुसरे कोणतेही उंदीर ज्यांचा या मूळ उंदरांशी काहीही संबंध नाही, तेदेखील तशा प्रकारचे चक्रव्यूह पार करायला लगेच शिकतात. एकंदरीत, एकदा एक विचार एखाद्याच्या डोक्यात आला की, तो दुसऱ्यापर्यंत पोचवता येतो; एखादा महत्त्वाचा शोध हा नेहमी अनेक लोकांकडून जगाच्या वेगवेगळ्या भागात एकाच वेळेस स्वतंत्रपणे कसा काय शोधला जातो, याचंदेखील हेच कारण असू शकतं, असा शेल्ड्रेक यांना विश्वास वाटतो.

अशा वेळी आपल्या सुप्त मनाचे जागृत मनाशी संवाद करणारे, न दिसणारे संवादांचे अनेक मार्ग असतात. मी पूर्वी म्हटल्याप्रमाणे युंगने लिहिले आहे, "आपले भविष्य हे नकळतपणे फार पूर्वीच तयार केलेले असते आणि म्हणूनच भविष्यकार त्याचा अंदाज करू शकतात." जेव्हापासून रुग्णांना आलेला कोणताही अनुभव मला सांगणे सुरक्षित राहील हे त्यांना पटायला लागले, त्यांना आधीच जाणवलेल्या अनेक घटना त्यांनी मला ऐकवल्या. काही रुग्ण त्यांना प्रक्रिया व जागेची काहीच माहिती नसतानासुद्धा त्यांच्यावर होणाऱ्या शस्त्रक्रियेचे अगदी साधन व व्यक्तिसहित तंतोतंत चित्र रंगवतात.

जेनेटचा नवरा ऑटो रिक्षाच्या अपघातात मारला गेला होता. अनेक वर्षांपूर्वी ती गर्भार असताना तिची तपासणी करायला मला सांगितलं होतं. सहज बोलता बोलता मी तिला म्हणालो, "तुझ्या नवऱ्याला बहुदा माहीत असावं की तो मरणार आहे म्हणून."

"तुमचा खरोखरच त्यावर विश्वास आहे?" तिने विचारलं.

“निश्चितच. माझा विश्वास आहे.”

तिला जरा बरं वाटलं आणि मग तिचा नवरा नर्सिंग कोर्स करून तिने स्वावलंबी व्हावं यावर भर का देत होता हे तिच्या लक्षात आलं. तिने हीसुद्धा आठवण काढली की, नवऱ्याच्या मृत्यूच्या काही आठवड्यांपूर्वी तो अपघाताबद्दल बोलत होता. तो म्हणाला होता, “माझ्या मेंदूला जर मार लागला, तर मला जगायचं नाही; पण माझ्या हाताला अगर पायाला मार लागला तर मी जगू शकेन.” शवविच्छेदनात त्याच्या मेंदूत गंभीर स्वरूपाचा रक्तस्राव झाला होता असे निष्पन्न झाले.

तिच्या नवऱ्याचे चैतन्य अजून अस्तित्वात आहे यावर माझा विश्वास आहे असे जेव्हा मी जेनेटला सांगितले तेव्हा तिने परत विचारले, “तुम्ही खरोखरच यावर विश्वास ठेवता?” मी म्हणालो, “हो.”

मग तिने सांगितले, “मी आमच्या बैठकीत बसले होते. रात्रीच्या जेवणासाठी त्याला उशीर झाला होता. तितक्यात आग विझविणारा बंब घंटा वाजवत गेला. मला निश्चित कळले की, हा त्याच्यासाठीच चालला होता. मी पटकन उठले तेव्हा मला त्याचा आवाज ऐकू आला, ‘एका तासासाठी खोली सोडू नकोस.’ मी परत वाट पाहत बसले. मी अपघात झाला होता त्या ठिकाणी पोहोचले तेव्हा त्याला कारमधून बाहेर काढतच होते. माझ्या मनात विचार आला, जर मी एका तासापूर्वी आले असते, तर मीदेखील वाचले नसते.”

मला तिची काळजी वाटत होती. काही महिन्यांनी एका चित्रांच्या परिषदेत मी तिची कथा सांगत होतो तेव्हा एका चिकित्सकांनी मला सांगितलं की, त्यांनी तिची प्रसूती केली व आता ती छान आहे.

अलीकडेच मला जेनेटचे एक पत्र आले ज्यात तिच्यासारख्या पेचात पडलेल्या एका मैत्रिणीला वाचविण्यासाठी तिने मदत केली हे कळवले होते. त्याच चिकित्सकांनी खूण करून घटना घडण्यापूर्वीच अनुभूती झालेल्या घटनेचा स्वतःचा अनुभव सांगितला. त्यांच्या बायकोला जेव्हा दिवस गेले होते, तेव्हा ती सारखे म्हणत होती की, मी बहिऱ्या लोकांशी संवाद साधण्याची कला शिकायला हवी. ते तिला म्हणाले, “अगं, पण तुला त्याचा काय उपयोग?” ती ठामपणे म्हणाली, “मला वाटतं मी शिकायला हवं.” अर्थातच त्यांचं पहिलं मूल बहिरं जन्माला आलं आणि म्हणूनच त्यांचा यावर विश्वास होता, पण हे सांगण्यासाठी त्यांनी मला कोपऱ्यात बोलवलं होतं. अनेक जण अशा पद्धतीचा नकार दर्शवतात हे मला माहीत आहे. त्यांच्या या पद्धतीचा अर्थ असतो, “मी तुमच्याशी सहमत आहे, पण लोकांसमोर ते व्यक्त करणं मला अवघड जातं.”

रुग्णांच्या भविष्याबाबत सुप्त मनातून जाणवलेली एखादी गोष्ट वारंवार त्यांच्याकडून मिळालेल्या माहितीतून समोर येते. एका सोमवारी मी मीक नावाच्या

व्यक्तीवर एक शस्त्रक्रिया केली. त्याच्या फुग्यासारख्या झालेल्या शिरेतून (aneurysm) अन्ननलिकेत तीव्र रक्तस्राव होत होता. तो रक्तस्राव थांबवणं शक्य झालं नाही आणि तो वारला. मी जेव्हा त्याच्या पत्नीशी बोललो, तेव्हा ती म्हणाली, "तुम्हाला सांगते, रविवार संपूर्ण दिवस आम्ही त्याचा अंत्यविधी व मृत्यूपत्र यावर चर्चा करीत घालवला. तरी मी म्हणाले, 'या विचित्र गोष्टींबद्दल आपण कशाला बरं बोलतो आहोत.' पण आता मला कळलं."

अनेकदा मी पाहिलं आहे की, एखाद्या व्यक्तीच्या मृत्यूची बातमी येण्यापूर्वीच जवळच्या नातेवाईकांना ती कळते. माझे वडील आज ऐंशी वर्षांचे आहेत. त्यांनी सांगितलं की, काही वर्षांपूर्वी त्यांची आई त्यांना आध्यात्मिक पातळीवर भेटायला आली – ते तरुण असतानाची गोष्ट आहे. एके दिवशी कामाच्या ठिकाणी तिने त्यांचा निरोप घेतला. त्यांच्या लक्षात आलं की, ती हे जग सोडून गेली होती व ते खूप दु:खी झाले. ते दु:खी आहेत हे सोबत काम करणाऱ्यांच्या लक्षात आलं, पण काय घडलं हे वडील सांगू शकले नाहीत कारण तो वेडेपणा ठरला असता. ते घरी येताच, फोन वाजला व त्यांच्या बहिणीने त्यांना आई वारल्याची बातमी दिली.

जिचा उल्लेख चौथ्या प्रकरणात झाला आहे, त्या सँडीने अशाच आगाऊ जाणीव झालेल्या अनुभवाबद्दल सांगितले. तिचा नवरा हॅरी, मुलांना नेहमी शाळेत सोडत असे, पण एक दिवस त्या तिघांनाही तयार व्हायला वेळ लागला. हॅरी चिडून निघून गेला व काही मिनिटातच रोड अपघातात मारला गेला. मला या घटनेत उघडउघड असं दिसतं की, त्यांच्या प्रत्येक मुलांच्या सुप्त मनात ही जाणीव होती की, आजचा दिवस तयार होऊन बाबांसोबत जाण्याचा नाही.

जेव्हा सँडीने हॅरीच्या आईला, माएनला बोलावलं व सांगायला सुरुवात केली, त्याची आई म्हणाली, "होय. मला माहीत आहे. हॅरी वारला." जेव्हा त्यांना विचारलं की तुम्हाला कसं कळलं की हॅरी वारला? तिने सांगितलं, हॅरीचे वडील एक वर्षापूर्वी वारले होते. ते काल रात्री माझ्याकडे आले आणि म्हणाले, "मी उद्या आपला मुलगा घेऊन जातो आहे." अशा प्रकारच्या ज्या गोष्टी रुग्ण माझ्याजवळ व्यक्त करतात, त्या अनुभवातून एक विशेष श्रोता ह्या नात्याने एखाद्याच्या जाणिवा व श्रद्धा यांसाठी एक नवे क्षेत्र खुले होते.

एका रात्री, जेव्हा मी व्याख्यान देत होतो, व्याख्यानाचे सर्व मुद्दे माझ्यासमोर होते आणि तरीही मी जे व्याख्यान देत होतो, मला जाणवलं की, बहुतेक दोन वेगवेगळी व्याख्याने देत होतो. एका व्याख्यानात मी बाह्य आराखड्याप्रमाणे बोलण्याचा प्रयत्न करत होतो, तर तोंडातून दुसरेच काहीतरी बाहेर पडत होते. दुसरे व्याख्यानच जास्त चांगले होते असे मला वाटत होते. म्हणून मी शेवटी मुद्दे सोडून

दिले व जे घडत होते तसे घडू दिले.

मी व्यासपीठावरून खाली आलो आणि बॉबीला म्हणालो, ''मला माहीत नाही काय झालं, पण व्याख्यान मी दिलं नाही.'' नंतर एक महिला आली आणि म्हणाली मी यापूर्वी तुमचं व्याख्यान ऐकलं आहे, पण आजचं व्याख्यान नेहमीपेक्षा खूपच छान होतं. अजून एक जण माझ्याकडे आली व म्हणाली, ''तुम्ही जेव्हा लुईस बेकरचं पत्र वाचत होतात, तेव्हा तुमच्यावर दिसणारी व प्रेक्षकांकडे पाहणारी एक अशी आकृती होती. मी तुमच्यासाठी त्यांचं चित्र काढलं आहे.'' आणि तिने जे चित्र दाखवले ते म्हणजे माझे मार्गदर्शक जॉर्ज याचे चित्र होते.

प्रसिद्ध परलोकविज्ञानवेत्ते ओल्गा वॉरेल यांनीसुद्धा जॉर्ज आणि माझे ध्यानाबाबतचे मार्गदर्शक यांचे वर्णन अगदी ते घालत असलेल्या कपड्यांसह उडता झगा व जुनी ज्युईश पद्धतीच्या प्रार्थना टोपीसहित केले आहे. जेव्हा भावनिक व आध्यात्मिक मन मुक्त होतं; 'गूढ' आणि 'ऐहिक' यातला फरक गळून पडतो.

या व्याख्यानाच्या अनुभवातून माझं सुप्त मन माझ्या प्रत्येक गोष्टीची काळजी घेऊ शकतं हे मला समजलं आणि त्यानंतर माझ्या व्याख्यानांची जास्त तयारी करायची गरज मला राहिली नव्हती. जॉर्जचं अस्तित्व हे माझा आध्यात्मिक मार्गदर्शक म्हणून मानावं की माझ्या सुप्त मनाचा एकत्रित हिस्सा किंवा अंतर्ज्ञान जे माझ्या अंतर्मनात स्थित आहे ते मानावं? आपल्या सर्वांमध्येच अशी एक शक्ती असते, फक्त आपण तिला बाहेर पडू दिले पाहिजे. सॉक्रेटिसना जेव्हा तुम्ही स्वत:चा बचाव करणार का असं विचारलं तेव्हा त्यांनी उत्तर दिलं, ''जे बोलायची गरज असेल, ते आपोआप बोललं जाईल.''

स्तनांचा कर्करोग झालेली एक रुग्ण होती. तिने मला सांगितलं की, तिच्या कुटुंबीयांना वाटतं की ती वेडी आहे. मी जेव्हा याचं कारण तिला विचारलं तेव्हा तिने मला अनेक गोष्टी सांगितल्या. एकदा तिच्या स्वप्नात यम आला व म्हणाला, 'तुझा नवरा उद्या मरणार आहे.' तेव्हा तिने यमासोबत वाद घातला आणि म्हणाली, ''नाही. तुम्हाला असे करता येणार नाही. प्रत्येकाला कमीतकमी दोन आठवड्यांची तरी सूचना द्यायला हवी.'' दोन आठवड्यांनी तिचा नवरा वारला.

मी माझं तिच्यावर व तिने माझ्याशी संवाद साधलेल्या सर्व गोष्टींवर प्रेम असल्याचं तिला सांगितलं. मी जेव्हा तिच्या खोलीतून बाहेर पडलो तेव्हा तिच्या कुटुंबीयांची अपेक्षा होती की, मी तिच्याबद्दल काहीतरी नापसंतीदर्शक बोलावं; पण त्याऐवजी मी म्हणालो, ''खरोखरच, ती छानच आहे! एकदम प्रांजळ.'' त्यामुळे कुटुंबीयांच्या बाजूने तिच्याशी वागताना एक नवीन मोकळेपणा व जागृती झाली. नंतर तिने स्वत:च्या अनेक गोष्टी सर्वांना सांगितल्या. त्या स्वीकारण्याची नवीन शक्ती तिला मिळाली.

या आंतरिक आध्यात्मिक जागृतीसाठी मृत्यू हा अडथळा ठरत नाही. मृत्यूनंतरही हे चालूच राहते व ते मृतात्मा आणि जिवंत आत्मा यांच्यातील दुवा बनते. आयरिस ही एक अंध मधुमेहाची रुग्ण होती. तिला कर्करोग झाला होता. तिलाही असाच एक अनुभव आला. एके दिवशी तिने आपल्या दोन्ही मुलींना दवाखान्यात बोलावलं आणि सांगितलं, "मुलींनो, मला आता परत एकदा दिसू लागले आहे. माझे आईवडील माझ्याकडे आले होते. त्यांनी माझ्यासमोर एक सफरचंद धरलं आणि ते म्हणाले की, मी जेव्हा ते खाईन तेव्हा त्यांच्यासोबत जाईन. मी त्यांना सांगितलं की, मंगळवारी माझ्या नातवाचा वाढदिवस आहे. तो झाला की मग मी त्यांच्यासोबत येईन." ती मंगळवारच्या पार्टीनंतर वारली.

मी माझ्या रुग्णांच्या श्रद्धांकडे मोकळेपणाने पाहिले व मला अनेक मृत लोकांकडून संदेश मिळाले आहेत. जोसी एक छानशी स्त्री आहे. तिने तिच्या ओळखीच्या सर्वांना प्रेमाने व गरज ओळखून भेटवस्तू दिल्या.

जोसीने तिच्या दफनविधीच्या वेळेस तिच्याबद्दल मी बोलावं अशी विनंती केली होती. मी तिला म्हणालो, "मी खात्री देऊ शकत नाही, कारण माझ्या मागे खूप कार्यक्रम आहेत." अजून एक गोष्ट अशी होती की, तिचा अत्यंविधी न्यूयॉर्कला होणार असल्यामुळे काय होईल ते सांगता येणे शक्य नव्हते, पण माझे भाग्य असेल तर मी प्रयत्न करणार होतो. महिन्यापूर्वी एका परिषदेसाठी मला एका शुक्रवारी न्यूयॉर्कला जायचं ठरलं होतं. त्या वर्षभरातला तो एकमेव दिवस होता जेव्हा मी न्यूयॉर्कला जाणार होतो. तिथे दुपारी एक तास मी शहरातच असल्यामुळे आकाशवाणी केंद्रात कार्यक्रमासाठी मला बोलावलं होतं. मी माझी संमती कळवली होती, पण कार्यक्रमाच्या आदल्या सोमवारी आकाशवाणीवरून मला निरोप आला की तो कार्यक्रम रद्द झाला. ती अजून वारली नव्हती; पण मी माझ्या पत्नीला सांगून ठेवलं की तिचा दफनविधी निश्चित त्याच काळात होईल.

मंगळवारी संध्याकाळी जोसीच्या नवऱ्याने तिचा मृत्यू सुखकर व्हावा यासाठी काय करता येईल ते मला विचारले. तिच्या त्या स्थितीत सतत तिला भेटायला येणाऱ्या व तिच्यावर प्रेम करणाऱ्यांसोबत राहणे त्यांना कठीण वाटत होते. मी त्याचं तिच्यावर प्रेम आहे व तो आणि मुले तिच्या मृत्यूनंतरदेखील सुखात राहतील व तिची जाण्याची तयारी असेल तर ती जाऊ शकते असे तिला सांगायला सांगितले. दुसऱ्या दिवशी सकाळी त्याने तिला तशी खात्री दिली आणि तो नाश्त्यासाठी वळला. तो पुन्हा मागे वळला, तेव्हा ती गेलेली होती.

जोसीच्या मुलाने ती वारली हे सांगण्यासाठी मला फोन केला व तिचे दफन रविवारी करायचे की शुक्रवारी, या बाबत मतभेद असल्याचं सांगितलं. मी त्याला सांगितले, "तुझ्या आईला ते शुक्रवारी दुपारी हवे आहे." तो म्हणाला, "तुम्हाला

हे कसं कळलं मला माहीत नाही, परंतु आम्ही तसंच ठरवलं आहे.''

जोसीचा मृत्यू झाल्याचं कळल्यानंतर मी ध्यान करण्यासाठी चॅपेल हॉस्पिटलमध्ये गेलो. त्या बिन खिडक्यांच्या बंद खोलीतील भिंतीवरील धातूची एक पट्टी अचानक हलू लागली. मी त्याच्याकडे पाहिलं. त्या पाटीवरचा संदेश होता : आयुष्याच्या मध्य काळात मी तुझ्यासोबत असेन. तो संदेश जोसीचा होता हे मला कळलं. शुक्रवारी मी स्तुतिपर शब्द संपवतच होतो, तितक्यात अचानक माइक बंद झाला. मला जाणवलं की, जोसीने दिलेला हा दुसरा संदेश होता, जो सांगत होता, बस, इतकंच पुरेसं आहे.

अपवादात्मक कर्करोगाच्या गटातील एक सदस्य पावला हिने अशाच प्रकारचा एक तिच्या मुलीच्या कॉलेजमधील खुनी हल्ल्यात खून झाला, तेव्हाचा अनुभव सांगितला. तिची कोर्टात केस चालू असताना एक पक्षी उडत खिडकीत आला व विचित्र गोंगाट करीत त्याने कामकाजात व्यत्यय आणले. पावला म्हणू लागली, ती तिची मुलगीच आहे कारण त्या वेळी तिने सतत लक्ष वेधून घेण्याचा बराच प्रयत्न केला होता. नंतर पावलाच्या दुसऱ्या मुलीच्या लग्नाच्या वेळेस एक पक्षी कर्कशपणे मोठा आवाज करीत समारंभात अडथळा निर्माण करीत आला. पावलाने जेव्हा गटात ही गोष्ट सांगून संपवली तेव्हा एक पक्षी खिडकीजवळ मोठमोठ्यांदा आवाज करू लागला व प्रत्येक जण पावलाला म्हणू लागला, ''आम्हाला वाटते, ही परत बहुतेक तुझी मुलगीच असावी.''

अलीकडेच डिसेंबरमधील एका थंड व अंधाऱ्या पहाटे मी जॉगिंग करीत होतो. एक पक्षी चिव - चिव करत माझ्या सोबत मागे मागे आला. मी घरी आल्यावर बॉबीला म्हणालो, ''कुणीतरी वारले व गुडबाय म्हणून गेले.'' बुधवारी मला एक फोन आला आणि मला कळलं की, दुसऱ्या प्रांतातील माझा एक जवळचा रुग्ण त्या वेळेस वारला.

मृत्यूनंतरच्या संवादाबाबतचा माझा सर्वांत नाट्यपूर्ण अनुभव हा बहुधा बिलशी संबंधित असावा. एक चिकित्सक ज्यांचा उल्लेख दुसऱ्या प्रकरणात झाला आहे, ज्यांना एकदाच गिळायला त्रास झाला व लगेच त्यांच्या लक्षात आलं की, त्यांना कर्करोग आहे. ते अपवादात्मक कर्करोग्यांच्या गटात सामील झाले, पण नेहमीच थोडे दूरदूर राहिले, - शांत आणि निरीक्षण करीत. त्यांची बायको त्याबद्दल इतरांजवळ म्हणे, ''त्याने कधीच त्या गटात सामील व्हायचं मनावर घेतलं नाही.''

तो कर्करोगाने गेल्यानंतर तीन महिन्यांनी एक वैद्यकीय विद्यार्थीनी माझी मुलाखत घ्यायला आली. आदल्या दिवशी रात्री ती एका आजारमुक्तीच्या केंद्रात होती. ती दुसऱ्या दिवशी मला भेटणार आहे हे माहीत असल्यामुळे कोणीतरी तिला

दिशा दाखवत नेत होते. ती दुसऱ्या दिवशी भेटणार आहे हे माहीत असल्यामुळे संयोजकांनी माझ्यासाठी काही निरोप आहे का? असं विचारलं. तेव्हा तिने माझ्यासाठी एक कार्ड दिले.

प्रति,

बर्नी,

यांस बिलकडून,

प्रेम व शांतीपूर्ण नमस्कार.

जर मला माहीत असतं की, ते इतकं सोपं आहे, तर मी आधीच
त्या गटात सामील झालो असतो.
एवढा प्रतिरोध केला नसता.

मी जेव्हा त्याच्या बायकोशी बोललो; तिने सांगितलं की, प्रत्येक सभेनंतर तो तिला फक्त इतकेच सांगत असे की, तो सभेला हजर राहील, पण सामील होऊ शकणार नाही. त्याचा आजार जेव्हा जास्तच तीव्र झाला तेव्हा तो मरायला तयार आहे का असं मी त्याला विचारलं. तो म्हणाला, ''इतर पर्याय पाहता नाही.'' त्या केंद्रातील लोकांना बिलविषयी काहीच माहीत नव्हतं, तरीही एक शब्द जो मी व त्याची बायको नेहमी वापरत असू. 'प्रेम आणि शांती' हे दोन शब्द मी माझ्या पत्राचा समारोप करताना लिहित असतो. दुसऱ्या कोणाकडून ही चिठ्ठी असू शकेल बरं? मी कशा रीतीने मदत करू शकेन बरं? मी हा विश्वास इतरांना कसा देऊ शकेन किंवा त्यांना या विचारात कसं सहभागी करून घेऊ शकेन? जसं एलिझाबेथ कुबलर रॉस म्हणते, ''एक दिवस माझे सगळे विरोधक लोक माझ्याशी सहमत असतील.''

अशा अनुभवांसाठी तुम्हाला योग्य वाटेल ते स्पष्टीकरण तुम्ही द्या, पण लोकांवर प्रेम करण्याने तुम्ही मृत्यूची मनात जी भीती असते त्यावर विजय मिळवू शकता व आजार बरा करण्यासाठी एक अविश्वसनीय अशी ऊर्जा निर्माण करू शकता हे कुणीच नाकारू शकणार नाही. एम्मेट फॉक्सेसच्या प्रवचनाचा शेवट करणाऱ्या या ओळी जीवन सुखाने जगता यावे यासाठी मदत करणाऱ्या आहेत : ''जर तुम्ही पुरेसे प्रेम करू शकलात, तर तुम्ही जगातील सर्वांत आनंदी व शक्तिमान व्यक्तिमत्त्व बनाल.'' म्हणजेच तुम्ही एखाद्या गोष्टीला बळी पडणार नाही. मला वाटतं, औषधवैद्यकशास्त्राचं खरं भवितव्य असेच असेल. शास्त्रज्ञ नेहमी म्हणतात, 'तुम्ही नेहमी जे पाहता त्यावर विश्वास ठेवावा.' पण मला वाटतं की, 'तुम्ही ज्यावर विश्वास ठेवता ते पाहावं.' मी जेव्हा महाविद्यालयात होतो, तत्त्वज्ञान व धर्मशास्त्र हे विषय मी निवडले. एक दिवस आमचे शिक्षक सेंट ऑगस्टीन यांच्या तत्त्वांवर चर्चा करीत होते. ते म्हणाले, ''तुम्ही इतरांवर प्रेम करा

आणि त्या दृष्टीने जगाकडे पाहा.'' मी माझा हात वर केला आणि विचारलं, ''सर, मला तर वाटत होतं की प्रेम आंधळं असतं.'' त्या वेळी शिक्षकांकडून मला समाधानकारक असं उत्तर कधीच मिळालं नव्हतं. आता मला कळलं आहे की, तुम्ही जगावर प्रेम केलं पाहिजे व लोकांवर विश्वास ठेवला पाहिजे, म्हणजेच एखादी गोष्ट मोकळ्या मनाने स्वीकारा ज्यामुळे खऱ्या अर्थाने सहभाग घेता येतो आणि मग तुम्हाला कळेल की, तुम्हाला नेमकं काय करायचं आहे. औषधवैद्यकशास्त्र आणि विज्ञान आम्हाला नेहमी सांगत असते की, ''जे दिसते तेच सत्य'' आणि मग कोणत्या गोष्टींना महत्त्व द्यायचं व कोणत्या नाही ते सांगितलं जातं. अर्थात, खरा कलाकार किंवा संशोधक आपले लक्ष या आध्यात्मिक संदेशाकडे वेधून घेतो की, आपले डोळे उघडा व ज्या गोष्टींचे अस्तित्व स्वीकारले गेले आहे, त्याच्या पलीकडे पाहा.

माझी मन:पूर्वक इच्छा आहे की, मोठ्या लोकांना मन व चैतन्य हे शरीराचा आजार दुरुस्त करण्यासाठी कसं सहकार्य करतं व आयुष्य सर्वोत्तम बनवतं हे दाखवावं व मी पालकत्व स्वीकारून पुढची पिढी प्रेमळ व निरोगी बनण्याच्या दिशेने वाटचाल करीत विकास करण्यासाठी मदत करावी. अनेक मुलांना त्यांना जे हवं असतं ते सहज मिळतं, पण त्यांच्या गरजांची पूर्तता होत नाही. आपण आपल्या मुलांच्या कानात हा साधा संदेश कुजबुजावा असा आहे, ''मी तुझ्यावर निर्व्याज प्रेम करतो. (जर तुला (Grade) मिळाला किंवा तू डॉक्टर झालास तरच असे नाही) आयुष्यात अनेक अडथळे येत असतात, पण काहीही घडले तरी तू त्यावर मात करशील.'' मग त्यांना शिस्तीत ठेवा, पण शिक्षा करू नका. सोविएट जॉर्जियामध्ये वाढदिवस साजरा करताना लोक पेले उंचावून सदिच्छा व्यक्त करताना म्हणतात, 'तुमचा तीनशेवा वाढदिवस आम्ही साजरा करणार' आपण ती रीत स्वीकारण्यास हरकत नाही.

अण्वस्त्रे जशी जगाला भिडवितात तसा कर्करोग व्यक्तीला भिडवितो. म्हणूनच जगाने या प्रश्नाला सामोरे जाण्याची तयारी करावी. आपण जर जगावर प्रेम करायचं ठरवलं, तर आपल्याला जगण्याची मोठी संधी उपलब्ध असते. आपण जर जगावर प्रेम केलं, तर खून करून जे सहजासहजी समाजात वावरतात तशा काही जणांवर आपण नियंत्रण करू शकतो. जसं गांधीजींनी सांगितलं आहे, ''आपण शत्रूला मारू नये तर त्यांच्या विनाशक वृत्तीला नष्ट करावं.''

भारतामध्ये मठात राहणाऱ्या एका साधूंची लोककथा प्रचलित आहे. एकदा राजाचे सैन्य त्याच्या राज्यातील सर्व साधूंना ठार करीत निघाले होते. जेव्हा सेनापती एका साधूंकडे गेले व म्हणाले, ''तुम्हाला कळतं की नाही? मी माझी तलवार तुमच्या पोटात खुपसू शकतो.'' साधूने शांतपणे उत्तर दिलं, ''तुला हे माहीत नाही

वाटतं की, मी माझे पोट तलवारीभोवती गुंडाळून ठेवू शकतो.'' जर आपण इतरांवर योग्य रीतीने प्रेम केलं, तर आपण कशालाही बळी पडू शकत नाहीत. तर आपण आपलं पोट तलवारीभोवती गुंडाळून ठेवू शकतो व जगाला वाचवू शकतो. भारतात जुन्या काळापासून असंही म्हटलं जातं की, जेव्हा कुणी जन्माला येतो तो रडत येतो आणि जग हर्षित होतं. तुम्ही तुमचं आयुष्य अशा पद्धतीने जगा की, जेव्हा तुम्ही मराल, जग रडेल व तुम्ही आनंदी व्हाल. जर आपण या साध्या, सरळ शिकवणुकीप्रमाणे जगू शकलो, तर आपण एक उत्तम व्यक्ती म्हणून जगू शकतो व जगसुद्धा तसंच बनेल. जॉर्ज रिचीने त्यांच्या Return From Tomorrow या पुस्तकाच्या सारांशात असंच लिहिलं आहे – ज्या मानवाला प्रेम कसं करावं हे माहीत आहे त्याची शर्यत घेण्यात देव गुंतला आहे. मला असं निश्चित वाटतं की, आपण आपला विकास कोणत्या दिशेने करतो त्यावर पृथ्वीचे भवितव्य अवलंबून आहे. आणि आता वेळही फार कमी उरला आहे. नाहीतरी आता फारच कमी वेळ शिल्लक आहे.''

गांधीजींचे शिक्षक मुक्तानंद यांनी लोकांच्या निदर्शनास आणून दिले की, संस्कृतमध्ये exclusion या शब्दासाठी पर्यायी शब्दच नाही. जेव्हा आपण एखाद्याला ठार मारण्याच्या आपल्या इच्छेला संपवू शकू व कुणालाही वाळीत टाकणार नाही, तेव्हा जग बदलेल आणि आपण जिथून आलो आहोत तिथेच परत जाऊ. म्हणजेच आपल्यामध्ये ती ऊर्जा परत येईल जी बुद्धिमत्तेच्या बळावर प्रेम करण्याला प्राधान्य देते.

मी माझ्या रुग्णांना नेहमी सांगत असतो की, अमर होण्याचे दोन मार्ग आहेत. एकतर वैद्यकीय महाविद्यालयात जाणे (डॉक्टर्स आजारी पडत नाहीत व मरत नाहीत) व दुसरा म्हणजे एखाद्यावर प्रेम करणे.

जसे थॉरन्टॉन विल्डरने The Bridge of San Luis Rey च्या शेवटी व्यक्त केले आहे :

आणि आपल्या स्वतःवर थोड्याशा काळापुरते प्रेम केले जाईल व विसरही पडेल; पण जर प्रेम हवे त्या प्रकारचे असेल, तर त्या सर्व प्रेमाच्या लहरी ज्याने प्रेम निर्माण केले त्या प्रेमाकडे परत येतील. जर प्रेम समाधानकारक असेल, तर प्रेमाच्या या लहरी ज्याने प्रेम निर्माण केले त्या प्रेमाकडे परत येतील. तेथे सचेतन अवस्था व अचेतन अवस्था असते; ज्यांना जोडणारा दुवा म्हणजे प्रेम. प्रेमाची अनुभूती म्हणजे जीवन वाचविण्याचे एकमेव साधन, म्हणजेच अर्थपूर्ण जीवन.

ईश्वराने आपल्याला जीवन अर्थपूर्ण बनवणे व जगावर प्रेम करावे याचे स्वातंत्र्य दिले आहे. त्यामुळेच आता जर आपण प्रेम करायचे निवडले नाही, तर आपल्या हातून हे विश्व नष्ट होऊ शकण्याचा गंभीर धोका निर्माण होतो.

अर्थात हा तोच निर्वाणीचा काळ आहे, जेव्हा आदिम प्रकारचा चमत्कार घडू

शकेल. जेव्हा एखादी व्यक्ती प्रेम व चमत्कार यांवर विश्वास ठेवते, तेव्हा त्या व्यक्तीला दैवी शक्तींची साथ मिळू शकते.

आपल्यासमोर पर्याय जरी अनंत असले, तरी शेवट हा मोजता येण्यासारखाच असतो. तो म्हणजे नाश व मृत्यू किंवा प्रेम व दुरुस्ती. आपण जर प्रेम करण्याचा मार्ग निवडला, तर आपण स्वत:ला व आपल्या विश्वाला वाचवू शकू.

तर आपण सर्व जण प्रेम आणि जीवन यांचीच निवड करू या!